스스로
몸을
돌보다

제도권 의료 시스템의 덫을 넘어

스스로 몸을 돌보다

초판 1쇄 펴냄 2013년 1월 25일
초판 3쇄 펴냄 2016년 12월 20일

글 윤철호
그림 김병하

편집 서혜영, 전광진
장정 고선아
인쇄 (주)로얄 프로세스
제본 상지사 P&B
도서 주문·영업 대행 책의 미래 전화 02-332-0815 | 팩스 02-6091-0815

펴낸이 전광진
펴낸 곳 상추쌈 출판사
출판 등록 2009년 10월 8일 제 544-2009-2호
주소 경남 하동군 악양면 정동리 554 우편번호 667-811
전화 055-882-2008
전자우편 ssam@ssambook.net

ISBN 978-89-967514-1-0
CIP 2012005838

값 38,000원

제도권 의료 시스템의 덫을 넘어

스스로 몸을 돌보다

윤철호

상추쌈

차례

　나는 '건강을 잃으면 모든 것을 잃는다.'는 것을 어린 나이에 알게 되었다. 한창때에 방종 한 번 제대로 못 해 보고 절제부터 몸에 익혀야 했고, 몸에 좋은 것을 찾아다니느라 분주하게 보냈지만 정작 한 번도 건강다운 건강을 누려 보지 못하고 인생의 쓴맛에 단련되고 길들여졌다. 대학 졸업장을 못 받으면 무슨 큰일이라도 날 것 같은 생각에, 하루가 다급하게 건강을 회복하고 말겠다는 열정으로 건강법의 세계에 뛰어들었다. 순진하게도, 인쇄된 것은 다 진리처럼 느껴져 그대로 따라하다가 죽을 뻔하기도 했다. 좋다는 것이 하도 많아서 이것저것 열심히 헤매어 돌았으나, 지나고 나면 절망 하나를 더한 채 노상 그 자리에 서 있었다.

　하지만 목숨을 포기하는 것이 쉬운 일이 아닌 까닭에 눈만 뜨면 눈이 벌게 가지고 몸에 좋다는 별별 짓에 골몰했다. 애를 쓴 보람이 있어 가까스로 요절을 면하였으나, 건강법의 핵심을 어렴풋이 파악하고 착실한 시도를 하기 시작한 것은 좋은 시절이 다 가고 난 뒤의 일이었다. 시행착오를 하지 말라는 뜻으로 주변의 아픈 사람들에게 그 핵심을 말해 주면, "그게 사실이라면 설마하니 그 허다한 전문가들이 어찌하여 지금껏 그런 이야기를 해 주지 않았겠느냐?"고 하면서 탐탁지 않게 여기는 눈치였다. 괜히 남의 일에 참견했다가 본전도 못 찾고 기분마저 상하게 되는 일이 많았다.

그리하여 차라리 글로 정리해 건네주는 편이 속 편한 일이겠다는 생각을 하고 있던 참에, 다행히 밥벌이를 하고도 시간과 돈에 약간의 여유가 있어서 몸의 이치를 따져 보고 정리하기 시작했다. 명색이 투병 전문가이니만큼 이 정도 일은 길어야 여섯 달이면 끝낼 수 있으려니 했는데, 막상 펼쳐 놓고 보니 가도 가도 끝이 보이지 않았고, 결국 예상이 완전히 빗나가 여섯 해가 흘러서야 비로소 한 짐을 내려놓을 수 있었다. 이제 정리된 것을 쭉 훑어보니 꽤 쓸 만한 것이 많은 것 같다. 나 말고도 이 책을 대단하게 여기는 이들이 몇 있는데, 역시 똑똑하고 통찰력이 있는 사람들이다.

　과학이라는 형식을 빌려 건강 이야기를 하다 보면 사람 몸을 생화학 기계로 취급하거나 '알 수 없는 것'에 관해서도 그럴듯한 설명을 가져다 붙이고 싶은 유혹에 빠진다. 또한 본래 건강법이란 것은 이걸 먹으면 좋고 저걸 먹으면 나쁘고 하는 식의 단편적인 지식으로 기울기가 쉽다. 게다가 의료 기술이라는 것은 사람의 몸을 직접 다루기 때문에 인간의 본질을 뒤흔들 위험이 매우 크다. 유전자 치료니 뭐니 하는 것들에 이르면, 섬뜩하기까지 하다. 지금의 의료 시스템은 이미 우리가 원할 때 꺼내 쓰는 망치나 못 같은 도구의 차원을 넘어서서, 부르지 않아도 달려와 우리의 몸을 옴짝달싹하지 못하게 옥죄는 거대한 괴물이 되었다. 자존심은 있어 가지고 그런 대열에 합류할 수는 없어서, '삶의 경이로움과 신비'를 보려고 애를 썼으나, 미치지 못한 바가 많았다.

건강법의 핵심을 한마디로 압축하면 '싱싱한 풀을 배불리 먹고 땀 흘려 일하는 것'이다. 이렇게 하면 적어도 건강에 관한 문제는 큰 어려움 없이 해결할 수 있다. 그런데 그것이 덤으로 이 땅의 환경 문제까지 해결해 주지는 않는다. 너무 깊이 파고들면 우리 삶이 모순 덩어리가 되고 말 것이니 간단하게 짚기로 한다. 이 건강법이 보편적인 것이 되기 위해서는 똥오줌이 하수구를 통해 바다로 버려지지 않고 논밭으로 돌아가는 것, 다시 말해 흙과 사람 사이에 이루어져야 할 물질 순환의 고리가 회복되는 것이 전제되어야 한다. 또한 겨울에 사 먹는 유기농 채소 역시 마찬가지이다. 이것은 석유가 변신을 한 것으로 산업 문명의 굴레를 벗어날 수 없다.

건강에 대한 지식은 핵심만 붙들고 있으면 되고, 그 핵심은 의외로 단순하여 한두 장짜리 짧은 글로 적을 수도 있다. 책이 이렇게 두꺼워진 것은 근간根幹과 지엽枝葉을 가려내기 위해 구체적이고 자세한 이야기가 필요했기 때문이다. 지금 건강한 사람은 근간이 되는 것에만 신경을 써도 되고, 건강에 자신이 없어 자꾸 정기검진이라도 받고 싶은 생각이 드는 사람이라면 힘닿는 대로 세세한 데까지 신경을 쓰면 좋을 것이다.

나는 앞으로 이 책의 잘못을 바로잡는 일 말고는 더 이상 사람의 몸에 관한 지식을 파헤쳐 내 머리를 괴롭히거나 누구를 설득하려고 애를 쓰는 일은 하지 않으려 한다. 지금도 이 책의 세세한 내용을 한시바삐 잊어버리고 싶은데, 쓸데없는 기억은 오래가는 법이라 도무지 잊히지 않아서 아직껏 머리를 비워 버리지 못하고 있다. 이런 걸 지식이라고 머리에 담고 사는 것은 사람이 못할 짓인 것 같다.

한 가지 애석한 일은 책을 써 내려간 장본인이 타의 모범이 되지 못하고, 극단적인 절제를 통해서나 겨우 살아가는 시원찮은 사람이라는 것이다. 글쓴이의 건강이야 오죽 눈부시겠는가 하고 기대를 했던 사람들은 실망할지도 모르겠다. 이 책은 글쓴이의 뛰어난 건강으로써 자신감을 주는 대신에, 지독하게 아파 보지 않고는 파악할 수 없는 거대한 줄기와 세세한 가지를 보여 주고 있다. (나는 여기서가 아니면 잘난 척할 데도 없는 사람이다.)

우리의 삶에는 매일같이 예기치 않은 일이 일어나고 건강에 관해서도 그렇다. 시인은 "바람은 딴 데에서 오고 구원은 예기치 않은 순간에 오"는 것이라고 노래하고, 우리는 '혹시 내일은 좋은 일이 일어날지 몰라.' 기대하면서 잠자리에 든다. 어느 날 갑자기 선물과도 같이 건강이 불쑥 찾아오거든 놀라지나 말기 바란다.

일러두기

- 영양 분석은 국립농업과학원과 미국 농무부 분석 결과를 참조했다. 본문에 별다른 표시 없이 나오는 영양소 함량은 식품 100g에 들어 있는 양이다. 다만 영양소는 같은 종류의 식품이라도 품종, 토질, 기후, 재배 방식(유기농이냐 비유기농이냐)에 따라 천차만별이고, 똑같은 재료라고 해도 검사 방법이나 기관에 따라 다르므로, 획일적인 분석만으로는 한계가 있다.
- 혈당량의 단위는 mg/dl이다.
- 띄어쓰기는 국립국어원 〈표준국어대사전〉을 따랐으나, 전문용어 가운데 몇 가지는 다르게 적었다.
- 인명과 서명은 찾아보기에 따로 원어를 표시했다.

돈을 재 놓고 사는 사람도 시간을 재 놓고 살지는 않을 테니, 한 가지를 하더라도 쏟아붓는 시간에 걸맞는 가치가 있는 일인지 잘 살펴야 한다. 그저 남들이 좋다는 것을 나도 한번 해 보는 식이어서는 곤란하다. 만성병 환자는 대개 겨우 몇 걸음 헛디디면 곧바로 낭떠러지로 떨어지는 것이 보통이다. 시간은 돈보다 더 소중하다.

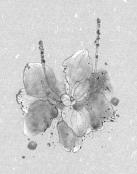

1 넘쳐나는 건강법 사이에서 균형 잡기

죽어 가는 환자를 살려 주겠다는 대안 의료가 판을 치고 있다. 이러한 대안 의료는 심심풀이로 해 보는 것이라면 딱히 해로울 게 없겠지만, 절박한 상황에서 시도하는 것이라면 실상을 제대로 알아야 한다.

요사이 상품으로 거래되는 대안 의료는 사람의 자율을 침해하기로는 제도권 의료보다 더하면 더했지 조금도 덜하지 않다. 건강에 관한 책을 한꺼번에 여러 권 달아 읽으면, '올바른 식생활, 적당한 운동, 편안한 마음가짐'이라는 자명한 진리 말고는 겹치는 것이 거의 없다. 온갖 모순되는 주장이 뒤엉켜 모두 '진리의 말씀'처럼 떠돌아다니고 있는 것이다. 어떤 주장이든 자잘한 행위까지 규정하고 간섭하려 드는 것이라면, 경계하는 것이 좋다. 자연은 우리를 간단한 법칙으로 옭아맬 정도로 옹졸하지 않다.

모든 치료법은 현재 상태를 바꿔 효과를 본다

"병은 한 가지인데 약은 백 가지"라는 말이 있다. 환자는 이 약, 저 약을 먹어 보다가 세월과 돈을 날리기 일쑤다. 여기에 속임약효과까지 한

못 거들어 판단력을 흐려 놓는다. 어떤 방법이든 처음에는 정말로 효과가 있는 것처럼 느껴져서 환자는 구세주를 만난 듯 매달린다. 그것도 잠시, 이 길이 아니다 싶은 생각이 들 때는 이미 늦었다.

모든 치료법과 건강법은 객관적으로 효능이 검증된 바 없어도 나름대로 명맥을 이어 간다. 그것은 한편으로는 속임약효과에 힘입은 것이기도 하고, 다른 한편으로는 아무리 허접한 치료법이라 해도 환자의 상태를 바꿔 몸에 영향을 끼침으로써 더러 병세를 가볍게 하기 때문이다.

환자의 처지가 각양각색인 만큼 치료법도 여러 가지이고, 그중에는 별것 아닌 것이 수두룩하다. 이런 것은 대개 어쩌다가 들어맞은 데 불과하고 근본을 다스리는 것과는 거리가 멀다. 따라서 무엇을 해서 병이 조금 나아졌다고 그것을 섣불리 습관으로 삼아서는 안 된다.

몸의 근본을 다스려 두루 건강을 도모하는 일보다 몇 가지 특별한 병을 고치는 일이 눈에 띄는 것은 일종의 착시 현상이다. 여기에 특이한 치료법을 애호하는 성향까지 더해지면 사람들은 이런 치료법에는 자신이 모르는 뭔가가 있는 줄로 안다. 보기 드문 사례일수록 나한테도 들어맞을 가능성은 낮아진다는 사실을 깨달아야 한다.

질병의 정체를 잘 모르던 시절에도 환자의 상태를 바꾸는 것이 치료법이 된다는 것을 알았다. 옛 어른들은 피접避接이라고 하여, 공기 좋고 조용한 곳에서 요양을 했다. 서양 사람들이 쓰는 말로 공기를 바꾼다는 'Change of air'도 같은 맥락이다.

그런데 음식을 바꾸는 것은 공기를 바꾸는 것보다 우리 몸에 더 큰 영향을 끼친다. 아픈 사람이 음식을 바꾸면 대개는 좋은 일이 일어난다. 새로운 음식에는 새로운 영양소, 즉 지금껏 우리 몸에 모자랐을지 모를 영양소가 잔뜩 들어 있을 가능성이 짙기 때문이다.

이러한 현상은 거의 모든 치료법에서 나타나는 것이다. 하지만 지난번에는 그런 식으로 효과를 보았더라도, 이번에는 너무 바꾸는 통에 다른 병에 걸릴 수도 있다. 또한 저번에는 그 정도로 몸을 바꿀 수 있었지만, 이번에는 턱없이 모자랄 수도 있다. 무엇보다 다른 사람은 병을 고쳤더라도 나는 아닐 수 있다. 이런 치료법을 따르는 것은 그저 우연보다 약간 높은 확률에 몸을 맡기는 것이나 다름없다.

모자란 것을 찾아야 한다

우리가 지금 이만큼이라도 누리며 살고 있는 것은 무수히 많은 조건들이 결합한 결과다. 그 조건들은 원의 중심을 지나는 선처럼 헤아릴 수 없이 많아서 문제를 일으켜 삐그덕거리기 전에는 알아채기 어렵다.

톨스토이의 소설 《안나 까레니나》는 다음과 같은 말로 시작한다.

> 행복한 가정은 모두 서로 엇비슷하지만 불행한 가정은 하나같이 서로 다른 불행을 안고 있다.

여기서 "하나같이 서로 다른 불행"이 생기는 것은, 충족되어야 할 조건은 너무나 많은데 충족되지 않는 조건이 저마다 다르기 때문이다.

1843년 독일의 화학자 리비히는 부족한 원소의 총량이 아니라 가장 결핍된 원소가 식물의 생장을 결정한다는 것을 발견하고 이를 최소량의 법칙이라고 불렀다. 식물이 잘 자라려면 이런저런 무기 성분이 알맞게 공급되어야 한다. 만약 이 가운데 어느 하나라도 부족하게 되면 그 식물은 잘 자라지 않는다. 다른 성분을 아무리 많이 준다 해도 결과는 마찬가지다.

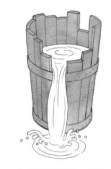

그림 _ 최소량의 법칙 : 리비히의 통

우리 몸에서 건강에 필요한 무수히 많은 조건들 가운데 한 가지가 시원찮을 때도 그렇다. 다른 모든 조건이 차고 넘쳐도 모자란 한 가지 때문에 건강이 어그러진다. 항아리는 어디 한 군데만 깨져도 '깨진' 항아리다. 위, 간, 심장, 뇌, 눈, 치아 등 여러 기관 중 어느 한 군데만 시원찮아도 우리는 '시원찮은' 사람이 된다. 그러니 혹 내 항아리에 실금이 간 곳은 없는지 조심스럽게 살펴보아야 하고, 지금 아픈 사람은 아픈 데가 왜 그렇게 됐는지 탐구해야 한다.

비타민C가 부족해 빌빌거리는 사람은 푸른 채소만큼 좋은 것이 없고, 오메가3 지방산이나 단백질이 부족한 사람한테는 자연산 붕어가 최고의 보약이다. 누구는 뭘 먹고 기적처럼 좋아졌다더라 하는 소문은 다 맞는 이야기다. 다만, 그 행운의 여신이 나한테도 올 것인가 하는 것은 별개의 문제이다.

최소량의 법칙은 개인의 개성과 뗄 수 없는 관계에 있다. 최소량은 사람의 생활 습관, 환경, 소질에 따라 저마다 다르다. 그러니까 만병일원萬病一源, 즉 모든 병은 한 가지 원인에서 비롯된다는 말은 옳다고 볼 수 없다. 왜 하필 나만, 또 하필 그곳에 탈이 났을까? 이것은 '환자의 개별성'으로밖에 설명이 안 된다. 튼튼하다 못해 무쇠처럼 보이는 사람도 사소한 기관에 탈이 나 쓰러질 수 있는 것이다.

서양의학의 진단 분야는 최소량의 법칙이 갖는 의미를 두드러지게 보여 준다. 증상이 드러나기도 전에 고장난 기관을 정확히 찾아낸다. 옛날에는 정확히 어디가 아픈지 몰랐기 때문에, 고대 의학은 대개 증상을 돌보는 방법을 찾는 데 골몰했다. 그러다 보니, 기침이 심한 폐결핵 환자와 폐암 환자 사이에 어떤 차이가 있는지 모른 채, 기침이라는 증상을 없애려고만 했던 것이다.

탈이 난 기관과 탈이 난 원인을 알면 치료는 한결 쉬워진다. 이 분야에서는 서양의학을 넘어서는 것이 없다. 그러기에 오늘날 대안 의료는 독자적인 진단과 치료법을 가지고 홀로 설 수 있는 것이 아니라, 제도권 의료를 보완하는 차원에 머무는 것이다.

하지만 치료가 시작되면 서양의학을 너무 믿어서는 안 된다. 몸속 아픈 곳을 찾아내고 진단을 잘한 것은 칭찬할 일이지만, 병을 다스리는 데는 어설프기 짝이 없기 때문이다. 망치밖에 없는 목수는 모든 문제가 못 때문이라고 떠든다. 지식이든 상품이든 한 가지만을 팔아먹는 자들은 자기가 팔아야 할 지식이나 물건이야말로 상대방에게 꼭 필요한 것이라고 믿어 버리는 경향이 있다. 전문가는 상대방의 실상을 자기가 아는 범위 안에서만 바라보고, 저도 모르게 자기한테 유리한 쪽으로 판단을 내린다. 그런 자들의 처방을 들은 환자는 자신에게 가장 필요한 것을 본능이 채 알아채기도 전에 굳은 의지로 싹을 누른다.

몸이 아픈 것은 탈이 난 기관에만 문제가 있어서는 아니다. 탈이 난 곳을 아는 것은 치료의 출발점에 지나지 않는다. 몸 전체와 그 기관 사이의 조화와 균형을 생각하지 않고서는 쉽사리 질병에서 벗어날 수가 없다. 간肝에 문제가 생겼을 때에도 복부의 혈액순환, 똥, 면역을 함께 생각하지 않을 수 없는 것이다.

여하튼 병명과 원인을 알고 대처하는 것이 현명한 태도이므로 우선 진단은 양방에서 받는 것이 좋다. 병명만 듣고도 다리에 힘이 쭉 빠지는 진단이 나오더라도 절대 주눅이 들어서는 안 된다. 요즘 새로 짓는 병 이름은 환자가 못 알아듣게 하는 것이 원칙 비슷하게 되어 있으니까 그냥 그러려니 하면 된다. 아무리 심각하다 해도 웬만한 질병은 섭생을 잘하고 몸을 잘 움직여 주면 몸이 먼저 알고 일어선다.

지금 절박하게 채워야 할 조건이 무엇인지 알아내는 것은 1차적으로 자신의 책임이다. 운동, 영양, 정신 수양 중 어느 것에 치중할 것인지, 또 여러 영양소 가운데 무엇을 섭취할 것인지 스스로 판단해야 한다. 먹는 것이 시원찮았던 사람은 잘 먹어야 할 테고, 쓰레기 음식을 많이 먹었던 사람은 가려 먹어야 한다. 못된 짓을 많이 한 사람은 아무것도 하지 말고 쉴 일이다.

하지만 지금 내 몸에 부족한 어떤 것을 찾아내기란, 때로 모기장을 뚫고 들어온 모기가 나갈 곳을 찾는 것만큼 어렵다. 출구는 수백 가지 가능성 가운데 하나이거나 심지어 없을 수도 있다. 이때는 녹즙과 같은 보편적 건강법을 성실히 실천하면서 몸이 알아서 일어나 주기를 기다려야 한다.

딱히 병이 없는데도 몸이 무겁다면, 자신의 식습관과 생활 태도를 자연의 이치에 비추어 보고 문제점을 찾아내야 한다. 텔레비전에서 떠드는 얘기나 이런저런 소문에 휘둘려 다른 사람의 사례를 무턱대고 흉내 내는 것으로는 건강을 되찾을 수 없다. 이 세상에서 단 하나 존재하고 있는 '나'를 돌보는 의학은 스스로 세워야 한다.

돈을 쏟아붓는 만큼 건강해지지는 않는다

같은 돈이라도 쓰는 사람에 따라 값어치가 달라진다. 큰 병에 걸렸다고 해서 목돈을 덜컥 써야 하는 것은 아니다. 비싼 약재는 그만큼 누군가는 큰 이익을 본다는 이야기다. 그러니 그 효과를 드러내기 위해서 사력을 다하는 사람이 있게 마련이다.

일단 병에 걸렸다는 것을 알게 되면 그때부터 생전 듣도 보도 못한 귀한 약재나, 용하다는 의원 이야기가 잠자는 베개 밑까지 따라온다. 마음은 연약해지고 혹시나 싶은 생각이 떠나질 않으니, 값비싼 약재 한 가지에 가진 돈을 왕창 쏟아붓고는 거기다 목을 매는 경우가 심심치 않게 있다. 아무리 돈이 많아도 귀하다는 약재의 세계는 드넓어서 이런 식으로는 재산을 홀라당 날려먹기 십상이다.

환자는 '비용에 견주어 효과가 큰 것', '값싸고 효과가 좋은 것'을 골라야 한다. 깨끗한 물 한 잔과 자동차 한 대의 값어치도 시간과 장소에 따라 달라진다. 때로는 물 한 잔이 자동차 한 대보다 더 귀하고 소중할 수 있다. 여기서 물건 값으로 매겨지는 교환가치는 장소, 시간, 종류가 같은 물건에만 적용할 수 있는 편협한 기준이다.

상황버섯 몇천만 원어치와 싱싱한 채소 몇십만 원어치가 있다고 하자. 그 상황버섯을 내다 팔아서 채소를 그만큼 살 수 있는 것이 아니라면, 대개는 상황버섯 대신 싱싱한 채소를 선택하는 편이 낫다.

몸은 아프고 가진 것은 단돈 50만 원밖에 없다면, 이 돈으로는 무조건 고급 녹즙기를 사야 한다. 녹즙기만 있으면 채소와 야생초는 들판에서 구할 수 있다. 그래도 남는 돈이 있으면 비타민C나 식초를 사고, 그 다음은 코코넛 오일을 사는 방식으로 돈을 써야 한다.

돈을 재 놓고 사는 사람도 시간을 재 놓고 살지는 않을 테니, 한 가지를 하더라도 쏟아붓는 시간에 걸맞는 가치가 있는 일인지 잘 살펴야 한다. 그저 남들이 좋다는 것을 나도 한번 해 보는 식이어서는 곤란하다. 만성병 환자는 대개 몇 걸음 헛디디면 곧바로 낭떠러지로 떨어지는 것이 보통이다. 시간은 돈보다 더 소중하다.

물이 끓어야만 밥이 된다

건강과 질병에도 관성의 법칙이 적용된다. 건강한 사람은 일부러 아프고 싶어도 아프기 어렵고, 아픈 사람은 뼈를 깎는 노력을 기울여도 건강해지기 어렵다. 아픈 사람이 건강해지기 위해서는 건강한 사람이 하는 만큼의 건강법이나 식이요법으로는 어림도 없다. 만성병이라는 관성을 끊을 정도로 강한 치유 에너지가 필요하다. 느슨하게 대처하는 것은 쌀을 씻어 앉힌 전기밥솥을 보온으로 맞추어 놓고 밥이 되기를 기다리는 것과 같다.

만성병은 걸리는 데 든 시간 만큼이나 낫는 데도 상당한 기간이 필요하다. 그렇다고 시간만 간다고 낫는 것이 아니라, 에너지를 일정 수준 이상 쏟아부을 때만 낫는다. 만성병은 아무것도 하지 않고 가만 있으면 저절로 악화되기 때문에, 제자리에 있기 위해서도 어느 정도 힘이 필요하고, 거기에서 빠져나오는 데는 더 큰 힘이 필요하다.

물이 100℃ 넘게 뜨거워지면 수증기로 바뀌듯이, 양量이 차곡차곡 쌓이면 질質적인 변화가 일어난다. 양이 질로 전환되는 지점을 임계점이라고 하는데, 이 지점을 넘어서는 것과 그렇지 않은 것 사이에는 수렁에 빠져 있는 것과 굳은 땅을 딛고 있는 것만큼 큰 차이가 있다.

죽은 자는 말이 없다

어느 날 한 건강 잡지 뒷면에 요란한 체험 광고가 나왔길래 들여다보니, 우연히도 다 내가 아는 사람들이었다. 그들은 얼마 안 가 하나같이 투병에 실패하고 말았다. 광고가 실렸을 때는 그 내용이 옳았는지 몰라도, 결국 그 광고는 거짓부렁이 되고 만 것이다. 이런 거짓 광고에 기대 비과학적인 요법들이 맥을 이어 가는 것은 '생존자의 오류' 때문이다. 죽은 사람은 말이 없다. 그런데 어쩌다가 기적같이 살아남은 사람 이야기는 자극적으로 사람들을 끌어들인다. 죽을 병이 따로 있는 것이 아니므로, 가만 내버려 두어도 환자는 죽기 아니면 낫기 둘 중 하나다. 그러니 어떤 의술이든 성공 사례가 생겨나는 것이다. 무당들의 푸닥거리도 나름대로 그런 사례를 토대로 수천 년이나 이어져 내려왔다.

아무런 가치도 없는 사물은 없다. 누군가 쓰레기통에 버린 음식도 당장 굶어 죽어 가는 사람에겐 최고의 음식이다. 하지만 신선한 음식을 두고도 쓰레기통에 담긴 음식을 밥상에 올리는 사람은 없을 것이다.

민간요법이나 얼치기 대안 의술에는 '생존자의 오류'가 널리 퍼져 있다. 어떤 치료법이 효능이 있다고 말할 때는 그것으로 병을 고친 사람은 얼마나 되는지, 그것이 정말 가장 알맞은 치료법인지 살펴야 한다. 그런데 민간요법이란 게 원래 밑져야 본전이라는 식으로 덤비기 쉬운 것이라 효과가 없으면 얼른 다른 것을 찾는다. 실패한 사람은 곧바로 다른 치료법을 찾아 떠나고 어쩌다가 성공한 사람이 동네방네 소문을 내고 다니느라 바쁘다.

까마귀 날자 배 떨어졌다?

우연의 일치 자연계에서 우연의 일치를 일컫는 오비이락烏飛梨落은 예외가 아니라 원칙이다. 배가 떨어지는 순간에도 까마귀가 날건, 개가 짖건, 무슨 일이든 일어나기 마련이다. 문제는 여기서 우리가 종종, 까마귀가 날아오른 것 때문에 배가 떨어졌다고 착각한다는 데 있다. 몸이 나을 때가 되어서 나았어도 우리는 그때 우연히 시도해 본 건강법 때문에 좋아졌다고 여긴다. 그 반대도 마찬가지다. 몸이 급속도로 나빠지고 있을 때는 어떤 건강법이라 하더라도 그 속도를 늦출 수 있을 뿐 경향 자체를 단숨에 되돌려 놓을 수는 없다.

돌팔이 의사도 가끔씩은 옳은 소리를 할 수 있다. 사람 발자국 소리만 듣고도 어디가 아픈지 맞추는 용한 의사가 있다는데, 이것은 순전히 우연의 일치 때문이다. 이런 능력은 우리 모두가 가지고 있는 것이니 신비롭게 여겨서는 안 된다.

원인과 결과를 헛갈린 경우 신문에는 하루가 멀다 하고 통계 수치를 곁들인 건강 지식이 넘쳐 난다. 대개는 원인과 결과를 헛갈린 것이라 통계로서 가치가 없다.

채식주의자 부모 밑에서 난 아이들의 지능지수가 그렇지 않은 경우보다 높다는 조사 따위가 그런 것이다. 식욕을 다스릴 줄 아는 사람은 아무래도 원래부터 지적인 능력이 뛰어날 가능성이 높을 터이다.

잠자는 시간을 조사해 보니 여덟 시간 자는 사람이 가장 건강하더라는 통계를 보자. 여기서는 개인의 수면 시간이 건강 상태에 따른 결과일 수도 있다는 점을 놓치고 있다. 열 시간 넘게 자는 사람은 몸이 건강하지 않아서 잠을 그렇게 오래 잘 수도 있다.

연緣을 인因으로 착각하는 사례   채식주의자들이 다른 사람들보다 건강하다면, 이것은 채식주의자들이 고기를 아예 먹지 않았기 때문일까, 아니면 건강을 위해 고기를 삼갈 만큼 평소에 절제하는 자세로 살아가기 때문일까? 만약 후자라면 고기를 끊은 것과 건강해진 것은 원인과 결과가 아니고 단지 연緣이 있다고 할 수 있을 뿐이다.

통계가 무의미한 경우   건강식품의 효과에 관한 통계는 통계를 낼 만하지 않은 것을 통계로 나타냈다는 비판을 피할 수 없다. 건강식품의 효능은 대부분 아주 더디게 나타나기 때문에 실제로 몸이 좋아지더라도 우리는 그것을 느끼지 못한다. 서서히 변하는 몸 상태는 통계로 그 변화를 보여 주기 힘든 영역이다.

장기 효과까지 따져 보아야 한다

서서히 변하는 몸 상태를 통계화하기 어렵듯이, 이런 식으로 인과관계가 잘 보이지 않거나 서서히 바뀌는 것은 상품경제 시스템에서 완전히 무시된다. 오랜 기간에 걸쳐서 서서히 효과가 드러나는 약은 대단한 효능이 있다 해도 사람들이 그 장점을 알아볼 수가 없다. 서서히 일어나는 변화는 사람의 인식능력 밖에 있기 때문에, 현명한 소비자라 자처하는 사람도 단기간에 나타나는 효과에 매달린다. 이런 사실은 누구보다 기업이 가장 잘 알고 있다. 그래서 짧은 시간에 효과를 내는 약은 넘쳐 나고, 서서히 건강의 기초를 닦는 음식은 무시당하고 만다. 건강 상식이라 여겨지는 것에도 이러한 병폐가 숨어 있다. 예컨대 콩이 좋다, 케일이 좋다 할 때에도, 단기 효과만을 내세운 것이다. 오랫동안 많이 먹었을 때 어떤 부작용이 있는지는 아무도 따지지 않는다.

　케일로만 짜낸 녹즙을 먹으면 처음 한 달은 몸이 확 달라지는 것을 느낄 수 있다. 이것은 비타민, 미네랄, 효소를 대량으로 섭취하기 때문이다. 그러나 시간이 흐르면 이야기가 달라진다. 영양소들 사이에 균형이 맞지 않아 영양실조가 일어나고 케일에 들어 있는 티오시아네이트Thiocyanate 같은 반反영양물질의 폐해가 서서히 드러나기 시작한다. 이소플라본Isoflavone이 들어 있는 메주콩도 마찬가지다. 이들은 장기간에 걸쳐 결과가 나타나는 것이어서 알아채기 어렵다.

　인삼이나 오가피 같은 강장제를 오랫동안 달아 놓고 먹으면 처음 얼마간은 힘도 나고 기분도 좋다. 하루 이틀이 문제라면, 이들 강장제는 훌륭한 약재다. 그러나 얼마 안 가 긍정적 효과는 줄어들고, 부정적인 효과는 커진다. 결국에는 이들 약으로 효과는커녕 피해만 입기 쉽다. 수험생에게 보약을 먹인다고 인삼 달인 물을 1년 내내 먹이는 것은 자동차 가속페달을 계속 밟고 있는 것과 같다.

　잠시 긍정적 효과가 눈에 띄게 나타나면 긴 시간에 걸쳐 일어날 수 있는 미세한 부작용은 보이지 않게 된다. 마치 두 소리가 동시에 날 때, 한쪽 소리가 다른 쪽 소리에 가려 안 들리는 것과 같다. 이러한 마스킹 효과Masking Effect는 마음이 들떠 있거나 무언가에 미쳐 있을 때 쉽게 나타난다. 이럴 때는 곧바로 나타나는 부작용도 알아챌 수가 없다.

　식품의 부작용에도 급성과 만성이 있다. 급성 부작용은 누구나 그 인과관계를 쉽게 알 수 있지만, 만성 부작용은 자본과 조직을 갖춘 기관이 아니면 추적하고 관찰하는 것이 거의 불가능하다. 석면이 폐암을 일으킬 수 있다는 사실은 소박한 과학적 태도로는 도저히 알아낼 수가 없다. 낯선 지식이나 물질은 낯선 사람을 대하듯 조심스럽고 신중하게 대해야 한다. 환경호르몬, 식품첨가물, 유전자 변형 식품 따위는 최첨단 연구 결과를 기다릴 것도 없이 직관으로 거부해야 하는 것들이다.

영양의 균형과 조화가 중요하다

콩하고 쌀 둘 중에 어느 것이 몸에 더 좋을까? 먹을거리를 우리 몸에 좋은 순서대로 줄을 세울 수 있을까? 또 좋은 음식이라면 많이 먹을수록 좋을까? 이를테면 케일이 그렇게 좋다는데, 그렇다고 케일 200g은 케일 100g보다 두 배 좋은 것일까?

선형 모형線型模型이란 하나가 바뀌는 만큼 다른 하나도 따라서 바뀌는 식으로 둘의 관계를 선으로 나타낼 수 있는 모형이다. 우리의 건강은 이러한 모형으로 설명이 잘 안 되는 카오스의 세계다. 나쁜 것이 때로 좋은 것이 되기도 하고, 좋은 것이 때로 나쁜 것이 되기도 한다. 채소를 뺀 모든 음식은 때에 따라 그 가치가 달라지는 상대적인 측면이 강하다.

그런데 이런 먹을거리를 이분법적으로 구분하려는 시도가 있다. 오링 테스트O-ring test 같은 것으로, 음식을 감별해 힘이 빠지는 것으로 나오면 "이건 너한테 나쁜 음식이다." 하고 판정을 내린다. 몸이 알고 있다는데, 할 말이 없다. 그런데 왜 입은 그 음식을 거부하지 않는지 그것도 알 수 없는 노릇이다.

채소를 즐겨 먹지 않는다면 겨울에는 귤이라도 많이 먹어서 비타민 C가 모자라지 않게 해야 한다. 그런데 자신을 소양인으로 여기는 사람(귤은 소음인 음식이다.)이 귤이 안 맞는다며 겨우내 귤을 쳐다보지도 않는 것은 애써서 건강을 망가뜨리고 있는 것이나 다름없다.

또 자칭 소양인이 해초류(거의 다 소음인 음식이다.)를 마다하고 생선마저 잘 안 먹는다면, 요오드 결핍증에 걸릴 수 있다. 쌀은 태양인 음식이고, 콩(메주콩 제외)은 태음인 음식이다. 그렇다면 태음인은 콩을 죽어라고 먹고 쌀은 되도록 입에 대지 말아야 하는가? 결코 그렇지 않다. 콩은 주식으로 삼을 수 없는 불완전식품이지만, 쌀은 수천 년에 걸쳐 그 안전성이 입증된 주식이다.

짧게야 케일을 먹고 몸이 안 좋아졌다는 사람은 없을 것이다. 오링테스트에서 케일이 나쁘게 나왔다 해도 그것이 케일이 영양소 측면에서 우리 몸에 어떤 효과가 있을지 따져 본 결과는 아니다. 아무리 몸이 신비하다 해도 아직 먹지도 않았는데 먹어서 생기는 효과까지 짐작해서 반응을 보일 수는 없기 때문이다.

우리가 먹는 음식의 가짓수는 기껏해야 몇 가지밖에 안 된다. 그런데도 이건 좋고 저건 나쁘고 하는 식으로 가려 먹다가는 자칫 영양실조에 이를 수 있다.

화학에서 어떤 성분이 들어 있는지 없는지 분석하는 것을 정성분석定性分析이라고 하고, 그 성분이 어느 정도 들어 있는지 분석하는 것을 정량분석定量分析이라고 한다. 영양을 이야기할 때 이러한 방법론을 약간 응용하면 합리적인 판단을 하는 데 큰 도움이 된다.

하지만 제대로 된 영양학이라면 여기에서 그쳐서는 안 된다. 몸에 좋은 성분이라 할지라도 한계를 넘어서면 해로운 작용을 하는 것이 보통이다. 또한 한 가지 음식 안에 좋은 기능을 하는 A라는 영양소가 있는가 하면, 부정적인 기능을 하는 B라는 영양소도 들어 있다. 딱 잘라 좋다 나쁘다 평가를 내릴 수 없는 것이다.

질이 안 좋은 인간이 있는 것처럼 질이 안 좋은 음식도 있기는 하다. 식용유에 튀긴 것, 라면, 트랜스 지방산, 탄 음식 같은 것들이 그런 예이다. 그 밖에 대부분의 음식은 질적으로 좋거나 나쁘거나 하지 않고 항상 좋거나 항상 나쁘거나 하지도 않으며, 단지 지나침과 모자람이 문제될 뿐이다.

현대 영양학이 쌓아 온 방대한 연구 결과가 건강에 관한 조언으로 바뀌는 순간 어지간한 음식은 좋은 것 아니면 나쁜 것으로 단순하게 갈린다. 입소문이나 인터넷에 떠도는 건강 정보도 마찬가지이다. 사람들은 과일이 몸에 좋다니까 무작정 과일을 많이 먹다가 건강을 해치기도 하고, 포화지방산은 나쁘다는 통에 버터와 코코넛 오일같이 약이 되는 음식을 쓰레기로 취급하기도 한다. 무엇보다 쓸데없는 원칙을 지키느라 힘을 뺀다.

영양학 전문가라는 사람들이 포화지방산이 안 좋다면서 우유에 조금 들어 있는 지방까지 걷어 내라고 하는데, 이는 기본적인 사고력이 부족한 탓이라고 할 수 있다. 콩에 든 좋은 성분도, 적정량을 넘어서면 해롭다. 나쁜 성분도 지나치지만 않는다면 보약이 될 수 있다. 이 둘이 서로 얽히고설키면 도무지 알 수 없는 세계로 빠져드는 것이다.

단편적인 지식들은 아무리 많이 알아도 건강에 별 도움이 되지 않는다. 오히려 어설프고 잡다한 지식으로 몸을 망가뜨릴 위험만 높아진다. 어설픈 지식은 사람을 잡기 십상이라, 이 책은 음식에 관해서 최대한 깊이 파헤쳤다. 그러므로 읽는 사람 스스로 정신을 바짝 차리고, 균형 감각을 발휘해 잘 판단해야 한다. 콩이 좋다니까 콩에 미치고, 포화지방산이 안 좋다니까 포화지방산만 보면 공포에 사로잡히는 일은 없어야 한다. 또 내가 콩의 부작용을 말했다고 해서 콩을 절대 먹으면 안 되는 음식으로 여겨서도 안 된다.

중독 중에서 몸에 좋은 것이라고는 채소 중독밖에 없다. '채소 위주'라는 원칙을 어느 정도 지키기만 하면, 이리저리 조금씩 벗어난다고 해서 크게 탈이 나지는 않는다.

나는 과일을 즐겨 먹을 뿐더러 콩도 잘 먹는다. 예전에는 좋다는 것만 찾아서 덮어놓고 많이 먹었는데, 지금은 깨끗하고 신선한 유기농 음식이기만 하면 가리지 않고 이것저것 고루 먹는다. 원칙을 지킬 때도 기분 좋게, 탈선을 할 때도 기분 좋게 하는 것이다. 그렇게 하면 각 영양소 사이의 균형과 조화를 손쉽게 이룰 수 있다.

약점은 삶을 떠받치는 기둥이 된다

사람마다 타고난 약점이 있다. 어떤 질병도 차별하지 않고 골고루 겪는 사람도 있지만, 대개는 어디 한두 군데에 고장이 붙는다. 유전성 질환은 말할 것도 없고, 고혈압, 뇌졸중, 심장병, 잇몸 질환, 아토피, 간장병, 폐결핵, 당뇨병, 암까지. 환자는 이런 질병에 쉽게 걸리는 유전인자를 타고난다. 결정론적인 느낌을 주는 유전遺傳 대신에 되도록 '소질素質'이라는 말을 쓰려고 하지만, 급성 감염성 질환 말고는 거의 모든 질병에 유전인자가 작용한다는 것은 명백한 사실이다. 심지어 급성 감염성 질환도 유전인자와 관련이 있다고 한다.

그러면 모든 것이 팔자소관이란 말인가? 이 말이 옳지 않다는 것도 명백하다. 소질과 환경은 마주쳐 소리를 내는 두 손바닥과 같다. 소질은 환경을 만나지 않으면 겉으로 드러나지 않고, 나쁜 환경도 그에 걸맞는 소질과 결합하지 않으면 결정적 변수로 작용하지 않는다. 물론 초강력 소질이 최적의 환경을 비웃는 경우도 있을 것이다. 이것이야말로 팔자소관이니 이 책에서 다룰 만한 것이 못 된다.

허약한 내력을 가졌다고 해서 의기소침할 필요는 없다. 1998년 스웨덴에서는 유전과 환경이 장수에 미치는 영향을 알아보기 위해 일란성 쌍둥이 3,656쌍, 이란성 쌍둥이 6,849쌍의 수명을 조사했다. 또 함께 자란 쌍둥이 1,734쌍과 따로 자란 130쌍의 수명도 조사했다. 결과는 유전적 요인이 수명에 미치는 영향은 적었고 그조차도 남자는 별 관련이 없다고 보아야 할 정도였다. 연구진은 수명의 차이는 1/3이 유전적 요인에서, 나머지 2/3는 환경적 요인에서 비롯된다고 결론을 내렸다. 질병은 유전적 요인에 크게 영향을 받는 것이니 내력이 좋지 않으면 병치레를 많이 할 가능성이 높아지기는 할 것이다. 그래도 이것과 오래 사는 것은 별개의 문제다.

스스로 약점을 알고서 몸을 돌보다 보면 겸손과 절제가 몸에 밴다. 어느 한 구석 몸이 약한 것은, 한편으로는 삶을 제한하고 다른 한편으로는 삶을 떠받치는 기둥이 된다.

당뇨병은 유전성이 꽤 강하다. 부모 형제 중에 누군가 당뇨를 앓고 있다면, 젊을 때부터 조심을 해야 한다. 이삼십 대에 생긴 당뇨는 거의 다 유전성이라고 보면 틀리지 않다. 누구든 이런 상황이 되면, 절제하는 식생활을 운명으로 받아들일 것이다. 남들이 보기에는 참 안됐다는 생각이 들겠지만, 당사자는 아무렇지 않다. 절제할 줄 아는 당뇨병 환자는 끼니때마다 '몸을 아낄 줄 아는 자신'을 보며 뿌듯해할 수 있다.

유전적 요인이든 환경적 요인이든, 살펴보면 자신의 약점이 보일 것이다. 이런 약점은 보살피기 나름이다. 이런 계기가 없으면 사람이 어떻게 맨정신으로 절제를 할 수 있겠는가. 그러니 일부러라도 자신의 약점을 캐내 보자. '리비히의 통'을 다가올 먼 미래에 적용해 보자. 그러다가 너무 오래 살까 걱정이 되기는 한다.

좋은 습관은 저절로 생기지 않는다

현대 의료는 사고와 급성질환 같은 급작스런 사태를 잘 다룬다. 그런데 대부분의 질병은 몸 안에서 천천히 일어나는 퇴행 현상이다. 이러한 것은 안에서부터 서서히 고쳐 나가야 한다.

습관은 제2의 천성이라고 한다. 우리는 마치 우리가 어떤 갈림길에 설 때마다 스스로 결단을 내리고 움직이는 것처럼 생각하지만, 사실은 좀 더 익숙한 길을 선택하는 것에 지나지 않는다. 익숙해지는 것에 대해 말하자면 사람은 세상의 그 어떤 것에도, 가장 추악하다고 여기는 것에도 아무렇지 않게 익숙해질 수 있다.

식욕을 통제하는 것은 순전히 습관에 달려 있다. 사람은 해 오던 대로 행동하려 드는 습성이 있다. 습관에 따라 행동하는 것보다 쉬운 일은 천하에 없다. 원래 사람의 기억력이란 게 형편이 없는 것이라, 일단 새로운 밥상에 길들고 나면, 그 옛날 밥상에 대한 욕구는 잊히고 만다.

좋은 습관은 저절로 생기지 않는다. 처음에는 억지로라도 되풀이해야 한다. 일단 좋은 습관에 길들면, 매 순간 유혹과 싸우고 욕구를 억눌러야 할 필요성이 사라진다. 채소범벅을 마시는 것이 몸에 배면 녹즙만 들이키면 허전한 느낌이 든다. 녹즙마저 먹지 않은 날은 숙제를 못하고 학교에 가는 기분이 들 정도다.

치유는 기적처럼 오기도 한다

시골에는 먹는 것이라고는 메마른 밥에 김치 몇 쪼가리가 다인데 하루 종일 고된 일을 해 내는 건강한 노인들이 많다. 이들은 현대 영양학을 비웃기라도 하듯이, 죽을 때까지 활기 있게 살아간다. 수도승들 역시 먹는 것만 봐서는 틀림없이 몸이 결딴나야 하는데, 되레 낯빛이 투명할 정도로 맑고 건강하다.

니시하라 가츠나리는 우리의 생명 활동은 모두 유전자와 미토콘드리아의 기능에 달려 있다고 말한다. 어떤 특별한 계기가 이것들에 강하게 작용하면, "의학적으로 상상할 수 없는 짧은 시간에 병이 치유될 수도 있다."는 것이다. 만약 병약한 사람이 어떤 기적 같은 힘으로부터 강력한 에너지를 받을 수 있다면, 굳이 좋은 음식을 먹지 않아도 원기 있게 살아갈 수 있지 않을까?

기도, 종교적 회심, 사랑, 대오大悟 각성처럼 우리 세포를 근원적으로 깨워 줄 것들은 무궁무진하다. 신에게 열린 마음은 지식 때문에 피폐해진 우리 삶을 풍요롭게 해 주고 세포 하나하나에 원기를 북돋워 줄 것이다. 그리하여 음식이나 물 같은 물질적 차원을 넘어서는 전혀 다른 방식으로 치유의 기적이 일어나는 것이다.

건강법, 이렇게 실행하라

만성병 환자는 간단한 투병 일지를 쓰는 것이 좋다. 몸의 변화는 너무 느리기도 하거니와, 자기의 옛 모습과 지금을 견주어 볼 수 없으니 쉽게 알아차릴 수 없다. 하루하루 몸 상태와 먹은 음식을 간단하게 기록해 두면, 나중에 몸이 좋아지거나 나빠지는 데 무엇이 한몫했나 인과관계를 따져 볼 수 있다.

건강한 몸을 지키는 단계 건강한 사람은 자연식을 제대로 하는 것만으로도 충분하다. 현미와 통밀, 잡곡을 주식으로 하되, 밥을 적게 먹는 게 좋다. 대신 채소를 잔뜩 먹고, 유기농 김치, 마늘과 고추로 양념을 한 유기농 된장을 곁들이면 된다. 핵산과 오메가3 지방산이 많이 들어 있는 등 푸른 생선도 자주 먹는다.

약한 투병 단계 그럭저럭 살 만은 하지만 몸에 잔 고장이 붙기 시작하는 사람은 건강한 몸을 지키는 단계의 밥상을 차리되 채소범벅을 하루에 500ml쯤 마셔야 한다. 그리고 비타민B 복합체, 식초, 구연산 같은 값싼 건강식품을 몇 가지 더 보탠다.

강한 투병 단계 암이나 당뇨처럼 중한 병에 걸렸을 때는 풀을 주식으로 삼는 구석기시대 식이요법을 기본으로 해야 한다. 채소범벅을 하루에 1,500ml 넘게 마시고, 곡식을 줄여 혈당을 100 아래로 떨어뜨리는 것을 식생활의 기본으로 삼는다. 소금을 전혀 입에 대지 않거나 되도록 줄이고, 햇빛, 비타민C, 식초, 비타민B 따위와 병에 따라 필요한 영양소들을 잘 챙긴다.

요즘 세상은 온통 전문가로 가득 차 있다. 질병에 대해서도 마찬가지다. 이들이 주장하는 지식 쪼가리를 아무렇게나 좇다 보면 지켜야 할 수칙만 잔뜩 늘어나 환자의 삶은 더욱 고달파진다. 아는 것이 병이 되는 것은 어설프게 알기 때문이다. 사물의 핵심을 파악하는 것은 쉬운 일이 아니지만, 일단 핵심을 꿰뚫고 나면 자잘한 지식 따위는 잊어도 된다.

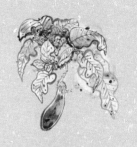

2. 우리 시대의 미신에 맞서

2_1 현대 영양학의 치명적 오류

영양에 관한 책을 두루 섭렵하면 결론이 '먹을 만한 것은 다 몸에 좋다.'로 모인다. 고구마에는 식이 섬유와 비타민C가 많이 들어 있고, 현미에는 뭐 없는 것이 없고, 멸치에는 칼슘이, 당근에는 베타카로틴이 많이 들어 있다. 과일에도 언뜻 보기에는 채소 못지않은 영양소가 들어 있다.

마른 콩의 단백질 함량은 40%에 이른다. 소고기의 단백질 함량이 20% 정도인 것을 감안하면 콩은 더할 나위가 없는 단백질 공급원인 것이다. 평면적인 분석에 따르면 콩에는 100g당 열량 446kcal, 단백질 36g, 철 15mg, 엽산 375mg이 들어 있다니 그야말로 영양 식품 가운데 최고봉이 아닐 수 없다. 채소 중에서 으뜸이랄 수 있는 시금치가 열량 23kcal, 단백질 2.86g, 철 2.71mg, 엽산 194mg밖에 안 되는 것에 대면 콩은 역시나 위대한 식품인 셈이다.

그러나 이러한 단순 비교는 식품의 수분 함량(콩 9%, 시금치 91%)을 고려하지 않은 통계 오류라고 할 수 있다. 콩을 먹을 때는 물을 많이 넣어서 두부나 콩 물로 만들어야 한다. 그렇게 되면 차이는 거의 없어진다.

소고기 300g은 쉽게 먹을 수 있지만, 마른 콩은 100g을 먹기도 벅차다.

영양 분석표를 보면, 견과류에는 다른 음식보다 훨씬 많은 영양소가 든 것처럼 느껴진다. 수분이 거의 없는 상태에서 검사한 것이니 영양 수치가 높게 나오고, 거기다 열량이 높으니 다른 영양소도 그만큼 많아야 하는 것은 당연하다.

모든 음식은 한 가지 특기 정도는 있다. 어떤 음식을 그런 까닭으로 추어올릴 것 같으면, 굳이 어려운 영양소 이름을 외우면서까지 그리할 필요도 없다. 어떤 음식에 이런저런 영양소가 얼마나 들었는지 설령 다 외워서 적용한다 해도, 날마다 밥상에 오르는 모든 음식의 영양소를 계산해 균형을 맞추는 것은 불가능하다.

현대 영양학이 저지르고 있는 또 한 가지 오류는, 도대체 칼로리 보정을 하지 않는다는 것이다. 열량은 높으면서 미량영양소가 부족한 음식만 먹으면 곧바로 영양실조로 이어진다. 이것을 막기 위해서는 열량은 낮고 영양소가 풍부한 채소를 먹어야 한다. 유기농으로 기른 여러 가지 채소를 충분히 먹는다면, 미량영양소가 모자란다든가 한두 가지 영양소만 많이 먹게 된다든가 하는 일 없이 평생을 보낼 수 있다.

현대 영양학은 미시적 분석까지는 잘해 놓고, 이것을 종합해서 해석하는 것에서 일을 그르쳤다. 채소가 다른 음식과는 본질적으로 다르다는 사실을 드러내는 데 실패한 것이다. 영양학을 연구한다는 전문가들이 자세하게 파고들 줄만 알고, 전체를 아울러 살필 줄은 모르는 까닭이다. 이런 병폐는 거의 모든 전문가 집단에서 비슷하게 나타난다. 어쨌거나 그 덕분에 건강을 위해서는 여러 가지 채소를 왕창 먹는 것이 가장 중요하다는 단순한 이치를 아는 사람이 많지 않다.

열량과 영양소를 함께 들여다보기

잎채소, 뿌리채소, 곡류, 과일류 중에서 대표적인 것을 골라 영양소를 비교해 보았다. 마그네슘이 많이 들어 있는 식품을 꼽아 보면 콩 280mg, 아몬드 268mg, 현미 143mg, 시금치 79mg이다. 그러나 열량을 고려해 그 식품으로 100kcal를 채울 때 먹게 되는 양을 살피면 답은 달라진다. 시금치 343mg, 쑥갓 123mg, 무 89mg, 오이 87mg, 케일 68mg, 콩 63mg, 아몬드 46mg, 현미 39mg, 감자 27mg 순이다. 마그네슘이 적게 들어 있는 것으로는 백미 7mg, 포도 7mg, 사과 8mg, 감 13mg, 고구마 15mg이 서로 꼴찌를 다투고 있다.

단백질 함량도 이런 식으로 계산할 수 있다. 100kcal에 든 단백질 양을 보면, 오징어 18g, 고등어 9g, 케일 6.6g, 메주콩 6.2g, 우유 5.3g, 감자 4.9g, 오이 4.3g, 아몬드 3.6g, 수박 2g, 백미 1.9g, 고구마 1g, 사과 0.3g, 포도 0.9g, 감 0.8g 순이다.

마그네슘과 단백질만 보더라도, 많이 들어 있는 것을 찾아 먹기보다는 그것이 부족한 음식, 즉 과일이나 흰쌀밥을 피하는 것이 상책이라는 것을 알 수 있다. 영양소라는 것은 음식이 목구멍으로 넘어갔다고 저절로 몸속으로 흡수되는 것이 아니다. 먹은 음식이 하루에 필요한 열량을 넘어서면 소화기관은 태업을 한다. 우리가 하루에 섭취할 수 있는 열량은 제한돼 있는데, 이것을 설탕이나 꿀로 채워 버리면 다른 영양소는 어떻게 해 볼 도리가 없는 것이다. 과일로 한 끼 배를 채우면 이미 열량이 가득 차 버려서 단백질을 필요한 만큼 먹기가 어려워진다. 고기나 콩을 따로 먹는다 해도 소화기관이 잘 받아들일 수가 없다.

고구마는 비타민C, 베타카로틴, 마그네슘, 칼슘 같은 영양소는 그런대로 균형을 이루고 있는데, 단백질이 터무니없이 부족하다. 겨우내 고구마로 끼니를 때우던 때에 몸이 누렇게 뜨고 붓는 부황에 걸린 사람이 많았던 이유가 단백질이 모자라기 때문이다. 이쯤 되면 면역력이나 다른 기능도 파탄 상태라고 봐야 한다.

즉, 영양소 문제를 생각할 때는 음식의 양을 신경 쓰기보다, 필요한 열량을 채웠을 때 영양소가 균형을 이룰 수 있는가를 따져야 한다. 술을 많이 마시는 사람은, 알코올 자체가 끼치는 해독보다는 알코올로 인한 영양실조가 더 위험하다. 알코올로 열량을 채우기 때문이다.

칼로리당 영양소를 따로 계산해야 하는 이유는 또 있다. 수분이 들어 있는 상태로 측정한 영양소는 별 의미가 없기 때문이다. 밥에 물을 좀 섞으면 죽이 되는데, 이때 밥과 죽의 영양소를 비교 분석하는 것은 만고에 쓸데없는 짓이다. 말린 과일의 영양소와 생과일의 영양소를 비교하는 것도 그렇고(비타민C는 차이가 나겠지만), 생우유와 우유를 굳힌 치즈의 단백질, 지방 성분을 비교하는 것도 우스운 일이다. 물을 보탠다고 해도 영양소가 더 생겨나거나 줄어들지는 않기 때문이다.

그렇다고 오이(물이 많은 식품)와 아몬드(물이 적은 식품)의 차이를 무시할 수는 없다. 하루 2,000kcal를 기준으로 할 때, 오이로 열량을 채우려고 들면 13kg도 넘게 먹어야 하는데, 이것은 불가능하다. 따라서 100g당 분석치와 100kcal당 분석치를 함께 살피는 것이 필요하다.

영양소에는 여러 차원이 있다. 하지만 우리는 한순간에 한 군데밖에 볼 수 없기 때문에 영양소에 관한 지식은 어떤 것이 됐든 단순하게 적용할 성질의 것이 아니다. 자세할수록 더 위험하다. 특히 본능을 무시한 채 오로지 지식에 의존하면 실제와 목표 사이의 거리가 점점 멀어진다. 역설적으로, 좋다는 음식만 찾아 먹는 사람일수록 영양실조에 걸릴 위험이 커질 수 있다.

우리가 사는 생태계는 사람이 끼어들어 어느 한 가지를 바로잡아 놓으면 다른 열 가지가 뒤틀린다. 다시 그곳을 바로잡으면 다른 데가 또 뒤틀린다. 영양소의 세계도 이와 똑같다. 어떤 영양소를 얼마나 먹어야 적당한 균형을 이루는지 머리로 아는 것은 불가능하다. 설령 그것을 알 수 있다고 해도 실천에 옮길 수는 없다.

100g당 영양소	수분 g	열량 kcal	단백질 g	탄수화물 g	섬유질 g	회분 g	칼슘 mg	마그네슘 mg
케일	84	50	3.3	10.1	2	1.5	135	34
시금치	91	23	2.9	3.6	2.2	1.7	99	79
오이	95	15	0.65	3.63	0.5	0.38	16	13
양배추	92	25	1.28	5.8	2.5	0.64	40	12
무	95	18	0.60	4.1	1.6	0.58	27	16
당근	88	41	0.93	9.6	2.8	0.97	33	12
양파	89	40	1.1	9.3	1.7	0.35	23	10
백미	12	365	7.13	80	1.3	0.64	28	25
현미	10	370	7.94	77	3.5	1.53	23	143
통보리	9.4	354	12.5	73	17	2.3	33	133
감	80	70	0.58	19	3.6	0.3	8	9
사과	87	48	0.27	13	0.17	1.3	5	4
수박	91	30	0.61	7.5	0.4	0.25	7	10
파인애플	86	50	0.54	13	1.4	0.22	13	12
포도	81	67	0.63	17	0.9	0.57	14	5
토마토	95	18	0.88	3.9	1.2	0.5	10	11
감자	86	65	3.2	14.2	1.42	1.1	4	18
고구마	66	128	1.5	31.3	3.76	1.2	4	19
우유	88	60	3.2	4.7	—	0.7	102	7.4
메주콩	8.5	446	37	30	9.3	4.9	277	280
고등어	64	205	18.6	—	—	1.4	12	76
오징어	80	82	14.9	2.2	—	1.6	53	30
아몬드	5	575	21	21.7	12.2	3	264	268

　동물은 직접 풀을 뜯든, 몇 단계를 거치든 풀에 의존하는 생명체이기 때문에, 풀 그 자체인 채소는 동물에게 완벽한 음식이다. 따라서 풀은 영양의 불균형을 바로잡는 균형추 역할을 한다. 이미 우리의 위장이 허약해지고 구조도 바뀌어서 채소로만 살아가는 것은 힘들겠지만, 몸이 아픈 만큼 채소의 양을 늘려서 영양이 균형을 이루도록 해야 한다.

100g당 영양소	철 mg	나트륨 mg	칼륨 mg	아연 mg	비타민C mg	비타민B1 mg	엽산 μg	베타카로틴 μg
케일	1.7	43	447	0.4	120	0.1	29	15,376
시금치	2.7	79	558	0.5	28	0.08	194	5,626
오이	0.28	2	147	0.2	2.8	0.03	7	45
양배추	0.47	18	170	0.18	36	0.06	43	42
무	0.4	21	227	0.15	22	0.02	28	46
당근	0.3	69	320	0.24	5.9	0.07	19	8,285
양파	0.21	4	146	0.17	7.4	0.05	19	1
백미	0.8	5	115	1.09	—	0.07	8	—
현미	1.47	7	223	2.0	—	0.4	20	—
통보리	3.6	12	452	2.8	—	0.64	19	13
감	0.15	1	161	0.1	7.5	0.03	8	253
사과	0.07	—	90	0.05	4.0	0.02	0	17
수박	0.24	1	112	0.1	8	0.3	3	303
파인애플	0.29	1	109	0.12	47.8	0.08	18	35
포도	0.29	2	191	0.04	4.0	0.09	4	59
토마토	0.27	5	237	0.17	12.7	0.04	15	449
감자	0.6	2	480	—	26	0.09	18	—
고구마	1	2	548	—	19	0.13	46	—
우유	0.1	55	148	—	1	0.04	2	—
메주콩	15.7	2	1,797	4.89	6	0.87	375	13
고등어	1.6	90	314	0.63	0.4	0.176	1	—
오징어	5.3	230	350	1.68	5	0.03	16	—
아몬드	3.7	1	705	3.1	—	0.21	50	1

2_2 포화지방산이 심장병을 일으킨다고?

인간은 꽤나 지성적인 것 같으면서도 어리석을 정도로 단순한 동물이다. 흑백과 선악이 확실하게 나눠지 않으면 못 견딘다. 지난 세기 내내 포화지방산은 심장병을 일으키는 원흉으로 꼽혀 왔다. 콜레스테롤이 높으면 심장병이 생기는데, 이 콜레스테롤은 포화지방산에서 만들어진다는 것이다. 그래서 포화지방산이 많은 비곗살이나 코코넛 오일은 되도록 피해야 하는 음식이 되었다.

언젠가 한 텔레비전 프로그램에서 햄버거를 먹은 사람의 모세혈관에서 무슨 일이 일어나는지 보여 준 적이 있다. 나팔꽃이 꽃잎을 오므리듯 가느다란 혈관이 오그라들어 닫혀 버린 것 같았다. 동물성 단백질이 원인이 됐든 포화지방산이 원인이 됐든, 과연 쓰레기 음식은 길게 갈 것도 없이 몇 시간 안에 몸 상태를 바닥으로 끌어내린다는 것이 확실했다. 그러면 이것만으로 "포화지방산은 몸에 해로운 것"이라고 말할 수 있는가?

포화지방산은 심장병의 원인인가?

앤드류 와일의 책 《자연 치유》에는 미국의 한 마을 이야기가 나온다.

펜실베이니아 주 로세토 마을에는 1930년대에 더 나은 삶을 찾아 이탈리아 북부의 두 마을을 떠나온 사람들이 살고 있었다. 그들은 거대한 대가족으로서 아주 끈끈한 공동체를 이루고 있었으며, 사람들 사이에 유대감이 깊었다. 주식은 열량이 높은 육류와 지방이었고, 담배를 피우는 사람들도 많았다. 그런데도 그중에 심장마비를 겪은 사람은 거의 없었다.

로세토 마을 사람들의 자녀 세대는 부모와 똑같이 먹었는데도 관상 동맥 질환 발병률이 다른 미국인들처럼 높아졌다. 달라진 것이라고는 공동체가 무너져 사회적 유대감이 사라진 것밖에 없었다. 여기서 앤드류 와일은 이민 1세대 사이에 흐르던 정서적 유대감이 어떤 방식으로든 지방이 많은 음식과 흡연의 악영향으로부터 그들을 보호해 주었다는 결론을 내리고 있다.

이런 사례는 특수한 것이 아니라 근대 문명의 폭격을 받은 지구 상의 모든 마을에 해당하는 것이다. 그 자신은 깨닫지 못했지만 와일의 관찰은 심장병의 원인이 육류와 고高지방식 때문이 아니라, '네가 죽어야만 내가 사는' 살벌한 세태에 있다는 사실을 단적으로 드러내고 있다.

포화지방산이 심장병을 일으킨다는 이야기는 이제 안 믿는 사람이 없다. 동물성이건 식물성이건 포화지방산이 심장병을 일으킬 확률을 높인다는 연구 결과도 수두룩하다. 그렇지만 포화지방산을 공공의 적으로 규정한 이러한 연구들은 알맹이가 없다.

과학에서는 통계학적으로 '의미 있는' 차이만 나오면 명제 하나가 만들어진다. 결정적이지 않더라도 통계 수치에 의미 있는 차이만 존재한다면 둘 사이에는 차이가 있는 것으로 본다. 그러니까 포화지방산이 심장병 발생률을 높인다는 연구 결과가 곧 포화지방산을 많이 먹으면 심장병 발생률이 몇 배 높아진다는 뜻은 아니다.

남자는 여자보다 심장병에 걸릴 확률이 '의미 있게' 높다. 그것은 단지 확률적으로 비례관계라는 것이지 인과관계라고는 할 수 없다. 포화지방산이나 콜레스테롤도 마찬가지이다. 뭔가 의미 있는 차이가 있기는 한데 결정적인 차이는 아니며, 원인은 더더욱 아니다. 이런 통계 놀음에서 우리는 자칫 곁가지를 주된 것으로 오인할 염려가 있다. 어떤 인자가 통계학적으로 의미가 있다고 해서 마구잡이로 나열하는 것은 실없이 행동의 자유만 제약할 뿐이다.

현재까지 밝혀진 바로는, 포화지방산이 혈관을 상하게 하는 과정은 다음과 같다. 포화지방산은 확실히 불포화지방산보다 끈끈하다. 포화지방산을 한 번에 많이 먹으면 피도 좀 더 끈끈해지기 때문에, 혈관이 받는 압력이 자연히 커진다. 혈관에 염증이 생길 가능성이 높아지는 것이다.

심장 전문의 스티븐 니콜스는 2006년 코코넛 오일과 홍화씨 기름이 혈액순환에 미치는 영향을 비교하는 실험을 했다. 건강한 성인 남녀를 두 집단으로 나눈 뒤, 당근 케이크와 밀크셰이크로 끼니를 마련하되 한쪽은 코코넛 오일로, 다른 한쪽은 홍화씨 기름으로 요리를 해서 주었다. 식사 후 세 시간, 여섯 시간 뒤에 혈관 확장 능력, 혈류량, 염증 지표가 저마다 어떻게 바뀌는지 재 보았다. 코코넛 오일을 먹은 사람들은 혈관에 염증이 생기거나 상했다. 이것은 포화지방산의 완패였고, 그동안 전문가들이 포화지방산에 퍼부어 온 공격이 정당했음을 입증하는 듯 보였다.

이 실험에서는 몸무게 1kg당 1g, 즉 60kg인 사람이 한 끼에 60g이나 되는 코코넛 오일 또는 홍화씨 기름을 먹었다. 이것은 평소에는 거의 먹을 수 없는 양이다. 어쩌다 잔치 음식을 잔뜩 먹고 밤새 화장실을 들락거리는 날보다 더한 것이다. 그런데도 단 한 끼 식사가 혈관에 주는 영향을 근거로 그 양의 적고 많음에 상관없이 포화지방산은 나쁘고, 불포화지방산은 좋다는 단순한 결론을 끌어낸다.

그래서 이 실험 결과가 "홍화씨 기름, 혈관 질환에 탁월한 효능 발견!"이라는 제목을 달고 인터넷을 떠도는 어이없는 사태가 벌어지기도 한다. 포화지방산을 걷어 낸 저지방 우유라는 것을 만들어 놓고 몸에 좋은 우유라고 선전한다. 약이나 다름없는 코코넛 오일도 포화지방산 덩어리니 두말할 것 없이 피해야 할 음식으로 낙인을 찍는다.

포화지방산을 '적당히' 먹으면 어떻게 될까? 김치나 마늘, 날채소와 같이 먹으면? 아무리 좋은 것도 도가 지나치면 재앙을 부르거늘, 터무니없이 많은 양을 한꺼번에 먹는 바람에 안 좋은 결과가 나왔다고 해서, 무조건 손도 대서는 안 될 것으로 몰아세우는 것이 과연 정당한가.

또, 다른 연구자들은 포화지방산을 많이 먹는다 해도 곧바로 운동을 하면 저지방 식사를 했을 때와 아무런 차이가 없다는 것을 밝혀냈다. 밥을 먹고 두 시간이 지난 뒤에 45분 동안 기분 좋게 걷는 것만으로도 이러한 효과가 나타난 것이다. 위 두 실험 결과를 종합하면, 포화지방산을 적당히 먹는다면 아무 해가 없고, 몸에 해를 끼칠 만큼 많이 먹더라도 운동을 하면 괜찮다는 것이다.

포화지방산이 심장병 위험을 높이는가 하는 질문을 두고 진행된 수십 가지 연구 결과를 비교 분석했는데, 위험 집단에서는 의미 있는 수준으로 심장병 발생 위험을 높이지만, 비위험 집단에서는 의미 있는 차이가 없었고, 어느 집단이건 전체 사망률에서는 의미 있는 차이를 보이지 않았다. 포화지방산은 혈전을 만들고 피를 끈끈하게 하는 경향이 있기 때문에 위험 집단에서는 심장병을 부추길 가능성이 있다. 그렇다

하더라도 건강한 사람을 심장병 위험으로 내던지지는 않는다. 포화지방산은 기껏해야 마지막 단계에서 한 번 화끈하게 조연 노릇을 할 뿐이다. 진짜 문제가 되는 것은 평소에 차곡차곡 쌓여서 결국에는 큰 위험을 부르는 자극이다.

포화지방산에 관한 한, 한 끼에 10g도 먹어서는 안 된다는 결론을 끌어낼 만한 어떤 연구 결과도 없다. 다 정도가 문제인 것이다. 특히, 몸을 쓰는 일을 하는 사람은 포화지방산을 꺼릴 이유가 전혀 없다. 적당히 먹을 때 나쁜 영향은 거의 없다. 더구나 우리는, 포화지방산을 먹을 때 마늘, 양파, 부추, 김치 같은 것을 함께 먹는 경우가 대부분이다. 우리 밥상을 가지고 같은 실험을 한다면 스티븐 니콜스의 실험 결과는 상당히 달라질 것이다. 포화지방산이라는 별것 아닌 적敵을 피하려고 뒷걸음치다가 등 뒤에 있는 낭떠러지로 떨어지는 수가 있다는 것을 명심해야 한다. 뒤에서 다시 다루겠지만 포화지방산은 혈당을 조절하는 묘약이라는 점도 잊지 말자.

몸에 좋은 포화지방산도 있다

포화지방산과 불포화지방산에 관해 저지른 의학적 오류는 지난 세기를 통틀어 가장 치명적인 것이다. 지금도 좀 안다는 사람들 사이에서 포화지방산은 사악한 것 취급을 받는다. 가설은 일단 한번 과학적 진실로 각인되고 나면 나중에 그것이 근거 없는 것으로 밝혀지더라도 좀처럼 머릿속에서 지워지지 않는다.

포화지방산이 건강에 해롭기는커녕 오히려 건강에 도움이 된다는 증거가 아무리 많이 나와도, '무오류의 신화'로 무장한 과학·기술·산업과 이 분야 전문가들은 절대 이 사실을 인정하려 들지 않는다. 그러기에는 포화지방산에 대한 고정관념이 너무 단단하게 자리를 틀었다.

코코넛 오일 당뇨병 환자가 하루 30g쯤 코코넛 오일을 먹었더니 병세가 금세 좋아졌다. 코코넛 오일은 90% 정도가 포화지방산이다.

진실은 논문의 숫자가 많고 적음에 따라 가려지는 것이 아니다. 비록 단 하나의 연구 성과라도 그것이 양심적이고 겸손한 학자가 심혈을 기울여 이룬 것이라면 우리는 거기에서 어느 정도 확실한 지식을 얻을 수 있고 그 지식에 기대어 행동할 수 있다. 더구나 그러한 연구가 어느 한 지역의 오랜 문화적 전통에 들어맞는다면 더욱 그렇다. 실제로 코코넛 오일을 주식으로 삼고 있는 사람들은 심장병이나 당뇨병에 거의 걸리지 않는다고 한다.

빈속일 때 혈당이 150에 이르던 당뇨병 환자도 코코넛 오일을 함께 먹으면 혈당이 100을 넘지 않고, 식후에도 140을 넘지 않는다. 10년 묵은 당뇨병 환자라도 코코넛 오일을 먹기 시작한 다음 며칠이면 위험 영역에서 벗어나는 것이 어렵지 않다. 다만 혹시라도 포화지방산 때문에 맞닥뜨릴 수 있는 작은 위험을 피하려면 운동을 철저히 해야 한다.

팜유 팜유는 과자를 튀길 때 많이 쓰는데, 절반쯤이 포화지방산이고, 40% 정도는 단일불포화지방산이다. 팜유의 지방산에 특별한 약효가 있는 것은 아니지만, 팜유에는 토코트리에놀이라는 비장의 무기가 있다. 비타민E 가운데 하나인 토코트리에놀은 혈관 세포막의 산화를 막는 항산화제이면서, 암세포의 혈관 신생을 억제하는 일도 한다. 모든 팜유에 있는 것은 아니고 붉은 색을 띤 팜유^{red palm oil}에만 토코트리에놀이 있다. 다만 토코트리에놀을 먹겠다고 팜유를 먹을 일은 아니고, 암이나 당뇨, 결핵 때문에 지방을 많이 먹어야 할 때 유용하게 쓰일 수 있다.

모유, 우유, 산양유 모유, 우유, 산양유, 두유에 있는 지방산 성분을 건주어 보자.

	모유	우유	산양유	두유
100g당 지방량	4.38g	3.25g	3.6g	1.92g
포화지방산	46%	57%	64%	12%
단일 불포화지방산	38%	25%	27%	20%
다가 불포화지방산	11%	6%	4%	40%

모유에는 우유보다 훨씬 많은 지방이 들어 있다. 그 지방 성분의 46%가 포화지방산이다. 현대 영양학의 성과를 철저히 적용하면, 모유를 아이에게 먹이는 것은 위험하다고 할 만하다. 포화지방산을 이렇게 많이 섭취하다가는 걸음마도 하기 전에 혈관이 막혀 죽을지도 모르니, 어떻게든 '탈지' 모유나 '저지방' 모유를 먹이도록 해야 할 것이다.

먹이에서 곡식과 풀이 차지하는 비율에 따라 모유, 우유, 산양유에 든 다가 불포화지방산 양이 달라지는 것으로 보인다. 산양은 풀이 주식이고, 젖소는 풀과 곡식을 고루 먹고, 사람은 곡식을 주로 먹으면서 풀을 양념으로 곁들인다. 사람도 풀을 주식으로 삼는다면 다가 불포화지방산의 비율이 산양유와 비슷해질 것이다.

산양유에는 항암·항균 작용을 하는 부티르산이 많이 들어 있다. 부티르산은 건강한 대장에 살면서 풀의 섬유질을 먹은 장 속 세균이 만들어 내는 것이다. 모유에 부티르산이 없는 것은 산모가 채소를 많이 먹지 않기 때문이다.

대자연이 모유에다 포화지방산을 마련해 놓은 것을 볼 때, 적어도 이들 지방산이 몸에 활력을 준다는 것만큼은 믿어도 좋을 것이다. 이것은 포화지방산의 첫 번째 장점이다.

	모유	산양유	우유	팜유	코코넛 오일	쇠고기	두유
100g당 포화지방산 총량(g)	2.009	2.667	1.865	48.8	86.5	11.134	0.233
부티르산 (Butyric acid)	—	0.128	0.075	—	—	—	—
카프로산 (Caproic acid)	—	0.094	0.075	—	0.6	—	—
카프릴산 (Caprylic acid)	—	0.096	0.075	—	7.5	—	—
카프리산 (Capric acid)	0.063	0.26	0.075	—	6	—	—
라우르산 (Lauric acid)	0.256	0.124	0.077	—	44.6	—	—
미리스트산 (Myristic acid)	0.321	0.325	0.297	1.0	16.8	0.9	—
팔미트산 (Palmitic acid)	0.919	0.911	0.829	43.5	8.2	3.164	0.074
스테아르산 (Stearic acid)	0.293	0.441	0.365	4.3	2.8	3.481	0.058

　　중금속처럼 몸속에 한번 쌓이면 내보낼 수 없는 것을 빼면, 어떤 것이 나쁘다고 하더라도 일정한 선을 넘었을 때 이야기이다. 다섯 개는 열 개의 절반만큼 나쁜 것이 아니라 하나도 안 나쁠 수도 있다. 함부로 음식의 좋고 나쁨을 따져 좋다는 것만 골라 먹다가는 제 꾀에 제가 넘어가는 수가 있다. 몸 생각해 이리저리 열심히 뒤지고 연구하는 사람이 아무 생각 없이 사는 시골 할머니들의 건강을 따라잡지 못하는 것도 이런 이유 때문이다.

2_3 식물성기름을 멀리해야 한다

　대형 마트 견과류 진열대에는 아몬드, 땅콩, 잣, 해바라기씨, 호박씨가 늘어서 있다. 까먹는 수고를 덜어 준답시고 껍질을 완전히 벗겨 놓았다. 어떤 아몬드는 씹는 수고까지 덜어 주려는 듯, 잘게 저며 있다. 견과류 껍질을 벗겨 파는 것과 파, 마늘 껍질을 까서 파는 것은 전혀 다른 차원의 일이다. 잣은 본디 하얀색인데, 이제 잣을 따는 사람 말고는 모두들 잣이 원래 누리께한 것인 줄 알게 되었다.

　씨앗이란 어떤 것이든 단단한 껍질에 싸여 있다. 특히 견과류 씨앗은 더 딱딱해서 아예 이름부터 '씨앗이 딱딱한 열매[堅果]'가 되어 버렸다. 씨앗에 지방 성분이 많이 든 것일수록 껍질은 더 단단하다. 호두와 잣은 속살을 먹으려면 망치까지 들어야 한다. 그런데 우리는 껍질을 깨서 속살을 꺼내 놓고 몇 달을 방치한다. 싯누렇게 변한 견과류 열매를 몸에 좋답시고 먹는 것이다. 씨앗 속에 들어 있는 불포화지방산의 산화를 막기 위해 식물은 철저하게 대비를 하고 있는데, 똑똑하다는 사람은 산화된 지방에 거부감을 느끼지 못한다.

　쇠가 산화되어 녹스는 것처럼, 산화된 불포화지방산을 자꾸 먹으면 우리 몸도 녹슬게 된다. 등 푸른 생선, 들깨, 견과류는 신선할 때만 먹어야 한다. 보호막을 깨는 정도에 그치지 않고, 지방만 따로 골라서 만든 식물성기름은 신선한 것도 멀리해야 한다.

다가 불포화지방산

오메가3 지방산과 오메가6 지방산은 세포벽, 특히 뇌와 혈관을 만드는 데 없어서는 안 되는 필수지방산이다. 그런데 필수지방산은 필수아미노산하고는 많이 다르다. 필수아미노산은 모자라는 일이 없도록 잘 챙겨 먹어야 하지만, 필수지방산은 몸에 꼭 필요한 양이 적기 때문에 모자라서 병이 생기지는 않는다. 중요한 것은 두 지방산이 균형을 이루도록 골고루 먹되, 산화되지 않은 신선한 것을 먹어야 한다는 것이다. 둘 사이의 균형은 대부분 무너져 있는 경우가 많다. 그 이야기는 따로 뒤에서 다루기로 하고, 여기서는 불포화지방산이 얼마나 쉽게 산화되어 상하는지를 살펴볼 것이다.

호두나 잣처럼 불포화지방산이 많이 들어 있는 씨앗은 산소에 노출되지 않으려고, 깨뜨리기 힘들 만큼 단단한 껍질로 자신을 감싸고 있다. 이런 씨앗이 껍질을 벗고 나오거나 기름으로 분리되면 빠르게 산화된다. 들기름이나 콩기름을 먹인 장판이 미끌미끌하지 않은 것은 기름이 산화되어 기름의 성질을 잃기 때문이다. 니스나 식물성 페인트 역시 불포화지방산의 산화 원리를 이용한 것이다.

주로 단일 불포화지방산으로 이루어진 다른 견과류도 껍질이 깨지면 서서히 밖에서부터 산화된다. 아몬드는 속껍질이 단단해 꽤 오래 견디는 편이지만, 껍질을 벗긴 채 유통되는 호박씨나 잣, 해바라기씨, 캐슈너트, 피스타치오 따위는 알맹이를 잘라 보면 누렇게 변한 것을 곧바로 확인할 수 있다. 견과류가 잘 산화되는 까닭은 단일 불포화지방산과 함께 2가 불포화지방산인 리놀레산이 많이 들어 있기 때문이다.

들기름이나 아마씨기름Flaxseed Oil같은 알파―리놀렌산은 3가 불포화지방산이므로 산패 위험성은 더 커진다. 코코넛 오일과 야자유가 아닌 모든 식물성기름은 산패될 운명을 타고났다. 올리브유라 할지라도 오래 두면 산화되기 때문에 신선할 때 먹어야 한다. 또, 햇빛이 닿지 않도록 냉장고에 두는 게 좋다.

들깨는 통으로 먹거나 요리 직전에 가루를 내어 먹되, 너무 많이 먹어서는 안 된다. 들깨는 기름으로 짜는 순간 산패가 시작되므로 들기름은 적은 양도 안 된다. 항산화제가 듬뿍 든 참기름도 한 해가 지나기 전에는 다 먹어야 한다.

다가 불포화지방산이 상해서 생기는 과산화지질 불포화지방산에는 구조상 불안정한 수소 원자가 있다. 이 수소 원자는 열이나 빛, 활성산소 때문에 지방산에서 떨어져 나가기가 쉬운데, 그렇게 되면 빈자리에 산소가 들어앉는다. 이렇게 산소와 결합한 불포화지방산을 과산화지질이라고 한다. 과산화지질이 하나 생기면, 수소 원자를 뺏고 산소가 들어앉는 반응이 연달아 일어나 불포화지방산이 모조리 과산화지질로 바뀐다. 호두나 잣 같은 것이 통째로 누렇게 쩔어 있는 것이 이 때문이다. 과산화지질은 반응성이 아주 강해서 단백질이나 다른 분자들과 교차 결합해 세포막을 손상시키고 검버섯을 잔뜩 피울 수도 있다.

물처럼 찰랑찰랑하고 덜 끈적이는 기름일수록 불안정한 수소가 많다. 즉 산패하기 쉬운 기름이다. 보기에는 덜 끈적이는 기름이 혈액순환에도 좋을 것 같지만 이것은 순진한 생각이다.

콩기름을 먹으면 산패 위험이 뒤따르고, 경화유, 즉 수소를 일부러 집어넣어 고체 상태의 포화지방산으로 만들어 먹으면 산패 위험은 줄어들지만 트랜스 지방산 때문에 골치다. 효소 공법으로 100% 수소 경화유를 만들어 내려는 노력이 성공을 거둔다면 산패된 불포화지방산이나 트랜스 지방산의 독성을 막을 수 있을 것이다. 그러나 이런 인위적인 지방은 먹지 않으면 그만이니 괜한 수고를 할 필요가 없다.

지방산 연구의 맹점 현대 의학은 포화지방산은 건강에 좋지 않고 불포화지방산은 건강에 좋다는 단순 무식한 결론에 만족하고 있다. 조금만 주의를 기울이면, 맹점을 쉽게 알 수 있는데도 말이다.

심혈관계가 약한 사람이 환절기에 갑자기 찬바람을 쐬면 혈관이 좁아져 발작에 이르는 수가 있다. 그렇다고 우리가 뇌졸중이나 심장마비를 막아야 하니 어릴 때부터 되도록 찬바람을 맞지 말라고 하지는 않는다. 찬바람은 그저 마지막 순간에 등장할 뿐이다. 찬바람이 쌓이고 쌓여서 동맥에 상처를 내지는 않기 때문에 뇌졸중과 심장병의 원인으로 찬바람을 지목하지는 않는다. 찬바람이 동맥을 상하게 하는 게 아닌 것처럼, 포화지방산 역시 많이 먹지만 않는다면 동맥을 서서히 망가뜨리지는 않는다.

다가 불포화지방산을 심장병과 뇌졸중의 원인으로 꼽는 연구 결과는 거의 없고 반대로 오히려 심장병 발생률을 줄인다는 연구 결과는 수없이 많다. 다가 불포화지방산이 단기적으로는 혈전이 생기는 것을 막아 심장병에 걸릴 확률을 낮추기 때문이다. 하지만 길게 보면 다가 불포화지방산은 몸의 때 이른 노화를 촉진한다. 이렇게 긴 시간에 걸쳐 영향을 미치는 것은 사람을 대상으로 실험하고 확인할 수 없는 분야이다.

다가 불포화지방산과 세포막 세포막은 막혀 있는 동시에 뚫려 있어야 한다. 완전히 막혀 있거나, 뚫려 있으면 죽은 것이다. 살아 있는 세포막은 침입자는 막아내면서도 대사 물질을 내보내고 외부 물질을 받아들인다. 세포막을 이루는 다가 불포화지방산은 U자 모양을 하고 있다. 이것이 고리처럼 연결되어 있기 때문에 세포막이 투과성을 띠게 된다.

그런데 다가 불포화지방산이 너무 많으면 어떻게 될까? 세포막 성분 중에 이들 불포화지방산이 차지하는 비중이 높아진다. 다가 불포화지방산이 늘어나면 세포막이 부드러워지고 투과성이 높아진다. 그러나 이것도 정도껏 부드러워야지, 어느 선을 넘으면 세포가 제 기능을 할 수 없다. 극단적으로는 모든 세포가 흐느적거릴 수 있다. 우리 몸의 모든 세포막이 이렇게 되면, 천하에 명약도 소용이 없다. 머리 쓰는 것부터 시작해 제대로 돌아가는 신체 기관이 하나도 없게 된다.

다가 불포화지방산이 일으키는 질병들 우리 몸은 혈관으로만 이루어진 것이 아니다. 지방에 관한 연구의 치명적인 결함은 지방이 혈액순환만 잘 시키면, 또는 혈관만 상하게 하지 않으면 아무래도 괜찮다고 여기는 데에 있다. 혈관 질환을 일으킬지 모른다는 의심이 생기면 아예 못 먹을 음식으로 낙인을 찍는 것도 이런 사고방식의 연장선에 있다.

다가 불포화지방산은 갑상선 기능을 떨어뜨리는 것으로 알려져 있다. 갑상선은 몸의 활력을 좌우하는 호르몬을 관장하는 기관이다. 다가 불포화지방산은 갑상선호르몬이 하는 일을 방해해서 몸의 활력을 떨어뜨린다. 콩에는 갑상선이 제 기능을 못 하도록 막는 오메가6 지방산과 여성호르몬이 모두 들어 있는데, 한동안 축산업계에서 가축을 살찌우는 사료로 썼다. 또한 오메가6 지방산은 암의 성장과 염증 반응을 촉진한다. 이는 오메가6 지방산이 넘치면, 몸 전체가 두루 나빠지는 것으로 해석할 수 있다.

다가 불포화지방산은 면역 기능도 떨어뜨린다. 멀쩡한 세포를 마치 세균이나 바이러스 다루듯 하는 자가면역질환 환자는 다가 불포화지방산을 섭취하면 증상이 나아진다. 이것은 다가 불포화지방산이 마치 면역억제제와 유사한 기능을 하기 때문이라고 한다.

백해무익한 식물성기름　식물성기름은 다음과 같은 단계를 거치면서 해로움을 더해 가는데, 이것을 찬찬히 살펴보면 '식물성기름을 멀리하라.'는 것이야말로 지방에 관한 상식이라고 할 수 있다.

첫째, 다가 불포화지방산은 그 자체로 몸에 해롭다. 콩, 해바라기씨, 호박씨, 잣, 호두 같은 음식을 많이 먹으면 우리 몸에는 엄청난 산화 스트레스가 닥쳐온다.

둘째, 콩기름은 콩 안에 자연 상태로 있는 지방보다 몇 배 더 해롭다. 공장에서 식물성기름을 만들어 낼 때는 헥산Hexane과 가솔린Gasoline 같은 용매로 열매의 기름을 녹여 낸 뒤 이들 용매를 제거해서 순식물성기름을 얻는다. 용매를 없애기 위해서 150℃로 가열하는데, 이때 리놀레산 일부가 트랜스 지방으로 바뀐다. 현미유, 옥수수기름, 포도씨유도 이렇게 만든다. 참기름은 기름틀에 넣어 눌러 짜내는 방법으로 생산되지만, 고온에 노출되기는 마찬가지다. 시중에서 팔리는 기름은 저온 압착식Cold Pressed이라고 따로 표시된 올리브유나 포도씨유를 제외하고는 모두 고온 가공 과정을 거쳤다고 보면 된다. 집들이 선물로 들고 가는 식용유는 '험한 음식'을 먹고 역경을 헤쳐 나가라는 뜻이 아닐까 싶다.

셋째, 이 콩기름에 다시 한 번 고열을 가해 부침개나 튀김을 만들면 한 수 위의 파괴적인 지방을 만들 수 있다.

넷째, 부침개나 튀김을 한나절 공기 중에 방치하면 다가 불포화지방산, 오메가6 지방산, 트랜스 지방산, 산패된 지방을 힘들이지 않고 한꺼번에 섭취할 수 있다. 튀겨 낸 과자도 여기에 속한다. 그나마 유탕 처리 식품을 오래 보존할 수 있는 것은 야자유 같은 포화지방산으로 튀긴 다음 산소는 없고 질소만 가득 찬 봉지 속에 넣기 때문이다. 생각해 준답시고 콩기름으로 튀긴 과자는 최악이다.

미숫가루에 볶은 참깨를 갈아 넣는 일도 그만두고, 현미와 콩, 통보리를 볶아서 갈아 넣는 일도 그만두어야 한다. 무엇보다 곡식을 애써서 미숫가루로 만들어 먹지 말아야 한다. 요즘 몸 생각한다는 사람들이 생식 가루를 많이 사 먹는데 생식을 했다는 뿌듯함 때문에 몸이 좀 나아지는 느낌이 들 수는 있지만, 여기서 한 발짝도 더 못 나간다.

여러 생각 할 것 없이 고온 가공된 콩기름, 옥수수기름, 현미유, 포도씨유, 들기름은 부엌에서 즉시 몰아내야 한다. 그 자리에 있어야 할 것은 코코넛 오일과 저온 압착식으로 짜낸 올리브유이다.

넘치면 해로운 등 푸른 생선 등 푸른 생선은 핵산, 오메가3 지방산이 풍부하게 들어 있어서 건강에 욕심을 내는 사람들이 각별하게 여긴다. 등 푸른 생선에 들어 있는 EPA와 DHA는 5가와 6가 불포화지방산으로서 다가 불포화지방산과 구별해 초다가 불포화지방산이라고 한다. EPA와 DHA는 우리 몸에 좋은 것으로 널리 알려져 있어서, 나쁜 구석이 있으리라고는 아무도 생각하지 않는다.

물론 신선한 고등어나 꽁치는 보약이다. 그러나 이것들도 넘치면 독이 된다. EPA와 DHA가 넘치면 우리 몸에 엄청난 산화 스트레스를 주기 때문이다. 이들 생선에는 중금속이 있을 위험도 커서 매일같이 먹으면 중금속 중독을 일으킬 수 있다.

변질된 고등어나 꽁치는 넘치지 않아도 그 자체로 독이다. 누렇게 산패되어 몸통만 남아 있는 멸치는 독 덩어리라고 할 수 있다. 이들 생선은 적당히 먹되, 오래 두지 말아야 한다. 어쩔 수 없이 보관을 해야 한다면 냉동실에 넣어야 한다. 생선 구이도 안 하는 것이 낫다. 콩기름은 튀길 때 180℃까지 올라가는데, 초다가 불포화지방산은 이 정도 온도에서 쉽게 변질된다.

참고로 각 생선의 100g당 지방 함량을 보면 고등어 10.4g, 정어리 9.1g, 꽁치 8.7g, 갈치 7.5g, 멸치4.2g, 조기 1.7g, 오징어 1.2g, 뱅어 1.1g, 쥐치 0.8g, 명태 0.7g, 홍어 0.5g이다. 멸치보다 지방이 적은 것들은 말려 먹어도 괜찮다. 멸치는 흔히 말려 먹지만, 엄연히 등 푸른 생선이고 지방이 적지 않으므로 냉동실에 저장한다.

단일 불포화지방산

단일 불포화지방산은 수소 쌍이 한 군데 비어 있는 지방산인데, 수소 쌍의 포화 정도로는 포화지방산과 다가 불포화지방산 사이에 있다. 올레산이 여기에 해당한다. 올리브유 가운데 약 70%가 올레산이다.

모든 지방이 그렇듯 단일 불포화지방산 역시 혈당을 훌륭하게 조절한다. 견과류와 아보카도에는 단일 불포화지방산이 많이 들어 있다. 여기에는 포화지방산이나 다가 불포화지방산이 갖는 위험이 거의 없다. 단일 불포화지방산이 양 극단의 중간에 있기 때문이다. 포화지방산처럼 잘 굳지 않기 때문에 피를 끈끈하게 하는 일도 없고, 수소 쌍이 한 군데 빈 정도로는 산화되어 독이 되거나, 몸 안에서 산화 스트레스를 일으킬 걱정도 별로 없다. 무엇보다 다른 식물성기름처럼 오메가3 지방산과 오메가6 지방산의 균형을 무너뜨리지도 않는다.

그렇다고 단일 불포화지방산이 심장병을 예방한다고 떠드는 것은 지나치다. 올리브유에는 코코넛 오일이나 오메가3 지방산이 지닌 장점 같은 것은 하나도 없다. 또한 칼로리만 높고 다른 영양소는 거의 없다시피 한 빈껍데기 열량 식품이다. 따라서 올리브유를 지나치게 많이 먹으면 영양실조로 이어지기 쉽다.

견과류와 몇 가지 지방이 많은 음식들에 들어 있는 지방의 양을 살펴보면 다음 쪽의 표와 같다.

염두에 두고 살펴야 할 기준은 단일 불포화지방산이 많으면서 2가 불포화지방산이 적을수록 좋다는 점이다. 이런 기준으로 볼 때, 마카다미아, 헤이즐넛, 아보카도는 단일 불포화지방산 공급원으로 손색이 없다.

100g당 g	포화지방산	단일 불포화지방산	2가 불포화지방산 (리놀레산, 오메가6 지방산)	3가 불포화지방산 (알파-리놀렌산, 오메가3 지방산)
땅콩	7	24	16	0.003
아몬드	4	31	12	0.006
캐슈너트	8	24	8	0.06
피스타치오	6	24	14	0.3
호박씨	9	16	20	0.12
해바라기씨	4	19	23	0.06
잣	5	9	33	0.2
마카다미아	12	59	1.3	0.2
헤이즐넛	4	50	8	0.08
아보카도	2	10	1.7	0.13
올리브유	14	73	9.8	0.8
카놀라유	7	63	19	9
메주콩	3	4	10	1.3
참깨	7	19	21.4	0.4
들깨	2.7	4.8	4.7	21
라드(돼지기름)	39	45	11	1

2_4 과일, 설탕보다는 나은 식품

영양실조는 단순히 어떤 영양이 부족하다는 것이 아니라, 영양소들 사이에 조화가 깨졌다는 뜻이다. 어떤 영양소가 부족할 거라고 지레 짐작하고 그 영양소를 채워 넣으려 하다가는 또 다른 영양 불균형을 일으킬 수 있다. 영양 불균형을 해결하는 방책은 채소를 되도록 많이 먹고, 한편으로 영양실조를 일으키는 음식을 덜 먹는 것이다. 이런 점에서 과일은 덜 먹어야 할 대표적인 음식이다.

영양실조로 가는 지름길

'과일이나 채소'라는 말은 완전히 잘못된 묶음이다. 과일과 채소는 영양소로 보나 우리 몸에서 하는 일을 보나 하늘과 땅만큼 차이가 있다. 과일을 많이 먹으면 장이 깨끗해진다지만, 꼭 그렇지도 않다. 과일이 항산화 기능을 하고, 맛이 좋아 기분을 상쾌하게 만드는 것은 높이 살 만하다. 문제는 우리가 어리석게도 그 맛에 취해 과일을 과식하고 만다는 것이다.

공정을 기하기 위해, 채소와 과일 가운데 영양소가 풍부한 것을 골라 견주어 보기로 하자. 채소 중에서는 케일과 시금치를, 과일 중에서는 귤과 딸기를 뽑았다. 그리고 과식하지 않도록 경계해야 할 나머지 과일을 선택해서 100g에 들어 있는 영양소를 살펴보았다.

100g당 영양소	케일	시금치	귤	딸기	감	파인애플	사과	포도
열량(kcal)	50	23	53	90	70	50	52	67
단백질(g)	3.3	2.86	0.81	0.8	0.58	0.54	0.26	0.63
총미네랄(g)	1.53	1.72	0.38	0.4	0.33	0.22	0.19	0.57
칼슘(mg)	135	99	37	7	8	13	6	14
철(mg)	1.7	2.71	0.15	0.4	0.15	0.29	0.12	0.29
마그네슘(mg)	34	76	12	12	9	12	5	5
나트륨(mg)	43	79	2	13	1	1	1	2
비타민A(IU)	15,376	9,377	681	—	1,627	58	54	100
비타민B1(mg)	0.11	0.078	0.058	0.03	0.03	0.079	0.017	0.092
비타민C(mg)	120	28	27	71	7.5	48	5	4
엽산(mg)	29	194	16	114	8	18	3	4
오메가6 지방산 (mg)	138	26	48	80	39	23	43	79
오메가3 지방산 (mg)	180	138	18	60	4	17	9	24

영양소를 비교 분석 하기 위해서는, 열량, 수분, 다른 영양소와 맺고 있는 관계 따위를 두루 살펴야 한다. 모든 음식에는 무언가 한 가지쯤은 많이 들어 있게 마련이다. 그러므로 감에는 비타민A가 많고, 귤과 파인애플에는 비타민C가 많다고 추켜세우는 것은 무엇이든 열심히 먹으라는 말이나 다름없다.

어떤 채소가 어떤 과일보다 열량은 1/3밖에 안 되면서 영양소는 세 배 많다면, 이 채소의 영양소 보충 기능은 과일보다 아홉 배 더 뛰어나다고 말할 수 있다. 채소는 몇 가지를 섞어 먹는다면 거의 완벽한 영양

식품이 된다. 그런데 과일로 이러한 균형을 맞추려면 피곤할 정도로 머리를 써야 한다. 현대 영양학의 실상은 이렇다.

"사과를 많이 먹어서 열량을 채웠는데, 칼슘이 좀 부족하구나. 그러니 칼슘이 많은 멸치를 좀 먹어야겠어. 과일에는 필수지방산인 오메가3 지방산과 오메가6 지방산이 거의 안 들어 있으니 또 걱정이다. 오메가6 지방산은 콩을 먹어야겠고, 오메가3 지방산은 생선 기름이나 들깨로 보충해야겠다. 그리고 보니 과일에는 단백질이 거의 없네. 그렇다면 단백질이 많은 고기를 좀 더 먹어야지."

감 1kg(약 700kcal)으로 한 끼를 때울 수 있다. 그런데 감 1kg에는 하루에 필요한 단백질이 1/10도 안 들어 있다. 감으로 한 끼를 때우면 잇달아 밀어닥치는 영양소 부족을 감당할 수 없다. 오랫동안 과일을 많이 먹다 보면, 쥐도 새도 모르게 몸이 축나게 되어 있다. 과일에 중독되어 감이나 포도로 한 끼를 때울 만큼 개념을 상실했다면, 오랜 세월 기다릴 것도 없다.

100kcal당 영양소	케일 (200g)	시금치 (435g)	귤 (189g)	딸기 (111g)	감 (143g)	파인애플 (100g)	사과 (192g)	포도 (149g)
단백질(g)	6.6	12.4	1.5	0.9	0.82	1.08	0.5	0.94
총미네랄(g)	2.34	4.4	0.72	0.4	0.47	0.44	0.36	0.85
칼슘(mg)	270	430	70	8	11	26	12	21
철(mg)	3.4	11	0.28	0.4	0.17	0.58	0.23	0.43
마그네슘(mg)	68	330	23	14	13	24	10	8
나트륨(mg)	86	343	4	13	1.4	2	2	3
비타민A(IU)	30,752	40,769	1,285	—	2,324	116	104	150
비타민B1(mg)	0.22	0.34	0.1	0.03	0.04	0.16	0.03	0.14
비타민C(mg)	240	122	51	78	10.7	96	10	6
엽산(mg)	58	843	30	127	11	36	6	6
오메가6 지방산 (mg)	276	113	91	89	56	46	83	117
오메가3 지방산 (mg)	360	600	34	67	6	34	17	36

핵심은 어떤 음식이 그 속에 든 '열량을 기준으로 할 때' 영양이 균형 잡혀 있는가, 또는 그렇지 않더라도 다른 음식과 섞여 균형을 이룰 수 있는가 하는 것이다. 우리 몸은 어느 정도 열량을 채우고 나면 그 다음에 들어오는 음식은 본체만체하기 때문이다. 과일을 많이 먹으면 쉽게 배가 꺼지지 않아 다른 음식이 들어갈 곳이 없다. 영양소의 균형을 맞추는 게 거의 불가능하다는 이야기이다. 100kcal당 영양소를 살펴보면 이런 불균형이 한눈에 들어온다.

과일과 채소가 몸에 좋다고들 떠든다. 그러니 사람들은 과일이나 채소나 그게 그거겠지 하며, 상큼하고 빛깔 고운 과일에만 정신이 팔린다. '몸에 좋은 것이 맛까지 좋아.' 하면서 넋을 놓고 빠져든다. 과일을 열심히 챙겨 먹는 것에서 얻을 수 있는 유익은 건강식을 하고 있다는 위안 말고는 없다.

고혈당을 부르는 과일

산업사회의 도시에 살면서 건강을 지키자면 맨 첫 번째 원칙은 혈당을 낮춰야 한다는 것이다. 과일을 날마다 즐겨 먹으면 혈당을 낮추는 것은 일찌감치 포기해야 한다. 포도에는 '소화된 설탕'이 가득하다. 과일에 들어 있는 글루코스(포도당)와 프럭토스(과당)는 소화될 것도 없이 그냥 흡수된다. 소화기관에 부담을 주지 않아서 좋다는 것이 이런 의미라면 설탕도 마찬가지 아니겠는가? 소화가 쉽다는 말을 몸에 좋다는 말로 오해해서는 안 된다. 게다가 과일이나 과일 주스처럼 흡수까지 순식간에 이루어지는 것은 위험하다.

혈당 조절 능력이 떨어진 사람이 과일을 배불리 먹으면 혈당이 200도 넘게 치솟는다. 단감처럼 새콤한 맛이 없는 과일은 똥까지 썩게 한다. 시판되는 과일 주스는 과일 향을 넣은 설탕물이니 더 말할 것도 없다. 알맹이만 쏙쏙 뽑아 먹는 포도는 포도 주스보다야 낫겠지만 본질은 설탕물이다. 키위는 그래도 영양이 풍부한 축에 들지만, 이것 역시 과일은 과일이다.

무엇보다 단맛이 강한 과일부터 멀리해야 한다. 과일 중독에서 벗어나는 것은 담배를 끊는 것만큼이나 힘들 것이다. 그런 점에서 과일을 즐겨 먹지 않는 사람은 한결 운이 좋은 셈이다.

과당의 위험성 과당果糖을 많이 먹으면 인슐린 저항성이 생겨 LDL^{Low Density Lipoprotein, 저밀도 지방단백질} 콜레스테롤과 중성지방이 늘어나고 비만이 된다. 당뇨병에서 단골 메뉴로 등장하는 GI^{Glycemic Index, 혈당 지수} 수치로 보면, GI 30인 과당은 아주 안전한 것처럼 보인다. 이것은 GI 계산법이 잘못되었기 때문이다. 과당은 포도당의 3/4이나 혈당을 끌어올린다.

과당은 다른 세포나 조직으로 가야 할 미네랄을 자기가 붙들고는 놓아주지 않는다. 그렇게 되면 우리 몸에 미네랄이 부족해지고 면역 기능이 떨어진다. 당뇨의 원인이 되는 인슐린 저항성도 생길 수 있다. 중성지방 수준을 올리는 데에도 과당이 포도당보다 더 위험하다. 과당은 비만, 특히 복부 비만을 일으키는 것으로도 알려져 있다.

덜 엄격해도 되는 과일

열대성 과일인 아보카도는 이름만 과일이지 영양 성분을 보면 견과류에 가깝다. 무슨 맛으로 먹는지 이해가 안 갈 정도로 맛도 독특하다. 아보카도에 들어 있는 지방은 100g당 15g으로 전체 열량의 75%를 차지하고 있고 대부분이 단일 불포화지방산이다. 혈당을 올리지 않을 뿐 아니라, 다른 음식 때문에 치솟는 혈당까지 끌어내린다. 글루타치온^{Glutathione}과 베타시토스테롤^{Beta-sitosterol}이 많이 들어 있어서 항산화 작용도 돕는다. 구아바에는 비타민C(270mg)와 리코펜(5.2mg)이 특이하게 많이 들어 있고, 두리안에는 지방(5g, 전체 열량의 30%)이 들어 있어서 다른 과일보다 혈당 조절에 유리하다.

레몬을 통째로 짜낸 주스는 서양의 자연 건강법에서 감염 치료와 해독을 할 때 꼭 등장한다. 여기서는 레몬의 과즙보다는 껍질이 더 중요한 역할을 하는 것 같다. 감귤류 껍질에는 항산화제와 항암 인자가 풍부하게 들어 있다. 자몽의 과육, 껍질, 씨 역시 바이러스 감염과 암 치료에 쓰인다. 자몽의 씨앗 추출물은 각종 바이러스와 곰팡이, 세균 감염에 잘 든다고 한다. 껍질에는 바이오플라보노이드, 펙틴, 나린진이 들어 있다. 나린진은 감귤류에서 쓴맛을 내는 부분인데, 만성 C형 간염 바이러스와 에이즈 바이러스의 증식을 억제하는 것으로 알려져 있다.

멀리 갈 것 없이, 제주 감귤이나 유자 역시 훌륭한 해독제, 항산화제가 될 수 있다. 귤 껍질은 효능이 레몬 못지않은 데다가 맛은 레몬 껍질보다 좋다. 그래서 일부러 즙을 내지 않고도 편안하게 껍질과 속을 다 먹을 수 있다.

여주는 박과에 속하는 과채류인데, 담장 밑에 심어 놓으면 담쟁이넝쿨처럼 담을 타고 잘 자란다. 열매는 멍게같이 생겨서 위아래로 길다. 당뇨병에 좋다. 무화과는 당도를 한껏 높인 것만 아니면 덜 엄격해도 되는 부류에 속한다. 오디는 당도는 높지만 혈당을 확 끌어올리지는 않는다. 항산화제 측면에서 볼 때, 오디나 산딸기는 '끝내주는' 과일이다.

먹어서 이로울 것 없는 과일

참외, 수박, 바나나, 감 따위에는 비타민, 항산화제, 유기산은 거의 없고 당분은 무척 많이 들어 있다. 그러니 '설탕보다는 나은 식품' 취급당해도 억울할 것이 없다. 이런 과일을 엄격히 금지하는 이유는, 배 속에 넣기 시작하면 배가 불러서야 그만둘 정도로 잘 넘어가기 때문이다. 수박이나 참외를 좋아하는 사람은 이것으로 한 끼 배를 채우기도 한다.

사과나 딸기, 배, 키위, 포도는 유기산과 섬유질이 들어 있고 항산화 기능도 뛰어나 그나마 낫다.

과일은 적당히 먹기가 어렵다

다시 한번 과일의 실체를 요약하면 다음과 같다. 영양소 측면에서 보자면 열량은 높고 단백질, 비타민, 미네랄은 부족한 불량 식품이다. 어떤 과일에는 항산화제가 듬뿍 들어 있지만 항산화 기능은 식품의 기능 가운데 일부일 뿐이다. 과일을 많이 먹으면 영양소의 균형이 깨지고 혈당이 오른다. 항산화작용으로 얻는 이익에 견주면 배보다 배꼽이 더 큰 셈이다.

육체 노동자는 과일을 적당히 먹으면 되고, 사무직 노동자는 아주 조금만 먹되 되도록 운동하기 전에 먹는다. 과일을 디저트로 조금 먹는 것은 나쁘지 않다. 유기산을 꾸준히 공급하기 위해서도, 빈속에 왕창 먹는 것보다 이쪽이 훨씬 낫다. 식후에 과일을 먹으면 과일이 발효해 독이 된다는 말도 있기는 하다. 설령 그렇다 하더라도 어깨에 내려앉은 나뭇잎 수준일 테니 신경 쓸 것 없다.

초가을, 나무에서 갓 따 낸 감은 아삭거리는 맛이 일품이다. 사과 냄새, 참외 냄새는 온갖 시름을 잊게 한다. 하지만 안타깝게도 이것들은 채소와 달리, 다다익선이 아니다. 특히 책상에 앉아서 손가락만 꼼지락 거리는 사무직 노동자들은 되도록 절제를 해야 한다. 하나만 먹자 하고 조심스럽게 시작해 보지만, 끝내 배를 채우고 말 정도로 과일은 중독성이 강하다. 과일을 즐길 자격이 있는 육체 노동자들도 과일로 배를 채우지는 말 일이다.

과일이 채소와 친한 체하는 것은 순 사기다. 야생에서 나무는 동물이 먹어 주기를 바라며 열매를 맺는다. 그래서 야생의 열매는 동물의 입맛도 달래 주고 활기도 북돋워 주는 것이었다. 그런데 과일 가게에 소복하게 쌓여 있는 사과며 배 따위는 자연 상태에서 자란 것이 아니다.

차선次善이 될 수 있다는 가능성은 모든 것에 열려 있다. 과일이 나쁘다는 것은 언제나 나쁘다는 뜻이 아니다. 도무지 채소를 먹기 싫어하는 사람은 그나마 귤 같은 과일이라도 먹어야만 비타민C 최소 요구량을 채울 수 있다. 이런 사람에게 새콤달콤한 귤은 보약이다. 또한 채소 범벅을 대량으로 먹는 사람이 열량을 채우기 위해 귤이나 사과를 적당히 먹는 것 역시 나무랄 데 없는 식이법이다.

과일을 "설탕보다는 나은 식품"이라고 한 것은 '과일은 몸에 좋다.'는 섣부른 지식을 퍼뜨리거나 우리 아이들에게 가르치지 않도록 하기 위함이다. 텔레비전을 보면서 바구니째 먹는 과일은 과자와 다를 게 없다.

2_5 양날의 칼, 채식주의

채식주의자들은 대개 '채소'를 주식으로 하지 않는다. 게다가 잡식주의자보다 채식주의자가 채소를 더 먹는다고 단정할 수도 없다. 왜냐하면 보통 고기를 먹을 때는 채소를 많이 곁들이기 때문이다. 채소를 잔뜩 먹자는 것이 아니라, 고기를 입에 대지 않는 버릇을 두고 '채식주의'라고 한다면, 그것은 건강하고는 별 상관이 없는 주장이다. 육식을 하지 말자는 것과 채소를 많이 먹자는 것은 완전히 다른 이야기이기 때문이다.

육식은 건강을 망치는가?

미국의 자연 의학자 폴 브레그는 먹는 것과 건강, 수명의 관계를 밝히고자 오지에서 원시생활을 하는 여러 부족을 직접 관찰한 뒤, 육식과 채식에는 우열이 없다는 결론을 내렸다. 거의 육식만으로도 건강하게 사는 사람들이 있는가 하면, 고기를 하나도 먹지 않고도 놀라울 만큼 건강하게 사는 사람들도 있다는 것이다.

사람은 무엇을 먹고 지금의 사람이 되었는가, 어떤 음식이 우리 몸의 구조와 기능에 알맞는가 하는 문제로 돌아가 보면, "육식이 몸에 좋지 않다."고 쉽게 말할 수 없다. 육식에 대한 본능적인 욕구를 계산에 넣으면 더욱 그렇다. 자연 상태의 동물은 초식, 육식, 잡식으로 나눌 수 있는데 사람은 이 중 어디에도 속하지 않는다. 넓게 본다면 잡식의 범주에 넣을 수 있겠지만, 엄밀하게 말하면 초식과 육식이 섞인 잡식이 아니라, 채菜·육肉·곡穀을 모두 아우르는 잡식이라고 해야 맞다.

채소의 영양은 완벽하다. 그래서 채소를 많이 먹으면 고기를 먹고 싶은 생각도 사라진다. 문제는 채소를 필요한 만큼 충분히 먹을 수 없다는 데 있다. 곡식과 과일은 가깝고 채소는 멀다. 채소는 녹즙기를 동원하지 않으면 배가 부르도록 많이 먹을 수가 없다. 여기서 채소의 변환물, 즉 고기에 대한 욕구가 생겨난다. 이 욕구는 건강한 본능이다. 채소를 으뜸으로 삼는 건강한 식단으로 돌아오지 않는 한, 고기를 먹고자 하는 욕구는 자꾸만 생겨날 것이다. 이럴 때는 채소를 왕창 먹든지, 아니면 육식 본능을 따라야 한다.

겨우내 고구마로 허기를 채우던 시절에는, 단백질이 모자라 얼굴이 누렇게 뜨고 붓는 사람이 많았다. 보리밥만 먹어서 면역력이 떨어진 아이들은 머리에서 발끝까지 부스럼을 달고 다녔다. 이런 아이들에게 개구리를 잡아 먹이면, 통통하게 살이 올랐다. 한참 커 가는 아이들은 어른들보다 영양이 훨씬 많이 필요하다. 어른들은 보리밥과 김치만으로 살아갈 수 있지만, 아이들은 영양이 조금만 모자라도 탈이 난다.

이럴 때는 풀을 많이 먹으면 낫는다. 육식을 조금 곁들여도 쉽게 좋아진다. 여기서 말하는 고기는 '축산 공장'에서 제조된 것이 아니라, 잡아먹어도 미안한 생각이 덜 드는 벌레와 생선 같은 것들이다. 이것은 건강에도 좋고, 심성을 가파르게 하지도 않는다.

먹을거리에 대한 욕구를 존중하라

"아무것이나 먹는 사람은 가려서 먹는 사람을 업신여기지 말고, 그 반대로 가려서 먹는 사람은 아무것이나 먹는 사람을 비난하지 마십시오."라는 말이 《성경》에 나오는 것을 보면 아주 옛날에도 먹을거리를 둘러싼 갈등이 있었다는 것을 알 수 있다. 이반 일리치는 "채식주의와 같은 종교적인 확신은 사회적 존중과 관용의 대상이지 모두가 승인해야 하는 성질의 것은 아니"라고 말했다. 어느 쪽이든 나처럼 해 보라고 깃발을 들 일이 아니라는 이야기다. 권정생 선생도 《우리들의 하느님》에서 비슷한 이야기를 하신 적이 있다.

> 우리 인간은 모두가 뻔뻔스런 동물이다. 누가 누구를 보고 먹는 것에 대해 비판할 수 있겠는가. 알맞게 먹고 먹은 만큼 내 것도 남에게 내어 주는 공생의 도리만 안다면 더 이상 어쩌겠는가.

욕구는 충족되는 순간 잊히지만, 억누르면 억누를수록 더 격렬하게 우리를 옭아맨다. 영양 결핍에 시달리기 십상인 어린아이들을 섣부른 채식주의에 가둬 두면 욕구불만이 커져 오히려 품성만 버려 놓을 수 있다. 영양실조로 몸까지 망칠 위험성이 있음은 물론이다.

살아 있는 것을 함부로 죽여서는 안 된다는 것은 해맑은 영성에서 나온다. 거꾸로 그러한 가르침을 실천한다고 해서 영성이 맑아질 수 있을까? "움직이는 것을 가두어 키우거나, 덫이나 그물로 잡는 것은 우리의 심성을 메마르게 한다."는 깨달음은 배워서 얻는 것이 아니다.

간디의 식이 실험

《간디 자서전》에는 식이 실험에 관한 이야기가 많이 나온다. 간디는 살아 있는 것에 해를 끼치지 않는다는 '아힘사अहिंसा'를 실천하겠다면서 육식을 끊은 뒤에 건강도 잃었다. 간디는 결국 산양유를 마시고서야

기력을 되찾았다. 다시는 우유를 입에 대지 않겠다고 맹세하긴 했지만 산양유를 먹지 않겠다고 맹세한 적은 없다고 스스로 위로하면서 내린 결단이었다.

나는 살고 싶었다. 그래서 스스로를 슬쩍 속여 가며 맹세의 글자를 강조한 다음 산양 젖을 먹기로 결정했다.

내가 내세운 이론을 믿고 우유를 그만 마시려고 하는 사람들에게 나는 그 실험을 그만두라고 권하고 싶다. 지금까지 여기서 내가 겪은 바로는 소화가 잘되지 않는 사람, 늘 병상에 누워 있는 사람에게는 소화가 쉽고 영양이 풍부한 음식으로 우유를 따를 만한 것이 없다.

누구든 책에서 본 것이 아니라 스스로 겪어 본 사람이 채식으로서 우유를 대신할 만큼 영양도 있고 소화도 잘되는 음식이 있다는 것을 알려 준다면 정말 고맙겠다.

그는 자서전에서 인간적인 약점과 섬세함을 숨김없이 드러내고 있다. 어떤 점에선 이것이 오히려 그의 위대함을 더 돋보이게 한다. 식이실험에 관한 소박한 과학성은 놀라울 정도다.

한번은 중한 병에 걸린 간디의 아내에게 의사가 쇠고기즙을 처방했지만, 아내는 "쇠고기즙은 안 먹겠어요. 이 세상에 인간으로 태어나는 것은 가치 있는 일이에요. 차라리 당신 팔에 안겨 죽을지언정 그런 몹쓸 것으로 내 몸을 더럽히지는 않겠어요." 하고 단호히 거절했다. 간디는 꼭 자기를 따라야 하는 것은 아니라면서, 힌두교 친구들과 아는 사람들의 실례를 들어 그들도 고기나 술을 약으로 먹는 것은 상관치 않는다며 아내를 달랬다.

간디는 소금을 안 넣은 음식이 건강에 좋다는 말은 들었지만 직접 실험해 본 적이 없었다. 그러다가 1908년 감옥에 갇히면서 소금을 먹을 수 없는 형편이 되었다. 간디가 갇혀 있던 남아프리카공화국 감옥에서는 죄수들에게 소금을 주지 않았던 것이다. 간디는 그 뒤 10년 넘게 소금을 끊었고 좋은 결과를 얻었다. 그는 또 몸이 약한 사람은 콩을 먹지 않아야 한다는 말에 공감해 좋아하는 콩을 끊어도 보았다. 그는 아내에게도 소금과 콩을 끊어 보라고 권했다. 간디가 아무리 권위 있는 글을 끌어다 붙여도 아내는 듣지 않았다.

> 마침내 아내는 내 제안을 받아들여 도전을 했다. 아내는 내가 그 처지였다면 그렇게 못 했을 거라고 했다. 나는 괴로우면서도 한편으로는 기뻤다. 내가 그를 사랑한다는 것을 보여 줄 기회가 왔기 때문이다.

이렇게 하고서 간디는 아내에게 이렇게 말했다.

> "당신의 오해요. 내가 만약 병이 나서 의사가 콩이나 소금, 혹은 그 밖의 것이라도 먹지 말라고 충고했다면 나는 곧장 그대로 지킬 거요. 한데 여보, 의사가 충고하지 않더라도 나는 소금과 콩을 1년 동안 안 먹을 거요. 당신이 그렇게 하건 말건 말이요."

어디에서 약발을 받았는지 알 수 없지만 아내는 곧 회복되었다. 간디는 그 뒤 소금과 콩을 먹지 말라고 주위 사람들에게 권했다. 결과는 좋았다. 그러자 그는 우유, 곡류, 콩 같은 것들을 완전히 끊고 땅콩, 바나나, 레몬, 올리브유, 토마토, 포도와 같은 음식으로 밥상을 차렸다.

의사가 날채소가 좋다고 하자 사흘 동안 생채소를 먹어 보았으나 몸에 맞지 않아 그만두었다. 간디는 몸이 그 실험을 공정히 평가할 수 있는 상태가 아니었다며 아쉬워했다.

건강에 관한 간디의 실험은 아침 안 먹기, 흙을 상처에 갖다 대는 찜질, 단식, 하루 종일 창문 열어 두기에 이르기까지 다양하고 폭넓었다. 단순히 아힘사와 채식을 지키기 위한 정도가 아니었다. 그는 자율적인 치료법을 '인격의 독립'과 관련지어 생각했다.

만약 간디가 우유를 대신하는 데 그치지 않고, 우유를 훨씬 뛰어넘는 채식으로 '녹즙'이 있다는 것을 진즉 알았다면 어땠을까? 그랬다면 간디는 아마도 주저 없이 녹즙을 마셨을 것이다. 우유는 환자가 질병이라는 강을 건너기 위해 잠시 빌리는 뗏목일 뿐이다. 평생 건강이라는 너른 뭍에 올라 있으려면 '풀'을 먹어야 한다.

채식주의와 영양 불균형

오메가3 지방산 채식주의자는 오메가3 지방산을 섭취하는 데도 불리하다. 채식 재료 가운데 오메가3 지방산이 든 것은 짙은 녹색 채소다. 하지만 채소만으로 오메가3 지방산을 충분히 섭취하려면 하루에 적어도 1kg은 먹어야 한다. 보통의 채식에서는 어려운 이야기다.

여기다 채식주의자는 자기도 모르는 사이 식물성기름을 너무 많이 먹기 쉽다. 오메가6 지방산과 오메가3 지방산의 균형을 맞추기가 어려운 것이다. 채식주의자는 견과류처럼 식물성기름이 많이 든 음식을 삼가고, 오메가3 지방산이 풍부한 들깨를 많이 먹어야 한다.

비타민D 비타민D를 얻기에 가장 적당하고 좋은 방법은 햇빛을 쐬는 것이다. 이렇게 햇빛에서 얻은 비타민D는 우리 몸에서 가장 잘 움직이고, 쓸데없이 넘쳐 나지도 않는다. 그 다음으로 좋은 것은 기름진 생선, 우유, 달걀 같은 것이다. 채소에는 비타민D가 거의 없고, 볕을 받고 자란 표고버섯에나 비타민D가 들어 있다. 채식주의자들은 표고버섯을 먹으면 비타민D를 쉽게 섭취할 수 있다고 한다. 그런데 그게 그렇게 간단한 문제가 아니다. 표고버섯의 비타민D는 우리 몸에서 활발하게 움직이지도 않을 뿐더러 함유량도 들쭉날쭉이다. 햇볕을 받는 만큼 비타민D가 생기기 때문이다. 생선이나 우유, 달걀을 먹는 사람은 햇빛을 좀 덜 쐬더라도 비타민D가 모자랄 염려가 없지만, 채식주의자들은 자칫하면 비타민D 결핍에 시달릴 수 있다. 채식주의는 원시 상태에서처럼 풀을 배부르게 먹고 햇빛을 듬뿍 받을 때만 보편적인 식이법이 될 수 있다.

막 커 나가고 있는 어린이들이 엄격히 채식을 하면서 햇빛을 잘 쐬지 않으면 쉽게 허약 체질이 된다. 채식주의를 실천하는 어른들은 어렸을 적에 이것저것 마구 먹고 햇빛도 실컷 쐬고 종일 뛰어놀아서 튼튼하게 자란 사람이 대부분이다. 그러나 요즘 아이들은 다르다. 자녀들에게 굳이 채식을 권하고자 한다면 자신이 어릴 때 누리던 것을 아이도 누릴 수 있도록 세심하고 치밀하게 준비해야 한다.

비타민B12 비타민B12는 식물성 식품에는 거의 안 들어 있으니 채식주의자는 비타민B12 결핍증에 걸릴 위험이 높다. 비타민B12는 본디 우리 장 속에 살고 있는 세균이 만들어 몸에 공급해 주었다. 그런데 똥이 오염되면서 이로운 균(유익균)이 잘 살 수 없게 돼 비타민B12를 자연스럽게 얻을 수 있는 길이 막힌 것이 문제다.

비타민B12는 단순히 악성빈혈을 막는 정도가 아니라, 메틸기를 전달해 주는 심부름꾼으로서 우리 몸속 신진대사를 이끄는 핵심 물질이다. 질병에 걸렸을 때는 비타민B12가 열 배나 더 필요하다는 주장도 있다. 채식주의자들의 말처럼 "비타민B12가 없지는 않다."며 위안을 삼을 수는 없는 일인 것이다.

어떤 채식주의자는 "비타민B12의 하루 권장 섭취량은 0.0024mg인데 이것은 김 한두 장이면 해결할 수 있다."고 주장한다. 이런 지식은 건강을 지키기 위한 영양학과 건물을 짓기 위한 시멘트 배합 비율이 근본적으로 어떤 차이가 있는지 모르는 천진난만한 태도에서 비롯된 것이다.

오메가3 지방산 결핍은 들깨로, 비타민B12 결핍은 된장, 김, 김치로, 비타민D 결핍은 말린 표고버섯으로 해결할 수 있다는 주장도 마찬가지다. 알려진 것에 대해서는 그렇게 하면 된다지만, 우리가 아직 알지 못하는 세계에 대해서는 어떻게 할 것인가?

채식주의자들은 머릿속에 온갖 영양학 지식을 갖추고 뭔가가 모자라지 않도록 항상 조심해야 하는데, 이것은 채식주의자들이 잠시 한눈을 팔면 금세 영양불량에 걸릴 수 있다는 것을 반증한다.

건강한 육식이 사라진다

'축산 공장'에서 사육된 고기는 밥상에 올릴 음식이 아니다. 우리가 마음 놓고 먹을 수 있는 고기는 이제 찾아보기 어렵다. 고기소는 유전자조작 옥수수와 콩, 농약을 뒤집어쓴 볏짚을 먹고 산다. 풀과 사람을 이어 주는 본래의 기능을 해 내지 못하는 것이다. 유전자조작 사료만 먹는데도 소들이 병에 안 걸리는 것은 병에 걸리기 전에 도살당하기 때문이다. 축산용 가축은 자연 수명의 1/5도 못 채우고 도살당한다. 마당을 돌아다니면서 풀과 벌레를 먹고 자란 닭이 아니라면, 고기는 잊어버리는 게 좋겠다.

사람이 동물을 잡아먹으면 그 동물의 기氣나 아우라Aura에 영향을 받는다는 말에도 일리가 있다. 구석기시대 사람들이야 동물과 큰 차이가 없어서 그렇게 해도 별 상관이 없었겠지만, 영성이 뛰어난 사람들이 불안과 초조 속에서 사육된 가축을 먹으면 동물의 감정이 고스란히 전달될 것이다. 어쨌든 생각을 할 줄 아는 것처럼 보이는 동물을 먹는 것은 삼가는 편이 좋겠다. 건강한 육식거리도 거의 없을 뿐더러, 감정과 심성에 문제를 일으킬 수 있기 때문이다.

최근 유엔의 식량농업기구는 '벌레를 많이 먹자.'는 취지로 회의를 열었다. 먹을 수 있는 벌레로는 굼벵이, 여치, 메뚜기, 가재, 개구리 같은 것들이 있다. 이런 벌레에는 비타민, 미네랄이 풍부하다. 벌레를 먹는다니 징그러운 느낌이 들기도 하지만, 생각해 보면 다 우리가 어렸을 때 맛있게 먹던 것이다. 벌레는 풀을 먹고 자라서 영양이 풍부하고, 생태계를 못쓰게 만들지도 않는다. 벌레를 잡아먹는 것은 소나 돼지를 때려잡는 것에 비하면 마음의 짐도 그리 무겁지 않다.

건강한 사람은 채소 위주의 밥상으로 건강을 지킬 수 있다. 육식은 곡식이나 채소보다 소화, 대사 과정이 더뎌 사람을 지치게 한다. 건강한 사람이 고기를 끊은 뒤 더 건강해졌다는 이야기는 이 때문이다.

다만, 여기서 짚고 넘어가야 할 것이 하나 있다. 건강한 사람에게 필요한 영양소의 양과 병에 걸린 사람에게 필요한 양은 크게 다르다는 것이다. 갖가지 아미노산, 지방산, 비타민, 미네랄 들은 열 배까지 차이가 나기도 한다. 그러니 환자에게는 때때로 육식이 필요하다. 개소주, 흑염소탕, 붕어즙, 민물 장어 같은 보신 음식은 괜히 생겨난 게 아니다. 건강한 사람도 이따금 이런 음식을 챙길 필요가 있기는 하지만 이것 역시 차선책이라는 것을 잊어서는 안 된다. 언제든 푸른 채소를 따라올 건강식품은 없다.

채식주의는 건강법이 아니라 수행이다

건강을 위해 채식주의를 고민하고 있다면, 입에 들어가는 순간의 모양새를 두고 채식이냐 육식이냐 따질 일이 아니다. 우리 몸은 이 먹을거리가 풀 또는 풀에서 나온 것(자연산 생선, 풀 먹고 자란 닭, 벌레)인가, 아니면 곡식 또는 곡식에서 나온 것(양식 물고기, 곡물 사료로 사육된 고기)인가에 더 큰 영향을 받는다.

가축이든 생선이든 풀을 먹고 자란 것에 견주어 곡물 사료를 먹인 것이 형편없다는 것은 사람에게도 그대로 적용된다. 곡물을 너무 많이 먹으면 양식산養殖産 사람이 되고 풀이나 풀로 키운 고기를 먹으면 자연산自然産 사람이 된다. 그러므로 채식이냐 육식이냐 하는 식으로 기준을 삼을 것이 아니라, 풀 또는 풀에서 나온 음식을 먹을 것인가 아니면 곡식 또는 곡식에서 나온 음식을 먹을 것인가 하는 패러다임으로 넘어가야 한다.

건강을 위한다면서 '고기는 무조건 몸에 좋지 않은 것'이라고 여기는 것이라면 그것은 큰 잘못이다. 생선이나 작은 벌레를 적당히 먹는 것은 건강을 지키는 중요한 버팀목이다. 축산 공장에서 나온 고기를 날마다 잔뜩 먹었더니 몸이 아프더라는 이야기가 채식주의의 정당성을 뒷받침하는 예가 될 수는 없다.

채식만으로 건강하게 살아가려면 고기를 먹지 않는 소극적인 차원을 넘어서, '초식草食'에 가까운 식생활을 해야 한다. 곡식을 주식으로 하는 식생활에 채소 몇 잎을 보태 자연을 대신하려 드는 채식주의는 위험하다. 고기를 먹지 말자는 데는 전적으로 공감하지만, 생선이나 작은 벌레 같은 것까지 먹지 말자는 것은 수행의 방편이라면 모를까 건강법으로는 득보다는 실이 더 많은 것이다. 불과 몇십 년 전, 유기농 채식만 해 온 옛 어른들은 때 이르게 꼬부랑 할머니가 되거나 봄이면 영양 실조로 뇌출혈이 와 맥없이 쓰러지곤 했다. 엄격한 유기농 채식이 건강을 위한 충분조건은 아닌 것이다.

채식주의를 실천하면서 건강을 지키려면 챙겨야 할 것, 고려해야 할 것들이 폭발적으로 늘어난다. 그래서 채식주의자들은 영양소에 관해서 특별한 지식을 갖추고 똑똑하게 따져 가며 먹어야 한다. 영양을 챙기는 일에 관해서라면 오래전부터 많은 사람들이 다져 온 길을 따라가는 것이 낫다. 애써서 좁고 인적 드문 길로 들어설 필요가 없는 것이다. 특히 아이들한테 이런 길을 권하는 것은 해서는 안 될 일이다. 성장기에 무언가 결핍된 상태가 계속되면 그것은 몸에 새겨져 평생을 간다.

다른 생명에 고통을 주지 않고 살아가는 것은 보통 어려운 일이 아니다. 살생을 하지 않는다는 것은 내 건강을 희생해서라도 다른 생명을 보호한다는 차원 높은 수행인 것이다. 또 아무리 불살생不殺生의 계율에 투철해도, 목숨을 잇는 일이란 본시 다른 생명에 빚지는 일이다.

2_6 콩은 '밭에서 나는 소고기'인가?

채식을 하자는 주장에는 언제나 '콩의 위대함'에 관한 이야기가 따라 붙는다. 콩에는 고기를 대신할 만큼 많은 단백질이 들어 있다는 이유에서이다. 여기서 콩은 콩류 전체가 아니라, '메주콩(백태, 노란콩)Soybean'을 가리킨다. 콩에 대한 연구가 거의 메주콩을 다루고 있기 때문이다. 메주콩은 효능과 부작용에 대한 주장이 극단으로 맞서는 식품 가운데 하나다.

콩이라고 다 같은 콩으로 묶어서 다룰 것은 아니다. 간단하게는 옛 어른들이 강낭콩이나 완두처럼 밥밑콩으로 넣어 먹었던 콩과 그러지 않았던 콩을 나누는 것이다. 메주콩은 장을 담그거나 두부를 만드는 식으로 특별한 과정을 거쳐야 먹었다. 콩 물 같은 음식은 아주 가끔 별미로나 먹었던 셈이다. 그런데 요즘 날마다 달아 마시는 두유는 모두 이 메주콩으로 만든다.

콩에 어떤 영양소가 들었는가 살펴보고, 성질에 따라 나누어 보자면 콩을 다음과 같이 묶어서 다루는 것이 알맞겠다. 메주콩과 완두콩은 전혀 다른 음식 취급을 해야 하는 것이다.

	종류	영양 구성	이로운 점	해로운 점
I형	메주콩(백태) 검정콩, 쥐눈이콩 콩나물콩	탄수화물 25% 지방 20% 단백질 40%	지방이 많이 들어 있어서 혈당을 안정시킨다. 핵산, 콜린이 풍부하게 들어 있다.	갑상선 기능을 떨어뜨리고, 알레르기를 일으킨다. 오메가6 지방산과 여성호르몬이 많다.
II형	녹두, 팥, 동부콩 강낭콩, 완두 누에콩	탄수화물 60% 지방1%~2% 단백질 20%	곡류보다 혈당을 덜 올리고 단백질 함량은 높다. 핵산은 I형만큼 들어 있고 콜린도 얼마쯤 들어 있다.	녹두와 팥은 사포닌을 조심해야 한다.
III형	땅콩	탄수화물 16% 지방 50% 단백질 26%	지방이 많아서 혈당을 조절하는 효능 하나는 탁월하다. 콜린의 함량은 I형과 비슷하다.	오메가6 지방산이 넘칠 수 있고, 산패할 위험이 높다.

메주콩의 효능과 부작용

우선 그동안 귀가 아프게 들어 왔을 메주콩의 효능을 살펴보자.

- 단백질이 풍부하다.
- 콜레스테롤을 낮춰 심장병을 예방한다.
- 필수지방산이 많이 들어 있다.
- 메주콩에 든 여성호르몬이 암과 골다공증을 막아 준다.
- 포스파티딜세린Phosphatidylserine, 스테롤Sterol, 콜린Choline 같은 중요한 영양소가 듬뿍 들어 있다.
- 혈당에 영향을 주지 않아서 당뇨병 환자들이 먹기에도 좋다.

그렇다면 메주콩에 부작용은 없는가?

메주콩의 부작용에 대한 연구 결과도 효능에 대한 연구 결과와 마찬가지로 모두 미국에서 나왔다. 효능이 됐건 부작용이 됐건 유독 메주콩에만 연구가 집중된 것은, 동물성 지방만으로는 유지류油脂類 수요를 감당할 수 없게 되자 그 대안으로 메주콩이 각광을 받았기 때문이다. 메주콩에는 지방이 20% 가까이 들어 있다. 메주콩을 대단위로 재배하는 주된 목적도 기름을 얻기 위한 것이다. 부산물로 나오는 단백질 찌꺼기는 가축 사료로 쓰인다.

숲에서 살던 시절, 인류는 풀과 고기를 먹고 살았다. 숲에서 나와 곡식을 길러 먹게 되면서 인류는 부족한 단백질을 채우기 위해 온갖 방법을 다 짜내야 했다. 보리밥에 된장국을 곁들이는 정도로는 필요한 단백질을 채울 수 없었던 것이다. 고구마처럼 단백질이 거의 없는 것을 주식으로 삼으면 몇 달 못 가 단백질 결핍에 시달리게 된다. 그래서 농경민족은 옛부터 고단백 음식을 최고의 보신 식품으로 쳤다.

그런데 현대 영양학이 등장하면서 콩은 고기를 대신할 수 있을 만큼 단백질이 풍부하고, 각종 성인병에 잘 듣는 만병통치 음식으로 대접받기 시작했다. 콩 신화에 빠진 채식주의자들은 콩만 믿고 단백질 결핍 가능성을 우습게 여긴다. '콩은 우리 몸에 좋다.'는 지식은 이미 종교적 신념처럼 단단하게 굳어 버린 듯하다.

메주콩은 단백질 함량이 곡류보다 월등히 많다. 그런데 문제는 단백질 절대량이 아니라, 이 단백질을 먹으려면 반드시 함께 먹어야 하는 다른 부분과 어떻게 균형과 조화를 이룰 수 있느냐 하는 것이다.

옛날에는 메주콩을 된장이나 간장으로 만들어 먹었지 일상 식품으로 먹지는 않았다. 두부도 잔칫집에나 가야 먹을 수 있었고, 밥에 놓아 먹는 콩에서도 메주콩은 빠졌다. 그런데 언젠가부터 현대 영양학의 강력한 권고에 힘입어 메주콩이 이상적인 단백질 공급원으로 행세를 하기 시작했다. 요즘 사람들은 콩 물, 두유, 두부 같은 형태로 메주콩을 끼니마다 먹어 대고 있다.

콩 사포닌 콩 옹호론자들은 사포닌을 콩의 장점으로 여기지만, 반대론자들은 사포닌이 대장점막을 손상시킨다는 점을 주목한다. 사포닌이 든 식품 가운데 현재까지 부작용이 없는 식품으로 밝혀진 것은 인삼밖에 없다. 콩 사포닌을 쥐에게 실험했더니 적혈구 용혈 작용이 없다는 것이 밝혀졌다고 하지만, 이것만으로는 안전성을 보장할 수 없다.

팥을 삶을 때 거품이 나는 첫 물을 버리는 것은 사포닌을 줄이려고 그러는 것이다. 도라지, 더덕, 두릅에도 사포닌이 많다. 콩의 사포닌은 인삼 다음으로 안전하다지만, 그렇다고 마음을 푹 놓을 정도는 아니다. 사포닌은 요오드를 배출시키므로 콩을 좋아하는 사람은 요오드가 부족하지 않도록 김이나 다시마를 챙겨 먹어야 한다.

단백질 소화효소 저해제 콩을 많이 먹으면 단백질 소화효소인 트립신 Trypsin이 제 기능을 하기 어려워진다. 다른 효소 저해제는 대부분 약간만 가열해도 힘을 못 쓰지만, 콩에 든 것은 아주 높은 온도로 끓여야만 파괴된다. 두부를 먹을 때는 걱정하지 않아도 되겠지만, 콩을 살짝 삶아서 짜낸 콩 물을 날마다 먹는 것은 다시 생각해 봐야 한다.

메주콩에는 단백질이 40%나 들어 있다. 100g만 먹어도 단백질을 40g이나 섭취할 수 있으니 굉장히 많은 양이라고 할 수 있다. 하지만 여기서 콩 100g은 마른 콩 기준이다. 콩을 먹을 때는 늘 물이 잔뜩 섞인 상태로 먹을 수밖에 없다. 두부로 이만큼 먹으려면 0.5kg, 요즘 포장되어 나오는 두부로는 두 모쯤이다. 그래서 콩 100g을 먹는 것은 쌀 100g(밥 한 공기쯤)을 먹는 것보다 훨씬 힘들다. 끼니마다 먹는다고 생각하면 댈 수 없을 만큼이다. 두유 묽기의 콩 물로 마신다면 여섯 컵이 넘는 양이다. '콩을 먹고 있으니까 단백질 부족은 걱정 안 해도 되겠지.' 하면 큰 오산이라는 것이다. 이렇게 날마다 먹어 대도 질리지 않는다면 의지가 꽤 강한 사람임이 분명하다.

이런 기준으로 보면, 콩이나 소고기나 모두 단백질 음식으로는 풀 근처에 얼씬거릴 수 없다. 녹즙을 하루에 2L 마시면 이 중 단백질은 적게 잡아도 40g~60g에 이른다. 게다가 녹즙 이만큼에는 하루에 필요한 거의 모든 영양소가 골고루 담겨 있다. 물론 콩은 그렇지 않다.

또 다른 문제는 단백질이라고 다 같은 단백질이 아니라는 점이다. 콩에 든 단백질은 품질이 별로 좋지 않다. 황이 들어 있는 아미노산인 메티오닌Methionine과 시스테인Cysteine 함량이 부족하기 때문이다. 메티오닌과 시스테인은 육식을 하는 사람은 넘쳐서 고민이고, 콩 위주로 채식을 하는 사람은 모자랄까 걱정인 영양소이다.

게다가 단백질 소화효소 저해제는 아미노산에 꽉 들러붙어 쉽게 떨어지지 않는다. 콩 물을 즐겨 마시는 사람은 소화가 잘되는지 한번 유심히 살펴보기 바란다. 나는 콩국수를 먹으면 소화제를 먹어도 냄새나는 방귀가 나온다. 두부나 된장, 청국장으로 만들어 먹으면 소화 문제는 해결할 수 있지만, 콩 물로 먹거나 밥에 놓아서 먹을 때는 소화불량을 피할 수 없다. 콩의 단백질 신화에서 가장 경계해야 할 점은, 콩 한 줌 먹는 것을 가지고 단백질이 충분하다고 믿고, 자연스레 생기는 육식에 대한 욕구를 꾹꾹 누르는 것이다. 사람이란 이성이 지나치게 발달한 이상한 동물이라 자기가 죽어 가는 줄도 모르고 뭔가에 몰두하는 경우가 많다.

콩 알레르기 알레르기를 잘 일으키는 음식에는 우유, 달걀, 콩, 밀, 옥수수, 땅콩 따위가 있다. 태어난 지 아홉 달이 안 된 아기들은 장腸이 아직 완전히 성숙하지 않은 상태라서 이런 음식을 먹으면 알레르기를 일으키기 쉽다.

그나마 알레르기 증상이 눈에 확실히 띄게 드러나면 대처하기가 쉽지만, 속에서 장을 괴롭히는 정도라면 모르고 당할 수밖에 없다. 아무튼 콩도 우유나 달걀처럼 알레르기를 쉽게 일으키는 식품이라는 것은 새겨 두어야 한다.

여성호르몬 사실, 미국 농무부가 각 식품의 여성호르몬 함량을 조사해 알린 것은 그것이 위험한 물질이니 피하라는 뜻이 아니었다. 오히려 여성호르몬에 약효가 있으니 많이 먹으라고 권하기 위해서였다. 하지만 메주콩에 여성호르몬이 많이 들어 있다는 것은 분명 경계해야 할 일이다. 어이없게도 이것이 되레 콩이 가진 특별한 장점으로 둔갑해 버렸는데, 이 여성호르몬이 한참 자라나는 아이들의 호르몬 체계를 뒤흔들지도 모른다는 데까지는 생각이 미치지 않았던 모양이다.

이소플라본Isoflavone은 갑상선 기능을 떨어뜨리고, 생식기능과 성 기능, 호르몬에 문제를 일으키기도 하며, 기억력 감퇴, 성 기능 장애 등 갖가지 장애를 초래하는 것으로 알려져 있다. 그러니 이소플라본이 든 음식을 조금 먹는 것이야 괜찮겠지만, '이성으로 본능을 억누르고' 콩을 많이 먹으면 이런 부작용을 두루 겪게 될 것이다.

오스트레일리아 서부 지역은 땅속토끼풀Subterranean Clover이라는 풀이 들어온 뒤 2백만 마리가 넘는 양을 풀어 놓고 기를 수 있게 되었다. 그런데 1941년쯤, 양들에게 불임 현상이 나타났다. 어떤 농가는 심지어 양이 1/10로 줄어들기도 했다. 생식기관, 수유 기관의 퇴축이 일어났고 양들이 30%나 죽어 나갔다.

농부들은 곧장 땅속토끼풀이 문제라는 것을 깨닫고 그 풀을 더 이상 먹이지 않았다. 그러자 양들도 정상으로 돌아왔다. 1951년에 와서야 왜 그런 일이 벌어졌는지 밝혀졌다. 원인이 된 물질은 제니스테인Genistein이었다. 콩에 이것이 들었다고 추켜올리는 사람도 있지만, 안타깝게도 이것은 콩의 결정적인 흠이라고 할 수 있다.

제니스테인, 다이드제인Daidzein, 글리시테인Glycitein은 모두 이소플라본에 속한다. 이소플라본은 플라보노이드Flavonoid의 하나인데, 여성호르몬과 비슷하게 생겨서 같은 기능을 한다. 땅속토끼풀과 비슷한 붉은 토끼풀에는 이소플라본이 34mg 들어 있는데, 메주콩에는 155mg이나 들어 있다. 그렇다면 수분 90%인 두부에는 이소플라본이 30mg 들어 있는 셈이니 붉은토끼풀과 두부에는 이소플라본이 비슷하게 들어 있다고 볼 수 있다.

서부 오스트레일리아의 양들이 불임이 된 것은 여성호르몬으로 작용하는 이소플라본을 너무 많이 먹었기 때문이다. 일본에서는 폭행을 일삼는 남편에게 콩을 먹이면 좋다는 이야기가 있을 정도니 그 효과를 짐작해 볼 수 있겠다.

이소플라본은 갱년기 장애, 심혈관 질환, 골다공증을 예방하는 데 효능이 있음이 속속 밝혀지고 있다. 하지만, 이것은 더 중요한 무엇을 희생시킨 다음에야 얻을 수 있는 곁가지 효과일지도 모른다. 굳이 위험한 이소플라본을 택할 이유가 없다. 여성호르몬은 암세포 성장을 부추기기 때문에 유방암 환자라면 절대 메주콩을 먹지 말아야 한다.

한참 호르몬에 예민한 성장기 어린이들에게 억지로 콩을 먹이면 어떤 사태가 벌어질까? 어른 몸무게의 1/3인 아이가 어른과 똑같이 메주콩을 먹으면 실제로는 어른의 세 배나 먹는 셈이 된다. 어른이라면 아무 탈 없이 넘어갈 수도 있지만 아이는 혹독한 대가를 치를 수도 있다. 그럴 리야 없겠지만, 만에 하나 아이에게 콩을 주식으로 먹인다면 아예 성장이 멈추고 바보가 될 수도 있다. 또 이 세상 남자들이 두부를 왕창 먹어서 모두 순둥이가 되어 버리면 세상이 무슨 재미가 있겠는가.

콩은 갑상선 기능도 떨어뜨린다. 여성이 갑상선 질환에 걸리는 비율은 남성의 5배~10배에 이른다. 여성호르몬은 갑상선호르몬과 길항작용을 하기 때문에, 여성호르몬이 많아지면 갑상선호르몬의 작용이 둔해진다. 그러면 갑상선은 이런 어려움을 헤쳐 나가기 위해 일을 더 많이 하게 되어 점점 커진다. 이것을 갑상선종이라고 한다.

갑상선 기능을 떨어뜨리는 다른 물질도 마찬가지다. 갑상선 기능을 떨어뜨리는 물질로는 이소플라본, 사포닌과 티오시아네이트Thiocyanate

따위를 들 수 있다. 사료에 콩을 섞어 주면 가축 몸무게가 쉽게 늘어나는데, 이것 역시 갑상선 기능이 떨어지기 때문이다. 콩에 들어 있는 사포닌도 갑상선이 제 기능을 할 수 없게 막는다.

1960년대 미국에서는 젖먹이 음식에 콩을 넣었다가 곧 문제가 생겼다. 아이들이 갑상선종에 걸린 것이다. 어렸을 때 콩을 많이 먹은 아이들은 어른이 되어서 갑상선 질병에 걸릴 가능성이 높아진다고 한다.

일본에서는 요오드를 충분히 먹고 있는 어른들에게 하루에 콩을 30g씩 먹이는 실험을 한 적이 있다. 그 결과, 갑상선이 커지고 갑상선 자극 호르몬 수치가 정상치 안에서이긴 했지만 뚜렷이 올라갔다. 갑상선 기능이 떨어지는 것을 막기 위해 갑상선을 더 자극해야 했기 때문이다. 콩을 끊자 갑상선은 다시 정상으로 돌아왔다.

여성호르몬과 사포닌은 가열하거나 발효시키더라도 파괴되지 않는다. 따라서 청국장 역시 이들 반反영양물질에서 자유롭지 못하다. 여성호르몬은 먹이사슬을 통해서 쌓인다. 고기에 여성호르몬이 많이 들어 있는 것도 콩 사료에 든 여성호르몬이 쌓인 결과가 아닌가 싶다. 환경호르몬이 몸에 좋지 않은 것도 겉모양이 여성호르몬과 닮아서 여성호르몬과 비슷한 기능을 하기 때문이다. 꼴값을 하는 것이다.

갑상선호르몬은 태아와 유아의 두뇌 발달과 성장에 꼭 필요하다. 위험한 것은 피하는 것이 상책이므로 한참 크는 아이들한테 메주콩을 많이 먹여서는 안 된다. 또한 임산부나 갑상선에 조금이라도 이상이 있는 사람은 콩을 아예 입에 대지 않아야 한다.

메주콩을 어떻게 볼 것인가?

전통적인 생활 방식을 이어 가고 있는 오키나와 사람들은 건강하게 오래 사는 것으로 유명하다. 그 이유로 돼지고기를 드는 사람도 있고, 콩을 많이 먹어서 그렇다고 하는 사람도 있다. 심지어 오키나와 산호에서 우러나온 칼슘과 미네랄이 음식물에 스며들고, 이것을 주민들이 먹어 건강과 장수를 누린다느니 어쩐다느니 하면서 오키나와 코럴 칼슘 Coral Calcium이 유행한 적도 있다. 오키나와 사람들이 즐겨 먹는 해조류에 들어 있는 푸코이단Fucoidan 성분 때문이라고 말하는 사람도 있다. 그렇다면 혹시 그 사람들은 특이한 자세로 잠을 자는 것은 아닐까? 잘 모르는 까닭을 억지로 찾으려다 보면 이런 당치 않은 생각도 해 볼 수 있는 것이다.

서시빈목西施矉目이라는 고사가 있다. 서시는 중국 전국시대의 이름난 미인으로, 물고기가 강물에 비친 서시의 모습에 반해 헤엄치는 것을 잊었다는 이야기가 전해진다. 그런데 서시는 가슴앓이를 해서 얼굴을 찌푸리곤 했다. 이를 본 동네 처녀들이 서시처럼 하면 미녀가 되는 줄 알고 그 모양으로 찌푸리고 다녔다고 한다. 우리가 장수촌을 찾아다니며 얻어 오는 한 줌의 결론 역시 이 고사에 나오는 동네 처녀들과 별 다를 것이 없다.

오키나와 사람들이 건강하게 오래 사는 것은 채소와 콩을 즐겨 먹기 때문이라는 연구 결과를 보자. 그들은 콩을 하루에 자그마치 60g~120g이나 먹는다고 한다. 암 사망률이 낮은 것도 다 콩 덕택이란다. 결론부터 말하자면 날마다 콩을 이 정도 먹는 것은 불가능하다. 게다가 그것이 메주콩인지 다른 콩인지도 밝히지 않았다. 그저 콩을 먹었다고만 하니, 두부를 만들어 먹은 것인지 된장으로 만들어 먹은 것인지도 알 수 없다.

세계적인 학자라는 자가 했다는 조사가 이따위밖에 안 되는 것을 보면, 나는 정말로 똑똑한 축에 드는 것 같다. 몇 가지 통계자료만을 가지고 이렇게까지 단순하게 생각할 수 있다니 그 소박함이 정말 놀랍다. 세계 장수촌 중에는 양젖, 우유, 요구르트, 치즈를 주식으로 하는 곳도 있는데, 이 사람들은 양젖과 유제품을 많이 먹어서 오래 사는 것일까?

또 다른 장수촌인 훈자 마을에서는 살구씨를 늘 먹는데 그렇다면 살구씨야말로 둘도 없는 장수 식품인가?

건강에 관한 조언은 단순할수록 위험하다. '채소와 콩'이라고 했는데, 무턱대고 채소가 좋다면서 양배추, 무, 당근 같은 것만 잔뜩 챙겨 먹다가는 그저 기분만 좋을 뿐이다. 콩에 대한 조언도 마찬가지다. 두유 회사 회장이 장수를 누리는 것이 다 두유 덕분이라고 말하는 것은 지나친 비약이다.

오키나와의 사례에서 얻을 수 있는 합리적인 결론은 동양인들은 콩에 얼마쯤 익숙해진 덕분에 콩을 많이 먹는 것이 오래 사는 데 지장을 주는 것은 아니라는 것이다.

검정콩과 서리태의 효능은 이미 우리 전통이 입증하고 있다. 메주콩도 같은 계열이므로 꽤 효과가 있는 것은 맞다. 콩에 문제가 있다 해도, 동양인들은 어떤 형태로든 콩을 먹어 온 지가 2천 년은 족히 되었다. 유전적으로 콩의 부작용에 얼마쯤 적응을 했다고 볼 수 있는 것이다. 메주콩을 부정적으로 보는 연구는 대개 콩을 처음 접한 서구인들을 상대로 한 것이다. 따라서 콩의 부작용에 관한 연구를 우리 형편에 그대로 끌어다 쓰는 것은 옳지 않을 수도 있다.

그래도 콩에 대한 경계심을 늦춰서는 안 된다. 메주콩의 장점만 추켜세우고 있는 분위기를 생각하면 더 그렇다. 연구 결과에서 말하는 '의미 있는 차이'는 사실 별것이 아니다. 위암을 예방한다지만 한편으로는 대장암을 일으킬 수 있는 것이다.

메주콩은 약이자 곧 독이므로 너무 가까이해서는 안 된다. 이런 것을 알면서도 나는 콩국수를 즐겨 먹는다. 그래도 맛이 덜하기는커녕 입에 착착 감긴다. 건강에 좋다고 사명감을 가지고 덤벼들다 보면 긴장은 풀어지고 식도락은 끝장나기 마련이다. 본능은 콩을 밀쳐 내는데 대뇌는 우격다짐으로 콩 물을 삼키게 만드는 것이다.

된장, 청국장, 두부는 콩의 소화 문제를 해결했다. 이 가운데 된장과 청국장은 뛰어난 효능을 가진 이로운 균을 보급해 주는 기능성 식품이다. 비록 여성호르몬까지 없애지는 못했지만 이들 음식은 과식을 할 수 없기 때문에 걱정할 것은 없다.

다른 사람에게 본래의 자기 모습보다 훨씬 뛰어난 사람으로 비춰지면 기분이 좋기는커녕 멋쩍은 기분이 든다. 콩을 성인병을 돌보는 구세주로 떠받들 때 콩도 마찬가지 기분이 아닐까.

메주콩이 아닌 다른 콩

녹두, 팥, 완두, 강낭콩에는 소화 저해 효소나 여성호르몬이 거의 없다. 그러면서도 콩의 다른 이점을 지녔다. 콜린, 핵산, 비타민이 메주콩류와 비슷하게 들어 있는 것이다. 단, 사포닌만 조심하면 된다.

완두와 강낭콩은 일상 음식으로 먹어도 큰 탈이 나지 않는다. 밥밑콩으로 알맞은 것이다. 팥과 녹두는 가끔씩 먹으면 될 것 같다. 녹두의 해독 작용이 정확히 어디에서 비롯되는지 모르지만, 민간에서는 해독이 필요할 때마다 끈질기게 녹두를 써 왔다. 개가 쥐약을 먹고 날뛸 때도 혹시나 하는 심정으로 녹두를 갈아서 먹일 정도였다. 강낭콩은, 풋것을 얼려 놓았다가 삶아서 콩 물로 만들어 먹어도 좋다.

2_7 달걀과 우유, 찬사와 비난 사이

음식의 가치는 상황에 따라서 달라지기 때문에 어떤 음식이 좋다, 나쁘다 하는 것은 쓸데없는 논쟁이기 십상이다. 이를테면 달걀에는 콜레스테롤이 많아 1주일에 한두 개쯤이 적당하다는 주장 따위가 그렇다. 콜레스테롤이 나쁜가 아닌가 하는 것은 놔두고라도 이런 얘기는 결국 달걀 먹지 말라는 얘기나 마찬가지인데, 매사에 이렇게 과하게 조심해서야 스트레스로 먼저 병이 날 판이다.

진지하게 건강을 걱정하는 사람들은 또 다른 이유로 달걀이나 우유는 입에 대지 않는 것이 좋다고 주장한다. 채소의 가치를 강조하려는 뜻은 좋지만, 그렇다고 달걀과 우유를 깎아내릴 필요는 없다. 다만 달걀(특히 흰자)과 우유는 콩과 함께 알레르기를 일으키는 3대 음식으로 알려져 있으므로 조심할 것이 아주 없는 건 아니다.

영양소의 보고, 달걀

닭은 제 스스로도 먹을 것을 잘 구한다. 마당에 풀어 놓으면 알아서 벌레도 쪼아 먹고, 잡초도 뽑아 먹는다. 예리한 발톱으로 거름 자리를 파헤쳐 지렁이를 잡아먹는 모습은 영락없는 야생동물이다. 미꾸라지라도 몇 마리 잡아다 주면 눈 깜짝할 새에 삼켜 버린다. 자연과 사람을 이어 주는 끈이 되기에 충분한 면모다.

달걀은 환자가 건강한 동물의 도움을 받을 수 있는 매개체다. 날달걀은 시간과 비용을 들이지 않고 구석기시대 식사를 흉내 낼 수 있는 몇 안 되는 방법이기도 하다. 우유는 젖소를 직접 키우기도 어렵고 유통도 까다롭기 때문에 자본주의적 생산 방식을 떠나서는 상품으로 존재할 수 없지만, 달걀은 자립적 소농小農도 얼마든지 생산할 수 있다.

달걀은 따뜻한 어미 품에서 스무하루를 보내면 병아리가 된다. 달걀 하나에는 그 무게 속에 동물을 이루는 영양소가 모두 들어 있다. 달걀의 영양소를 하나하나 늘어놓자면 한이 없을 테니, 특별한 것 몇 가지만 살펴보겠다. 이런 것들은 모두 노른자에 있다.

시스틴　세포 속까지 들어가서 항산화작용을 하는 항산화제 가운데 가장 중요한 것이 글루타치온이다. 글루타치온은 시스테인, 글루탐산Glutamic Acid, 글리신Glycine이라는 세 가지 아미노산으로 이루어져 있는데 이 가운데 핵심은 시스테인이다. 시스테인은 홀로 있으면 독성을 띠므로, 음식 속에서는 시스테인 두 개가 결합된 시스틴 형태로 존재한다. 시스틴은 몸에 흡수된 다음 필요한 곳에서 시스테인으로 분해된다.

달걀 100g(달걀 두 개쯤)에는 시스틴이 270mg 가량 들어 있다. '전신 권태·기미·주근깨·여드름'에 좋다는 '엘씨500'에는 L-시스틴L-Cystine이 500mg 들어 있다. 요즘에는 L-시스틴 250mg에 콜린 250mg을 섞어서 '복합 엘씨500'이라는 제품으로 나오고 있다. 이것은 달걀 두 개에 들어 있는 양과 같다. (달걀의 콜린 함유량은 251mg이다.)

시스틴에 열을 가하면 목적지에 닿기도 전에 시스테인으로 쪼개지고 독성을 띠므로 높은 온도로 오랫동안 조리하는 것은 좋지 않다.

레시틴과 콜린 레시틴Lecithin(포스파티딜콜린)은 뇌 세포에 꼭 필요한 영양소이다. 몸의 다른 세포에도 중요한데, 세포막의 40%가 레시틴이기 때문이다.

콜린은 레시틴에서 떨어져 나오는데, 우리 몸의 신경 물질 대사에서 가장 중요하다고 할 수 있는 메틸기의 공급원이다. 콜린에 대해서는 비타민B 복합체를 다루면서 자세히 적었다. 달걀은 레시틴과 콜린만으로도 최고의 식품이라고 할 수 있다.

포스파티딜세린 포스파티딜세린Phosphatidylserine도 레시틴과 마찬가지로 신경세포에 세포막을 이루는 물질 가운데 하나이다. 한참 무언가를 찾다가 무슨 물건을 찾고 있었는지 까먹을 때가 있다. 나이 탓도 있겠지만 신경세포의 영양소가 모자라기 때문일 수도 있다. 포스파티딜세린이 든 건강식품에 치매의 위험성을 낮출 수 있다는 글귀를 붙일 수 있는 나라도 있다. 우리나라도 그럴 수 있다면 맨 먼저 달걀 상자에 써넣어야 할 것이다.

콜레스테롤 걱정은 접어도 좋다

목욕탕 휴게실에 가 보면 이따금 달걀노른자가 돌아다니는 모습을 볼 수 있다. 달걀노른자에는 콜레스테롤이 많다니까 심장병에 걸릴까 겁이 난 사람들이 흰자만 빼 먹은 것이다. 흰자에는 단백질 말고는 별다른 영양소가 없다. 콜레스테롤이 이렇게까지 몸을 사려야 할 만큼 무서운 놈은 아닌데, 쓸데없는 지식 때문에 좋은 것은 버리고 안 먹어도 되는 것만 골라서 열심히 먹는 웃기는 사태가 벌어진 것이다.

요즘 인터넷에는 "달걀이 몸에 좋지 않다는 것은 억측에 불과하다. 하루 한두 개쯤 먹는 것은 걱정할 것이 없다."는 이야기가 자주 등장한다. 심지어 "날마다 달걀을 한두 개 먹는 것은 혈중 콜레스테롤 수치를

1% 올릴 뿐"이라는 연구 결과도 있다. 하지만 크게 나쁘지 않다는 투로 말하는 것도 달걀에 대해 뭘 모르고 하는 소리이다. 달걀의 정체를 조금이라도 아는 사람이라면 이런 소리 듣고 기분이 좋을 리가 없다.

콜레스테롤에 대한 이야기를 분명하게 짚기 위해서 직접 간단한 실험을 해 보았다. 먼저 내가 두 달 동안 하루에 달걀 하나부터 시작해 다섯 개까지 차근차근 늘려 먹었다. 콜레스테롤 수치는 쑥쑥 치솟았다. 한 사람 더 먹여 보았는데 결과는 마찬가지였다. 두 사람의 건강 상태가 아주 나빴던 것이 결과에 영향을 미쳤을 것이다. 그 다음에는 채소 범벅을 잔뜩 먹으면서 달걀을 함께 먹었다. 콜레스테롤 수치는 전혀 올라가지 않았다.

한 방송에서 아이들이 달걀을 먹었을 때 콜레스테롤 수치가 어떻게 변하는지 측정한 적이 있다. 결론은 달걀을 먹는 것과 콜레스테롤은 별 관계가 없다는 것이었다. 원기 왕성하고 쉬지 않고 뛰어다니는 아이들은 음식에 든 콜레스테롤을 아무 문제없이 처리한다는 증거였다.

한참 자라나는 아이들은 오히려 콜레스테롤이 없으면 문제가 된다. 몇십 년 전만 해도 아이들은 얼굴에 버짐, 몸에는 부스럼을 늘 달고 다녔다. 버짐은 콜레스테롤이 부족할 때 나타난다. 영양실조 상태라는 것을 곧바로 드러내는 표시이다. 한참 자라나는 아이들이 왜 달걀에 미치는지 이해가 갈 것이다.

달걀을 요리할 때는 흰자만 살짝 익힌다. 날달걀이든 반숙이든 노른자는 익히지 않고 먹는다. 달걀의 진수를 맛보려면 역시 풀과 벌레를 많이 먹은 닭이 낳은 유기농 달걀을 골라야 한다.

혹시라도 닭을 기를 수 있는 형편이라면 열 일 제쳐 두고 닭부터 길러야 한다. 닭은 여러 가지로 매력적인 집짐승이다. 알에서 깨어나자마자 주위를 한번 휙 둘러보고는 둥지에서 펄쩍 뛰어내려 마당을 활보하고 다니는 것부터가 여간 신비롭지가 않다. 어미 닭을 졸졸 따라다니며 모이를 쪼기도 하고 벌레를 잡아먹기도 하는 노란 햇병아리들의 행렬은 평화 그 자체이다. 요것들이 물 한 모금 마시고 하늘 한 번 보는 모습은 또 얼마나 귀여운지.

병아리를 거느린 어미 닭은 새끼들이 위험하다 싶으면 금세라도 달려들 태세로 깃털을 곤두세운다. 새끼를 품은 어미들이 다 그렇기는 하지만 암탉은 알을 품고 있을 때부터 유별나다. 먹이가 있을 만한 곳을 발로 긁어 놓고는 자기는 쪼아 대는 시늉만 하고 새끼를 먹인다. 해가 지면 병아리들을 가슴에 품어 재운다. 그리고 한 해에 백 개도 넘는 달걀을 우리에게 주는데, 아무리 생각해 보아도 기르는 데 드는 공력에 비하면 과분한 집세이다.

우유, 과도한 찬사와 비난 사이

밀은 쌀보다 단백질 품질이 아주 낮다. 채소하고도 잘 어울리지 않아서 채소로 밀에 부족한 영양소를 채우기도 힘들다. 우유는 이러한 밀의 단점을 훌륭하게 보완한다. 그래서 밀을 주식으로 해 온 지역에서는 전통적으로 우유가 필수 음식으로 자리 잡았다.

우유는 풀과 사람을 이어 주는 훌륭한 식품으로, 특히 스스로 필요한 물질을 만들어 내는 능력이 떨어진 환자에게는 동물의 건강한 에너지를 전달하는 최적의 수단이다. 하지만, 쌀과 채소를 주식으로 삼아 온 우리에게는 우유가 그렇게 중요한 음식은 아니다.

우유와 달걀을 두고는 말이 많다. '완전식품'이라는 과도한 찬사와 '온갖 질병의 원인'이라는 과도한 비난이 엇갈린다. 세상에 완전식품이란 있을 수 없으며, 어떤 식품이 완전식품이 아니라고 비난할 이유도 없다. 아이에게 다른 것은 먹이지 않고, 우유만 하루에 몇 L씩 먹이면 어떻게 될까? 영양실조에 걸리거나 심지어 죽을 수도 있다. 그렇더라도 우유만 먹여도 아이가 안 죽을 거라고 믿은 부모의 무식함을 탓해야지, 우유를 탓할 일은 아니다.

우유에 들어 있는 포화지방산과 달걀에 많이 들어 있는 콜레스테롤이 심장병에 안 좋다는 말은 새겨들을 필요가 없다. 우유에 들어 있는 포화지방산이 심장병을 일으킨다는 얘기는 전혀 근거가 없고, 콜레스테롤에 대한 것은 앞에서 적은 대로이다.

우유와 달걀을 멀리하는 사람들의 또 다른 걱정은 단백질 섭취가 늘어나면 피는 산성이 되고, 골다공증에 걸리기 쉽고, 소화되지 않은 단백질이 장에서 썩어 독성 물질로 몸에 흡수된다는 것이다. 달걀을 하루에 열 개도 넘게 날마다 먹으면 분명히 그렇게 되기는 할 것이다.

단백질이 대장에서 썩는 것은 그럴 만한 조건이 될 때만 그렇다. 채소범벅을 먹어서 똥이 새콤하면 단백질은 썩는 법이 없다. 부패하기 좋은 38℃~40℃에서 우유는 요구르트가 되지만, 그 속에 들어 있는 단백질은 썩지 않는다. 채소범벅까지 챙기지 않아도 비타민C만 열심히 먹으면, 우유나 달걀의 단백질이 썩어서 우리를 피곤하게 할지 모른다는 걱정은 내려놓아도 좋다. 우유는 본질적으로는 먹을 만한 식품이다.

그러나 현실은 좀 복잡하다. 우유와 달걀이 좋다는 것은 '인위적으로 왜곡을 가하지 않았을 때'라는 조건에서만 그렇다. 달걀의 가장 중요한 장점이 풀과 사람을 이어 주는 것이듯 우유 역시 마찬가지이다. 생기 있는 풀을 먹은 소에서 짜낸 우유라야만 우리 몸을 건강하게 하고 질병을 치료하는 힘이 있다. 요즘 젖소들은 평생 싱싱한 풀 한 줌 못 먹고, 옥수수 사료에다 마른 볏짚이나 씹으면서, 햇볕 한번 보지 못한 채 평생을 보낸다. 도축장에 끌려갈 때가 되어서야 밖으로 나온다. 완전히 풀만 뜯어 먹고 사는 소를 찾기는 어렵겠지만, 돈을 좀 더 주더라도 목장에서 한가로이 풀을 뜯는 흉내라도 낸 소의 젖을 마셔야 한다.

안 먹느니만 못한 '왜곡' 우유

교통이 너무 편리해진 탓에 낙농업도 규모가 거대해졌다. 낙농 분야에서는 소규모 자급농이 설 자리가 없다. 그래서 우유는 아무리 유기농이라고 해도 '자본주의 상품'이 갖는 치명적 약점을 지니고 있다.

대규모 농장에서 생산된 유기농 우유는 생산 단계에서는 자연적인 방식을 따르더라도, 유통 단계에서는 '효율'과 '이윤'에 집착하도록 되어 있다. 유통 과정에서 문제가 생기지 않게 하고, 맛도 좋고 보기도 좋게 만든다면서 우유에는 '살균'과 '균질화', 요구르트에는 '과일과 설탕 첨가', '써모필루스 첨가'라는 왜곡을 가한다.

초고온 살균 우유 우유를 살균하는 방법은 60℃에서 30분, 75℃에서 15초, 135℃에서 3초 하는 식으로 여러 가지가 있다. 가장 흔한 방식은 135℃에서 3초 동안 살균하는 것이다. 이 초고온 살균법은 수증기에 둘러싸인 관 속으로 우유를 흘리는 것으로, 비용과 시간을 놀라울 만큼 줄인다. 이쯤 되면 우유를 볶은 것이라고 봐야 한다. 기름기 있는 음식을 볶아 놓았으니 초고온 살균 우유는 당연히 맛이 고소해진다. 이 과정에서 우유 속의 효소는 말할 것도 없고 단백질의 섬세한 구조도 완벽하게 일그러진다. 다른 영양소들 역시 활성을 잃는다. 60℃나 75℃ 살균법은 유럽에서 널리 쓰이는 중탕 가열법이다. 60℃나 75℃에서는 단백질은 아주 조금 파괴되지만, 그보다 더 섬세한 효소는 꽤 많이 파괴된다.

감염된 소에서 짠 우유를 마시면 병에 걸릴 수 있다. 그래서 미국은 우유를 살균하지 않으면 팔 수 없도록 법으로 정해 두었다. 우리나라도 그것을 따라 한다. 유럽은 많은 나라가 살균을 법으로 강제하지 않고 '생산자와 소비자의 선택'에 맡긴다. 우유 때문에 병이 돌고 문제가 된 것은 지금처럼 간편한 세균 검사법과 냉장 유통·보관 방법이 없을 때 이야기다. 우유에서 더 중요한 것은 멸균이 아니라 소가 얼마나 건강한가이다. 일단 소를 풀밭에 풀어 놓아 건강하게 키우고, 우유를 짜 시장에 내놓을 때마다 세균 검사를 하면 구태여 영양소를 파괴하면서 우유를 끓일 필요가 없다.

균질 우유 우유에 들어 있는 지방 알갱이, 즉 지방구를 같은 크기로 고르게 하는 균질화均質化는 살균보다 더 심각한 왜곡이다. 살균의 폐해는 좋은 것을 없애는 것에 지나지 않지만 균질화는 나쁜 물질을 만들어 낸다.

물과 기름은 서로 섞이지 않으므로, 우유를 가만히 두면 우유에 있는 지방질이 위로 떠올라 다른 성분과 분리되어 막을 형성한다. 옛날에는 축산 농부가 우유를 큰 통에 넣어 팔러 갔다. 시장으로 가는 동안에 우유 지방이 위로 떠올라 크림 덩어리가 생기기 때문에 농부는 가져가는 내내 우유를 열심히 휘저어야 했다. 이것은 소박한 균질화이다.

그런데 요즘에는 다르다. 우유에 높은 공기압을 가해 지방구를 아주 잘게 쪼갠다. 생산에서 소비까지 시간이 많이 걸리기 때문에, 그 전에 지방구를 잘게 부수지 않으면, 소비자한테 닿을 즈음에는 뭉친 지방 덩어리가 우유 속을 둥둥 떠다니게 된다. 소비자는 그런 우유를 지저분하게 여긴다. 예전에 파스퇴르 우유에서 '무균질'(비균질이라고 해야 맞다.) 우유를 내놓은 적이 있는데, 청결 강박증에 걸린 소비자들이 외면하는 바람에 곧 시장에서 내쫓겼다. 그랬다가, 얼마 전에 한국야쿠르트에서 무균질 우유를 내놓았다. 이번에는 얼마나 갈지 지켜볼 일이다.

균질 우유의 지방구는 아주 작아서 그 속에 든 불포화지방산이 산화되기 쉽다. 또한 균질화되면서 크산틴 산화효소Xantine Oxidase가 생겨나 몸속 지방산의 산화를 촉진한다. 이런 우유를 많이 마시면 몸이 서서히 녹슬게 된다. 균질화를 옹호하는 사람들은, "아직까지 위해성이 입증된 바 없다."는 말만 되풀이한다. 우유에 포화지방산이 있다는 말에 사실은 약藥이나 마찬가지라고 할 수 있는 우유의 지방을 줄여서 탈지 우유나 저지방 우유를 선택하는 사람들이 있다. 다들 이래저래 바보짓을 벌이고 있다.

설탕 맛으로 먹는 요구르트　요구르트에는 살균과 균질화 말고도 보너스로 몇 가지 왜곡이 더 따라붙는다. 먼저, 겉으로는 '플레인 요구르트'라고 해 놓고 설탕을 듬뿍 쳐 놓았다. 올리고당을 넣은 것도 있기는 하지만, 올리고당도 그리 좋은 식품은 못 된다. 요구르트의 순수한 맛을 좋아하는 사람은 스스로 만들어 먹는 수밖에 없다.

집에서 재미로 만들어 먹는 요구르트는 한 번 실패해도 상관없지만, 요구르트 회사는 다르다. 한 번 실패하면 큰 손해를 본다. 그들은 만에 하나라도 실패하지 않도록, 원유는 초고온 살균 우유를 쓰고 균주는 잡균이 못 자라게 열에 강한 써모필루스Thermophilus를 쓴다. 써모필루스는 그 이름(Therm-열, Philus-좋아하다)에서 엿볼 수 있듯이, 고열을 좋아한다. 써모필루스 발효는 잡균 오염을 피할 수 있어서 상업적 발효에 안성맞춤이다. 하지만 이 균주는 면역계에 해를 끼치는 것으로 의심받고 있다. 요구르트는 어쩌다 한두 번은 몰라도 늘 즐겨 먹기에는 꺼림칙한 음식이 되어 버렸다.

몸이 안 좋은 사람은 건강을 위해 기꺼이 비용을 치를 준비가 되어 있다. 그런데 이들이 사 먹을 수 있는 유기농 우유나 산양유, 요구르트는 대개 살균, 균질화된 것들이다. 살균은 장거리 운송과 장기 보관을 가능하게 했고, 균질화는 오래 두더라도 지방 덩어리가 생기지 않도록 해 우유를 '보기 좋게' 만들었다. 살균은 실제로 감염될 걱정이 전혀 없는 것도 아니고 법규의 제한을 받다 보니 어쩔 수 없다고 해도, '균질화'는 정말 애써서 무덤을 파는 격이다.

일본의 장腸 전문의 신야 히로미는 요구르트를 즐겨 먹는 사람들의 장이 그렇지 않은 사람들보다 오히려 좋지 않다고 하면서 요구르트 신화에 의문을 제기하고 있다. 요구르트는 써모필루스가 끼치는 악영향을 빼면 기본적으로는 똥을 깨끗하게 하는 데 도움을 줄 것이므로, 아주 예민한 환자가 아니라면 이따금 먹는 것으로는 큰 탈이 없을 것이다. 어하튼 요구르트는 집에서 그날그날 만들어 먹어야 한다. 우유에 식초를 타 먹어도 요구르트 비슷한 맛을 낼 수 있다. 이렇게 하면 우유가 배 속에 들어간 뒤 식초가 만들어 준 산성 환경 덕분에 쉽게 요구르트가 된다.

환자를 위한 건강식, 우유

우유는 건강한 어른에게는 필요 없는 음식이다. 어린아이한테도 마찬가지다. 건강한 사람은 우유가 아니라 풀을 먹으면 그만이다. 우유는 풀을 많이 먹을 수 없는 사람이나 풀을 많이 먹고 있더라도 신진대사가 원활하지 않은 환자들에게 도움을 주는 보조 식품이다. 우유는 자연 상태의 것이라도 채소처럼 완벽하고 가장 좋은 건강식품은 아니다. 공장식 축산 환경에서 곡식 사료를 먹고 자란 소젖에 초고온 살균과 균질화 가공을 하고, 그것도 모자라 EPA나 DHA까지 넣는 것은 지방 산화물 종합 선물 세트라고 할 수 있다. 이런 것은 어지간해서는 사 먹지 않는 것이 낫다.

하지만 우유나 산양유는 당장 혈당을 떨어뜨려야 하는 당뇨병 환자나 체력이 바닥난 암 환자에게는 큰 도움을 줄 수 있다. 무엇보다 우유와 달걀은 동물을 학대하지 않고도 얻을 수 있는 몇 안 되는 육식 재료이다. 수동식 펌프로 물을 끌어올리기 위해서는 우선 펌프 안에 마중물을 부어야 하는 것처럼, 환자가 건강을 회복하는 데는 발판이 필요하다. 우유는 환자가 수렁에서 벗어나기 위해 잠시 딛는 발판이 될 수 있다.

2_8 소금은 독이다

　야생동물은 소금을 따로 챙겨 먹지 않는다. 산모가 아무리 짜게 먹어도 젖에 든 나트륨은 일정하다. 모유에는 산양유나 우유보다 나트륨이 적게 들어 있다. (모유 17mg, 산양유 50mg, 우유 40mg) 케일과 시금치에 들어 있는 나트륨은 각각 43mg, 79mg이다. 우리가 살아가는 데 필요한 나트륨은 이 정도로도 충분하다. 소금 농도 3%인 바닷물(나트륨 약 1500mg)에서 사는 생선도 몸속 소금량은 채소와 엇비슷하다. 전혀 다른 환경에서 살고 있는 채소와 생선의 나트륨 함량이 비슷하다니 뜻밖이다. 사람이 나트륨이 거의 없는 쌀(7mg)과 밀(5mg) 같은 곡물류와 과일 따위를 에너지원으로 삼게 되면 염분이 모자라 짠 것이 먹고 싶어진다. 이때도 하루 1g~2g이면 족하다.

소금을 끊거나 줄여서 얻을 수 있는 것

　소금은 고혈압을 일으키는 것으로 알려져 있다. 소금을 먹으면 몸속에 수분이 늘고, 그러면 피도 많아져서 혈압이 오르게 된다.
　고혈압과 뇌졸중 환자가 유난히 많은 일본의 아키타秋田 현에서는 이런 질병을 예방하기 위해 소금 섭취량을 크게 줄여 보았다. 그 결과 고혈압 환자나 뇌졸중 환자는 조금 줄어드는 데 그쳤는데, 놀랍게도 암 환자가 1/3로 줄었다.

소금을 적게 먹으면 골다공증을 예방할 수 있다는 것도 일찍이 밝혀졌다. 골다공증의 원인은 칼슘 부족이라지만, 더 근본적인 원인은 칼슘이 몸 밖으로 너무 많이 빠져나가는 데 있다. 신장은 소금을 내보내려다가 칼슘까지 배설한다. 소금을 줄여야 뼈 건강을 지킨다.

세균에 감염되었을 때는 소금을 끊는 것이 좋다. 나는 한때 5년이 넘게 소금을 거의 먹지 않았다. 폐결핵이 재발했을 때 생식이나 제대로 해 보자 하다가 얼떨결에 소금을 끊게 되었는데, 무염식은 세균 감염을 막는 데 큰 도움을 주었다. 소금이 해롭다는 것은 여러 소리 할 것 없이 한 몇 년 소금을 완전히 끊어 보면 알 수 있다.

채소에 소금을 치면 채소 속에 있는 수분이 빠져나온다. 소화관 점막도 진한 소금물에 닿으면 삼투압 현상 때문에 잠시 물이 빠져나간다. 짜게 먹으면 위 점막이 약해지고 소화력도 떨어진다.

막스 거슨은 "소금을 끊는 것이 암을 치유하는 선결 조건"이라고 할 정도로 소금을 경계했다. 폴 브래그 역시 소금을 먹지 않고 평생을 지냈다.

그런데도, 소금을 줄이라는 제도권 의학의 권고를 비웃으며 소금이야말로 건강을 되찾고 지키는 일등 공신이라고 주장하는 사람들이 있다. 소금 섭취량을 줄이거나 늘리는 일은 먹는 음식을 확 바꿔야 할 만큼 어려운 일이다. 늘 똥이 시궁창이었던 사람이 소금을 많이 먹으려다가 김치나 된장, 젓갈, 마늘, 생강, 고추까지 많이 먹는 바람에 똥이 깨끗해지고 몸이 가뿐해졌을 수도 있다. 이것을 두고 소금을 많이 먹었더니 건강해졌다고 말하는 것은 곤란하다. 다른 조건을 그대로 두고 순수하게 소금 섭취량만을 변수로 한 실험은 아직까지 없는 것 같다. 공교롭게도, 소금이 많이 들어 있는 음식은 다른 한편으로 건강에 도움이 되는 것이어서 더욱 혼란스럽다.

소금은 되도록 적게 먹는 것이 좋다. 김치나 된장은 담글 수 있는 한 싱겁게 담가야 한다.

천일염은 괜찮은가?

천일염에는 각종 미네랄이 있어서 많이 먹을수록 몸에 좋다고 하는 사람도 있다. 정제염보다 천일염이 좋다는 것은 두말할 나위가 없다. 그렇다고 천일염에 미네랄이 많은 것은 아니다. 미네랄에 관한 한, 천일염을 하루 50g은 먹어야 간에 기별이 갈 정도다.

천일염 10g에는 칼슘이 33mg 들어 있다. 하지만 석회수를 마신다고 뼈가 튼튼해지지 않는 것처럼 소금을 먹는다고 그 속에 들어 있는 칼슘이 뼈로 가지는 않는다. 철분이 든 약수를 마시면 철 결핍성 빈혈이 좀 우선해질지도 모르겠지만, 이것은 올바른 방법이 아니다. 바닷물에 들어 있는 미네랄도 마찬가지다. 미네랄을 보충하기 위해 천일염을 많이 먹자는 주장은, 과자에는 우리 몸에 필요한 단백질이 들어 있으니 과자를 많이 먹자는 말이나 똑같다.

수학적인 방법으로 소금 필요량을 계산하는 똑똑한 사람들도 있다. 염화나트륨 0.9% 용액으로 되어 있는 체액의 항상성을 유지하기 위해서는 소금을 되도록 많이 섭취해야 한다는 것이다. 그들 주장대로 하자면, 목이 마를 때는 소금을 타서 간간한 물을 마시고, 수박에도 소금을 뿌려 가면서 먹어야 할 것이다.

내륙 깊숙이 사는 야생동물은 풀 말고 따로 소금기를 섭취하지 않아도 건강하기만 하다. 소금 신도들은 야생동물도 소금이 부족하면 암염을 핥기도 한다고 대답한다. 그렇다면 암염이 없는 한반도 내륙의 야생동물은 어떻게 소금을 얻는단 말인가?

염화나트륨이 0.9% 든 링거액은 응급 환자들의 목숨을 살린다. 출혈이나 설사로 체액 자체가 많이 빠져나갔을 때 물을 마시거나 주사하면 전해질 이상으로 즉사할 수 있다. 링거액은 이럴 때 쓰는 주사액이다. 보통 때는 포도당 수액이나 알부민Albumin 수액에 염화나트륨을 넣지 않는다.

바다에 사는 생물은 체액 농도보다 높은 바닷물에서 염화나트륨을 없애는 방향으로 진화했고, 육지에 사는 생물은 체액 농도보다 낮은 민물에서 염화나트륨을 건져 올리는 방향으로 진화했다. 사람의 콩팥은 소금을 쉽게 내놓지 않도록 설계되어 있다. 소금을 먹는 것은 우리 몸이 생겨먹은 대로 따라야 한다. 그 근거를 모유의 소금 함유량에서 찾을 수 있다.

물은 순수할수록 좋다. 미네랄은 물에서가 아니라 음식에서 얻어야 한다. 소금물은 미네랄을 먹기 위한 음식이 아니다. 소금을 입에 대지 않는 식생활은 생식만큼이나 어렵다. 소금은 되도록 적게 먹고, 섭취량이 일정하도록 해야 한다. 소금에 들어 있는 간수(염화마그네슘)는 독성 물질이므로 물이 빠지는 자루에 소금을 두어 간수를 뺀 다음 써야 한다. 미각이 예민한 사람은 간수로 굳힌 두부를 먹을 때 불쾌한 맛을 느낀다. 소금을 볶으면 소금에 있는 독성 물질이 날아간다지만, 소금에 열을 가하면 다이옥신Dioxine이 생기기 쉽다. 800℃가 넘는 온도로 가열하면 다이옥신이 다시 파괴되므로, 제대로 만든 죽염이라면 다이옥신 걱정은 하지 않아도 된다.

죽염, 20세기 민중 의술의 걸작

죽염竹鹽이 세상에 널리 알려진 것은 1980년대 말 무렵이다. 비싼 가격을 탓할 수 없을 만큼 효과가 탁월한 것도 사실이다. 죽염은 20세기 민중 의술이 빚어낸 걸작이라고 할 수 있다.

1990년대는 죽염 전성기였다. 죽염의 효능에 반한 어떤 암 환자는 스스로 죽염을 굽기 위해 산으로 갔다. 모든 것을 팽개치고 산으로 들어갈 때야 뭔가 손에 잡히는 효과를 보았기 때문이겠지만, 애석하게도 그의 암 투병은 오래가지 못했다.

지금도 죽염은 민간 의술의 기초를 이루고 있지만, 그 효능이 어디서 나오는지는 잘 알려져 있지 않다. 지금으로서는 죽염의 효능은 강력한 환원력에서 비롯된 것으로 볼 수밖에 없다. 죽염은 강알칼리성 물질이다. 양치질을 한 뒤 입에 조금 머금고 있으면 입속은 알칼리성이 되어서 충치가 예방된다.

내가 본 바로는, 죽염은 소화관 염증을 억제하는 데 탁월한 효능이 있다. 죽염으로 효과를 보았다고 하는 사람들 대부분은 '위장병' 환자다. 하지만 죽염의 효능은 부풀려진 측면이 있다. 단순히 어떤 약이 좋다, 나쁘다 하는 것은 의미가 없다. 문제는 그 약이 환자가 앓고 있는 질병에 가장 나은 치료법이 될 수 있는가 하는 것이다.

죽염은 공기 중에 오래 놔두면 본디 냄새를 잃는다. 죽염의 효과는 독성이 중화되었다는 소금 그 자체가 아니라, 이렇게 상하기 쉬운 성질에서 비롯하는 것 같다. 아홉 번 넘게 고온에서 제대로 구워 내야만 상하기 쉬운 죽염이 나온다. 죽염이 상하기 쉽다는 것은, 달리 말하면 '항산화 기능'을 하는 것으로 볼 수 있다.

죽염을 파는 이들이 말하는 죽염의 신비를 들어 보자. 소금은 썩지 않게 하는 일을 하는데, 사람이 소금기가 모자라면 염증이 생기므로 소금을 충분히 먹어야 하지만, 보통 소금에는 독성이 있어서 많이 먹지 못하니, 아홉 번 구워서 독성을 없앤 죽염을 먹어야 한다는 것이다. 심지어 심장을 가리키는 염통을 소금통〔鹽桶〕이라고 둘러치기까지 한다.

나는 소금이 몸에 나쁘다는 것을 몸으로 겪은 사람이라 죽염을 오랫동안 대량으로 먹는 실험은 할 엄두가 나지 않아, 별수 없이 죽염을 챙겨 먹는 사람들을 유심히 살피는 수밖에 없었다. 기초는 튼튼한데 잠시 한두 군데가 시원찮을 때는 대체로 죽염이 잘 들었다. 소화기 염증에 탁월한 효능이 있는 것을 보면, 죽염은 그것이 직접 닿는 부분에 효과가 크다는 것을 알 수 있다. 저질 죽염은 백날 먹어 봐야 소용이 없고, 제대로 구워서 자줏빛을 띠는 죽염을 써야 효과를 볼 수 있다.

저염식은 꾸준히 할 때 효과가 있다

과일과 곡식을 뺀 대부분의 음식에는 소금이 적당히 들어 있다. 따라서 곡식을 주식으로 삼는 식생활에서는 소금을 따로 챙겨 먹어야 하지만, 녹즙과 자연식품을 위주로 하는 식생활에서는 소금이 모자랄 일이 없다. 곡식, 과일, 감자처럼 소금기가 거의 없는 것들을 주식으로 삼으면서 무염식을 하면 소금 섭취 본능이 폭발한다. 무염식은 '채소를 아주 많이 먹는 사람'에게만 유효한 건강법이다.

채소를 주식으로 삼으면서 소금을 완전히 끊었다가, 몇 달이 지난 뒤 소금기가 있는 음식을 먹으면 혀가 아리고 불쾌하다. 그래서 김치도 마음대로 먹을 수가 없다. 김치는 똥을 향기롭게 하는 데는 최고지만 소금에 절인 것이라는 치명적인 약점이 있다. 소금의 해로움을 감수하고서라도 똥을 깨끗이 하기 위해 김치를 많이 먹어야 할지 어떨지 고민스러울 지경이다.

더워서 땀을 많이 흘리는 여름, 소금을 따로 챙겨 먹는 이들이 있다. 하지만 땀을 많이 흘리고 나서 마셔야 할 것은 물이지 소금이 아니다. 소금을 먹지 않으면 땀에도 소금기가 없다. 소금을 먹지 않으면 오줌에도 소금기가 없다. 땀과 오줌에 들어 있는 소금 함량은 소금 섭취량에 따라 오르내릴 뿐이다. 소금은 먹은 만큼 나오는 것이지 내놓는 만큼 먹어야 하는 것이 아니다.

땀을 통해 물이 나간 만큼 피가 진해져서 핏속의 소금 농도가 살짝 올라갈 수 있지만 물을 마시면 곧 나아진다. 물을 마시지 않으면 세포에서 물이 빠져나와 피를 묽게 한다. 이때 물을 빼앗긴 세포는 '탈수 상태'에 빠진다. 탈수 상태에서 우리 몸이 원하는 것은 신선한 물이다. 땀을 많이 흘렸을 때는 소금물이 아니라 맹물을 마셔야 한다.

소금은 먹을 때는 한순간이지만, 땀으로든 오줌으로든 몸밖으로 나가는 과정은 간단하지 않다. 그래서 몸속 소금 농도가 출렁이는 것을 피할 수 없다. 땀을 많이 흘렸으니 소금을 보충해야 한다며 김칫국물을 벌컥벌컥 들이키는 것은 혼자 취미로 족할 일이지, 절대 남에게 권해서는 안 된다.

인체의 항상성에 영향을 주는 것은 절대량이 아니라 충격이다. 소금 농도를 맞추겠다고 애를 써 보았자 우리 몸에 되레 짐만 얹는 꼴이다. 탈수는 수분이 모자라서라기보다 소금이 넘쳐 일어난다. 짜게 먹고 잠을 자면, 탈수 증세를 일으켜 자기도 모르게 깨어나 물을 마시게 된다.

소금을 먹을 때 가장 나쁜 태도는, 천일염은 많이 먹을수록 몸에 좋은 것이라고 믿고서 열심히 소금을 퍼 먹는 것이고, 그 다음이 바로 먹었다 안 먹었다 하는 변덕이다. 인체는 소금을 포용하는 힘이 꽤 큰 편이지만, 자꾸만 극과 극을 오가면 체액의 소금 농도를 일정하게 지키기 위해 무척 애를 먹는다.

나는 소금이 몸에 좋지 않다고 확신하고 있는 터라 보통 때는 거의 소금을 먹지 않는다. 그러다가 외식이라도 한번 할라치면, 몸이 금세 소금에 절어 어김없이 얼굴이 붓고 기분이 나빠진다. 저염식이나 무염식을 제대로 실천하지 못할 것 같으면, 소금을 많이 먹겠다든가 먹지 않겠다든가 하는 생각이 없이 사는 편이 더 낫다.

2_9 알칼리성 식품이 몸에 좋다?

건강을 다루는 많은 책에 '산성 체질'에 대한 이야기가 나온다. 일본 고전 건강 서적인 《아카혼》(1932년, 간호장교 쓰키 타다키치가 쓴 《집에서 아픈 사람을 돌볼 때 쓸 수 있는 방법》을 이르는 별칭이다.)도 아시도시스Acidosis, 즉 혈액의 산독화酸毒化를 소개하고 있다. 혈액의 산성화는 만병의 원인이며, 산성을 중화하는 칼슘을 써서 돌보아야 한다고 말이다. 이러한 주장은 1900년대 초의 생화학에 바탕을 둔 것이다.

몇십 년 전 혈액의 산독화를 걱정하던 그 사람들이 며칠만이라도 지금의 생화학 지식을 살펴본다면, 곧바로 자신의 주장이 엉터리라는 것을 인정할 것이다. 그런데도 여전히, 먹을거리를 산성 식품과 알칼리성 식품으로 나누고 알칼리성 식품을 골라 먹어야 몸에 좋다고 믿는 사람이 많다.

산과 염기

일반적으로 어떤 물질이 다른 물질에 양자, 즉 수소이온H^+을 주는 물질을 산酸이라 하고, 양자를 받아들이는 물질을 염기鹽基라고 한다.

수소이온이 많을수록 산도가 강하며, 적을수록 산도가 약하다. 염산 용액의 수소이온 농도는 1×10^{-1}mol/L이고, 수산화나트륨의 수소이온 농도는 1×10^{-13}mol/L이다. 강한 산성인 염산이 pH1이고 반대로 알칼리성인 수산화나트륨이 pH13이다. 물은 pH7로 중성이다.

체액의 산성도 조절

우리 몸의 조직과 조직 사이, 그리고 혈관을 채우고 있는 액체를 체액이라고 한다. 체액의 산성도는 다음과 같은 방법으로 pH7.35와 pH7.45 사이에서 정교하게 조절된다.

첫 번째는 몸 안에 있는 탄산과 같은 완충제를 통해 이루어진다. 이것은 몸에 산이나 알칼리가 들어왔을 때, 우리 몸의 완충제가 화학적으로 반응하는 것이다. 특히 중탄산 완충계라고 하는 반응 시스템은 숨 쉬는 것만으로 완충제를 얻을 수 있다.

화학반응으로 간단히 조절할 수 있는 양을 넘어서면, 다음 단계에서는 숨 쉴 때 탄산가스를 내뿜는 양을 조절한다. 호흡량을 줄이면 몸 밖으로 나가는 이산화탄소가 줄어든다. 그러면 자연스레 탄산이 늘어나고, 체액은 산성 쪽으로 기운다. 호흡을 많이 하면 그 반대로 된다.

마지막 단계는 신장에서 수소이온을 아예 몸 밖으로 내놓는 것이다. 신장은 암모니아나 인산을 내보내면서 여기에 수소이온을 결합시켜서 내보낸다.

식초를 마셨다고 생각해 보자. 식초가 핏속으로 들어가면 핏속의 산성도는 잠깐 사이에 충격을 받는다. 이 충격은 화학반응으로 흡수된다. 그것으로 모자라면 호흡량을 늘려 탄산을 줄이고 알칼리 쪽으로 기울인다. 화학반응이 곧바로 일어나는 반응이라면 호흡으로 조절하는 것은 숨 쉬는 만큼 시간이 걸린다. 시간이 더 걸리는 만큼 몸을 중화시키는 능력은 두세 배 크다. 호흡을 통한 조절은 산성도 조절계의 중

핵을 차지하는 요소이다.

산이나 알칼리로 인한 일시적인 충격은 완충제와 호흡만으로 바로 잡을 수 있다. 그러나 어느 한쪽으로 치우친 충격이 줄곧 이어지면 이것만으로는 부족하다. 화학반응과 호흡을 통한 조절은 순간적이고 임시적인 장치이기 때문이다. 이것은 남는 물을 잠깐 저장해 두는 스펀지와 비슷하다. 물이 넘치면 빨아들이고, 부족하면 내놓아 물이 늘 일정 수준에 있도록 하는 것이다. 스펀지가 이미 물로 가득 차 있는데, 또 물이 들어오면 더 이상 물을 빨아들일 수 없는 사태가 벌어진다. 이때 마지막으로 신장이 움직인다. 신장은 스펀지가 감당할 수 없을 때 스펀지의 부담을 덜어 준다. 이 세 가지 방법은 몇 초 단위의 초단기, 몇 분 단위의 단기, 몇 시간 단위의 장기 대처법이라고 할 수 있다.

혈액의 산성화, 알칼리성화 탄산이온이 산성도를 조절하는 힘은 우리의 상상을 뛰어넘는다. pH7인 물을 pH2로 바꿔 놓을 수 있는 염산을 pH7.4인 혈액에 넣으면 pH는 7.4에서 7.2로 바뀌는 것에 그친다.

우리는 pH4.4의 맥주, pH4 정도인 오렌지 주스와 식촛물을 자주 마신다. 그래도 몸은 뭐가 지나간 줄도 모른다. 또한 pH9가 넘는 알칼리수를 잔뜩 마시고도 알칼리 과잉Alkalosis을 겪는 일은 없다. 그러나 이런 조절 장치도 실패할 때가 있다.

고산지대에서는 산소가 부족하므로, 산소를 더 많이 들이마시기 위해 숨을 많이 쉰다. 그러다 보면 뜻한 만큼 산소는 더 들이마실 수 있지만, 그 부작용으로 너무 많은 이산화탄소가 몸속에서 빠져나간다. 그러면 체내의 탄산이 줄어서 체액은 알칼리성 쪽으로 기운다. 알칼리성도 산성과 똑같이 해로운 것이어서, 그 정도가 pH 7.45를 한참 넘어 pH 7.7에 이르면 신진대사가 틀어진다. 이것이 바로 고산병이다. 이때는 비닐봉지를 대고 숨을 쉬어서 내쉰 이산화탄소를 다시 들이마시면 증세가 좀 나아진다. 평지에서도 때때로 이와 같은 현상이 나타나는데, 병적으로 숨을 몰아쉬어 몸이 알칼리성 쪽으로 기울게 되는 것을 과다호흡증후군이라 한다. 반대로 호흡이 너무 느려서 문제가 되기도 한다. 호흡량이 줄면서 핏속에 탄산이 늘어나 몸이 산성으로 기우는 것이다. 그러니 숨만 잘 쉬고 있다면 체액의 산성도 조절은 크게 걱정할 것이 없다.

알칼리성 식품, 산성 식품

몸을 믿지 못해 몸의 산성도 조절 작용을 한사코 도와주고 싶어 하는 사람들이 있다. 그들은 음식을 태우고 남은 재가 알칼리성인지 산성인지에 따라 알칼리성 식품과 산성 식품을 나눈다. 그런 다음 인이나 황 같은 산성 미네랄이 든 식품을 피하고, 칼륨, 칼슘, 마그네슘 같은 알칼리성 미네랄이 든 것을 많이 먹어야 한다고 주장한다.

알칼리성 식품 염산에 칼슘 화합물을 넣으면 염화칼슘, 이산화탄소, 물이 생기면서 산성이 중화된다. 여기서 칼슘은 알칼리성으로 만드는 물질, 즉 알칼리이다. 그렇다면 중성인 물에 칼슘을 풀어 넣으면 pH는 어떻게 변할까? 알칼리Alkali라는 단어를 뜯어보면 Al은 물질, Kali는 재〔灰〕라는 뜻이다. 아궁이에 있는 재 10g을 물 200ml에 풀어 넣으면 pH8 정도로 알칼리 쪽으로 변한다. 사람이 이 재를 먹으면 어떻게 될까? 체액을 알칼리성으로 만들 수 있을까? 물 한 컵에 재를 10g 정도 넣었을 때나 뭔가 변화가 보이는 것이지, 우리 몸에 하루 10g 정도 재를 직접 넣는 데 그친다면, 눈에 띄는 변화는 생기지 않는다.

칼륨, 칼슘, 나트륨, 마그네슘은 알칼리성 미네랄이라고 한다. 칼슘은 수소보다 이온화 경향이 높으므로, 자신이 가지고 있는 전자 두 개를 수소에게 내주고 자신은 Ca^{2+}로 이온화된다. 이 과정에서 수소이온 두 개가 수소 분자로 바뀐다. 결국 수소이온이 줄어들기 때문에 칼슘을 알칼리성 미네랄이라고 하는 것이다.

알칼리성 식품을 권하는 사람들은 음식에 들어 있는 칼슘이 우리 몸을 알칼리성으로 바꿀 것이라고 한다. 터무니없는 이야기이다. 완충 계와 호흡, 신장이 손발을 잘 맞추고 있어 몸의 pH 항상성은 나무랄 데 없이 잘 유지되고 있다. 여기는 미네랄이 낄 자리가 아니다. 게다가 칼슘은 염산에 넣었을 때나 중화 작용을 하는 것이지, 우리 몸속에서 그런 일을 하지는 않는다.

음식에 있는 칼슘은 순수한 'Ca'가 아니라 산성을 띠는 다른 원소와 결합한 상태, 즉 초산칼슘, 젖산칼슘, 탄산칼슘과 같은 모습이다. 어느 경우이든 이미 중화된 상태이기 때문에 몸 안에 들어와서 알칼리로서 중화 작용을 하는 일은 없다.

산성 식품 산성 식품이라는 견과류를 하루 내내 먹으면 다음 날 오줌은 pH가 4.5까지 내려간다. 잘하면 신맛을 느낄 수도 있을 만큼이다. 그러나 소변이 산성을 띠고 있다고 해서 우리 몸이 산성화되었다고 할 수는 없다.

황이나 인이 많이 들어 있는 식품을 먹으면 몸속에 황산과 인산이 생기고 이것들은 수소이온과, 황산이온, 인산이온으로 나뉜다. 그만큼 더 많은 수소이온이 몸 안에 남게 되면 체액이 산성화될지도 모른다. 하지만 몸에 미치는 영향은 완전히 무시해도 된다.

하루 내내 인이 많은 아몬드와 황이 많은 달걀만 먹으면 다음 날 오줌은 산성이 된다. 그래 봤자, pH5 안팎의 오줌 500ml일 뿐이다. 구연산 3g을 중성인 물에 넣으면 몇 L라도 pH5로 만들어 낼 수 있다. 아몬드 몇 줌과 달걀 대여섯 개가 체액의 pH에 주는 충격은 구연산 1g에도 미치지 못한다. 물론 황과 인은 약간이나마 신장에 부담을 주면서 배설된다. (신장에 이런 폐를 끼치는 것조차 주저된다면, 그냥 죽는 것이 낫다.) 신장이 멀쩡한 사람이 황산이온이나 인산이온 때문에 몸이 산성으로 변할까 염려하는 것은 건강한 사람이 폐의 부담을 줄이겠다며 슬로모션처럼 천천히 걷는 것과 다를 바 없다.

대표적인 산성 식품이라고 알고 있는 식초나 구연산, 비타민C 같은 것도 체액의 산성도에 아무런 영향을 끼치지 않는다. 구연산은 몸속에 들어가면 곧 수소이온을 내놓는다. 수소이온은 순간적으로 완충계라는 스펀지에 빨려 들어간다. 그랬다가 구연산이 연소될 때 산소와 만나 물이 된다. 구연산을 수저로 퍼 먹을 정도까지 가지 않는다면, 구연산에서 나온 수소이온이 체액을 산성으로 만들 염려는 없다. 오히려 구연산이 모자라면 젖산이 생겨날 가능성이 높아지기 때문에, 이것이 몸의 산성도를 높일 수 있다. 구연산은 자신은 산성 음식으로 묶이지만 우리 몸에서는 오히려 산성도를 낮추어 주는 기능을 하는 것이다.

산성 식품·알칼리성 식품 이론의 더 큰 문제는, 이 이론에 빠진 사람들이 필수 영양물질인 황을 우습게 여긴다는 데에 있다. 곡류 중심으로 끼니를 때우는 우리나라 사람들은 황 결핍이 흔하다. 그런데 산성 식품이니, 알칼리성 식품이니 하면서 황이 있는 달걀, 우유, 생선 같은 단백질 음식을 꺼리는 것은 무식의 소치다.

신진대사와 세포 안의 산성도

체액의 전해질 균형은 생사를 가르는 중대 문제이다. 그렇다고 우리가 칼륨, 나트륨, 마그네슘, 칼슘 따위의 양을 조절해 가면서 밥을 먹지는 않는다. 체액의 산성도도 마찬가지이다. 체액의 산과 염기 평형은 완충계, 호흡, 신장이 힘을 모아 정교하게 조절하기 때문에 이들 기관이 건강하면 신경 쓸 게 없다. 체액의 산성도는 고정된 값을 정확히 유지해야 하는 성질의 것이 아니다. 다만, 조절 기관에 고장이 붙으면, 산혈증, 알칼리혈증과 같은 위급 사태가 발생하므로 이때는 의학적인 처치를 받고, 산성 물질을 만들어 내는 단백질 섭취를 줄여야 할 것이다. 이것은 특수한 질병에 대한 식이요법이라 보편적인 건강법에서 언급할 것은 못 된다.

우리는 체액이 산성으로 기울어진다는 말을 자주 듣는다. 알칼리성 쪽이 아니고 왜 산성 쪽인가? 언제든지 산성의 원인 물질인 수소이온으로 변신할 수 있는 수소 원자가 음식을 통해 끊임없이 들어오기 때문이다. 이 수소 원자는 세포 속 미토콘드리아로 들어가 산소를 만나면 물이 된다. 여기서 세포 속으로 들어간 음식이 미토콘드리아 속으로 가지 못하면 불완전연소가 일어난다. 이때 젖산, 케톤산이라는 시커먼 연기가 난다. 젖산, 케톤산은 수소이온을 내놓는 산성 물질이다.

산성 물질이 늘어나 세포 속이 산성화되면 불완전연소는 더 심해지는 악순환이 일어난다. 급기야 세포는 지쳐서 뻗어 버린다. 이 사태는 적당히 쉬고 잘 먹으면 나아질 수 있다.

젖산과 케톤산 때문에 세포가 기진맥진해지면 온몸의 활력도 바닥을 친다. 젖산과 케톤산은 체액으로 흘러 들어가서 어느 만큼은 조절 장치를 통해 중화된다. 그러다가 도가 지나치면 체액의 산성도에 영향을 준다. 신진대사가 원활하지 않으면 이런 결과도 나타나는 것이다.

이럴 때는 우선 비타민이나 미네랄, 효소처럼 신진대사에 꼭 필요한 영양소를 충분히 먹어 줘야 한다. 이 영양소가 잘 소화되도록 돕는 구연산이나 새콤한 과일 몇 조각을 더하면 더욱 좋다. 숨도 잘 쉬어야 한다. 산소가 없으면 미토콘드리아는 질식하고 만다. 간단히 말해서 잘 먹고 잘 쉬라는 얘기다.

이렇게 신진대사를 정상으로 돌려놓으면, pH니 뭐니 하는 것은 죄다 잊어도 된다. 신진대사는 대충 두고, 산성도를 직접 조절하겠다고 나서는 것은 꼬리로 몸통을 흔들려는 격이다. 체액의 산성도 항상성은 정상적인 신진대사의 결과이거나 수많은 필수 조건 가운데 하나일 뿐이다.

다수결로 진리가 된 엉터리 이론

이론적으로만 보면, 산성 식품·알칼리성 식품 이론은 엉터리의 극치이다. 그런데 도대체 누가 이런 엉터리 이론을 주장하고 퍼뜨리는가? 생화학 지식이 부족한 식품 영양학자들과 이 이론의 효과를 오인한 건강법 전도사들이다. 이 건강법은 결국 고기와 곡류와 같은 산성 식품 섭취를 줄이고 채소, 과일, 해초류 같은 알칼리성 식품을 더 먹자는 것으로 모인다.

고기와 곡류를 많이 먹던 사람이 밥상을 바꾸면 당연히 더 건강해진다. 그러면 건강법 전도사는 기다렸다는 듯 "거 봐라, 그러게 내가 뭐라고 했어, 알칼리성 식품이 몸에 좋다 했지?"라고 한다. 눈에 띄는 효과는 확신을 부르고, 그 확신은 모든 식품의 알칼리 정도를 수치화하는 데까지 이른다.

알칼리성 식품, 산성 식품 이론은 과일, 해조류와 함께 채소를 높이 모신다. 채소를 받드는 것이야 반가운 일이기는 하지만, 그 이유라는 게 기껏 알칼리성 식품이기 때문이라니, 그렇다면 채소와 소다, 과일이 거기서 거기라는 소리인가? 기분 잡치는 칭찬도 많다는 것은 다들 겪어 봐서 알 것이다. 알칼리성 식품이라는 이유로 채소를 칭찬하는 것은 미모가 빼어난 이를 두고 발뒤꿈치 예쁘다고 추켜세우는 것과 같다.

미역의 알칼리도는 261(말린 것이라 수치가 높다.)이라고 한다. 그럼 산성 식품을 실컷 먹고 미역을 조금 먹으면 산·알칼리 균형을 이룰 수 있을까? 알칼리성으로 분류된 수많은 채소와 과일은 그저 맛만 조금 다른 엇비슷한 음식인가? 채소가 좋은 음식이라고 결론이 났으니, 어떻게 설명하든 결과만 좋으면 되는 것인가? 기초가 부실한 것은 건물이든

건강법이든 언제 어떻게 무너질지 모를 일이므로, 이런 엉터리 이야기
가 다시는 발을 못 붙이게 해야 한다.

2_10 서양 의료라는 만능 신화

　서양 의료 시스템의 공로와 한계에 대해서는 다들 일가견이 있을 터이니, 가볍게 확인하는 차원에서 살펴보기로 한다. 무엇보다 제도권 의료는 '스스로 몸을 돌보'는 일을 가장 탐탁치 않게 여기는 만큼 이 책은 그 자체로 제도권 의료에 대해 다시 생각하게 하는 것이라 할 수 있다. 그럼에도 서양 의료의 한계와 성과를 명확히 짚어 두는 것은 맹목적으로 따르는 쪽이든 그 반대이든 대단한 편견과 오해에 빠져 있는 경우가 많아 보이는 까닭이다.

치료사, 사업가, 의사

　선진국이 되려면, 의료계에는 의사 숫자가 많아야 하고, 법조계에는 변호사 숫자가 많아야 한다. 우리나라는 아직 유럽이나 미국 수준에 못 미친다.

　의사는 환자 앞에서 권력자다. 지금 우리 시대에 의사만큼 권위 있는 직업도 드물 것이다. 지금 보면 황당무계한 처방들로 먹고살았던 고대의 의사들도 사람의 목숨이 달린 일이니만큼 대단한 권위를 누렸다.

거기에 견주면 요즘의 의술은 신기에 가까울 따름이니 그 형편이 어떨지는 입 아프게 말할 필요가 없다.

환자는 의사 선생님 '말씀'이라면 그저 떠받들고, 의사는 마음만 먹으면 얼마든지 환자를 쥐고 흔들 수 있다. 돈벌이에 보탬이 되는 쪽으로 말이다. 아무리 선한 사람이라도 자신이 먹고사는 일에 대해서는 정당성이나 윤리를 따질 때 무척 관대해진다. 사람은 악한 일에서건 선한 일에서건 선과 악이 뚜렷할 때는 쉽게 지쳐서 얼른 손을 떼고 싶어 한다. 그런데 악하지도 선하지도 않는 일, 즉 돈 버는 일에는 죽을 때까지 악착같이 매달린다. 의사도 예외가 아니다.

의사도 먹고살아야 한다. 비싼 장비 대여비도 내야 하고 품위도 유지해야 하고 오죽 돈 쓸 일이 많겠는가. 해서 매상도 얼마쯤은 반드시 올려야 한다. '의사'라는 직종에 있는 사람들이 늘었으니 환자도 덩달아 많아지면 좋겠지만, 그게 뜻대로 안 된다.

한정된 환자로 뜻한 만큼 매상을 올리려면, 병원은 과잉 진료와 진료 횟수 늘리기라는 두 가지 수단에 매달릴 수밖에 없다. 과잉 진료는 A라는 별것 아닌 질병을 치료하는 데 B라는 질병의 가능성까지 끌어와서 공격적이고 포괄적으로 진료를 하는 것이다. 여기에 멀쩡한 사람을 예비 환자로 낙인 찍어 병원에 오도록 만드는 일에도 열심이다. 이런 것은 그런대로 참아 줄 수 있다. 그러나 의학적인 치료보다 훨씬 효율적이고 근본적인 치료법이 있는데도, 병원이 이를 무시하고 환자를 끝까지, 다시 말해 죽을 때까지 붙들고 있는 것이야말로 그냥 넘길 일이 아니다.

의사는 병은 알아도 건강은 모른다

이왕 의사한테 도움을 받을 생각이라면 의사를 완전히 믿는 것이 좋다. 의사와 환자의 신뢰는 관계의 지속성과도 관련이 있다. 되도록 한

의사와 평생 같이 가는 것이 필요하다. 실력은 다들 거기서 거기니, 누가 잘 본다는 말이 돌아도 함부로 옮겨 다녀서는 안 된다. 다만, 손놀림이 장인에 가까워야 하는 치과 의사만큼은 나이도 많고 경험이 풍부해서 손끝이 정교한 의사를 죽자고 찾아야 한다. 젊은 의사일수록 어릴 때 연필 말고는 쥐어 본 것이 없어서 손놀림이 좋은 경우가 별로 없기 때문이다.

살다 보면, 모르는 의사를 찾아가야 할 때도 있다. 처음 보는 의사를 한없이 믿지는 말 일이다. 의사도 사람인지라 낯선 환자 앞에서는 양심의 긴장이 느슨해질 수 있다. 특히나 대학 병원처럼 관료화된 의료 조직에 몸을 맡길 때는 더욱 신중해야 한다.

의사에게 우리는 하루 1/50의 존재일 뿐이다. 마주치는 환자들을 모두 다 자신의 아들딸처럼, 엄마 아버지처럼 대할 수 있는 의사는 없다. 환자에게는 목숨이 걸린 사안이지만 의사에게는 일상 업무일 뿐이다. 환자는 이 점을 놓쳐서는 안 된다. 마치 의사가 나 한 사람을 위해 존재하는 것처럼, 또 모든 변수를 다 따져 보고 가장 나은 선택을 하리라고 여기면 안 된다. 의사를 신뢰하되, 의사도 능력에 한계가 있다는 것을 잊어서는 안 된다.

무엇보다 자신이 지고 있는 인생의 짐을 의사에게 떠넘기려 해서도 안 된다. 의사는 성직자가 아니다. 바로 이 부분이 산업사회 이전과 이후의 차이다. 전통 사회에서 의사라는 사람들의 첫 번째 일은 환자의 이야기를 들어주는 것이었다. 물론 요즘 의사라고 해도 착하고 다정한 이라면 더러 대꾸를 해 줄 수도 있을 것이다. 그러나 의사는 실력으로 인정받고 싶어 하지 그런 식으로 남 위로나 해 주는 역할을 떠맡고 싶어 하지 않는다. 정히 기대려거든 우아함을 잃지 않도록 해야 한다. 너무 추한 몰골을 하고 있는 사람은 도와주고 싶은 생각도 들지 않는 법이다.

의사는 질병 전문가이지 건강 전문가는 아니다. 과거 의료보험이었던 것이 국민 건강 보험으로 이름을 바꿨는데, 이것은 한참 틀려먹었다. 사람들이 의료와 건강을 같은 개념으로 착각할 가능성이 있기 때문이다. 건강은 단순히 질병이 없는 상태가 아니고, 활기가 넘치는 상태를 이르는 말이다. 의사들의 진료는 '질병이 없는 상태'에서 딱 그친다. 의사는 건강에 대한 조언을 잘 하지 않는 데다가, 어쩌다 하더라도 틀린 말을 많이 한다. 그 분야에 관해서는 보통 사람들보다 못할 때가 많다. 의사들의 머리는 전문 지식으로 꽉 차 있어서 단순하고 핵심적인 메시지를 놓치는 경우가 흔하기 때문이다.

업톤 싱클레어는 "누군가 어떤 진실을 이해하고 있지 않아야 돈을 벌 수 있다면, 그 사람에게 진실을 이해시키는 것은 매우 어렵다."고 했다. 의사도 한 개인으로서야 신실하고 선입견 없이 세상을 바라볼 수 있을 것이다. 그러나 전문가로서의 의사는 자신이 지닌 지식과 경험을 몹시 소중하게 여긴다. 그도 그럴 것이, 그것이 자신의 부와 사회적 지위를 보장해 주는 유일한 버팀목이기 때문이다. 그러니 전문가의 화를 돋우는 방법은 간단하다. "그 사람, 실력이 좀 없는 것 같더라."고만 하면 된다. 전문가에게는 이것보다 더 큰 모욕이 없다. 그런 사람들에게 그들이 전문가 행세를 하게 해 준 거대한 지식 더미에서 벗어나 다른 시각으로 세상을 볼 수 있는 통찰력을 기대하는 것은 무리다.

시험 삼아 의사에게 영양과 건강법에 관하여 조언을 구해 보라. 여기에 "잘 모르겠다."고 솔직하게 대답하는 사람이 있다면 정말로 역사에 남을 만한 위대한 의사라 할 수 있겠다. 대개는 잘 알지도 못하면서 영양과 건강법을 폄하하는 대답을 할 것이다. 인간이 다 이렇다. 윌리엄 블레이크는 전문가의 일을 두고 "특정하고 세부적인 일에서 선행을 하는 것"이라고 했다. 이것을 전문직의 함정이라고 말할 수 있겠는데, 여기서 빠져나오게 하는 힘은 인간의 선의가 아니라 교양이다. 교양은 가치의 원근감遠近感을 판단하는 힘이다. 전문가에게 교양이란 자신의 전문 지식을 상대화하는 힘이 될 것이다. 그런 점에서 요즘은 선한 의사는 많지만 교양 있는 의사는 드물다. 의사를 신뢰하되, 절대로 건강과 영양에 대해서는 조언을 구하지 말라.

현대 의학의 눈부신 진단 기술

나는 스무 해가 넘게 아픈 몸을 스스로 돌봐 왔다. 그러는 동안 서양 의학의 연구 성과는 언제나 든든한 버팀목이었다. 현재의 증상을 이해하고, 병의 경과를 객관적으로 알 수 있었던 것은 전적으로 서양의학 덕분이었다. 내 몸 어디에 고장이 붙었는지 정확히 알려 주어서 음식과 생활 습관을 어떻게 바꿔야 할지 가늠하게 했다.

나는 대학 시절 찾아온 질병으로 결국 학업을 그만두고, 그 뒤로 줄줄이 찾아든 병마와 싸우며 이삼십 대를 보내야 했다. 긴긴 투병 기간 동안, 하느님은 나에게 약간의 은총을 베푸셨는데, 갖가지 질병을 내려 주어 투병 생활을 다채롭게 하되, 이것들을 한꺼번에 내리면 내가 압사할까 봐 하나씩 차례로 보내 주신 것이다.

어떻게든 요절만은 면해 보려고 머리와 팔다리에 남은 온 힘을 다 짜냈다. 아직껏 완전히 건강을 되찾지는 못했지만 아무튼 살아남았으니 거의 성공한 투병이라고 할 수 있다. 여기에는 대단하기 짝이 없는 투지와 노력이 큰 기여를 한 것은 사실이지만, 현대 의학의 진단 기술에 기대어 투병의 밑그림을 그릴 수 있었기 때문이기도 하다. 이것이 없었다면 어디로 가야 할지 몰라, 좋다는 약이나 용하다는 의술을 펼치는 사람을 이리저리 찾아다니다가 죽었을 것이다.

자연에 기댄 치료법을 찾고 그것을 바탕으로 몸을 돌볼 수 있는 것도 현대 의학이 제법 정확한 진단 기술로 출발점을 일러 주고 있기 때문이다. 대안 의학이든 자연 의학이든 다 좋은데, 현대 의학의 잘잘못을 제대로 가리지 못하고 성과마저 뭉뚱그려 무시해서는 안 된다.

현대 의학, 즉 서양 의료 시스템은 청진기나 엑스레이X-ray, 간단한 임상 병리 검사 장비만 갖추고 있으면 옛날에는 알아낼 수 없었던 질병 대부분을 손쉽게 진단할 수 있다. 진단은 점점 정밀해져서 앞으로 어디가 아프게 될지 예측하는 수준에까지 이르렀다.

암도 어디에 몇 cm 종양이 있다는 식으로 정확하게 진단한다. 치료법은 진단 기술에 견주면 같은 시스템의 결과라는 것이 믿기지 않을 만큼 형편없지만, 현재로서는 환자가 고를 수 있는 방법 가운데 가장 나은 것으로 받아들여지고 있다. 그러다가 치료에 실패하면 "앞으로 살 날이 몇 달 남았다." 운운하는 진단 아닌 진단을 내림으로써 의료 행위가 실패하는 순간에도 생사를 통제하는 권위를 보여 준다. 얼마쯤 예외는 있지만 그런 선고를 받은 사람은 대개 의사의 예언대로 살다가 죽는 것이 보통이다. 결국 죽으나 사나, 현대인은 의사의 진단을 피할 수 없게 되었다.

서양 의료는 진단만 잘하는 것이 아니고, 몇 가지 질병을 고치는 의술에서는 마술과 같다. 예전에는 숱한 이들의 목숨을 앗아 간 감염 질환을 항생제 몇 알로 치료하는 것은 너무나 흔한 일이라 아예 공덕으로 여기지도 않을 정도다. 그뿐인가? 응급 환자를 살려 내는 기술, 정형외과의 수술, 안과나 이비인후과의 처치에 이르기까지 머리끝에서 발끝까지 현대 의학은 전에 없는 탁월한 의술을 발휘하고 있다.

서양 의료의 맹점

옛날에는 폐결핵에 걸리면 그것으로 거지반 죽음을 맞았다. 그러던 것이 결핵약이 보급돼 웬만해서는 잘 죽지 않는 병이 되었다. 하지만 몇 달 동안 그 독한 약을 주워 삼키는 것을 좋은 치료법이라고 하기는 어렵다.

이보다 더 나은 방법은 없을까? 결핵은 영양을 잘 보살피면서 숲 속에서 요양을 하면 쉽게 낫는다. 그렇게 오랜 시간이 걸리는 것도 아니다. 굳이 숲 속까지 가지 않더라도, 채소범벅으로 배를 채우고 혈당이 오르지 않도록 조심하고 국선도 수련에 힘쓰면 도심 한가운데서도 거뜬하게 고칠 수 있다.

둘 다 확실하게 낫는다는 보장이 있다면 어느 방법을 선택하겠는가? 당연히 스스로 보살피는 쪽을 선택할 것이다. 그런데 어떤 권위자도 이러한 사실을 보증해 주지 않는다. 의사들이란 서양 의료를 '팔아야' 먹고사는 사람이어서 '스스로 몸을 돌보는 방법'에는 도통 관심이 없다. 자신의 영역, 즉 밥그릇이 줄어드는 결과로 이어지는 연구에 힘을 쏟을 전문가는 있을 턱이 없는 것이다. 더 자유롭고 인간적인 치료술을 선택하는 것은 온전히 환자 몫으로 남는다.

목숨이 달린 문제가 아닐 때는 한 번 해 보고 안 되면 그때 가서 서양 의료에 의지해도 늦지 않는다. 이를 빼고 임플란트를 하는 것이라면 수술을 하기 전에 자연요법으로 버텨 볼 필요가 있다. 치질이나 전립선 질환도 마찬가지다. 척추 수술도 서둘러서는 안 된다. 척추가 부실한 것은 자세가 나빠서만이 아니라 영양소가 모자라거나 균형이 깨진 결과일 수도 있다. 미네랄을 골고루 더 많이 먹어 척추를 정상으로 돌린 사람도 있다. 병원에서는 이런 처방에 대해 입만 벙긋해도 의사의 꾸지람을 들어야 한다.

만성간염, 당뇨병, 암처럼 서양 의료가 서툴다 못해, 자칫 멀쩡한 부분까지 망쳐 놓기 십상인 분야에서는 환자와 환자를 돌보는 사람의 적극적인 개입이 필요하다. 만성간염과 당뇨병은 서양 의료의 힘을 빌려 진단을 한 다음, 치료는 스스로 책임져야 한다. 특히 당뇨가 막 시작된 사람이 스스로 돌보려는 노력 없이 곧장 서양 의료에 풍덩 몸을 던지는 것은 자기 손으로 지옥문을 여는 것이나 다름없다. 초기 당뇨는 스스로 절제하는 법을 조금만 익혀도 간단히 치료할 수 있는 질병이다. 만성간염 역시 이런 범주에 든다고 볼 수 있다.

암에 이르면 문제는 꽤 복잡하다. 수술, 방사선 치료, 항암제 투여라는 일련의 과정을 어떻게 봐야 할 것인지 판단이 잘 서지 않는다. 암 초기라면 자연요법으로도 충분히 이겨 낼 수 있을 것이고, 말기라면 수술을 해도 가망이 없을 테니, 과감하게 자연에 맡기는 것이 나을 듯싶다. 분명한 것은 서양 의료의 치료 과정에 몸을 맡기는 순간부터 의사의 처치 대상이 되어서, 남은 생애 동안 자기 몸을 옴짝달싹할 수가 없다는 것이다. 병을 앓는 동안이나, 병이 나아 가는 시간을 삶에서 똑 떼어 낼 수는 없다. 이 병만 나으면 다르게 살아야지라고 마음먹었다면 병을 치료하는 과정도 그에 걸맞아야 한다.

자연요법을 연구하는 모임은 서양 의료 시스템의 모든 코스를 다 돌고 이제 더는 기댈 곳이 없는 말기 암 환자들로 북적인다. 얼른 단념하고 찾아오는 경우는 극소수이고, 대개는 병원에서 나가라고 할 때까지 버티다가 초라한 몰골이 되어 자연요법의 문을 두드린다. 불행하게도 너무 늦어서 가망 없는 헛수고만 하는 경우가 많다.

서양 의료 시스템이 완전히 무능한 분야도 있다. 바로 아토피, 비만(요사이는 이것도 질병이니까), 불면증, 변비 따위다. 그런가 하면, 서양 의료가 치료에만 전념한 나머지 손쉬운 예방책을 놓친 경우도 있다. 뇌졸중과 심장병이 그렇다. 이 질병들은 일단 한번 걸렸다 하면 도리 없이 병원 신세를 져야 한다. 그러기 전에, 식습관을 바꾸고 꾸준히 운동을 한다면 충분히 막을 수 있다. 물론 의사들은 '얼마쯤' 예방할 수 있다고 말한다. 내가 보기에는 너무 늦지만 않으면 아주 특별한 예를 빼고는 '거의 완벽하게' 막을 수 있다.

요즘은 하루가 멀다 하고, 획기적인 치료법들이 쏟아져 나와 새롭게 인터넷 포털 사이트 대문을 장식한다. 그래서 우리가 오늘 밤에 잠을 더 달게 잘 수 있을 것인가? 더 활기 있게 땅을 탕탕 박차면서 걸어갈 수 있을 것인가? 급기야 유전자를 바로잡는다고 한다. 그렇잖아도 기술 의료에 가뜩이나 주눅이 들어 있는 가련한 현대인에게 유전자 차원의 치료가 가능하다는 말은 영혼을 팔아서 목숨을 이어 가라는 말이나 똑같다. 유전자를 바로잡는 것은 실제로 가능하지도 않다. 하나를 바로잡는답시고 열 개를 비틀어 놓을 공산이 크다. 이것은 현재를 초라하게 만드는 미친 짓이라는 것을 분명하게 알아야 한다. 미친 사람들도 선의를 품을 수 있다.

결론적으로, 서양 의료의 눈부신 진단 기술과 치료술에 대한 합리적인 태도는, 서양 의료의 진단 기술을 '적당히' 활용하고, 치료에 들어가면 응급 상황을 빼고는 자연요법을 제대로 실행하는 것이다. 암이라면 몇 달쯤 수술을 늦추고 자연요법에 온 힘을 쏟을 필요가 있다. 자연요법 가운데 혹 황당무계한 것에 빠지게 되면야 수술도 못 해 보고 가는 수가 있겠지만, 적어도 채소범벅을 위주로 하는 근본적인 방법을 쓰는 한 낭패를 보는 일은 거의 없을 것이다.

현대 의학이라는 만능 신화에서 벗어나기

치유 과정에서 '믿음'이 차지하는 비중은 대단히 크다. 의사에게 모든 것을 맡기고 곧 나을 거라고 확신하는 환자는 이미 절반은 나은 것이나 마찬가지다. 의사의 풍모, 근엄한 말, 엄청난 지식과 경험에서 우러나오는 특이한 분위기에, 과학기술에 대한 압도적 여론, 즉 사회적 확신까지 가세하면, 거의 종교적 신앙에 가까운 믿음이 형성된다.

그러니 착한 환자와 권위 있는 의사 사이에는 자연스럽게 권력관계가 형성된다. 착한 환자는 스스로 생각해서 처리해도 상관없는 사소한 일까지도 의사의 허락을 받아야만 마음이 편안해진다. 의사가 "이상 없습니다!" 하면 무겁던 몸도 갑자기 날아갈 듯 가벼워진다. 치료술이 형편없던 옛날에도 그랬으니 지금처럼 첨단 의료 장비로 무장한 대학 병원의 전문의가 가지는 권력은 거의 절대군주나 다름없다.

참으로 갑갑한 것은 당장에 녹즙과 채소범벅을 갖다 부어도 시원찮을 판에 환자들이 어떻게 할지를 의사한테 물어본다는 것이다. 의사의 대답은 당연히 "안 됩니다."이다. 대학 병원 전문의가 그랬으니 녹즙 마시기는 재론의 여지가 없이 확실하게 물 건너 간다. 이렇게 대학 병원의 자기장磁氣場 안에 들어가면 순식간에 그 제도에 들러붙어 그 배에 몸을 싣고 폭풍우 몰아치는 바다 위를 이리저리 떠다니게 된다. 그것이 제대로 된 항로인지는 당최 알 길이 없다. 여하튼 대학 병원이라는 배를 타고 일단 출항했다면 죽기 전에는 내릴 수 없다는 것이 문제다.

이러한 '믿음'은 자연요법을 할 때도 생겨난다. 그러나 보통 사람들이 의사를 신뢰하는 데 대면, 없는 것이나 마찬가지다. 자연요법가야 자격증도 없고 의학을 체계적으로 배운 적도 없는 '별것 아닌 자'들이니, 이들에게는 일반인이 추종할 만한 압도적 권위가 있을 리 없다. 그래서 자연요법은, 반신반의하며 중간에 포기하는 일이 잦다.

그렇다면 자연요법을 따르기로 할 때, 믿음을 대신할 만한 것은 무엇인가? 그것은 자연의 섭리에 대한 믿음과 운명에 대한 순응이다. 지금의 자연 의학은 어림짐작으로 하는 사이비 의술이 아니다. 과학기술을 신뢰하는 사람이라면, 대안 의학에도 서양의학에 못지않은 과학성이 있다는 사실을 놓쳐서는 안 된다.

나는 병원의 의사들이야말로 자연 치유력을 겁 없이 순진하게 믿는 편이라고 생각한다. 어떻게 하면 자연 치유력을 높일 수 있을지 생각 한 번 해 보지 않고서, 일단 잡아 째고 약을 집어 넣는다. 그리고 기다릴 뿐이다. 나머지를 자연이 싹 알아서 해 줄 것으로 믿지 않고서야 이럴 수가 없다. 인체의 오묘한 능력을 믿지 못해, 더 싱싱하고 깨끗하고 영양이 풍부한 음식을 먹겠다면서 소심하고도 끈덕지게 애를 쓰고 있는 것은 자연 의학 쪽이다.

그러니 과학적인 것으로 말하자면 자연 의학이 한 수 위다. 자연 치유력을 무턱대고 믿어 버리는 쪽보다는, 자연 치유력를 높일 수 있도록 섬세한 조건을 만들어 주려고 애쓰는 쪽이 더욱 견실하지 않겠는가.

2_11 한의학은 과학이 아니다

생약生藥, 한방韓方, 한의학韓醫學은 같은 말이 아니다. 생약은 전 세계에 공통되는 천연물 처방이고, 한방은 침·뜸·탕약과 같은 전통 의술이다. 한의학은 질병을 진단하고 치료하는 이론적 근거를 말하는 것이다. 계피나 생강은 생약일 뿐이고, 침과 뜸은 전통 의술이지 한의학이 아니다.

그런데 우리나라에서는 서양 의료 시스템, 특히 미국식에 가까운 병원들이 아닌 다른 것은 모두 한의학이라고 여기는 경향이 있다. 사정이 이렇다 보니 한의사들이 침이나 뜸을 법률로 독점하는 것을 마치 당연하다는 듯 받아들이는 것이다. 한의학이 자신의 성과인 양 마구 끌어들이는 전통 의술이나 대안 의술은 한의학과 아무런 관련이 없다. 그런 것은 한의사가 어깨너머로 배운 것이지 한의학에 속한 것이 아니다. 내가 여기서 과학이 아니라고 비판하는 것도 '한의학 이론'만을 겨냥한 것이다.

한의학에 대한 이야기가 길어지는 것은 무엇보다 한의학이 환자를 괴롭히는 거대한 괴물이기 때문이다. 시스템으로 굳어져 자리를 잡은 한의학은 허황한 논리로 사람을 홀린다는 점에서 서양의학보다 문제가 많다고 할 수 있다. 그런데도 의료 시스템에 문제가 있다고 느끼는 사람들이나, 대안 의학을 공부하겠다는 사람들 중에는 한의학에 대해 덮어놓고 호의적인 이들이 많다.

한의학은 약 2천 년 전 한漢나라(기원전 206년 ~ 기원후 220년) 때 기틀을 마련했다. 중국의 고대 의학 이론은 마치 세상의 이치를 통달한 신선이 일필휘지로 내려쓴 듯 이론적으로 자족성, 완결성을 갖추고 있다. 그런 한의학의 독특한 매력은 사이비 종교성을 띤 채로 너무 오래 살아남아 지금 우리에게까지 영향을 미치고 있다.

이보다 더 오래된 중국의 고대 의술은 침과 뜸이라는 기념비적인 발자취를 남겼다. 약초를 쓰는 것이야 모든 인류가 해 왔지만, 침과 뜸은 고대 중국인이 창안해 낸 독창적이고 천재적인 의술이다. 그러나 훌륭한 조상을 둔 후손들은 이로써 값비싼 대가를 치러야 했다. 침과 뜸, 생약의 효과를 설명하기 위해 음양오행 이론을 끌어 왔는데, 이제는 거꾸로 음양오행 이론이 의술을 끌고 다니게 된 것이다. 이것은 "마차 뒤를 졸졸 따라다니는 개를 보고, 그 개가 마차를 밀고 가는 것으로 착각한 꼴"이라고 할 수 있다.

진실은 다수결이나 제도로 판가름 나는 것이 아니다. 아무리 많은 사람들이 인정하고, 또한 국가가 제도로서 보장해도, 아닌 것은 아니다. 한의학은 과학도 비과학도 아닌, 사이비似以非 과학이다. 한의학에 대한 비판을 양의들이 주로 이끄는 탓에, 비판이 정당한 것일 때에도 밥그릇 싸움 정도로 비하되기 일쑤다. 의학에 문외한인 사람이 상식에 기대어 한의학을 비판하면, 전문가도 아닌 것이 뭘 알겠냐며 무시한다.

한의학은 천동설만큼이나 잘못된 이론이다. 한의사가 전통 의학에 통달했다면서 자신을 의사라고 여기는 것은 마치 점성술사가 천문학자라고 우기는 것과 다를 바 없다. 히포크라테스의 '4체액설'에 정통했다며 자신을 내세우는 양의는 없다.

한의학과 같은 명백한 오류가 어떻게 사회적으로 용인되는 의료 시스템으로 자리 잡을 수 있었을까? 린 페이어는 "의료는 보편적 과학이 아니라 문화적 편견의 결과일 수도 있다."고 했다. 페이어는 프랑스 의학을 생각하는 의학, 독일 의학을 조화로운 의학, 영국 의학을 경제적인 의학, 미국 의학을 공격적인 의학이라고 말한다. 우리나라 양방은 미국의 공격적인 의학에 가깝다.

우리나라 환자는 때로는 미국식 공격적 의학에 몸을 맡겼다가, 바로 다음에는 고대 중국식 뜬구름 잡는 의학에 몸을 맡기는 이중적인 성향을 지니고 있다. 어떤 질병을 형이상학적으로 설명하는 데 문화적으로 익숙해져 있기 때문에, 이러한 관행에 치명적 오류가 있어도 아예 보려고 하지 않는다.

미국과 한국의 공격적 의학은 질병의 원인을 찾을 때 세균과 바이러스부터 뒤진 다음, 이것을 어떻게 박멸할까 고민한다. 몸 자체를 보기보다는 의료 행위에 더 가치를 둔다. 덕분에 미국에서는 대안 의료를 불법 행위로 낙인 찍어 처벌하거나, 의사라 할지라도 생약을 쓰거나 정해진 규정에 따라 치료하지 않을 때는 범법자가 되기 일쑤다. 때맞춰 자동차를 정비하듯 정기검진이 유행을 하고, 제왕 절개 수술이 판을 치고, 암세포를 당장 칼로 도려내지 않으면 직성이 풀리지 않는 풍조가 널리 퍼져 있는 것도 공격적 의학과 무관하지 않다.

독일 의학을 '조화로운 의학'이라고 한 것은, 독일만큼 대안 의학을 폭넓게 받아들이는 나라가 없기 때문이다. 독일 의사들은 단층 촬영을 하든 진흙 목욕을 처방하든 진료에 들어간 비용을 의료보험에서 받는다. 그래서 독일은 사람들이 병원을 너무나 자주 찾는 나라가 되었다.

우리의 모습을 보면, 주류는 공격적 의학을 숭배하고 있고, 비주류는 그 반발로 사이비 과학인 한의학에 쏠려 있다. 한의학은 공격적 의학의 폐해를 누그러뜨리기는커녕 하는 일 없이 환자들의 시간과 돈만 빼앗아 간다. 좋지 못한 양극단 사이에서 죽어나는 것은 환자들이다. 한의학에 대한 정당한 비판은 우리나라 의료 시스템의 고질적인 병폐를 바로잡는 길이다.

동양 의학 전통 이해하기

음양오행설　음양설陰陽說은 중국의 춘추시대에 나온 것인데, 그늘을 뜻하던 음과 볕을 뜻하던 양에 우주적인 의미를 부여하여 모든 자연현상을 음과 양의 상호 작용으로 설명했다. 음양설은 이론이 단순한 만큼, 많은 것을 설명하지도 않고 크게 잘못된 것도 없다. 뒤이어 나타난 오행설五行說은 원래 자연 물질인 목, 화, 토, 금, 수를 우주론적으로다가 추상적이고 상징적인 구성 요소로 격상시켰다. 전국시대에 이르러 추연이 음양설과 오행설을 합해서 음양오행설로 만들었다. 이것이 문제의 시작이다. 음양오행설은 이진법과 오진법을 결합한 '이진오진법' 만큼이나 기이한 것이다.

음양오행은 하느님의 의지(天命)가 아니라 물질적 요소가 세계를 움직인다고 보았다. 이것은 자연에 대한 인류의 초보적인 인식에 지나지 않는 것이지만, 천지의 순수한 본질을 파악하려 했다는 점에서는 혁명적인 유물론적 자연철학이었다.

음양오행가들은 나름대로 모든 감각기관을 동원하여 세계를 관찰하고 그 결과를 모아 어떤 법칙을 유추해 나갔다. 그러나 훗날 음양오행설을 따르는 이들은 눈을 자연을 보는 데 쓰지 않고, 음양오행설을 설파하는 책을 읽는 데만 썼다. 그리하여 경험론에서 시작된 음양오행설은 확립되기가 무섭게 관념론으로 변질되고 말았다.

한나라 때에 음양오행설은 정치·종교·사상·학술·천문·과학·의학에 이르기까지 사회 전 분야에 두루 퍼졌다. 음양오행설의 핵심은 삼라

만상은 음양과 오행으로 이루어져 있으며 서로 영향을 미치고 교류하는 변증법적 관계에 있다는 것이다.

음양오행설의 병폐는 오행설에서 비롯된다. 밤하늘의 별 중에는 가만히 있지 않고 돌아다니는 별이 있었는데 그것도 마침 다섯이었다. 이들한테도 수성, 금성, 화성, 목성, 토성이라는 이름을 붙였다. 다른 별들도 이 다섯 개의 별이 주관하고 있는 것처럼 보였다. 우연히도 오행 사상과 다섯 행성은 '다섯'이라는 점에서 일치했다. 우연의 일치는 사람의 판단력을 흐려 놓기 마련인데, 이제 음양오행설은 움직일 수 없는 우주관이자 철학 체계가 되었다. 이 시기에 의학도 음양오행의 강력한 자기장 속에 빨려 들어갔다.

오행의 상호 작용은 상생相生과 상극相剋으로 나타난다. 상생과 상극을 설명하기 위해 우선 목화토금수木火土金水라는 순서를 기억해 놓자. 목은 화를 낳고,〔木生火〕화는 토를 낳고,〔火生土〕토는 금을 낳고,〔土生金〕금은 수를 낳고,〔金生水〕수는 목을 낳는다.〔水生木〕나무에 불이 붙으면 재가 남고, 그 재 속에 쇠붙이가 들어 있으며, 쇠붙이가 녹으면 액체가 되고, 물은 다시 나무를 키운다는 것이다. 이 관계를 상생이라고 한다.

이번에는 하나씩 건너뛰어 보자. 목은 토를 이기고,〔木克土〕화는 금을 이기고,〔火克金〕토는 수를 이기고,〔土克水〕수는 화를 이기고,〔水克火〕금은 목을 이긴다.〔金克木〕나무는 흙 속에 깊이 파고 들어가고 흙은 물을 막고 물은 불을 끈다. 불은 쇠붙이를 녹이고 쇠붙이는 나무를 찍어 누른다. 이 관계를 상극이라고 한다. 다섯 가지 요소를 절묘하게 배치하고 짝지운 솜씨에 감탄을 하지 않을 수 없다.

빈틈없는 논증을 제시하려는 욕구는 동서고금을 가리지 않는다. 음양오행설이 그럴듯한 논증을 제시하는 데 성공하자, 자연과학처럼 경험을 중시해야 할 학문까지도 음양오행설의 마력에 취했다. 한의학은 음양오행을 받아들이면서 나름대로 체계와 완결성을 갖추기 시작했다. 하지만 섣부른 일이었다. 아직 사람의 몸과 질병에 대해서 세세하게 관찰하고 분석하지도 않은 상태에서 서둘러 결론부터 내린 꼴이었다.

《황제내경》은 간장, 심장, 비장, 폐장, 신장을 오장五臟이라 하고, 여기에 오행설을 따라 설명을 붙인다. 간(木)이 나쁜 것은 폐(金)의 기운이 너무 세서 간을 누르고 있거나, 신장(水)의 기운이 약하여 간을 북돋우지 못하기 때문이라고 한다. 그러므로 간을 튼튼히 하기 위해서는 폐의 기운을 사瀉하고, 신장을 보補하는 약을 써야 한다는 결론에 다다른다. 이렇게 어이없는 말이 그럴듯하게 들리는 것은 단지 우리가 이런 말을 자주 들었기 때문이다. 다른 이유가 없다.

종교나 다름없던 음양오행설은 청나라 때에 이르러 비판을 받기 시작한다. 우리나라에서는 18세기 후반 실학자 홍대용이 《의산문답》에서 음양오행설로 민중을 홀리는 무리를 '술법을 부리는 자들'이라고 몰아붙였다.

우나라와 하나라 때에는 육부를 말했는데 물, 불, 쇠, 나무, 흙, 곡식이 그것이고, 《주역》에서는 팔상을 말하였는데 하늘, 땅, 불, 물, 천둥, 바람, 산, 연못이 그것이다. 천하의 커다란 법도인 홍범에는 오행을 말했는데 물, 불, 쇠, 나무, 흙이 그것이고, 부처는 사대를 말하였으니 땅, 물, 불, 바람이 그것이다.

옛 사람이 때에 따라서 말을 만들어 만물의 이름을 지었는데, 여기에는 한 가지도 보탤 수 없거나 뺄 수 없다는 것이 아니라, 천지만물이 이런 수에 적합하게 되어 있다는 것뿐이다.

그러므로 오행의 수는 원래 이치에 딱 맞는다고 할 수는 없는 것이다. 그런데 술법을 쓰는 사람들이 오행을 근본으로 삼아 하도河圖와 낙서洛書로써 억지로 맞추고 《주역》의 상수象數를 파고 들어가 오행이 조화롭다느니 맞선다느니 점괘가 보인다느니 안 보인

다느니 하는 지리한 수작으로 여러 술수를 장황하게 이야기하지
만 끝내 그런 이치는 없는 것이다.

근대 중국의 개혁가 량치차오는, 음양오행설을 "중국 2천 년 미신迷信
사상의 대본영"이라고 했다. 루쉰은 '내일'에서 음양오행설에 바탕을 둔
전통 의학이 순 사기꾼들의 장난이라는 사실을 풍자했다.

"선생님, 우리 아이가 무슨 병에 걸렸는지요?"
"중초中焦가 막혔소."
"일없을까요? 애는……."
"우선 둬 첩 먹여 보지."
"애는 숨이 가빠서 콧구멍이 벌름거려요."
"그건 금이 화에 눌렸기 때문이니……."

루쉰이 어렸을 때 아버지가 피(붉은 색, 火)를 토하자, 식구들은 벼루에
다 먹(검은 색, 水)을 갈아서 먹였다고 한다. 검은 색이 붉은 색을 누를 수
있다는 원리에 따른 것이었다.

음양오행설은 고대 중국의 사유 체계이다. 당대 중국인들은 자연의
순환을 간파하고 있었고, 변증법적 사유에도 능했다. 음양오행설의 상
생과 상극 개념은 지금도 여러 방면에서 되새길 만한 가치가 있다. 미
시적이고 편협한 사고방식에 젖어 있는 현대인들에게, 전체를 조망할
수 있는 틀을 마련해 주기도 한다.

우리 몸의 각 장기는 독립해 있는 동시에 복잡하게 서로 얽혀 있다.
그런 점에서는 음양오행 이론이 완전히 허방을 짚은 것은 아니지만, 그
이상은 아니다. 상생을 지향하는 음양오행 사상은 시詩와 철학의 언어
로 받아들이는 것으로 충분하다. 자기 몸을 철학적으로 이해하는 것

은 개인의 자유이다. 하지만 의사 면허를 받은 자들이 다른 사람의 몸을 철학적으로 진단하고 처방을 내리는 것은 범죄 행위이다.

《**황제내경**》 《황제내경》은 중국 진秦(기원전 221년 ~ 기원전 207년)과 한나라 때에 저술된 것으로 알려져 있다. 중앙집권적인 권력이 생기자 분분한 의학 지식을 하나로 통일하게 된 것이다. 이로써 《황제내경》이라는 전무후무한 걸작이 나왔다. 지금도 한의사에게는 경전과 같은 책이다.

《황제내경》은 음양오행설로 몸의 생리 현상, 질병, 치료법을 설명한다. 그러나 《황제내경》의 치료법은 음양오행설에서 자연스럽게 이끌어낸 것이 아니다. 당시 중국에 알려져 있던 치료법을 음양오행설에 꿰어 맞춘 것이다. 《황제내경》은 그 이름으로 미루어 알 수 있듯 동양 의학의 최고 경전으로 대접을 받았다. 이후 중국의 의학은 근대 의학이 도입되기 직전까지 2천 년 동안이나 음양오행이라는 관념적 사고의 틀에서 벗어나지 못했다.

《황제내경》을 동시대 의학서 가운데 불후의 명작이라고 꼽는 것은 음양오행론 때문이 아니다. 거기에는 침과 뜸, 경락처럼 지금도 그 실체가 명백하게 밝혀지지 않은 것들에 관한 독창적인 통찰이 있기 때문이다. 또한 모든 질병, 심지어 하루아침에 생겨나는 급병急病에도 그에 상응하는 원인이 있다고 볼 정도로 유물론에 철저했다.

바람〔風〕, 비〔雨〕, 추위〔寒〕, 더위〔署〕와 같은 바깥 기운〔外邪, 외사〕은 몸이 허虛하지 않으면 사람을 상하게 하지 않는다. 갑작스런 질풍이나 폭우를 만나도 병에 걸리지 않는 것은 몸이 허하지 않기 때문이다. 따라서 병을 부르는 나쁜 기운은 그 자체로는 사람을 상하게 하지 않는다.

흔히 옛사람들이 병의 원인을 알지 못할 때에 귀신이니 뭐니 하면서 엉뚱하기 짝이 없는 까닭을 갖다 붙인 것에 대면 위 글과 같은 태도는 아주 뛰어난 통찰이다. 바람, 비, 추위, 더위를 나쁜 기운으로 본 것은 의아스럽지만, 건강에 영향을 미치는 것은 분명하다.

《황제내경》이 쓰여졌다고 전해지는 시기에 그리스에는 히포크라테스가 있었다. 《황제내경》은 의학의 아버지로 추앙받는 히포크라테스보다 뛰어나다. 히포크라테스가 인체와 질병에 대해 극히 초보적인 인식에 머무르고 있었던 것에 견주면 《황제내경》은 혈액순환, 맥박, 장기에 따라 질병을 나누고, 침이나 뜸, 경락까지 설명해 놓았다. 히포크라테스보다 훨씬 탄탄한 체계가 있다.

그렇다고 여기서 《황제내경》을 찬탄해마지 않는 것은 당대의 상황에 비추어서 한 말이지, 결코 오늘에 되살려 처방으로 쓰자는 말이 아니다. 《황제내경》에는 지금 보기에 어이가 없는 것들도 허다하다. 이를테면 음식의 신맛, 단맛, 매운맛, 짠맛이 저마다 장기 하나씩을 건강하게 한다고도 했다. 진단은 애매하고 원인도 모르니 치료법이라는 것도 그저 겉핥기 식이다. 억지로 갖다 붙이면 어딘가에는 쓸모 있는 부분도 없지는 않겠지만 건강법이나 치료법으로 참고할 책은 아니다.

그런데 아직도, 직업적으로 《황제내경》을 신줏단지로 모시는 사람들이 있다. 어느 한의사는 비타민C를 먹으면 살이 찐다고 주장한다. 《황제내경》에 쓰여 있기를 산수신산酸收辛散, 즉 신맛은 모아 들이고 매운맛은 흩어지게 한다고 했으니, 신맛이 나는 비타민C는 살을 찌운다는 것이다. 다른 누구보다 《황제내경》을 쓴 사람이 이걸 알면 얼마나 한심하게 생각하겠는가.

《동의보감》 《동의보감》은 정유재란이 일어나기 직전인 1596년(선조 29년)에 편찬이 시작되어 정유재란 때 잠시 중단되었다가 1610년(광해군

2년)에 완성된 것으로, 당시 중국과 우리나라의 의학을 집대성했다. 두 전란을 겪은 데다가, 가뭄과 기근이 끊이지 않았고 역병(전염병)이 창궐하던 때였다. 대부분이 인용문이고 인용된 책의 90% 이상이 중국 책이기는 하지만, 조선 중기 사대부의 양생법과 토종 약재 처방을 체계적으로 정리했다는 점에서는 '동의'의 '보감'이라고 할 만한 것이었다.

《동의보감》보다 좀 더 앞선 시기에 중국에서 《본초강목》이 나왔다. 명나라 이시진이 27년 동안 자료를 수집해서 펴낸 약재 대백과사전이다. 8백여 문헌을 참고하고 직접 찾아가 조사하고 표본을 채집하기도 했다. 여기에 실린 약재가 모두 1,892종이라고 하니 당시로서는 가히 최고의 약학서라고 할 수 있겠다.

《동의보감》이나 《본초강목》에는 별의별 처방이 다 들어 있다. 현대의 특효 처방이라고 해 봤자 이 두 책에 없는 게 없을 정도이다. 하지만 여기에 수록된 처방은 두꺼운 책 속에 갇혀 있다. 같은 증상에 대해서 수십 수백 가지 처방이 나열된다거나, 반대로 한 가지 약재에 대해서도 온갖 증상에 다 효험이 있다는 식이 많다. 오랫동안 내려온 처방을 그저 그러모으기에 바빴기 때문이다. 그러니 그 자체로는 아무것도 설명하는 것이 없는 것이나 다름없다.

분류 가능한 체질은 없다

이제마의 사상 체질론四象體質理論이 없었다면, 우리나라의 한의사韓醫師는 아직도 한漢의사였을 것이다. 한漢의사가 한韓의사로 바뀐 것은 1986년의 일이다. 체질론은 한의학 이론 가운데 가장 폐해가 심한 것이라 할 수 있다. 위중한 환자가 자칫 체질론에 빠졌다가는 되돌이키기 어려운 상황이 될 수도 있다. 건강한 사람도 몸이 나빠질 수 있다.

사상 체질론은 사람을 태양太陽, 소양少陽, 태음太陰, 소음少陰으로 가른다. 《황제내경》의 오태인론五態人論 가운데 음양화평인陰陽和平人을 뺀 네 가지를 그대로 베껴 왔다. 《황제내경》은 이상적 인간인 음양화평인을 가운데 두고 음과 양에 치우친 정도에 따라 사람을 나누었다.

이제마는 사상인四象人을 타고난 체질로 설명했다. 유전, DNA 같은 현대 생화학의 입장에서 볼 때, 이제마의 견해는 '환경에 의해 바뀔 수 없는' 소질素質을 인정하고 있다는 점에서 당시로서는 획기적인 사고의 전환이라고 볼 수 있다. 그렇다고 해서 세부적인 이론이 타당하다는 말은 아니다.

이제마는 1894년에 완성한 《동의수세보원》의 첫머리에서, "나는 의약의 경험이 있은 지 오류천 년 후에 태어나서 먼저 사람들이 저술한 글을 가지고 우연히 사상인 장부臟腑의 이치를 얻어 책 하나를 저술하고"라고 했다. 말 그대로, 의학 고전을 섭렵하고 나서 떠오른 '생각'에 기대어 사상 체질론을 썼다는 것이다.

이제마는 《황제내경》의 다섯 상 중 네 가지 상을 따오고, 여기에 '오행설'을 끌어다 붙였다. 이제마는 오행 가운데 화火에 해당하는 심장을 중립 장기로 정한 다음, 다섯 상극 가운데 화가 있는 화극금, 수극화를 빼고, 여기에서 또 무슨 계시를 받았는지 목극토를 한 번 더 뺀 다음 토극수, 금극목 두 개만으로 체질론을 만들었다. 목극토를 그대로 두었다면 서로 꼬여서 도대체 이야기가 만들어지지 않았을 것이다.

토와 수가 맞서는 상황에서, 비장土이 크고 신장水이 작으면 소음, 그 반대면 소양이다. 금과 목이 맞서는 상황에서, 간木이 크고 폐金가 작으면 태음, 그 반대면 태양이다. 한데, 나무와 흙이 어째서 음의 성질을 가지는가? 이제마의 설명은 간단하다. 원래 그렇다는 것이다.

그런데 왜 하필이면 네 가지인가? 《황제내경》을 베끼면서 이것저것 빼먹는 까닭은 또 무엇인가? 의문은 속 시원히 풀리지 않는다. 체질론의 논리라는 것이 허황한 근거에서 시작하는 데다가, 체질을 나누고 설명하는 대목에서는 그저 빙빙 돌고 돌기 때문이다. '이런저런 특징을 가진 사람들이 소음인인데, 왜 그런가 하면 소음인들을 조사해 보았더니 이런저런 특징이 있어서이다.' 하는 식이다. 한의사마다 체질을 다르게 감별하는 경우를 쉽게 겪었을 것이다. 심지어는 같은 의사가 같은 환자를 두고도 "이 체질이 아니었네요." 한다.

조선 시대에 대면 요즘 한의사는 엄청난 숫자의 환자를 진찰한다. 다른 일은 하지 않는 전문가로서 체질에 대한 연구도 꽤나 깊게 할 것이다. 누구는 체형이나 얼굴 생김으로 체질을 보고, 누구는 진맥을 해서 체질을 본다. 오링 테스트를 하기도 하고, 식성이나 성격을 살피기도 한다. 방법이 많은 만큼, 결과도 다양하게 나온다. 잘못을 줄인답시고 공을 들이는 것 같지만, "당신 딱 보니 소음인이야." 하는 것과 다를 것이 하나도 없다. 체질론이 얼마나 엉터리인지 체험해 보고 싶다면, 체질 감별을 하는 한의사를 몇 사람 찾아가 보는 것으로 충분하다.

많은 한의사들이 같은 환자의 체질을 두고도 오락가락하는 이유는 간단하다. 없는 것을 찾아 헤매기 때문이다. 사람은 서로 다른 유전적인 특징을 지니고 태어난다. 소질이 다른 것이다. 복숭아를 먹고 알레르기를 일으키거나, 찬바람이 불면 남보다 유난히 손발이 차가워지는 것 따위 말이다. 하지만 이런 것은 겪어 봐야 아는 것이지, 네 가지로 단순하게 나누어 묶을 수 있는 것이 아니다.

8체질론 한의사들은 사상 체질만으로 부족했던지, 사람을 여덟 가지 체질로 나누기 시작했다. 이제마는 오장육부 가운데 장臟인 폐, 간, 신장, 지라만 다루었다. 여기다 부腑의 허실까지 살펴야 한다는 지극히 소박한 생각이 떠오름직하다. 8체질론이 바로 그것이다. 이것은 사람을 자세히 살핀 결과로 체질을 더 나눈 것이 아니다. 책에서 튀어나온 이론이다.

태양인은 폐〔金〕가 세고 간〔木〕이 약하다. 여기에서 폐, 간과 관련된

부, 대장과 쓸개 사이에도 비슷한 관계를 정할 수 있다. 즉 대장이 세고 쓸개가 약하다거나, 그 반대 유형이 나올 수 있다. 이것이 8체질론의 실마리이다. 금, 목, 수, 토에 각각 음양을 붙여서 금음, 금양 하는 식으로 8체질이 나온다. 8체질론에서는 모든 장부를 최강, 강, 평, 약, 최약 5단계로 세분한다. 무의미한 이론을 무모하게 전개해 나가는 데는 가히 천재적인 솜씨라 할 수 있다.

8체질론은 체질마다 맞는 음식, 피해야 할 음식을 아주 자세히 정하기까지 한다. 이를테면, 목양 체질은 "육식이 잘 맞으므로 육식 위주의 식사를 해야 하며 잎채소를 많이 섭취하면 몸이 피로해지고 병이 나기 쉽다."고 설명하기도 하는 것이다. 무슨 까닭으로 간의 기운이 세면 고기를 가까이 하고 채소를 멀리해야 할까? 이 말을 들은 누군가는 김밥을 먹을 때 시금치를 골라내어 먹지 않았다고 한다.

체질론에 심취할 계획이라면 단 며칠만이라도 시간을 내어 체질론의 원조라고 할 수 있는 이제마의 《동의수세보원》을 통독하는 것이 좋겠다. 다만 너무 비웃지는 말자. 한 개인의 단점은 시대의 것이고 장점은 그 개인의 것이라는 말도 있듯이, 이제마의 빈약한 인식능력을 탓해서는 안 된다. 당시의 생리학이 그만한 수준인 것이다.

체질과 음식　한의사들이 체질론을 들먹일 때, 가장 큰 문제는 먹을거리를 다루면서 분명히 드러난다. 체질을 감별한 한의사는 환자에게 자세하고 친절하게 음식 목록을 처방한다. 이건 먹어도 되고, 이건 안 되고 하는 식이다. 여기에는 단순히 음식 이름만 있다. 그도 그럴 것이 음식에 대해 판단할 때도 이것이 어느 체질에 속하는가 하면서 나누는 일만 하기 때문이다. 음식이 지닌 나머지 특징은 무시된다. 체질에만 맞으면 풀어서 키운 닭보다 미국산 소고기가 몸에 좋고, 제철에 난 유기농 채소보다 양계장 달걀이 낫다는 식이다. 게다가 목양木陽 체질인 사람은 설탕이나 밀가루가 맞다고 하는 한의사도 있는데, 이 사람이 당뇨병 환자라면 어찌할 것인가.

체질론은 사람이고 음식이고 가리지 않고 만사를 몇 가지 틀로 적당히 나누기만 한다. 나누는 것 말고는 달리 하는 일이 없다.

물론 체질론 처방에 따라 음식을 바꾸고 나서 몸이 좋아졌다는 이도 있다. 그것은 음식을 바꾸면 어떤 방식으로든 몸이 바뀌기 때문이다. 체질론에 따라 음식을 바꿔서 우연히 효과를 본 사람은 나팔을 불고, 몸이 나빠진 사람은 조용히 다른 길을 찾는다. 순진하고 충실하게 체질론을 믿은 환자는 이럴 때에 다른 체질인가 싶어서 다시 감별을 받는다. 그러다가 별 소득 없이 세월을 보내는 것은 물론이고 자칫하다가는 몸만 더 망가뜨린다.

어떤 것이든 시도하다 보면 자신에게 맞지 않는 어떤 음식과 인연을 끊게 되거나 척 들어맞는 음식과 만나게도 된다. 분명한 것은 이런 결과가 체질론의 공적이 아닌데도 이 때문에 체질론이 명맥을 잇고 있다는 것이다. 특히 남은 세월이 얼마 안 되는 절박한 환자가 여기에 현혹되는 것은 치명적이다. 건강한 사람이라도 체질에 맞지 않는다면서 채소를 줄기차게 멀리했다가는 사뿐하게 절벽으로 떨어지는 수가 있다. 사주나 관상, 별점은 설령 그것이 미신이라고 해도 마음을 편안하게 하는 순기능이 있지만, 극단으로 치닫는 요즘의 체질론은 극단적으로 비판받아 마땅하다.

진맥과 어혈

진맥   조선 후기의 실학자 다산 정약용은 《맥론》에서 다음과 같이 말했다.

맥은 혈기의 쇠약하고 왕성함과 병세의 허와 실을 살필 수 있는 것인데, 그 왼손의 촌맥은 심장을 진찰하고, 오른손의 촌맥은 폐를 진찰하고, 왼손의 관맥은 간과 쓸개를 진찰하고, 오른손의 관맥은 지라와 위를 진찰하고, 왼손의 척맥은·신장·방광·대장을 진찰하고, 오른손의 척맥은 신장·명문·삼초·작은창자를 진찰한다고 하지만, 이는 망령된 말이다.

맥에 대해서는 그 《맥경》을 저술한 사람부터 벌써 자기가 저술한 《맥경》을 믿지 않았고, 그 후에 무릇 의술의 이치를 약간 통한 사람도 반드시 《맥경》을 믿지 않았다. 그러나 그 마음엔 오히려 거기에 현묘하며 심오한 이치가 있다고 의심하여 자기 자신도 깨닫지 못하였고, 또 자기가 《맥경》을 높이 받들지 않는다면 세상 사람들과 후세 사람들이 자기에게 《맥경》의 뜻을 통달하지 못했다고 말할까 염려하여 이에 거짓으로 다른 사람이 알지 못한 것을 자기는 혼자 아는 것처럼 해서, 겉으로는 《맥경》을 높이고 영구히 전할 책으로 삼아 그 설을 설명하고 또 그 뜻을 해석하되, 그 해석하지 못한 부분에 이르러서는 문득 "마음속에 스스로 깨닫는 묘한 이치는 말로써 설명할 수 없다."고 한다. 그런데 어리석은 사람은 밝지 못하여 이를 받들어 믿고, 슬기로운 사람도 다시 그 술법을 이용하게 되니, 이는 오직 《맥경》만 그런 것이 아니라, 모든 허위적인 술법은 다 그러하다.

아픈 곳을 숨기고 한의사에게 진맥을 한번 받아 보면, 진맥이 얼마나 허황된 것인지 알 수 있다. 앓고 있는 중병을 숨긴 채, "요즘 힘이 좀 없고, 쉽게 지친다."고만 말해 보라. 한의사는 뭔가 하고 있다는 인상을 주기 위해 지그시 눈을 감고 맥을 짚어 볼 것이다. 그리고는 기가 허하다, 신腎이 허하다, 어혈 때문에 기가 통하지 않는다는 따위로 도무지 틀릴 수 없는 점괘를 내놓을 것이다. 아무럼 한의원까지 찾아간 사람이

기가 남아돌 턱이 있겠는가? 이러한 진맥은 사술詐術이다. 어떤 한의사는 이렇게 말한다.

> 내가 지적하고 싶은 것은 서양의학의 분류 방식은 한의학과는 맞지 않는다는 점이다. 한의학적 정체관整體觀에서 보면 각 장기를 따로 볼 수 있는 게 아니기 때문이다. 즉 간을 보지만 처방할 때는 콩팥을, 피부 질환을 호소하는 환자에게 폐의 문제를 얘기할 수 있는 게 한의이다. 때문에 커리큘럼도 한의학의 특성에 맞춰 대폭 수정해야 한다. 동양 학문을 서양 제도에 꿰맞추는 것은 무리이다.
>
> 이재열, 〈뉴스메이커〉 715호

드러나 있는 현상도 모르는 사람이 그 배후에 있는 근본을 안다 하니, 비전문가로서는 도무지 알 수 없는 노릇이다. 간을 보지만 처방을 할 때는 콩팥을 얘기한단다. 간장병의 주된 원인은 바이러스와 알코올이다. 이들 원인만 없애면 간은 일부러 나쁘게 만들려고 해도 쉽사리 나빠지지 않는 기관이다. 그런데 콩팥을 건드려 어떻게 이들 원인을 제거할 수 있다는 것인지 모르겠다.

어혈 어혈瘀血의 사전상 의미는 "타박상 따위로 살 속에 피가 맺힘 또는 그 피"이다. 그런데 한의사들은 너무나 많은 경우에 "어혈이 들어서 그렇다.", "피가 탁해서 그렇다."고 진단한다. 정말로 더러운 피가 만병의 원인이라도 되는 것일까?

청혈 효과가 있다는 한약을 먹으면 더러운 피가 맑아질까? 피가 맑니 탁하니 하는 것은 별 의미가 없다. 특별히 혈액에 문제가 있는 환자가 아니라면 건강한 사람의 피와 뚜렷한 차이가 나는 경우도 드물다. 차이가 난다 해도, 병의 결과일 뿐이다. 피를 좋게 하려면 산소와 영양을 충분히 섭취하고 순환이 잘 되도록 꾸준히 움직이는 것밖에 없다.

동물은 산소와 영양으로 근육을 움직여서 살아간다. 피는 산소와 영양을 실어 나르는데, 심장이나 폐나 소화기관이 제 역할을 못 해서 산소와 영양이 부족하면 당연히 건강한 피가 될 수 없다. 근육이나 다른 곳에서 나온 독성 물질이 많이 섞여 있는 피 역시 그렇다.

따라서 어느 기관 하나라도 부실하면 좋은 피가 아니고, 피가 좋다든지 피가 맑다든지 하는 말은 몸이 건강하다는 말과 같다. 피를 맑게 하면 건강해지는 것이 아니라, 건강해져야 피가 맑아진다.

한의학은 서양의학을 보완할 수 없다

서양의학의 공로를 이야기하자면 인접 학문까지 생각하지 않을 수 없다. 넓은 의미의 서양의학에는 현대 생리학, 공중 보건학, 영양학 같은 것도 들어간다. 병원 치료를 거부하는 사람이나 한의사들도 넓은 의미의 서양의학에 기대 진단하고, 치료법을 정한다.

상업적 의료를 보아도 서양의학은 지대한 공헌을 했다. 링거액은 설사 환자에게, 항생제는 감염 환자에게 구세주나 다름없다. 응급치료로 사람을 살려 내는 솜씨도 놀랍다. 지금이야 간단하고 흔한 처치로 여겨지지만, 이것들은 사람의 목숨을 가장 많이 앗아가던 일이었다. 살면서 단 한 번 신세를 졌다 해도, 그것 덕분에 목숨을 건진 것이다. 언제나 질병의 최전선에 서는 것은 서양의학이다. 응급 상황이 닥쳤을 때는 환자를 들쳐 업고 병원으로 간다. 이럴 때 한의원을 찾는 사람은 없다.

물론 서양 의료도 탐탁치 않은 데가 많다. 그렇다고 해도 그것이 한의학이 옳다는 이야기로 이어질 수는 없다. 음양오행설을 현대의 상대성이론과 연결 짓는 것이나, 상고시대에 복희여와도를 만든 사람들이 유전자 구조를 꿰뚫어 보고 있었다는 식의 주장은 망상 수준이다. 인간의 생리와 병리는 변한 게 없지만, 그것을 규명하는 지식은 엄청나게 변했다. 아리스토텔레스의 생리학이 지금 우리에게는 쓸모가 없듯이 한의학도 더 이상 유효하지 않다. 경동시장에서 배울 수 있는 경험이야 차곡차곡 새겨 둘 일이지만, 그것을 담아내는 틀이 한의학 이론이어서는 곤란하다.

우리가 이어야 할 전통

침구술 손목을 비비면 갑자기 똥이 마렵기도 하고, 눈동자를 지그시 누르면 배에서 꼬르륵 소리가 난다. 손바닥에 수지침을 꽂으면 머리가 한순간 없어지는 듯 가벼운 느낌이 들기도 한다. 이런 현상이 생기는 것은 우리 몸이 거미줄 같은 망으로 서로 이어져 있기 때문이다. 특히 발바닥, 귀, 손바닥 같은 몸의 끝자락은 다른 모든 기관과 이어져 있는 것이 분명하다.

침술鍼術은 고도로 직관적인 의술이다. 책에 나온 것을 외워서 적용하여 효능을 볼 수 있는 것이 아니다. 신기神氣를 타고난 사람이 뛰어난 스승 아래서 도제식으로 오랫동안 갈고닦지 않으면 안 되는 것이다. 바느질 솜씨가 머리 좋은 것과 아무 관련이 없는 것처럼, 침술도 머리 좋은 것과는 무관하다. 한의과 대학이 침술을 독점하면서, 빼어난 전통 의술로서 침술은 앞이 깜깜해져 버렸다. 다른 사람의 아픈 데를 직감적으로 느끼고 신기에 가까운 솜씨로 침을 놓을 수 있는 자질을 갖춘 사람은 많지 않다. 그런 사람이 대입 시험에서 한의과 대학에 합격할 확률은 더더욱 낮다.

구술灸術, 즉 뜸은 일부러 화상을 입히는 것이다. 뜸을 뜨면 세포의 단백질이 변형되는데, 면역 세포는 이것을 침입자로 여겨 공격한다. 이 과정에서 잠자고 있던 면역계가 깨어나 활발하게 움직인다. 그래서 정기적으로 뜸을 떠 주면, 면역계가 정신을 바짝 차려서 실제로 외부에서 침입자가 들어 왔을 때 거뜬하게 물리칠 수 있게 된다.

뜸은 침에 대면 특별하고 정교한 기술이 필요치 않다. 경혈을 외울 필요도 없다. 적당히 자리를 잡아 뜸을 뜨면 된다. 뜸자리가 곪는 것만 조심하면 부작용도 거의 없다.

침술은 오랜 연마가 필요한 것이라 아무나 달려들기 어려운 데가 있지만, 뜸은 제도로 규제할 이유가 한 가지도 없다. 서로 어깨를 주물러 줄 정성만 있으면 뜸을 뜰 수 있고, 필요할 때는 누구든 그래야 한다. 널리 퍼뜨릴 민간 의술인 것이다. 그런데 지금 법률에서는 아버지가 아들에게 뜸을 떠 주는 것도 처벌 대상이다. 뜸을 뜨는 재주가 있는 사람이 자신의 재주를 이웃에게 베풀려면 교도소에 갈 채비 먼저 해야 한다.

민간에서 많이 쓰는 벌침도 마찬가지다. 봉독에 과민 반응을 일으키는 사람을 빼면 벌에 몇 방 쏘였다고 큰일이 나지는 않는다. 벌침에 쏘이면 순간적으로 뜨끔 하면서 아프니까, 간이 작은 사람들은 자기 손으로는 벌침을 못 놓는다. 그럴 때 옆 사람 손을 잠시 빌리면 재깍 의료법에 걸린다. 재미있는 법이다. 법을 엄격히 적용하자면, 사람을 쏜 벌들도 모아다가 감옥에 보내야 한다.

침과 뜸이나, 마사지, 단전호흡은 몸 전체의 기를 고르게 한다. 침술은 급성인 불균형에 알맞고, 단전호흡은 은근한 불균형에 효과가 있다. 침술이 치료술이라면 단전호흡은 예방책이다. 뜸은 그 중간쯤에 있다. 다만, 약물로 치료해야 할 것을 침이나 뜸으로 다스리려고 애를 써서는 안 된다.

단방 위주의 경험방 근대국가 이전에는 한의사라는 면허 제도가 없었다. 한약방과 침구사는 가업으로 대를 물리는 일이었다. 경험 처방을 위주로 한 이들은 한 가지 약으로 한 가지 질병을 치료한다는 단방單方의 전통을 이어 왔다. 단방은 주변에서 쉽게 구할 수 있는 흔한 식물성·동물성 약재다.

조선 초기 의서인 《향약제생집성방》은 가장 좋은 치료법으로 단방을 꼽는다.

> 여러 가지 약을 모아 한 가지 병을 고치는 것이 한 가지로 그 병에 맞게 하는 것만 못하지만, 병을 제대로 알아내어 한 가지 약을 바로 쓰기가 어려우니 이렇게 한다. 옛날 상의上醫는 오직 한 가지 약재로 한 가지 질병을 치료하였는데, 후세의 의사들은 여러 가지 약재를 써서 요행으로 효과를 본다.

복방複方은 의원이 진맥을 한 뒤 이론서를 보고 여러 가지 약재를 섞어서 처방하는 것이다. 복방이 효과가 있는 것은, 이론이 맞아서가 아니라, 섞어 놓은 약재 가운데 우연히 몸에 맞는 것이 있기 때문이다.

우리가 이어가야 할 전통 의술은 단방이다. 원기를 북돋운다는 각종 민간요법도 현대 생리학 관점에서 보면, 병을 부른 영양소 결핍을 곧바로 채우거나 틀어진 신진대사를 바로잡는 것이다. 몸 전체로는 그다지 흠잡을 데가 없을 정도로 튼튼한데, 어느 한구석에 문제가 생겼을 때라면 단방은 더더욱 빛을 발한다. 고질이 된 천식이나 지독한 피부 가려움증을 탱자만으로 고쳤다는 이야기가 그렇다. 현대의 기적이라 불리는 약들은 이러한 단방 전통에서 탄생했다. 아스피린은 버드나무, 실리마린은 엉겅퀴, 징코민은 은행잎, 자일리톨은 자작나무에서 얻은 것이다. 그런데 우리나라에서는 단방 전통이 경동시장 한 구석이나 시골 읍내 오일장에서 간신히 명맥을 잇고 있는 형편이다.

한의사 제도 개선 전통 의료의 효능은 침이나 뜸 같은 전통 의술이나, 생약을 처방하는 한방에서 온다. 음양오행이니 사상 체질이니 진맥이니 하는 한의학 이론과는 상관이 없다. 한의학을 가르치는 교과과정

가운데 십중팔구는 쓸모가 없는 정도가 아니라 해롭다. 이 시대의 인재를 그러모아다가 고대 의학 사상을 달달 외우게 하는 것은 기괴한 일이다. 이 분야는 전문가 몇 사람이 역사를 잊지 않을 만큼만 공부하면 그만이다.

양방과 한방의 이원적인 구조는, 일반 의과 대학에서 기초 의학을 마친 사람이 전공 과정으로 한방 의술을 습득하게 하는 일원적인 구조로 바뀌어야 한다. 한의사 가운데는 뒤늦게나마 서양 의료 지식을 틈틈이 배우면서 진료를 하는 의사도 있다. 열정은 가상하지만 처음부터 제대로 배우는 것이 분명 현명한 일이다.

지금 여기에 필요한 한의사는 현대 의학의 기본에 충실하면서, 환자 하나하나를 살펴 그에 맞는 대안 의학과 전통 의술을 갈고 닦는 사람일 것이다.

산업사회로 넘어오면서 우리는 하얗게 속살만 남긴 정제 곡식과 설탕, 가공식품 따위로 끼니를 잇게 되었다. 이것은 우리 몸에 탄수화물만 쏟아 붓는 결과로 돌아왔고, 이 때문에 혈당이 치솟는다. 여기서부터 갖가지 산업사회의 질병들이 생겨나고 자란다. 고혈압, 당뇨, 심장병, 뇌졸중 같은 성인병이 가지를 치는 것이다. 제도권 의료계는 이것을 '새롭게' 밝혀냈다고 주장하지만, 사실은 '뒤늦게' 깨달은 것이다.

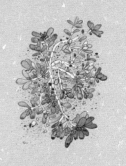

3 건강의 기초 다지기_넘치는 당을 줄여라

예로부터 부모들은 아이가 밥을 많이 먹는 것을 흐뭇하게 여겼다. 아이들은 배도 채우고 효도도 할 겸 해서 배가 통통해질 때까지 쑤셔 넣었다.

　'밥이 보약'이라고 한다. 굶는 것보다야 쌀밥 한 공기를 먹는 것이 나을 것이다. 그러나 원칙을 말해 보라면 이 말은 아주 틀렸다. '밥'이라고 하는 것이 '채소를 충분히 곁들인 끼니'라는 뜻으로 쓰일 때나 맞는 말이다. 다른 것은 먹지 않고 흰쌀밥이나 빵만 먹는다면 금세 병이 나고 만다. 몸이 요구하는 여러 영양소를 채우기에 턱없이 부족하기 때문이다. 다른 곡식이나 콩을 좀 더 섞더라도 달라지는 것은 없다. 오로지 채소만이 곡식의 허점을 채울 수 있다.

　보잘 것 없는 반찬에 밥만 많이 먹으면, 영양의 균형이 깨진다. 또한 탄수화물이 혈당으로 바뀌는 속도가 너무 빨라져서 몸에 적지 않은 부담을 준다.

　혈당이란 것에 대해 조금이라도 아는 사람은 밥을 먹고 나서 혈당이 200이 넘게 치솟는 것을 으레 그러려니 여긴다. 식사 직후 혈당이 200

쯤이면 당장 생활하는 데에는 지장이 없다. 그러나 이만큼만 되어도 몸에 무리를 주기에는 충분하다. 이렇게 혈당이 오르는 끼니를 날마다 먹게 되면, 몸은 늘 쌀 한 가마를 지고 지내는 것이나 다름없다.

어째서 건강의 밑거름을 다지는 일이 혈당을 낮추는 일에서 시작되는가 하면 우리가 현대 산업사회에 살고 있기 때문이다. 인류가 질병 없이 살았던 적은 없지만, 산업사회가 삶의 모습을 뒤바꾸고 왜곡시킨 만큼 건강을 위협하는 것들도 뒤바뀌었다. 밥이 모자라서 병에 걸리는 시대가 아니라, 산업화된 공장에서 생산되는 식품과 산업사회에 걸맞는 생활 방식이 건강을 무너뜨린다. 그 덕분에 맨 처음 겪는 것이 고혈당이다. 산업사회의 만성병이란 것은 대개 고혈당이 우리 몸 구석구석을 괴롭히면서 시작되는 것이다. 건강을 돌볼 때, 우선 혈당부터 낮추고 시작해야 되는 이유가 여기에 있다.

곡식이 문명을 일으켰다

신석기시대 들어서 농경이 시작되었다. 농업이란 곧 곡물을 생산하는 일이다. 인류는 농사를 지어 거둔 곡식에서 에너지원을 안정적으로 확보할 수 있었다. 정착 생활도 함께 시작되었다.

그런데 이러한 신석기 혁명으로 인류의 먹을거리는 큰 변화를 겪었다. 새싹, 견과류, 야생 열매, 작은 동물 들을 먹던 구석기 식생활이 갑자기 곡식 위주로 바뀐 것이다. 아마도 곡식을 주식으로 삼은 뒤 많은 사람들이 쉽게 여기에 적응하지 못했을 것이다.

농경을 시작한 다음, 두 번째로 중요한 사건은 20세기 초 도정 혁명이라고 할 수 있다. 19세기 말, 영국에서 기계식 도정 방법이 처음 발명되어 1950년대에 우리나라 전역에 보급되었다. 그 전에는 절구에 벼를 찧고 체에 까부르고, 다시 절구에 찧고 체에 까부르는 일을 힘들게 되풀이해야 누런 쌀 몇 줌을 얻을 수 있었다. 그러다가 기계식 도정법이

들어오자 사람들은 고된 절구질을 하지 않아도 하얀 쌀을 쟁여 놓고 밥을 해 먹을 수 있게 되었다. 산업사회가 굴러갈 수 있게 된 것도 방직 혁명과 더불어 도정 혁명 덕분이라고 할 수 있다. 이것으로 먹고 입는 것에서 가장 일손이 많이 필요한 일을 기계에게 넘기게 된 것이다.

하얀 쌀을 먹으면서부터 사람들은 전에 없이 이런저런 병에 걸리기 시작했다. 목숨이 왔다 갔다 할 만큼 비타민B가 부족한 사람이 생겨났고, 심장병과 당뇨병 환자도 눈에 띄게 늘어났다. 아이들은 겨우내 비타민B 부족에 시달리다가 입아귀가 갈라진 채로 봄맞이를 하곤 했다. 그럴 때면 어른들은 입이 커지려고 그런다고 했다.

음식이 산업적 방식으로 생산되어 공급되기 시작한 것도 이 즈음이다. 식품 가공업은 누가 건강에 가장 나쁜 식품을 만들어 내는지 내기라도 하듯 괴기스러운 상황으로 치닫고 있다. 흰 밀가루에 설탕과 달걀을 버무려 구운 빵, 밀가루를 기름에 튀겼다가 또 한 번 팔팔 끓인 라면, 과일에서 설탕만 뽑아서 만든 과일 주스 같은 것들이 판을 치기 시작했다.

울안에 심어 놓은 나무에서 하나씩 따 먹던 과일도 지금은 전혀 다른 방식으로 '생산'된다. 달디 단 바나나, 꿀 포도, 설탕 사과, 파인애플, 수박, 딸기처럼 갖가지 위험천만한 과일들이 건강에 좋은 음식으로 대접받고 있다.

탄수화물이 넘치면 어떤 일이 일어날까?

산업사회로 넘어오면서 정제된 곡식과 가공식품, 과일 따위가 넘쳐났고, 이것은 우리 몸에 탄수화물만 쏟아붓는 결과로 돌아왔다. 탄수화물(글루코스)이 넘치게 되면 어떻게 우리 몸을 좀먹는지 알아보자.

세균과 암세포의 먹이, 글루코스 우리 몸의 정상 세포는 세포 속에 있는 미토콘드리아 덕분에 글루코스Glucose와 지방산에서 에너지를 얻는다. 효율도 아주 높다. 하지만 세균에는 미토콘드리아가 없고 암세포에 있는 것은 아주 부실하다. 그래서 지방산에는 거의 손을 못 대고 글루코스만 에너지원으로 삼는다. 그마저 제대로 써먹지 못한다. 밥 한 공기를 받아서 한술 뜨고는 새 밥 달라는 꼴이다. 때문에 세균과 암세포한테는 엄청나게 많은 글루코스가 꼭 필요하다.

이것은 암세포와 세균의 가장 큰 약점이기도 하다. 혈당을 충분히 낮추면 암세포와 세균은 굶어 죽는다. 혈당이 오르면 그 반대가 된다. 당뇨병 환자가 조그마한 상처에도 쩔쩔매는 것은 세균의 먹이가 되는 혈당이 높기 때문이다. 세균은 혈당치가 높으면 좋아라 하면서 무서운 속도로 번식한다. 게다가 고혈당 상태에서는 면역 세포가 힘이 빠져서, 세균의 번식 속도를 도저히 따라잡을 수 없다.

에스키모들과 몇 해를 함께 살면서 연구한 내과 의사 스테판슨은, 탄수화물을 거의 먹지 않는 에스키모들은 당뇨병이나 암, 심장병에 걸린 사람이 하나도 없었다고 회고한다.

탄수화물을 안 먹는 사람들은 왜 암에 잘 걸리지 않는가? 대답은 간단하다. 암세포도 세균처럼 거의 당분에서만 에너지를 얻기 때문이다.

당화 당화糖化는 단백질이 글루코스와 결합하는 것으로 세포를 삭게 해 노화를 부른다. 최종 당화 산물AGEs, Advanced Glycation End Product이라고 하는 손상된 단백질은 활성산소 만큼이나 해롭다. 손상된 단백질은 신장병, 심장병, 뇌질환 같은 퇴행성 질환을 일으킨다. 특히 모세혈관을 집중적으로 괴롭힌다.

최종 당화 산물은 혈당이 높은 상태로 오래 있을수록 늘어난다. 밥 먹기 전 혈당이 90이라고 해도, 밥 먹고 혈당이 200을 넘어선 뒤 배가 고파질 때가 되어야 겨우 90 가까이 내려온다면, 아직 당뇨병 환자라고 하기는 어렵지만 최종 당화 산물 수준은 이미 높다. 이것은 특히 혈관에 치명적이다. 그래서 당뇨가 심하면 온몸의 모세혈관부터 망가지기 시작해서 관상동맥(심장동맥)과 뇌혈관까지 문제가 생긴다.

면역 세포의 태업 고혈당은 또한 면역을 담당하는 세포가 세균을 잡아먹는 능력마저 확 떨어뜨린다. 사탕 한 개, 콜라 한 잔에 든 당분만으로도 면역 세포는 몇 시간이나 활동이 움츠러든다. 혈당이 치솟으면 나쁜 세균은 잘 자라고 면역력은 떨어지는 이중의 위험으로 빠져드는 셈이다.

스스로 신진대사를 할 수 없는 감기 바이러스는 혈당을 먹이로 삼지 않는다. 그래도 혈당을 낮추면 감기에 잘 걸리지 않는 것을 보면, 면역 세포가 얼마나 혈당에 민감하게 반응하는지 짐작할 수 있다.

인슐린의 두 얼굴 흰쌀밥과 달짝지근한 반찬, 틈틈히 먹는 과일과 음료 따위로 혈당이 치솟는 일이 반복되면 덩달아 핏속에 인슐린이 넘치면서 서서히 몸의 조화가 깨진다. 처음에는 인슐린이 잘 분비되어서 고혈당으로 인한 위험은 피할 수 있다. 그것도 잠시 인슐린이 자주, 많이 분비되다 보면 다른 세포들이 인슐린에 잘 반응하지 않게 되고 나중에는 인슐린이 아무리 많이 나와도 혈당을 낮출 수 없게 된다. 게다가 인슐린은 암세포가 자라는 것도 돕고, 혈관 벽을 두껍게 해 혈관을 좁히거나, 심장에 직접 해를 끼치기도 한다. 고혈당보다 덜 위험하다 뿐이지 안전한 물질은 아닌 것이다.

지나치게 건강한 사람은 닥치는 대로 먹어도 두어 시간 지나면 혈당이 100 아래로 떨어진다. 이런 식으로 '낮은 혈당'을 유지하려면 '췌장의 과로'와 '높은 인슐린 수치'를 감수해야 한다. 먹을 때부터 혈당이 치솟는 것을 피하면 췌장이 과로할 필요도 없고 인슐린이 쏟아질 필요도 적어진다. '높은 인슐린, 낮은 혈당'도 좋은 상태가 아니다. 몸에 바람직한 것은 '낮은 인슐린, 낮은 혈당'이다.

정상 혈당치

우리 몸은 혈당이 80 전후에 이를 때까지 되먹임 제어를 반복한다. 혈당에 관한 한, 그만큼 엄격한 기준으로 통제하고 있다는 뜻이다. 글루코스가 조금이라도 많으면 몸이 상하기 때문에, 얼른 손을 쓰는 것이다. 콜레스테롤은 120mg/dl에서 250mg/dl까지 허용 폭이 꽤 넓고 설령 50mg/dl까지 내려가거나 500mg/dl까지 치솟더라도 당장에 탈이 나는 것은 아니라서, 즉각적인 조절 시스템을 마련할 필요는 없다. 그런데 혈당은 60~100이라는 아주 좁은 범위에서만 안전하다. 혈당이 이 범위를 벗어난다는 것은 일종의 비상사태다. 혈당을 치솟게 하는 데는 탄수화물이 그리 많이 필요치 않다. 커피에 넣는 설탕 한 숟가락도 혈

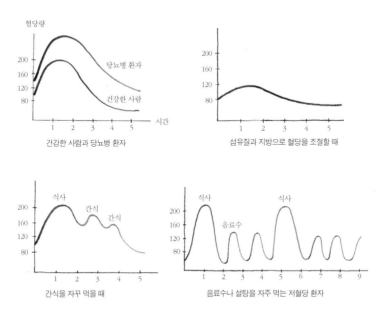

건강한 사람과 당뇨병 환자

섬유질과 지방으로 혈당을 조절할 때

간식을 자꾸 먹을 때

음료수나 설탕을 자주 먹는 저혈당 환자

당을 단숨에 200까지 올릴 수 있다.

보통 혈당 검사는 빈속일 때 혈당 수치를 잰다. 그런데 이것만으로는 부족하다. (빈속에 포도당을 섭취한 다음 혈당을 재는 방법을 쓰면 몸 상태를 더 잘 알 수 있다.) 빈속일 때 혈당이 100을 넘지 않는다면 아직 당뇨병은 아니다. 하지만 이런 상태에서도 고혈당은 우리 몸을 야금야금 갉아먹는다. 밥을 먹은 뒤 바로 잰 혈당이 200이 넘고, 소화가 다 된 뒤에야 가까스로 100으로 내려온다면, 적어도 서너 시간은 고혈당에 시달린다. 하루에 설탕 커피를 대여섯 잔 마시면, 100에서 200 사이에서 춤을 추는 혈당량에 따라 기분이나 몸 상태가 변덕을 부린다.

정상 혈당은 '빈속일 때 얼마 아래'라는 식이 아니라 '항상 얼마 아래'라는 식으로 접근해야 한다. 인슐린이 너무 많이 나와서 몸에 부담이 된다는 것을 생각한다면, 당분이 몸 안으로 들어오는 첫 단계부터 적절한 조치를 취해야 한다.

혈당을 조절하는 과정

글루코스는 좋은 땔감이지만 넘치면 탈이 난다. 글루코스가 넘칠 때, 우리 몸은 글루코스를 좀더 안정된 물질인 글리코겐Glycogen이나 중성지방으로 바꾸어 저장한다. 글루코스가 곧바로 쓰이는 에너지원이라면 글리코겐은 2차의 단기 에너지 저장 물질이고, 중성지방은 장기 · 에너지 저장 물질이다.

글리코겐　글리코겐은 3만 개 가까운 글루코스가 단백질로 된 핵을 에워싸고 있는 물질이다. 눈송이를 뭉쳐 놓은 모양새다. 세포는 대부분 글리코겐을 합성해 저장할 수 있다. 그중에서도 간肝은 글리코겐을 만들어 내는 능력이 가장 뛰어나다. 제 무게의 8%(성인 100g~120g)에 이르는 글리코겐을 저장할 수 있다. 그 다음은 근육이다. 저장 용량은 근육

무게의 1%~2%이다. 글리코겐 총량으로 치면 간보다 근육이 더 많다. 글리코겐 저장 능력은 사람에 따라 다르고, 운동으로 근육을 단련할수록 높아진다.

근육세포와 간세포는 넘치는 글루코스를 안정된 물질인 글리코겐으로 잡아 두는 작은 저수지라고 할 수 있다. 글리코겐 저장량은 최고 2,000kcal에 달하며, 음식을 먹지 않고도 글리코겐만으로 여덟 시간에서 열두 시간쯤 버틸 수 있다.

인슐린　몸속으로 글루코스가 들어오면 췌장은 인슐린을 내놓는다. 인슐린은 세포벽에 있는 인슐린 수용체에 다가가 문을 열어 달라고 한다. 그러면 세포벽에 글루코스가 들어올 수 있는 통로가 생겨서, 글루코스가 세포 안으로 들어와 에너지로 쓰인다. 남는 글루코스는 글리코겐으로 합성되어 저장된다. 지방으로 합성되는 글루코스도 있다. 결과적으로 핏속에 있던 글루코스는 줄어든다.

인슐린이 없으면 글루코스는 핏속을 맴돌기만 할 뿐 세포로 들어갈 수 없다. 당연한 결과로 에너지로 쓰일 수도 없고 글리코겐이나 지방으로 바뀔 수도 없다.

인슐린 저항성　그런데 혈당을 낮추려고 인슐린을 너무 자주, 많이 쓰다 보면 세포의 수용체가 인슐린에 둔감해진다. 이것을 인슐린 저항성이라고 한다. 세포가 글루코스를 받아들이는 능력, 즉 내당능耐糖能 Glucose Tolerance은 인슐린을 받아들이는 능력과 비례한다. 인슐린 저항성이 높아질수록 글루코스를 받아들이는 능력은 떨어진다는 얘기이다.

인슐린 수용체가 무뎌지면 글루코스를 글리코겐으로 바꾸는 능력도 떨어진다. 인슐린이 더 많이 분비된다고 해도 나아지지 않는다. 인슐린이 부족해서가 아니라 세포가 인슐린에 둔감해진 것이 원인이기 때문이다. 빈속일 때 혈당이 120이라는 것은 인슐린 저항성 때문에 그 아래로는 혈당을 끌어내릴 수 없다는 말이다. 이 정도라면 성인형 당뇨가 시작된 것으로 봐야 한다.

이렇게 혈당을 조절하는 과정에 문제가 생기면 운동을 열심히 하고 섭생을 잘해야 한다. 초기에는 손쉽게 원래대로 돌아갈 수 있지만, 하던 그대로 살다가는 언젠가 그나마 분비되던 인슐린마저 고갈된다. 이때부터 당뇨병이 본격적으로 진행된다.

혈당을 낮게 유지하는 법

탄수화물이 독毒이라고 말한 것은 탄수화물이 수은이나 불소처럼 본질적으로 독성이 있다는 뜻이 아니라, 그것을 먹는 방식이 잘못되었거나 양이 넘칠 때 독이 된다는 뜻이다.

밥을 먹고 치솟은 혈당은 배가 완전히 꺼질 때쯤 되어서야 겨우 100 언저리로 내려간다. 조금 편안해지나 싶지만 곧 배고픔이 닥쳐오고, 또다시 아무 생각 없이 탄수화물 범벅인 식사를 한다. 혈당은 다시 200까지 치솟는다. 날마다 이런 식으로 되풀이된다. 어릴 때야 괜찮지만 나이가 들수록 몸에 무리가 온다. 췌장은 후들거리고, 기운은 빠지는데, 세균과 암세포는 끼니때마다 좋아서 어쩔 줄 모른다.

혈당이 낮아야 몸이 가뿐해지고, 면역계도 활발해진다. 가장 중요한 것은 먹는 것을 가리는 일이다.

섬유질을 많이 먹는다 섬유질은 스펀지 역할을 해 당분이 갑자기 몸속으로 흡수되는 것을 막아 준다. 이것은 큰비가 왔을 때 우거진 숲이 그물을 품었다가 서서히 내놓는 것과 같다. 헐벗은 산, 메마른 땅은 비가내리면 그 비를 품지 못하고 그대로 낮은 곳으로 쏟아 버린다. 그래서홍수와 가뭄이 번갈아 잦아진다. 홍수는 고혈당이고 가뭄은 저혈당이다. 몇 자 깊이로 쌓여 있는 숲 속 부엽토는 우리가 먹는 섬유질에 해당한다. 섬유질이 없으면 혈당량은 널뛰기를 하고 몸은 이것을 통제하느라고 쉽게 지친다.

글루코스가 흡수되는 속도를 조절하려면 적어도 식이 섬유가 몇십g 필요하다. 현미밥 한 그릇 속에는 식이 섬유가 4g밖에 안 들어 있다. 먹는 양은 그대로 두고 식이 섬유만 더 섭취하기 위해서는 식이 섬유가 특히 많이 든 음식을 먹어야 한다. 이러한 음식으로 채소범벅과 코코넛 가루(식이 섬유 60% 이상)가 있다.

코코넛 가루는 코코넛 과육에서 지방을 분리해 낸 찌꺼기를 가루로 만든 것인데, 맛도 좋다. 코코넛 가루를 한 끼에 두어 수저만 먹어도 웬만한 당뇨는 바로잡을 수 있다. 코코넛 가루는 물에 충분히 개어서 밥 먹기 직전에 먹는다. 코코넛 가루를 먹고 물을 따로 마시면 코코넛 가루가 물을 먹어 부풀기 때문에 잘못하면 배 터지게 먹었다는 말이 현실이 될 수도 있다. 코코넛 가루에 아쉬운 점이 있다면 불용성 식이 섬유라 똥을 건강하게 바꾸는 데는 그다지 기여하지 않는다는 점이다.

지방을 많이 먹는다 지방을 많이 먹는 것도 혈당 조절에 큰 도움이 된다. 지방은 으레 피해야 할 음식으로 생각하는 사람들이 많은데, 단백질, 탄수화물과 더불어 기본이 되는 영양소다. 혈당을 올리는 것은 탄수화물이니 더 조심해야 할 것으로 치자면 당연히 탄수화물 쪽이다. 지방의 중요한 역할 가운데 하나는 지방을 먹으면 탄수화물을 적게 먹을 수 있다는 것이다. 탄수화물을 먹는 양이 줄어드는 데다가, 지방과 함께 흡수가 되면 글루코스가 한꺼번에 쏟아지는 상황도 피하게 된다. 혈당이 치솟는 일이 사라지는 것이다. 코코넛 오일이나 올리브유를 끼니마다 조금씩 곁들이는 것만으로 이런 효과를 볼 수 있다.

짧은 사슬 지방산과 중 사슬 지방산은 장에서 소화, 흡수될 때에 글루코스와 같은 길을 이용한다. 단백질은 전혀 다른 길을 통해서 흡수된다. 지방과 글루코스가 같이 이용하는 길은 소장에서 간으로 가는 문맥門脈이나 임파관이다. 둘이서 한 길을 지나가겠다고 하다 보면 자연히 글루코스가 흡수되는 속도가 떨어진다. 지방이 있으면 글루코스가 한꺼번에 많이 흡수되지 못하고, 지방이 지나가기를 기다려야 하는 것이다.

끼니때 코코넛 오일을 같이 먹고 혈당을 재 보면 이 효과를 금세 알수 있다. 아니면 달콤한 초콜릿으로 실험을 해 봐도 좋다. 이때 초콜릿은 코코아 70% 이상이어야 한다. (코코아 70% 이상인 초콜릿에는 지방이 20% 넘게 들어 있다.) 빈속에 다크 초콜릿을 50g 먹더라도 혈당은 겨우 20 정도 오르는 데 그친다. 채소와 함께 먹는다면 혈당량 변화는 이보다 훨씬 작다.

동물의 젖에 지방이 많이 들어 있는 것은 새끼들이 고혈당이라는 충격에 시달리지 않도록 자연이 배려한 장치다. 모유와 우유, 산양유 100g에는 지방이 각 4.38g, 3.25g, 3.6g씩 들어 있다. 그중 포화지방산은 2g, 1.9g, 2.7g이다. 이것은 아직 섬유질을 먹을 수 없는 젖먹이에게 고혈당을 피하면서 줄 수 있는 가장 적합한 에너지원이다. 우유와 산양유는 한꺼번에 1L를 마셔도 혈당이 120을 넘지 않는다.

코코넛 오일은 혈액순환에 부담을 줄 수 있으므로, 너무 많이 먹지 않도록 하고 마늘이나 양파를 곁들여야 한다. 육체노동을 하거나 운동을 많이 하는 사람은 포화지방산을 더 먹더라도 괜찮다.

누구나 마음 놓고 먹을 수 있는 지방은 단일 불포화지방산이다. 견과류 가운데 단일 불포화지방산이 많이 든 마카다미아, 헤이즐넛 같은 것이 좋다. 올리브유는 열을 가하지 않고 냉압착식Cold-pressed으로 짜낸 것을 골라야 한다.

단백질도 혈당을 갑자기 올리지는 않는다. 아미노산이 에너지원으로 쓰이려면 글루코스로 재합성되어야 한다. 이것을 당신생糖新生이라고 한다. 아미노산에서 글루코스로 가는 과정을 한 번 거쳐야 비로소 에너지원이 되기 때문에 혈당을 올리지 않는 것이다. 다만 단백질은 많이 먹으면 신장과 간에 부담을 준다는 문제가 있다.

꾸준히 움직인다   운동을 하면 글루코스가 타는 속도가 빨라지고 핏속에 남아도는 혈당이 줄어든다. 우리 시대에 이렇게 많은 사람들이 당뇨에 걸리는 것은 당분을 소비하는 양과 속도가 전보다 훨씬 떨어졌기 때문이다. 현대인은 저녁밥을 먹고 나면 나른해 곧 드러눕거나 아니면 텔레비전을 보다가 그대로 잠드는 일이 잦다. 이러다 보면 배가 무겁고 소화가 잘 안돼 똥이 썩는 것은 말할 것도 없고, 저녁 내내 고혈당에 시달리게 된다. 저녁을 먹은 뒤에는 반드시 가볍게 산책이라도 해서 소화 기관의 부담을 덜어 주고 혈당이 오르는 것을 막아야 한다. 가장 움직이기 싫을 때가 반드시 움직여야 할 때이다.

여기서 필요한 운동은 달리기나 줄넘기 따위가 아니다. 부지런히 움직이는 것이다. 격렬한 운동을 하면 혈당이 떨어지기는 하지만, 그다지 오래가지 않는다. 이런 식으로 잠깐 혹은 주말에만 혈당을 팍 낮추는 것은 별 의미가 없다. 평소에 자주 걷고, 절하기 같은 운동이나 살림살이를 부지런히 하면서 몸을 놀려야 한다. 그런 식으로 혈당을 늘 낮게 유지해야 한다. 두 발은 자동차 페달이 아닌 흙을 밟으라고 있는 것이다. 무조건 걸어야 한다.

끼니를 먹은 뒤 움직이는 것이 혈당이 오르는 속도를 늦춘다면 빈속에 하는 운동은 근육이 글리코겐을 저장하는 능력을 높이고, 세포벽이 인슐린에 잘 반응하게 한다.

스트레스는 안 끼어드는 데가 없다   스트레스를 받으면 우리 몸은 비상시를 대비해 혈당을 올린다. 사람이 숲 속에서 살 때는 위험이 닥치면 싸우든지 도망가든지 둘 중 하나를 선택해야 했다. 어느 쪽을 선택하든 단기간에 폭발적인 힘이 필요하다.

단지 기분만 나쁜 때에도 혈당이 올라간다. 이것은 '곧 싸움이 벌어지려나 보다.' 하고 태곳적 반응을 보이는 것인데, 아무짝에도 쓸데없고 몸만 상한다. 마음을 잘 다스려야 혈당을 다스릴 수 있다.

하루 한 끼 먹는 것은 위험하다 끼니를 하루 한 번으로 몰아 먹으면서 곡식 위주로 먹는 것은 혈당 조절에 아주 불리하다. 근육이 글리코겐을 합성하고 저장하는 데에도 한계가 있으므로, 소화불량이 되지 않는 한도 내에서 자주 먹는 게 낫다. 한 번 먹을 때 왕창 몰아서 먹는 것을 피하고, 자신이 에너지로 쓴 만큼만 먹되 점심, 저녁이나 세 끼로 나누어 먹는 것이 좋다. 간식은 절대 금물이다.

GI·GL 이론

음식에 있는 당을 지수로 나타낸 것이 GI^{Glycemic Index}와 GL^{Glycemic Load} 이론이다. GI는 음식이 혈당에 미치는 영향이 얼마나 되는지 수치화한 것으로, 1981년에 만들어졌다. 여기서는 지수가 낮은 것을 바람직한 음식으로 친다. 기준 식품(포도당이나 흰 밀가루)을 100으로 두고, 다른 음식이 두 시간 동안 혈당을 얼마나 올리는가 비교하여 값을 낸다.

GI는 음식 속에 든 탄수화물의 양(50g)을 기준으로 삼기 때문에 정작 음식 양은 널을 뛴다. 당근과 쌀의 GI는 각 80과 70이다. 이것만 보면 현미가 더 좋다. 탄수화물을 50g으로 맞추려면 쌀은 60g, 당근은 500g 쯤이 된다. 80과 70이라는 GI 지수는 당근으로 배를 채웠을 때와 쌀 한 줌을 씹어 먹었을 때를 비교한 것과 같다. 참으로 무의미하다. 이런 식으로 비교를 해서는 실생활에 참고할 수가 없다.

또 다른 면을 보자. 현미의 GI는 70이고 현미죽은 47이다. 이 수치는 현미는 60g, 현미죽은 500g으로 낸 값이다. 현미죽에 물을 더 넣으면 지수는 더 내려간다. 마찬가지로 무슨 음식이든 물에 개서 죽처럼 만들어 먹으면 GI 지수는 내려간다. 현미를 씹어 먹은 뒤 물을 마시는 것과 현미죽을 먹는 것은 실제로 아무런 차이가 없는데도, 현미죽의 당지수가 현저하게 낮은 것으로 되어 있다. 그야말로 제멋대로다. 음식에 포함된 수분을 계산에 넣지 않는 것은 현대 영양학계의 고질병이다.

GI는 한 번에 먹는 양을 고려하지 않는다. 어떤 것은 1kg(수박)을 기준으로 삼고, 어떤 것은 50g(설탕)을 기준으로 삼는다. 그래서 '한 번에 먹는 양One Serving'을 계산에 넣자는 것이 바로 GL이다.

수박을 예로 들어 보자. 수박의 GI는 72이다. 그런데 한 번에 먹는 양을 계산에 넣은 GL은 4.32이다. 밥은 GI가 64이고, GL이 15.4이다. GL을 보면 수박이 아주 낮다. GI로는 밥보다 더 나쁜 수박이 GL 수치로는 당뇨병 환자에게 좋은 식품으로 바뀐다. 이 수치만 보고 우리는 수박을 한꺼번에 1kg씩이나 먹어 치우기도 한다. 수박의 GL이 낮은 까닭은 '한 번에 먹는 양'을 겨우 120g으로 잡기 때문이다. 이때는 수박 120g이 안전하다고 해야 하는 것이지, 수박은 GL이 낮은 안전한 식품이라고 하면 안 되는 것이다. 한 번에 먹는 양이 사람마다 다른데, 그것을 정량화해서 도대체 어디다 쓰겠다는 것인가?

GI · GL 이론은 비슷한 종류의 식품들을 비교할 때만 쓸모가 있다. 흰쌀보다는 현미나 깎은 보리가 더 좋고, 그보다는 통보리가 더 좋다는 것을 수치화한 것이다. 밥은 밥끼리, 죽은 죽끼리, 과일은 과일끼리 비교해야 한다. 과일과 견과류를 나란히 놓고 비교하거나 현미죽과 현미를 단순하게 비교하면, 과일과 견과류가 비슷해지고, 현미죽이 현미보다 낮다는 엉터리 결론이 나온다.

가장 치명적인 결점은 '열량'을 보정하지 않았다는 것이다. 당뇨병 환자를 위한 식단을 짜려면, 하루에 필요한 칼로리는 채우되, 혈당을 올리지 않는 것을 찾는 것이 핵심이다. 혈당을 올리지 않는 음식을 찾아 헤맨 것은 높이 살 일이지만, 열량을 제쳐 둔 까닭에 아무 소용이 없는 이론이 되었다. 결국 GI · GL 이론은 '기운이 빠지거나 말거나 저칼로리 음식만 섭취하라.'는 허망한 결론에 다다르고 만다.

아몬드(100g당 598kcal)와 토마토(100g당 19kcal)는 GI가 30으로 같지만, 혈당에 미치는 영향이 같은 음식이라고는 할 수 없다. 아몬드 100g으로는 한 끼를 해결할 수 있지만, 토마토로 한 끼를 때우자면 3kg을 먹어야 한다. 우뭇가사리의 당지수는 11이고, 물의 당 지수는 0이다. 이것으로는 목숨을 부지할 수 없다. GI · GL 이론에 빠지다 보면 음식의 다른 특징은 무시한 채 몸을 망치는 식단을 짜기 십상이다.

GI · GL 이론이 설탕과 흰밥이 몸에 좋지 않다는 자명한 사실을 알리는 정도에서 그쳤다면 좋았을 것을, 요사이 다이어트 붐을 타고 한껏 세력을 넓히고 있으니 탈이다. 이거 먹으면 살 빠진다, 저거 먹으면 살 찐다 하는 식으로 사람을 미혹한다.

끼니때 코코넛 오일을 함께 먹으면 혈당이 쑥 내려간다. GI · GL 이론은 한 음식이 다른 음식에 어떤 영향을 주는지 전혀 살피지 않기 때문에 이런 현상이 왜 일어나는지 모른다. 코코넛 오일과 물은 다 같이 GI가 0이지만 아주 다른 음식이다. GI · GL 이론을 달달 외우고 있어도, 혈당 조절에는 지방과 섬유질이 결정적인 역할을 한다는 사실을 유추해 낼 수는 없다.

대사 증후군

인슐린이 제대로 만들어지지 않거나, 제 기능을 하지 못하면 당뇨병, 고혈압, 뇌졸중, 심장병 같은 성인병이 생긴다는 사실은 이제 널리 알려져 있다. 옛날에는 원인이 정확히 밝혀지지 않아 X증후군이라고 했지만, 지금은 대사 증후군代謝症候群으로 부른다. 대사 증후군은 인슐린 저항성 때문에도 나타난다. 몸속에 인슐린이 많은데도 세포가 인슐린을 잘 받아들이지 못해 혈당이 낮아지지 않는 것이다. 보통 복부 비만, 혈당, LDL 콜레스테롤, 고혈압, 고高중성지방, 다섯 가지 지표 가운데 세 가지 이상이 기준치를 웃돌면 대사 증후군으로 본다.

당뇨병, 고혈압, 심장병, 뇌졸중 따위가 한 줄기에서 뻗어 나온 곁가지라는 사실은 결코 새삼스러운 것이 아니다. 자연 의학계에서는 이들 질병이 식생활 파탄이라는 한 줄기에서 갈라진 가지라는 것을 오래전부터 주장해 왔다. 제도권 의료계는 이제야 대사 증후군의 실체를 '새롭게' 밝혀냈다고 주장하지만, 사실은 '뒤늦게' 깨달은 것이다.

대사 증후군의 근본적인 원인은 '널뛰기 하는 혈당'이다. 대사 이상 가운데 소금을 많이 먹어서 걸리는 고혈압과 요산이 쌓이는 바람에 오는 통풍은 그리 심각한 것이 아니다. 하지만 '널뛰기 하는 혈당' 때문에 당뇨병, 심장병, 뇌출혈, 고혈압이 왔다면 삶을 뒤흔드는 정도로 볼 때 끔찍한 지경에 이르렀다고 할 수 있다. 지금 건강하더라도 마구잡이 식사를 하고 있다면 매를 하루하루 벌고 있는 것이나 다름없다.

설탕과 저혈당

달콤한 것은 독이다. 그런데 우리 몸은 왜 이 독을 원할까? 본능이 바라는 것이 모두 정당한 것은 아니다. 단것이 당기는 것은 담배나 술처럼 단것에 중독되었기 때문이다. 단것은 뇌에 직접 작용해 기분을 좋게 한다. 원래 자연계에는 단맛이 희귀한 편이었다.

중독이 다 그렇듯, 단것 역시 몸을 망가뜨린다. 일단 달콤한 설탕을 한 수저 먹고 나면 혈당이 거의 수직으로 치솟는다. 섭취한 글루코스 절대량이 많지 않아 순간적인 현상일 뿐이지만, 이 사정을 알 리 없는 인슐린 분비 시스템은 높은 혈당량에 걸맞는 인슐린을 핏속에 쏟아붓는다. 인슐린은 혈당을 정상으로 떨어뜨리고도 남는다. 남아도는 인슐린은 혈당을 더 떨어뜨려 저혈당 사태를 일으킨다. 혈당이 떨어지면 세포들이 굶주리게 돼 온몸이 제 기능을 할 수 없어진다. 이런 증상은 인슐린을 치료제로 쓰는 당뇨병 환자에게서 극단적인 형태로 나타난다. 정신이 멍해지고 식은땀을 흘리거나 손을 떠는 것은 소소한 증상이고, 심하면 졸도를 하는 수가 있다. 졸도를 했는데도 아무런 조치를 취하지 않으면 뇌 기능이 멎어 죽을 수도 있다.

건강한 사람은 혈당 60~70 수준에서도 활기차게 움직인다. (구석기 시대 사람들이 그랬다.) 당뇨병 환자들은 이 정도 혈당에서 저혈당 증세를 보인다. 세포의 기능이 많이 떨어졌기 때문이다.

저혈당은 즉시 바로잡아야 한다. 여기에 특효약은 단 음식이다. 저혈당 사태를 일으킨 것도 단것이고, 저혈당을 바로잡는 것도 단것이다. (세상에는 이렇게 어이없는 경우가 허다하다.) 달콤한 것을 먹고 순간적으로 저혈당을 모면한다. 혈당은 또 치솟고, 치솟은 혈당을 내리기 위해 인슐린은 계산 없이 핏속으로 쏟아져 들어가서 다시 저혈당을 일으킨다. 혈당 변화를 그래프로 그려 보면 마치 못이 삐죽삐죽 솟아 있는 것처럼 보여서 이를 혈당 스파이크Glucose Spike라고 한다.

이러한 현상은 인슐린이 왕성하게 분비되는 어린아이가 단것을 입에 달고 살 때 나타난다. 단것에 대한 미각은 어린 시절에 일찍 형성되지만, 그 밖에 오묘한 맛을 느끼는 감각은 어른이 되면서 눈을 뜬다. 오묘한 맛을 모르는 어린아이들은 단것에 집착하게 되어 있다.

다 큰 어른이 단것에 집착할 때는 창피한 줄을 알아야 하는데, 혈당이 널뛰기를 반복하면서 자꾸만 단것을 원하니 어찌해 볼 도리가 없다. 그래도 널뛰기를 한다는 것은 아직은 진짜 당뇨병에는 걸리지 않았다는 뜻이다. 널뛰기마저 멈추는 날, 본격적으로 당뇨병이 시작된다. 당뇨병은 널을 뛰는 혈당을 붙잡으려고 인슐린을 쥐어짜던 췌장이 마침내 뻗어 버린 상태다.

커피 한 잔, 채소 발효액 음료 한 잔에 든 설탕만으로도 혈당은 충분히 널을 뛸 수 있다. 설탕은 사람을 서서히 죽이는 독이다. 단것에 여러 겹으로 취약한 아이들에게는 절대로 설탕을 줘서는 안 된다.

은밀한 적

만천하에 드러난 적보다는 은밀한 적敵이 훨씬 위험하다. 공개된 적은 충분히 경계하고 조심할 수 있지만 은밀한 적에게는 대책도 세워 보지 못하고 당한다. 설탕이 안 좋다는 것은 누구나 다 안다. 그래서 가끔 단맛의 유혹에 빠지다가도 절제를 하는 것이 보통이다. 한데 어떤 음식은 설탕 못지않게 위험한데도 도리어 몸에 좋은 식품으로 여겨지기도 한다. 최소한의 경계 심리마저 없는 상태에서 넘치도록 먹는 이런 음식은 음험한 적이라고 할 수 있다.

곡식은, 통곡식으로 먹으면서 '많은 섬유질과 적당한 지방'을 함께 먹는다면 인류에게 여전히 가장 알맞은 에너지원이다. 다음에서 말하는 것들은 위와 같은 조건과 너무나 거리가 먼 탄수화물이기 때문에 드러나 있는 적보다 더 위험하다고 할 수 있다.

과일 과일의 당분은 포도당Glucose 반, 과당Fructose 반으로 이루어져 있다는 점에서는 설탕과 똑같다. 과일에는 글루코스와 프럭토스가 따로 있고, 설탕에는 그 둘이 붙어 있다는 것이 다르다. 설탕을 먹으면 이 둘을 분해해서 당을 흡수하지만, 과일을 먹으면 그마저 생략하고 당이 쏟아져 들어온다. 대자연에서 온 것이라고 다 안전한 것은 아니다. 설탕도 열대의 태양을 받고 자란 사탕수수에서 왔다.

꿀 꿀은 설탕만큼 혈당을 급격히 올린다. 옛날에야 희소가치가 있었으니 귀한 대접을 받았다. 어쩌다 약으로나 쓰였던 것이니 꿀 때문에 당뇨병 걸릴 일은 없었다. 산업사회 이전에는 잔치 음식이나 약으로 쓰이던 음식들이 지금은 냉장고에 가득가득 쌓여 있다. 연례행사로 먹어야 할 음식을 날마다 먹으면 탈이 날 수밖에 없다. 요즘은 툭하면 꿀차를 마신다. 건강식품이라는 꿀은 설탕보다 더 위험한 식품이 되었다.

토종꿀은 지금도 비싼 가격에 팔린다. 거기에는 꽃가루도 많고, 벌이 내놓은 효소도 들어 있다. 양봉으로 얻은 아카시아꿀, 밤꿀, 유채꿀처럼 한 가지 꽃에서 딴 것이 아니라, 온 산과 들에 있는 갖가지 꽃에서 꿀과 꽃가루를 모은 것이다. 꽃가루가 많은 토종꿀은 그 속에 영양소, 효소, 비타민 따위가 있어서 건강에 도움을 줄 수 있다. 하지만 혈당을 올리는 것은 마찬가지이다.

예로부터 꿀은 생청生淸이라 해서 속병을 다스린다고 했다. 꿀에 있는 미네랄은 빈혈 치료에 도움이 되고, 이로운 균과 올리고당은 똥을 건강하게 한다. 신진대사를 돕는 효소도 있다. 그러나 지금처럼 포도당과 과당만 잔뜩 든 꿀은 독약일 뿐이다. 게다가 꿀을 뜨거운 물에 타먹으면 효소는 다 파괴되므로 설탕물을 먹는 것과 다를 게 없다. 우리가 꿀벌에게 신세질 만한 것은 꽃가루받이나, 프로폴리스, 봉침이지 꿀은 아니다.

어렸을 때, 몰래 밥그릇 가득 꿀을 삼켰다가 혼이 났다. 속이 뒤집히고 정신이 어질어질했는데, 지금 생각해 보면, 그것은 고혈당 때문에 온 일종의 쇼크였던 것 같다. 종합하자면 꿀은 일상적인 식품으로서는 낙제감이다.

흑설탕 설탕이 안 좋은 것은 원래 들어 있던 미네랄, 비타민을 깡그리 없애 버렸기 때문이라고 하는 사람이 있다. 그래서 그런 것이 고스란히 들어 있는 흑설탕은 괜찮다면서, 채소 발효액을 담글 때에도 이

흑설탕을 쓴다. 마트에서 파는 흑설탕은 사탕수수 원당이 아니라, 백설탕을 세 번 가열해 노릇노릇하게 만든 뒤에 설탕 찌꺼기와 캐러멜 색소를 첨가한 것이다. 그 일을 반쯤 마친 상태가 황설탕이다.

그렇다면 유기농으로 기른 사탕수수의 원당이나, 사탕수수를 통째로 가마솥에 졸여서 만든다고 하는 오키나와 흑당은 괜찮을까? 결론을 말하자면 오십보백보다. 특히 당뇨병 환자가 이런 것은 좀 괜찮겠지 하는 생각을 해서는 안 된다. 몸에 좋은 단맛은 없으니 단맛에 대한 미련을 일찌감치 버리는 것이 좋다.

채소 발효액 채소나 과일 따위를 썰어 설탕에 켜켜이 재 놓아 발효시킨 것을 'ㅇㅇ 효소'라고 부르는데, 일단 이것은 '효소'가 아니므로 적절한 용어가 아니다.

채소 발효액은 단기 효과와 장기 효과가 확연히 나뉘는 식품이다. 짧게는 유산균 같은 성분 때문에 장이 깨끗해져서 기분이 좋아지고 감기도 바로 나아 버리는 수가 있다. 또, 무엇보다 똥을 건강하게 한다. 그러나 채소 발효액을 빈속에 진하게 타 먹거나, 시도 때도 없이 들이키는 식으로 오랫동안 먹게 되면 설탕과 똑같이 몸을 상하게 한다. 채소 발효액을 알맞게 먹는 방법은 뒤에 똥을 다루면서 적어 두었다.

과당 과당은 당뇨병 환자용 감미료로 팔리고 있다. 과당이 당뇨병 환자는 물론이고 건강한 사람에게도 부담을 준다는 것은 이미 널리 알려진 사실이다. 그럼에도 과당을 팔아먹는 사람들은 이 진실을 이해하려 하지 않는다.

식혜 쌀에 들어 있던 녹말이 엿기름 때문에 엿당으로 바뀌면서 식혜가 된다. 식혜의 단맛은 설탕보다 더 깊은 맛을 낸다. 설탕물은 들이키기 어렵지만 식혜는 부담 없이 벌컥벌컥 마실 수 있다. 식혜는 효소 식품의 일종으로 소개되기도 하는데, 여기에는 효소가 한 분자도 들어 있지 않다.

식혜를 고면 조청이 되고, 조청을 더 고면 엿이 된다. 식혜, 조청, 엿, 이런 것은 모두 효과가 더디 나타나는 독약이다. 한가할 틈 없는 요즘 사람들은 병문안 갈 때, 병원 매점에서 과일 주스, 죽 통조림, 매실 발효액을 사 들고 문병을 간다. 오랫동안 병원에서 푸욱 쉬었다가 오라는 뜻으로 선사하는 거라면 제대로 고른 것이다. 그중에 식혜가 최고다.

밥과 빵 밥은 줄여야 하고 반찬은 싱겁게 해서 더 늘려야 한다. 그렇지 않고, 밥에 그저 반찬을 얹어 먹는 정도로 먹거나, 떡이나 빵만 먹는 생활을 하면, 그 어느 음식보다 더 나쁜 영향을 미친다. 날마다 끼니마다 먹는 것이기 때문이다. 영양소의 불균형은 반찬을 적게 먹는 데서 온다.

당뇨병 물려주는 사회

2005년 국제당뇨병연맹IDF, International Diabetes Federation은 전 세계 인구의 20%~25%가 'X증후군'이라는 탄수화물 중독증을 앓고 있고, 이로 인해 당뇨병과 심장병이 무섭게 번지고 있다고 경고했다. 이 유행병은 그 어떤 슈퍼 박테리아 때문이 아니라, 현대의 산업화된 식품 생산과 범람하는 가공식품이 빚어낸 영양학적 질병이다.

그러니까 당뇨병은 운동이 부족해서 생기는 것이 아니라, 병든 문명 때문에 생기는 것이다. 한창 뛰어놀아야 할 어린이들은 학습이라는 이름으로 사육 틀에 묶여서, 삶의 경이로움이 아닌 세상의 복잡함을 먼저 배운다. 몸을 움직이고 싶은 본능이 어쩔 수 없이 비어져 나오는 것을 두고 주의력이 부족하다느니 학습 태도가 산만하다느니 하면서 낙인을 찍는다. 윌리엄 블레이크는 18세기 후반에 벌써, 교실에 갇혀 있는 아이들을 보고 "기쁨을 위해 태어난 새가 새장 속에 갇혀 어떻게 노래할 것인가." 하고 탄식했다.

아이들이 학교에 들어가면 곧바로 췌장은 혹사되기 시작한다. 근대 사회에서 제도 교육의 사명은 사람을 기계로 만드는 것이고, 입시는 누가 더 성능이 좋은 기계인지 겨루게 하는 것이다. 그렇게 아이들을 가둬 놓고 '선의의 경쟁'이라는 이름으로 싸움을 붙이는 것은 투견이나 닭싸움을 붙이는 것과 무엇이 다른지 모르겠다. 문명의 이기利器 그 자체가 인간성을 황폐하게 한다는 근원적인 성찰까지 가지 않더라도, 지금 우리가 누리는 산업 문명의 혜택이 아이들의 이런 피폐한 모습과 뗄 수 없는 관계에 있다면, 여러 생각 할 것 없이 차라리 산업 문명 쪽을 포기하는 것이 낫지 않을까?

이 아이들 가운데 누군가는 뛰어난 성적 덕분에 훗날 하루 종일 머리를 쥐어짜야 하는 전문직 종사자가 될 것이다. 그것은 당뇨병을 일찌감치 예약해 둔 것이나 다름없다. 밤늦게까지 학원과 과외에 휘둘리면서 편의점이나 패스트푸드 가게 따위에서 끼니를 때우고 있다면, 장밋빛 미래 같은 것은 기대하지 말고 젊은 날에 보험이나 두둑하게 들어 두는 것이 좋을 것이다.

쓰레기 음식은 10년, 20년이 지나야 비로소 그 결과가 나타난다. 어린 시절, 건강한 음식(밖에 없어서)만 먹고 자란 지금 어른들은 불량 식품을 좀 먹더라도 별 문제가 안 된다. 그러나 이제 막 인생을 시작하는 어린이들이 불량 식품에 맛을 들이면 불량 인간不良人間이 된다. 평생 병고에 시달린다는 이야기이다. 불량 식품의 맛이란 게 어른들도 절제할 수 없을 정도로 유혹적이니 만큼, 아이들에게 절제를 강요하는 것으로는 효과가 없다. 잘못은 불량 식품에 빠져드는 아이한테 있는 것이 아니고, 그런 불량 식품이 아이들 눈에 띄는 데에 있다. 가공식품에 넣는 설탕이나 감미료의 양을 법적으로 제한하는 것과 같이, 생각해 낼 수 있는 모든 조치를 취해서라도 아이들이 어릴 때부터 단맛에 길들여지는 것을 막아야 한다.

날은 저물고 길은 끊어졌다. 기회는 단 한 번 뿐인데, 이 어둠 속에서 어느 길을 더듬어 가야 하는가? 수렁에 파묻혀 조금 더 편안하게 뒹굴 수 있는 방법을 이것저것 실험하는 것은 곤란하다. 하나로 모든 것을 아우를 수 있는 건강법을 찾아 하루빨리 수렁에서 나와야 한다. 그렇게 투병의 차원 자체를 바꾸는 분명한 길이 싱싱한 풀과 채소에 있다.

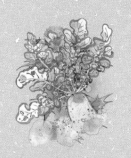

4. 사람의 주식은 '풀'이다

자연요법은 건강한 사람에게는 고상한 취미나 자기 수양의 방편일 수 있다. 건강을 타고난 사람은 자연요법이 맞아도 그만, 안 맞아도 그만이다. 몸이야 어떻게 되든 자기만족이라는 흡족한 결과를 얻기도 한다. 하지만 중병 환자가 사생결단으로 선택하는 자연요법이 한가한 이야기만 늘어놔서는 곤란하다.

　중병 환자에게 투병이란 얼마 남지 않은 시간과 벌이는 싸움이다. 상품 진열대에 있는 두 물건을 견주듯이 이 방법, 저 방법을 동시에 써 볼 수는 없다. 좋다는 자연요법을 죄다 섭렵해서 아침부터 밤늦게까지 건강을 되찾기 위해 몰두하는 것은 현실적으로 불가능하다.

　벼랑 끝에 홀로 내몰린 환자의 공포와 불안은 상상을 초월한다. 시간이 지날수록 그 무게에 짓눌려서는 공포와 불안을 지속시킬 힘조차 잃어버린다. 절박한 지경에 이른 환자는 자기 의지가 사라지고 평소와는 무척 다른 사람이 되고 만다. 중환자에게는 어떠한 건강법이 됐든, 특히 팔아먹을 물건이 있는 경우라면, "시한부 아무개가 이걸 먹고서 죽다 살아났다."는 식으로 한껏 부풀려진 선전이 쉽게 먹힌다. 건강한 사람이 보기에는 우습기 짝이 없는 선전인데도 환자는 그런 허황된 선전조차 없는 절망적인 상황을 견디지 못한다. 이렇게 수요와 공급이 절묘하게 맞아떨어지다 보니 돌팔이들이 떠들 자리가 생긴다. 환자가 제도권 의료에 전적으로 몸을 맡기는 것이나 대안 의학에 홀리는 것은 모두 '자율적 삶의 포기'라는 같은 맥락에 있다.

날은 저물고 길은 끊어졌다. 기회는 단 한 번 뿐인데, 이 어둠 속에서 어느 길을 더듬어 가야 하는가? 그것은 모든 건강법의 핵심을 꿰뚫을 수 있는 건강법이어야 한다. 하나로 모든 것을 아우를 수 있는, 일이관지—以貫之의 건강법은 바로 채소범벅과 녹즙이다.

항간에 떠도는 온갖 기기묘묘한 처방들도 다 좋은 것이다. 좋으니까 지금까지 전해 내려오고 있는 것 아니겠는가. 그런데 좋기만 하면 될까? 이런 것들은 수렁을 벗어나게 하는 것이 아니라 수렁 안에서 좀 더 편안하게 뒹굴 수 있게 해 줄 뿐이다. 그러다가 가끔은 수렁을 벗어나는 수도 있지만, 대개 만성병이란 것은 잠시 우선해지는 정도로는 낫지 않는다. 시간이 지나고 보면 슬금슬금 병세가 깊어져 있게 마련이다. 이럴 때 채소범벅을 꾸준히 먹으면, 몸 안에서는 우리가 거부한다 해도 피할 수 없는 변화가 생긴다. 그것은 자기암시로 얻는 가볍고 변덕스러운 효과와는 비교할 수 없다. 병든 몸을 전혀 다른 길 위에 올려놓는 것은 싱싱한 풀과 채소밖에 없다.

채소범벅의 선구자, 니시 가쓰조

한국과 일본의 자연 건강법은 거의 니시 가쓰조의 영향을 받지 않은 것이 없다 해도 과언이 아니다. 니시가 이야기하는 생채소 건강법이 채소범벅 건강법이라고 할 수 있다. 점심과 저녁에 시금치, 솔잎, 양배추를 합해 350g, 무, 당근, 참마를 합해 350g, 총 700g씩을 먹는다. 소금도 전혀 쓰지 않고 현미도 먹지 않는다. 니시는 생채소만으로 살아갈 수 있고 건강을 되찾을 수 있다는 것을 실천으로 입증한 선각자라고 할 수 있다. 지금은 니시가 살았던 시대와 다르니 니시 건강법을 그대로 따를 필요는 없다.

생채소 건강법으로 유명한 고다 미쓰오도 어려서 병약했던 탓인지 여러 건강법에 정통했다. 그는 20년 동안이나 생채소 건강법을 연구하며 시행착오를 겪었다. 고다 미쓰오가 생채소 건강법을 실천하면서 오랫동안 고생했던 까닭은 채소의 양이 너무 적은 데다가 먹는 방법이 옳지 않아서였다. 성능 좋은 녹즙기의 도움으로 채소를 많이 먹을 수 있게 된 지금은 채소의 양을 충분히 늘리기만 하면 오래 고생하는 일 없이 병과 싸울 수 있다.

건강한 사람은 산업사회 이전의 식생활로 돌아가는 것, 즉 현미와 채소만으로 건강을 지킬 수 있다. 중병 환자는 더 거슬러 올라가 곡물과 과일이 없던 구석기시대 식사법을 따라야 한다. 그중에서도 채소범벅 건강법은 불을 발명하기 전의 구석기시대로 돌아가는 가장 근본적인 건강법이다.

동물의 몸은 풀로 이루어진다

지구 위의 모든 생명체는 태양의 힘으로 살아간다. 태양의 힘을 곧바로 받아들이는 것은 식물이고, 동물은 식물을 통해서 건너 받아들인다. 식물을 먹어서 태양에너지를 얻는 것이다. 여기서 단순하게 에너지만 얻을 것 같으면 통곡식을 먹든, 곡식으로 라면을 만들어 먹든, 설탕을 먹든 아무 상관이 없다.

우리는 흔히 음식을 자동차에 넣는 연료쯤으로 여기고, 그날 먹은 것으로 그날 힘을 낸다고 오해한다. 라면을 먹었다고 해서 산을 오르는 데 힘이 부치지는 않는 것이다. 연료는 자동차 몸체를 이루지 않지만, 음식은 우리의 피와 살과 뼈가 된다는 것을 잊어서는 안 된다.

양의든 한의든 제도권 의학은 우리 몸을 음식과 분리된 일종의 기계로 본다. 고장이 나면 기계만 살핀 뒤, 그것을 도려내거나 바꿔치기할 궁리만 하는데 이것은 잘못된 생각이다. 우리가 먹는 것은 우리 몸을 만든다. 그러기에 건강법은 대부분 무엇을 어떻게 먹어야 하는가를 다루어야 한다. 나머지는 그 사이사이 조금씩 보탬이 되는 것뿐이다.

우리 몸은 햇빛과 흙, 물에서 나왔다. 물은 그대로 우리 몸이 되었고, 흙과 햇빛은 식물이라는 다리를 건너 우리 몸이 되었다. 그러므로 우리는 물과 흙과 햇빛으로 이루어져서 태양의 힘으로 움직이는 것이다. 흙과 태양은 풀을 통해 우리 몸에 들어온다. 건강법은 이 두 요소가 어떻게 하면 우리 몸에 제대로 들어오게 할 것인가 하는 문제를 다룬다.

흙과 태양에너지는 식물의 어디에 어떻게 들어 있는가? 여기서 흙은 구체적으로 말해서 미네랄, 즉 '식물을 태우고 남은 재'이고, 태양에너지는 '태울 때 불길로 바뀌는 부분'이다. 식물의 씨앗, 즉 곡식은 에너지를 많이 품고 있지만 미네랄은 거의 없다. 씨앗에는 뿌리와 떡잎을 만들 영양소와 자손을 퍼뜨리는 데 필요한 정보만 있으면 된다. 일단 싹이 트고 나면, 그 자리에 흙이 있으므로 구태여 흙을 지니고 있을 필요가 없는 것이다.

흙과 태양에너지를 적절한 비율로 담고 있는 것은 씨앗이 아니라 식물의 몸통이다. 동물이 흙과 태양에너지를 온전히 받아들이기 위해서는 식물의 씨앗이 아니라, 몸통이 필요하다. 따라서 곡식을 주식으로 삼는다면 반드시 풀을 곁들여야 한다. 이것은 현대 과학이 영양에 관해서 밝혀낸 성과와 일치한다. 동물이 움직이는 데 필요한 물질은 모두 식물의 몸체에 들어 있다. 이유는 간단하다. 동물은 식물의 몸통을 전제로 만들어졌기 때문이다.

나는 10년도 넘게 곡식을 싹 틔워 생으로 먹고 살았다. 식물의 몸통은 시간이 흐를수록 해체될 운명인데 비해, 식물의 씨앗은 한 알만 있어도 지구를 덮을 수 있는 무한한 생명의 응결체가 아닐까 여긴 것이다. 살아 있는 현미 한 톨을 먹는 것은 우주의 생명력을 먹는 것이며, 케일 한 잎을 먹는 것에 비길 바 아니라고 생각했다. 그래서 물에 불린 생곡식 가루나 싹 틔운 현미에 채소를 약간 곁들여 먹는 정도를 최고로 쳤다. 그렇게 10년 넘게 내공을 쌓았으나 허사였다. (그렇다고 싹 틔운 현미가 별것 아니라는 말은 아니다.)

동양에서는 《황제내경》이래, 곡식을 생명을 낳고 기르는 정기精氣로 여겼다. 내가 십수 년 넘게 생곡식을 먹으면서 건강을 되찾을 수 있기를 빌었던 것도 곡식을 신줏단지 모시듯 하는 동양 전통에 따른 자연스런 것이었다. 투병 경력이 쌓이고 시행착오를 거듭하면서, '생명의 열쇠'가 숨어 있을 것만 같았던 생곡식은 그저 현미밥보다 조금 더 나은 식사법일 뿐이라는 걸 깨달았다. 곡식은 그것이 생것이고, 심지어 싹을 틔운 것이라 하더라도 풀잎이나 채소의 몸통만 못하다.

현대 영양학은 A식품과 B식품의 차이에 집착하고, 자연 의학에서는 A라는 식품이 좋은 것인지 나쁜 것인지, 즉 유기농과 비유기농을 가르느라 바쁘다. "여러 식품 가운데 사람에게 가장 좋은 것은 A이다."라고 말할 수 있는 것은 그래도 현대 영양학이다. 그런데 정작 이 사실을 밝히고 나면, 영양학자는 더 이상 할 일이 없어진다. 딱하고 곤란한 일이다. 그러니 할 일을 찾아 자꾸만 미시적 관점에서 분석하려 드는 것이다. 현대 영양학을 배운 사람이라면 바보가 아닌 다음에야 채소가 제일이라는 것을 모를 리 없을 텐데 말이다. 솔직히 말해 자연 의학을 하는 사람들은 A와 B의 차이를 잘 모른다. 알아도 겨우 영양학자들 흉내를 낼 뿐이다. 타당한 결론은 이 두 가지 관점을 아우를 때만 얻을 수 있다. 즉, "채소, 그중에서도 유기농 채소가 으뜸이다."는 말로 귀결된다.

가장 효과적으로 헐뜯는 방법은 건성으로 칭찬하는 것이다. '균형 있는 식생활'이니, '현미밥과 채식'이니, '과일과 채소'니 하는 말들은 오히려 채소를 깎아내리는 이야기다. 채소에 대해서는, "이것 없이는 사람이 사람 노릇을 못 한다."라고 말할 정도는 되어야 비로소 뭘 좀 알고 있는 것으로 봐 줄 수 있다. 우리 몸이 요구하는 것은 과일도 아니고, 말린 약재도 아니고 싱싱한 풀이다.

채소범벅은 보편적이고 근본적인 건강법이다. 사람의 몸뚱이로 살아가는 한 끝까지 그렇다. 따라서 채소범벅을 다른 갖가지 기묘한 처방들 가운데 하나로 여겨서는 안 된다. 채소범벅은 누가 언제 시도하든, 뒤틀린 몸을 바로잡아 줄 뿐 아니라, 따로 애쓰지 않아도 우리 몸에 필요한 영양소가 균형을 이룰 수 있도록 한다.

반면에 약이라고 생겨먹은 것은 모두 불균형을 바로잡는 힘이 별 볼일 없는 데다가, 조금이라도 넘치면 그것이 또 다른 질병을 일으킨다. 칼슘이 모자라 고생하던 사람이 칼슘 제품을 먹으면 곧 놀라운 효과를 볼 것이다. 그렇다고 자꾸만 먹어 대면 몸속에 칼슘이 넘쳐 미네랄 불균형이 온다. 한 가지 미네랄을 일삼아 더 먹거나 반대로 골라 가며 안 먹으면 반드시 다른 데서 탈이 나게 되어 있다. 칼슘이 모자라지도 않은 사람이 칼슘이 좋다고 알약을 삼키면 그 즉시 칼슘이 넘친다. 머리는 쓰지 않고 애만 쓰다가는 이런 어이없는 사태를 빚을 수 있다. 단백질이 모자라지도 않은데 값비싼 실크 단백질을 사서 먹는다면, 비싼 돈 들여서 고생을 사서 하는 셈이 된다. 섬유질을 보충한답시고 고구마를 과식하면, 뒷일을 감당하기 힘들어질 것이다. 채소범벅을 뺀 모든 것이 이렇다.

특수한 요법은 아무 효과도 없이 불균형만 가져오거나, 어쩌다가 효과를 본다고 해도 조금만 지나치면 언제든 반대편 극단으로 치달을 위험을 안고 있다. 이에 견주어 채소범벅은 언제나 효과가 있고, 아무리 많이 먹어도 균형이 깨지는 일이 없다. 몸이 바라는 것에 맞춰 온몸 구석구석으로, 알맞은 '흙과 태양에너지'를 가져다준다.

채소범벅과 녹즙

채소범벅은 녹즙을 짤 때 나오는 찌꺼기를 녹즙에 다시 넣은 것이다. 녹즙하고 다른 점은 찌꺼기처럼 보이는 섬유질을 다시 넣어서 먹는 것뿐이다. 식물의 몸통을 날것 그대로 먹되, 몸이 필요로 하는 만큼 많이 먹을 수 있는 유일한 방법이 채소범벅이다.

녹즙의 핵심은 섬유소를 제거해서 소화와 흡수가 쉽게 되도록 하는 것이라고 주장하는 사람이 많다. 확실히 녹즙은 한꺼번에 1L를 마셔도 위에 큰 부담을 주지 않는다. 그런데 소화와 흡수가 잘된다고 꼭 좋은 것은 아니다. 속이 편하기로는 '밥을 식혜로 만들어 먹는 것'이 최고가 되겠다. 위장을 생각한답시고 섬유질을 버리는 것은 위장의 자존심을 건드리는 짓이다. 섬유질은 채소의 본질 가운데 하나다. 채소를 통째로 갈아 놓은 채소범벅은 영양소의 으뜸이라 할 수 있는 녹즙과 대장 건강의 기본을 지키는 식이 섬유의 효능을 아우른 것이다. 식이 섬유는 열을 가하지 않을수록, 곱게 갈린 것일수록 효과가 좋다.

찌꺼기를 같이 먹으면 아래와 같은 변화가 생긴다. 더 자세한 이야기는 뒤에 식이 섬유를 다루면서 적어 두었다.

- 식사 때마다 녹즙을 500ml 정도 마시면, 혈당이 치솟는 것을 막을 수 있다. 여기다 녹즙 찌꺼기를 섞으면 혈당은 더 낮아지고, 다른 음식이 혈당을 올리지 않도록 돕는다.
- 녹즙으로 먹는 것보다 식사량이 더 줄어들어서 자연스럽게 소식을 할 수 있고, 덤으로 살을 뺄 수도 있다.
- 섬유질은 대장을 놀랄 만큼 건강하게 한다. 면역계가 활발해지고 생리 활성 물질도 잘 공급된다. 미네랄 흡수도 원활해진다. 몸이 두루 좋아지는 것이다. 이 단계에 이르면 단순히 건강을 지키는 방법에 머무르지 않고 거의 모든 질병을 뿌리 뽑을 수 있다.

- 녹즙은 채소범벅보다 빠르게 흡수된다. 당장은 몸에 큰 부담을 주지 않지만, 자꾸 반복되면 좋을 리 없다. 채소범벅은 마치 채소를 되새김질해 먹는 것과 같아서 자연의 이치를 거스르지 않기 때문에 문제없이 오래 먹을 수 있다.

채소범벅과 녹즙의 차이는 섬유질이 있고 없고에 지나지 않아도, 길게 보면 그 차이가 가져오는 결과는 엄청나다.

식물의 독성

철없던 시절 나는 생식을 한답시고, 몇 달이나 불린 생콩을 먹었다. 케일을 마당에 심어 놓고 초봄부터 늦가을까지 잎을 따서 녹즙을 내 먹기도 하고, 살구씨 가루 불린 것이 좋다는 말에 한 끼에 한 줌씩 먹기도 했다. 나중에 알고 보니 콩은 생것은 말할 것도 없고, 잘 삶는다 해도 반反영양물질이 가득 있어 조심해야 하는 식품이었다.

스스로 태양에서 에너지를 얻을 수 없는 동물은 식물을 먹어야만 살아갈 수 있다. 그런데 식물은 '나 잡수시오.' 하며 앉아서 기다리는 것이 아니라 나름대로 동물을 괴롭히는 무기를 지니고 있다. 동물이나 식물이나 할 것 없이, 자연은 자비를 모른다. 독이 없는 식물은 드물다. 나무 열매처럼 동물에게 먹히려고 안간힘을 쓰는 것도 있지만, 식물은 자신의 목숨인 몸체만큼은 동물에게 쉽게 내어 주지 않는다. 동물은 가시가 돋은 나무에 손을 넣어 열매를 따 먹고 사는 것이다.

우리는 그 틈을 비집고 살아가야 한다. 몸에 좋은 것치고 독성이 없는 것은 없다. 식물의 항암 효과나 약효는 대개 독성 때문이다. 쓴맛, 아린 맛은 우리의 감각기관이 몸을 지키기 위해 우리에게 보내는 신호다. (날도라지, 토란, 고추, 가지, 호박, 피망, 비트가 내는 아린 맛도 마찬가지다.) 맨정신으로 익모초즙을 마실 수 없는 것도 그 쓴맛 속에 독이 있기 때문이다. 원래 약이란 것은 다 독이다. 따라서 쓴 것은 약藥이면서 동시에 독毒이다.

콩에 들어 있는 이소플라본은 어린이에게는 호르몬 교란 물질이다. 케일에 있는 티오시아네이트는 갑상선 기능을 떨어뜨린다. 살구씨에 있는 아미그달린은 항암 물질이기도 하지만 이것도 갑상선 기능을 떨어뜨린다. 감자도 햇빛을 받거나 오래되면 싹이 초록색으로 변하면서 솔라닌이라는 맹독성 물질을 만든다. 하나만 알고 무작정 덤벼들다가는 경을 치는 수가 있다.

문화는 여러 세대에 걸쳐 쌓인 것이다. 음식 문화도 마찬가지인데, 조상들이 뭔가 특별한 방법으로 요리를 한 데에는 다 그만한 이유가 있다. 지금 우리는 본능이 무뎌져서 맛을 잘 감별해 내지 못하고 독을 중화하는 힘도 없다. 이러한 때, 현대 과학이 분석해 낸 단순한 자료에 의지해 밥상을 차리는 것은 위험한 불장난이다. 생약재는 효과가 있는 성분만 뽑아내어 먹는 것이 좋고, 통째로 먹을 때는 전통 방식대로 법제를 해야 한다.

녹즙 재료는 안전성이 검증된 채소 위주로 해야 한다. 가열해 먹는 것이 전통이라면 그에 따라야 한다. 만병은 불에 익혀 먹는 데서 온다는 말을 진리로 받아들여서 감자나 호박까지 날것으로 먹으려 드는 것은 만용이다.

그렇다고 모든 음식에 겁을 먹을 필요는 없다. 우리 몸은 적당한 독을 이겨 내고 살아가도록 생겨먹었으니 지나치지만 않으면 된다. 우리 몸이 처리할 수 있는 한계치 안에 있는 독은 오히려 활력의 원천이 될 수 있다. 혀의 감각을 믿고 잘 씹어 먹으면 된다.

채소는 필연이다

하나 속에 모든 것이 있고 모든 것 속에 하나가 있으며
하나 그대로 모든 것이며 모든 것 그대로 하나다.
한 티끌 속에 온 누리가 들어 있고
모든 티끌마다 또한 그러하다.

一中一切多中一
一卽一切多卽一
一微塵中含十方
一切塵中亦如是

의상대사, 〈법성게〉 가운데

세포 하나 속에 온몸이 들어 있다. 따라서 세포 하나를 바로잡는 방법으로 온몸의 세포를 바로잡을 수 있다. 채소범벅은 세포 하나하나를 가장 건강한 상태로 이끈다. 건강한 풀의 진동이 그대로 우리 몸속 세포에 두루 전달된다. 채소는 간이 아니라 온몸에 좋고, 간장병이 아니라 만병에 좋다. 우리의 지력知力이 감당할 수 없을 정도로 넓고 깊게 파헤쳐 봤자 잡히는 것은 아무것도 없다. 단순하고 소박하게 '세포 하나'에 집중하자.

삶을 위협할 만큼 중대한 질병은 하루아침에 생기지도 않고 하루아침에 낫지도 않는다. 녹즙의 효과는 몸에 따라 다르기는 해도 확실하게 나타난다. 자기도 모르는 사이에 좋아지기도 하고 어느 날 갑자기 좋아지기도 한다.

필연성을 깨닫는 것은 사물들의 관계에 대한 성찰에서 나온다. 필연성을 깨달으면, 선택이 아니라 복종을 하게 된다. 채소를 먹어야 하는 것은 숨을 쉬는 것만큼이나 필연이다. 하지 않을 수 없는 일이니 결심을 하는 데도 노력이 필요 없다. 더구나 몇 번 반복해 습관만 들여 놓으면, 더 이상 의지를 앞세워 온몸을 긴장시키지 않아도 몸이 먼저 채소

범벅을 찾는다.

다른 건강법은 그 효과가 크지 않고 그나마도 느려 터져서, 간에 기별도 가기 전에 환자가 죽어 버리기 일쑤다. 풀을 주식으로 삼는 건강법은 환자의 몸을 환자 아닌 상태로 끌어올린다. 사람의 몸을 근원에서부터 바로잡기 때문에 만성병부터 잇몸이 아픈 것까지 병을 가리지도 않는다. 그러므로 어디가 아픈지 찾아내겠다고 이 병원 저 병원 순례할 필요도 없고, 검사를 해 놓고 "아무 이상 없습니다." 하는 선포를 듣기까지 며칠 동안 가슴 졸일 필요도 없다.

흙과 햇빛은 풀을 낳고, 풀은 동물을 낳는다. 존재의 뿌리인 풀로 돌아가는 것은 최상의 건강법이자 환골탈태換骨奪胎의 치료법이다. 채소와 풀은 '싱그러운 냄새'로써 우리의 뿌리라는 것을 알린다. 배가 고플 때 갓 솎아 낸 채소의 향긋한 맛이 떠오른다면 이 방면에서는 득도한 것이니 하산을 해도 되겠다. 채소범벅을 배불리 먹고 땀 흘려 몸을 움직였는데도 낫지 않는 병이 있다면 그때는 운명으로 알고 순응해야 한다. 그런 병은 나으려고 해 봤자 잘 낫지 않으므로 마음 편하게 받아들이는 것이 바람직하다.

4_1 구석기시대 식사법과 유기 농산물

한 번 거짓말을 시작하면 줄줄이 거짓말이 이어져 나오듯 반자연적 反自然的 행위도 한 번 시작되면 줄줄이 이어진다. 자연에 어설프게 손을 댔다가는 사람의 힘으로는 수습할 수 없는 지경에 이르는 수가 있는 것이다. 지구 온난화, 오존층 파괴, 4대강 공사가 그런 사례다. 건강법 가운데 '먹을거리를 가리는 것'은 기본적으로 본능의 흐름을 거스르는 것으로서 일종의 '반자연적 행위'라고 할 수 있다. 먹는 것을 두고 이것은 좋고 저것은 나쁘고 하는 식으로 가르고 나누는 식이요법들에도 이러한 위험이 도사리고 있다.

입맛이 아닌 머리로 어떤 음식을 골라 주야장천 먹는 것은 자칫하면 아랫돌을 빼서 윗돌을 괴는 격이 되기 쉽다. 그 음식 때문에 일어난 불균형을 바로잡기 위해서는 다른 음식은 열 가지쯤 더하고 뒤섞어야 할지도 모르는 데다가, 이런 악순환은 늘 꼬리를 물게 되어 있다.

유기농 음식을 먹어라, 식품첨가물을 피해라, 패스트푸드를 먹지 말아라 같은 이야기야 언제나 옳은 명령이므로 힘써 실행하면 된다. 그러나 "콩을 많이 먹자."는 말처럼 어느 한 가지 음식이 몸에 좋다고 떠드는 이야기는 간단한 상식 차원의 문제가 아니다. 그런데 요즈음은 당연한 것은 실행해도 그만 안 해도 그만인 것처럼 여기고, 정작 지극히 조심해서 다루어야 할 부분은 이것 먹어라, 저것 먹어라 하는 식으로 세뇌를 하고 있다.

우리에게는 이 모든 정보를 취사선택하고 종합할 수 있는 지적 능력, 즉 식별력이 없다. 설령 그러한 능력이 있다 해도, 머리로 매 순간 영양소를 계산하고 균형을 맞춰 가며 무언가를 먹는 것은 사람 살이가 아니다. 그렇다면, 사람의 품위를 잃지 않으면서 정보의 수렁에서 빠져나올 방법은 있는가? 대답은 간단하다. 그 방법은 '우리가 생겨났던 곳'으로 돌아가는 것이다. 가장 좋은 것, 즉 이상형을 모르고서는, 원칙을 세울 수가 없다. 원칙이 있어야 탈선도 하고 타협도 할 수 있는 것이다.

동물은 풀을 먹어야 살 수 있다

먹이사슬의 기초는 '풀'이다. 초식동물은 풀을 먹이로 삼고, 육식동물은 풀을 먹는 초식동물을 먹이로 삼는다. 초식동물은 풀씨(곡식)를 먹기도 하지만, 풀씨는 한 번에 한 움큼씩 많이 먹을 수는 없다. 그런데 동물 중에서 풀씨를 개량해 주식으로 길러 먹는 종種이 나타났으니, 이것이 바로 사람이다.

신석기 혁명은 수렵과 채취로 먹고 살던 구석기시대에서 농경시대로 넘어가는 문지방이다. 농경의 시작은 아무리 멀리 잡아도 1만 년 전으로 거슬러 가지 못한다. 초식草食을 하던 몸이 곡식穀食에 걸맞게 바뀌기에 1만 년은 너무 짧다. 물론 1만 년 동안에도 바뀐 것이 없지는 않다. 침 속에 탄수화물 소화효소가 섞이게 된 것이나, 치아 구조가 바뀌고, 위장관이 차츰 퇴화되고, 췌장이 커진 것이 그 예이다.

그러나 이런 식으로 적응한다 해도, 몇만 년이 흐른들 근본은 바뀌지 않는다. 풀의 줄기나 잎은 생명현상 자체이고, 풀씨는 풀을 다음 세대로 이어 주는 매개체이다. 때문에, 풀씨의 영양은 풀의 줄기나 잎을 따라갈 수 없다. 풀을 먹어야 살 수 있는 것이다. 사람이 풀이 아닌 풀씨 만으로 살아가는 것에 완전히 적응한다면 그때는 더 이상 사람이 아니라 벌레를 닮은 이상한 포유류가 되고 말 것이다.

우리 몸은 태초의 하늘과 땅을 전제로 만들어졌다. 그때는 풀씨의 덩치가 이렇게 크지도 않았고 그 양이 이렇게 많지도 않았다. 우리 몸은 예나 지금이나 여전히 풀의 줄기와 잎을 간절히 바라고 있다. 구석기시대 식사법이란 바로 우리 몸의 존재 근거가 되는 풀을 바탕으로 하는 것이다.

풀에서 풀씨로 옮겨 오면서 문제가 시작되었다. 혈당, 오메가3 지방산, 비타민C, 식이 섬유, 미네랄, 단백질, 비타민처럼 우리 몸의 생명현상을 지탱해 온 주된 부분이 망가지기 시작했다. 따라서 환자는 풀을 바탕으로 한 구석기시대의 식사로 돌아감으로써 허약한 몸을 보전補塡하고 생기를 되찾을 수 있다.

구석기시대의 식사

호모사피엔스라고 불리는 인류는 약 10만 년 전에 나타났다고 한다. 그때는 이미 불을 발견한 뒤라 자연스럽게 육식을 하였을 가능성이 높다. 그래도 주식은 풀과 나무 열매였다. 이것이 바로 구석기시대의 식사 모습이다. 곡물을 먹기 시작한 것은 그로부터 한참 후인 1만 년 전 신석기시대부터이다. 식량을 스스로 생산하게 된 것이 구석기와 신석기를 가르는 중요한 사건이다.

구석기시대 중에서도 불이 발견되기 전으로 거슬러 올라가면, 모든 음식이 날것 그대로였다. 곡물 재배는 아직 이루어지지 않았으며, 풀, 야생 열매, 날고기가 주식이었다. 불을 발견한 뒤부터 익힌 고기를 먹게 되었다.

우리도 그때 사람들처럼 바다에서 금방 잡아 올린 날생선, 사냥으로 잡은 짐승, 갓 딴 나무 열매와 연한 풀잎을 먹고 산다면 힘이 넘쳐서 쌩 쌩 날아다닐 것이다. 하지만 우리가 문명을 버리고 숲과 바닷가로 돌아가지 않는 한 이러한 식사는 불가능하다. 그렇다 해도 우리 몸은 생겨 먹기를 구석기시대에 먹던 것에 맞춰져 있다.

구석기시대의 식사법이 우리 몸에 꼭 맞는다는 것을 입증하는 관찰 사례는 충분하지만, 남 이야기 백 가지보다 자기가 한 번 겪는 것이 중요하다. 이 책을 읽고 난 다음 직접 먹어 보면 된다. 자기 몸이 말하는 소리만큼 분명한 것은 없다.

치과 의사 웨스턴 프라이스는 퇴행성 질환이 정제 음식 때문에 생긴다는 사실을 밝힌 선구적인 연구자다. 그는 은퇴 후, 충치가 왜 생기는지 밝혀내는 데 남은 삶을 바치기로 결심하고, 충치가 없는 사람들을 연구하기 시작했다. 1930년부터 1940년까지, 세계 곳곳 원주민의 치아 상태를 조사했는데, 문명사회와 접촉이 적을수록 충치나 다른 문명 질환이 적었다. 나이가 들어서도 뛰어난 시력, 튼튼한 근육, 총명함을 유지했고 이도 빠지지 않았다.

길이 뚫려 산업사회에 쉽게 접근할 수 있는 곳은 달랐다. 산업화된 생산 방식으로 만들어 낸 음식이 닿는 곳마다 재앙이 벌어졌다. 잇몸 염증은 치료를 받지 못해 농양으로 발전하곤 했다. 고통을 견디다 못해 사람들은 자살을 선택하기도 했다. 쓰레기 음식에 빠져든 대가는 혹독했다. 임신부가 쓰레기 음식을 먹으면 아이는 치열이 고르지 못한 채로 태어났다. 정제 음식을 그저 조금만 먹었다 해도 이러한 재앙이 일어났다.

캐나다 북부 유콘 지역의 에스키모는 1955년 소련의 미사일 공격에 대한 조기 경보 방어 체계를 구축하는 공사에 동원되기 전까지는 수렵과 채집으로 먹고 살았다. 100% 자연식을 하던 사람들이 어느 날 갑자기 바깥세상에서 들어온 100% 가공식품을 먹기 시작했다. 하루아침에 일어난 일이었다. 그 뒤 십수 년 만에 그들은 온갖 질병에 시달리기 시작했다. 여자들은 쓸개 염증과 당뇨, 남자들은 관상동맥 질환에 걸렸고, 아이들은 충치와 여드름 때문에 고통받았다. 그 지역에서 환자를 돌보던 의사들은 이러한 변화를 〈에스키모가 도시로 나올 때〉라는 기록으로 남겼다.

식사법의 원칙과 이상

지금 우리 시대에도 얼마쯤은 구석기시대처럼 먹는다. 신선한 채소, 작은 과일, 생선회, 야생 짐승 같은 것을 먹을 때 우리는 잠시 구석기시대 사람이 된다.

인류가 번성하면서, 이 지구는 호모사피엔스라는 단일종에게 점령된 단조로운 땅이 되었다. 풀과 나무는 점점 줄어들고 있는데, 풀과 나무를 먹고 살아야 할 사람만 미어터진다. 해결책은 곡물을 더 많이 생산하는 쪽으로 기운다. 풀밭이 없으니 풀을 먹고 사는 동물은 찾아보기 힘들고, 대신 곡물을 먹여 살찌운 가축과 양식 물고기가 판을 친다.

이런 먹이를 먹기 때문에 뇌를 이루는 물질, 특히 지방의 균형은 엉망이 되었고, 비타민C는 턱없이 모자란다. 그래서 인공 비타민이나 들깨를 챙겨 먹어야 하는 사태가 벌어진다.

하지만 문명이란 것은 우리가 한자리에 집을 짓고 농사를 짓는 데서 시작된 것이고, 눈, 코, 입, 귀, 손이 누리는 감각적 즐거움을 바탕으로 하고 있다는 것을 부인할 수 없다. 곡식이 없던 구석기시대처럼 먹고 살자는 말은 문명을 포기하고 야만 상태로 가자는 것이니 도대체 말이 안 된다.

구석기시대의 식생활은 그대로 따라야 할 구체적인 행동 수칙이라기보다는 이상이나 목표로 삼을 식사법이다. 현실로 돌아오면 우리는 현미밥에 채식을 하지 않을 수 없다. 몸을 이루고 신진대사를 조절하는 영양소를 채소에서 충분히 얻고 나면, 나머지는 현미와 통밀로 해결하는 것이다.

현미, 통밀, 통보리 같은 통곡식에는 씨눈이 있어서 아픈 몸을 돌볼 때 도움이 된다. 현미는 맛과 영양을 따져 볼 때 곡식의 제왕이라고 할 수 있다. 현미는 기분 좋게 생으로 먹을 수 있는 거의 유일한 곡식이다. 통보리, 통밀, 옥수수는 날로 먹기에는 거북하다. 스스로 절제력이 뛰어나다고 생각한다면 싹 틔운 현미를 믹서에 갈아서 먹는 것이 최고다. 현미에서 먼저 싹트는 것은 뿌리 쪽이다. 뿌리가 상당히 자란 다음에 잎이 나오기 시작하는데, 이때쯤이면 구수한 맛은 줄어들고 쌉싸래한 맛이 난다. 이 정도로 키워야 싹 틔운 현미의 약효를 확실히 볼 수 있다. 집에서는 이 정도까지 키우는 것이 쉽지 않으니 검정쌀로 된 발아 현미를 사서 물에 불렸다가 갈아 먹으면 되겠다.

통밀은 확실히 현미보다 한 수 아래이긴 하지만, 그 나름대로 장점이 있고 무엇보다 밥상을 풍요롭게 해 준다. 통밀은 비타민B 복합체, 콜린, 미네랄(특히 셀레늄), 식이 섬유가 현미에 비해 월등하게 많다. 벼는 이삭을 떨면 겨 껍질에 현미가 싸여 있지만, 밀은 곧바로 껍질이 벗겨지고 통밀이 떨어진다. 그래서 겨 껍질에 해당하는 섬유질이나 영양소가 통밀 안에 온전히 남아 있는 것이다. 다만, 밀은 단백질 품질이 형편없고 글루텐이 과민 반응을 일으키는 수가 있다.

요즘 우리 밀에 대한 관심이 높아지고 있다. 그런데 우리 밀을 '흰 밀가루 빵'으로 만들어 먹고 있으니 딱할 노릇이다. 우리 밀이라고 해도 통밀가루가 아닌 흰 밀가루로 빻아 쓰게 되면 수입 밀보다 약간 더 나은 것이 되고 만다. 통밀가루로 밀개떡이나 부침개를 만들어 먹든지, 아니면 설탕을 넣지 않은 통밀빵을 구워 먹어야 한다.

그러나 시중에서 우리 밀 통밀가루라고 팔리는 것은 대부분 완전한 통밀가루라고 하기 어려운 것들이다. 통밀 100kg을 빻아서 밀기울 25kg쯤을 버리고 나머지를 통밀가루라며 팔고 있다. 흰 밀가루는 밀기울로 버려지는 것이 훨씬 더 많다. 완전한 통밀가루를 먹자면 제분기가 가까이 있어야 한다. 쌀을 그 자리에서 도정해 팔 듯이, 제분기를 갖춰 놓고 그 자리에서 통밀가루를 빻아서 팔면 어떨까 싶다.

통보리에는 콜린, 셀레늄 뿐 아니라 베타글루칸이 아주 많다. 이것은 혈당 조절에 큰 도움을 준다. (곡식 가운데 베타글루칸이 가장 많이 든 것은 귀리이다.)

건강 상태에 따라 통곡식과 채소의 비율을 달리하면 된다. 건강한 사람은 현미밥에 싱싱한 채소를 넉넉히 곁들여 먹는 것으로 족하지만, 환자는 곡식을 줄이고 채소를 늘려야 한다. 목숨이 위태로운 환자는 현미마저도 극도로 줄이고 채소와 소량의 우유, 달걀, 나무 열매, 날생선을 주식으로 삼아야 한다.

완전한 영양 식품, 채소

여러 가지 채소를 많이 먹을수록 모든 영양소는 균형과 조화를 향해 달려간다. 채소야말로 흠잡을 데 없는 완전식품이다. 채소를 잔뜩 먹어서 얻는 효능이나 영양소를 간단히 짚어 보자.

혈당 조절 녹즙은 혈당을 거의 올리지 않는다. 당뇨병 환자가 녹즙 1L를 한꺼번에 마시고 30분마다 혈당을 재 보았다. 마시기 전에 81이었던 혈당은 한 시간 후에 겨우 95로 올라간 다음 두 시간 뒤에는 86으로 내려왔다. 채소범벅을 밥 먹기 바로 전에 먹으면, 다른 음식 때문에 오를 혈당도 붙잡아 준다.

미네랄 식물의 몸을 태운 재를 회灰라고 하는데 이것이 바로 회분,

즉 미네랄이다. 열매도 태우면 재가 남기는 하지만, 열량에 견주면 미네랄은 아주 작고, 그 가짓수와 균형도 형편없다. 채소는 미네랄을 보충하기 위한 부식副食이 아니라 미네랄을 먹기 위한 주식主食이다.

착실하게 섭생을 한다고 했는데도 나는 걸핏하면 눈꺼풀이 파르르 떨리는 증세에 시달렸는데, 녹즙을 하루에 1L 넘게 마시기 시작하면서 이런 증세가 완전히 사라졌다.

단백질 채소에는 우유에 맞먹는 단백질이 들어 있다. 100g당 단백질 함량을 보면 케일 3.3g, 시금치 2.9g, 우유 3.2g, 산양유 3.7g이다. 무게가 아니라 열량에 견주면 단백질 함량은 우유의 두 배 가까이 된다. 어떤 식품에 영양소가 이상적으로 있다고 말하기 위해서는 그것을 주식으로 했을 때 특별히 모자라거나 넘치는 일이 일어나지 않아야 한다. 채소가 바로 그런 음식이다.

또 채소의 단백질은 아미노산 구성이 좋고 날것 그대로여서 적은 양으로도 큰 효과를 낸다. 동물성 단백질은 이미 다른 동물이 사용하던 것을 사람이 받아 쓰는 것이라 중고품이다. 그러니 싱싱한 풀이나 채소에서 얻은 단백질이 가장 좋고, 곡물이 그다음이고, 풀을 먹은 동물의 것은 그저 그런 수준이다. 싸구려 옥수수 사료를 먹인 가축의 단백질은 피하는 것이 낫고, 동물 사료로 키운 가축은 최악이다.

효소 '싹을 틔운 씨앗'에는 채소보다 더 많은 효소가 들어 있다. 그러나 얼마나 다양한 효소가 있는지, 꼭 필요한 효소가 빠지지 않고 있는지 살피기 시작하면 채소범벅을 따라갈 음식은 없다.

비타민 채소야말로 비타민의 보고이다. 녹즙 1L에는 천연 비타민C가 500mg 이상 들어 있고, 비타민B·E도 충분히 들어 있다. 비타민A로 바뀔 수 있는 카로틴은 너무 많아서 걱정이 될 정도다.

채소에는 비타민B 복합체도 넉넉한데, 특히 엽산葉酸이 풍부하다. 엽산은 이름부터 '풀에 들어 있는 비타민'이란 뜻이다. 이것은 세포의 기본적인 생화학 대사를 돕는다.

오메가3 지방산 짐승이나 사람은 풀에서 나왔고 풀을 먹는 것을 전제로 만들어졌으므로, 사람에게 꼭 필요한 영양소는 풀에 다 들어 있다. 오메가3 지방산도 마찬가지다. 하루에 채소를 1kg쯤 먹으면 오메가3 지방산은 걱정하지 않아도 된다. 채소를 이만큼 못 먹고 있다면, 들깨나 생선을 조금 곁들여야 한다.

당 영양소 채소에는 당 영양소도 충분하다. 마, 아욱, 버섯 따위에 들어 있는 끈적거리는 성분이 바로 당질의 일종이다. 이 중에서 특히 버섯은 강력한 생체 기능 조절제다. 분류학자들은 버섯을 식물도 동물도 아닌 것으로 나누지만, 먹을거리로 따진다면 채소와 비슷한 것으로 볼 수 있다. 그런 버섯에는 신묘한 작용을 하는 무엇인가가 들어 있는 것이 틀림없다.

건강한 정기가 담긴 유기 농산물

현대 영양학에서는 화학비료와 농약으로 농사짓는 쌀과 유기농으로 기른 쌀을 구분하지 않는다. 채소도 마찬가지다. 어떻게 기르는가에 따라 전혀 다른 채소가 되는데도 별로 신경을 쓰지 않는다. 풀을 뜯고 자란 소와 사료만 먹고 자란 소는 '먹어서 좋은 것'과 '절대 먹지 말아야 할 것'으로 분명하게 나누는 사람도 화학비료로 키운 채소와 유기농으로 키운 채소를 구분할 때는 흐릿한 경우가 있다. 환경오염 문제와 맞물려 그런대로 많은 사람들이 신경을 쓴다고는 하지만, 아직은 포장지에 붙은 딱지를 보고 안도감을 느끼는 것에 그치는 경우가 많다.

화학비료로 기른 채소는 싱거워서 물맛만 난다거나, 조직이 푸석푸석하고 부풀려져 있다거나, 유난히 색이 짙고 번들번들하다거나, 잎이나 줄기의 모양이 엉성하다거나, 이 모든 특징이 골고루 나타난다거나 하는 식이다. 덩치는 크지만 허약하기 이를 데 없어 벌레가 오면 그저 속수무책으로 당한다. 그래서 농약이 필요해지고, 화학비료와 농약은 실과 바늘처럼 사이좋은 친구가 된다.

비료로 키운 농산물은 농약을 치거나 말거나, 맛에 별 차이가 없다. 물 맑고 공기 좋은 곳에서 라면만 먹고 사는 것보다는, 대도시 한복판에서 신선한 유기농 채소를 잔뜩 먹고 사는 쪽이 건강할 것이다. 식물도 마찬가지이다. 그런 점에서 무농약 농산물은 농약을 친 것보다야 좋겠지만, 몸이 아파 건강해져야 하는 사람한테는 큰 도움이 되지 않는다.

화학비료와 농약을 끊고, 자연이 원래 예정했던 물질 순환이 이루어지게 하자는 것이 바로 유기농법이다. 유기농법에서는 화학비료와 농약은 쓰지 않고 유기질 비료, 즉 퇴비를 쓴다. 이렇게 재배한 유기 농산물에서는 몸과 마음을 편안하게 하는 깊은 맛이 난다. 밥맛이 다른 것은 물론이다. 유기농 쌀로 지은 밥은 과식하기 쉽다는 단점이 있기는 하다. 미네랄과 비타민이 많이 들어 있는 채소, 들깨, 팥, 녹두에 이르면 차이는 더 벌어진다. 아이들에게 신선한 유기 농산물을 먹여 보라. 처음에는 피자나 라면 같은 쓰레기 음식과 유기 농산물의 차이를 잘 모르지만, 얼마쯤 시간이 흐르면 다시는 전에 먹던 정기 빠진 음식을 집어 들지 않는다. 설탕으로 절인 단맛투성이 음식에도 쉽게 질린다.

이런 차이는 흙의 차이에서 온다. 흙은 식물이 되고, 식물은 사람이 된다. 사람은 자신이 먹는 음식을 길러 낸 흙의 모습을 닮아 간다. 그러기에 유기 농산물을 단순히 독성 물질을 피하기 위한 것으로만 여겨서는 안 된다.

자연재배라는 이름으로 아예 퇴비나 거름까지 주지 않고 작물을 기르는 경우도 있다. 작물을 마치 건강한 자연의 숲에서 기르는 것과 같은 원리이다. 건강한 숲의 흙은 마른 풀과 나뭇잎이 두텁게 쌓여 있다. 그 아래로는 잘 썩은 부엽토가 있다. 숲의 식물들은 그 안에서 자라났다가 흙이 되고 다시 식물의 몸이 된다. 이런 곳에서 뜯은 나물만큼 몸의 원기를 돋우는 먹을거리는 없다.

퇴비를 주지 않고 농사를 짓는 것은 작물이 자연 속에 있는 풀과 닮도록 노력하는 것이다. 그러면 쓸 데 없는 영양소가 넘쳐서 웃자라거나 미네랄이 모자라 병든 채소가 되는 일이 없다. 퇴비에 길들여진 작물이 이런 농법에 익숙해지려면 오랜 시간과 노력이 필요하지만, 그렇게 자란 채소를 먹으면 그 동안 들인 품과 수고만큼 몸이 기뻐하고 건강해진다.

유기 농산물의 가치는 독성 물질이 덜 들어 있다거나 영양소가 더 많이 들어 있다는 단순한 차원에 있는 것이 아니다. 식물에는 영양소를 넘어서는 '원기元氣' 또는 '떨림'이라는 것이 있다. 미지의 에너지라고 할 수 있는 이것은 그 음식을 먹는 우리에게 그대로 전달된다. 3년 묵은 쌀, 유기농 햅쌀, 비유기농 쌀로 지은 밥맛이 확연하게 차이가 나는 것은 그 음식에 들어 있는 정기에 우리 몸이 반응을 하기 때문이다.

유기농으로 농사를 짓는 것은 텃밭에 고추 몇 포기, 상추 몇 포기 심어 놓고 소일거리 삼아 노닥거리는 것과는 다르다. 밭이 몇십 평만 넘어서도, 그때부터는 거름을 마련하는 일, 밭을 가는 일, 병충해를 막는 일이 질적으로 달라진다. 철저한 철학과 사명감을 가지지 않으면 유기농법으로 농사를 지을 수가 없다. 취미 생활로 하는 농사로는 먹고 살 수가 없으니, 우리 목숨은 온전히 농부들 손에 달려 있다.

그런데도 사람들은 유기 농산물을 멀리한다. 돈이 남아돌아가면서도 미각세포에 중대한 결함이 있는지 유기 농산물과 비유기 농산물의 차이를 모르는 사람도 있고, 유기 농산물이 좋은 것은 알지만 너무 비싸서 못 먹겠다는 사람도 있다. 맛을 가르쳐 줄 수는 없는 노릇이니 태생적으로 미각세포가 무딘 사람은 구제불능이다.

탄수화물, 지방, 단백질 같은 영양소에서는 유기 농산물이나 비유기 농산물이나 별 차이가 없다. 하지만 생명력의 다른 이름인 비타민, 미네랄, 효소를 살펴보면 갖다 댈 게 아니다. 유기농법은 땅 위에 있는 것들이 다 같이 살아갈 수 있는 유일한 길인 셈이다. 그러니 유기 농산물의 값은 아무리 비싸도 비싼 것이 아니다.

세상에 먹는 일보다 더 큰 일은 없다. 누더기를 걸치고 토굴 같은 데서 지내더라도 그럭저럭 살아갈 수는 있다. 그러나 먹는 일을 대충해서는 목숨을 잇기 힘들다. 사는 재미라는 것도 먹는 즐거움이 있은 다음에야 의미가 있다. 그런데 요즘 사람들은 먹는 재미를 하찮게 여기기로 작정이나 한 듯이 바쁘다면서, 귀찮다면서 쓰레기 범벅이나 애완동물 사료만도 못한 것으로 한 끼 식사를 때우고 있다.

4_2 채소범벅 만들어 먹기

나는 허약한 몸을 타고났지만 운은 좋았다. 투병을 시작한 지 얼마 안 되어, 《아카혼》이라는 책을 우연히 알게 된 것이다. 책 내용 가운데 가장 눈에 띈 것은 청즙青汁, 즉 녹즙綠汁이었다. 나는 곧장 먹을 수 있는 풀은 죄다 뜯어 모아 절구에 넣고 콩콩 찧어 즙을 내 먹었다.

예로부터 백 가지 풀을 찧어서 즙을 내 먹으면 만병을 고친다는 말이 있다. 생채소 건강법의 선구자인 노먼 워커는 그 자신이 백 년 넘게 삶으로써 녹즙의 위력을 확실하게 보여 주었다.

독일 의사 막스 거슨은 편두통이 심했다. 그는 편두통을 치료하기 위해 영양요법을 연구하기 시작했는데, 채소를 생으로 먹은 뒤 자신을 괴롭히던 지병에서 말끔하게 벗어났다. 그러자 그는 편두통을 앓는 환자들을 같은 방법으로 치료했다. 어떤 환자는 불치병으로 알려진 루푸스마저 말끔하게 나았다.

1930년대~1940년대 미국 제도권 의료계는 암은 외과 수술로 없애든가 방사선을 쬐어 죽이는 방법 말고는 치료법이 없다고 여겼다. 그런데 거슨은 겉으로 드러난 증상만 치료해서는 암 같은 중병을 고칠 수 없다고 주장했다. 제도권 의료계의 격렬한 반발을 사기에 딱 좋은 얘기였다.

1958년에 펴낸 《암 식사요법》에서 그는, "치료를 제대로 하려면 몸의 전체적인 대사가 바로잡혀야 한다."고 주장했다. 거슨 치료법의 핵심은 녹즙이다. 거슨은 당시 외눈박이 제도권 의료에 홀로 맞서야 했다. 그것이 헛되지 않아, 그 뒤 숱한 자연치료 연구가들이 그의 주장에 귀를 기울이기 시작했다.

재료가 되는 풀

한두 가지 채소로 만든 채소범벅은 영양소가 한쪽으로 치우칠 수 있으므로 가짓수를 늘려야 한다. 시금치, 쑥갓, 케일, 참나물, 신선초, 치커리, 비트 잎 따위를 쓰되, 취향에 따라 향이 짙은 것은 조금, 그렇지 않은 것은 넉넉히 넣어 가면서 가짓수를 늘린다. 어느 한 가지에 치우치지 않도록 조심하고, 식이요법의 기본은 조화와 균형이라는 점을 늘 생각해야 한다. 채소가 대여섯 가지만 넘으면, 굳이 영양소를 따져 가며 고민할 필요는 없다.

여러해살이풀 : 신선초, 참나물, 어성초, 부추 여러해살이풀은 한 번 씨를 뿌려 두면 몇 년이고 거둘 수 있어서 게으름뱅이들한테 딱 맞다. 여러해살이풀은 새봄이 되면 스스로 때를 알아서 움을 틔우고 싹을 낸다. 그 가운데 신선초, 참나물, 부추, 어성초 따위가 채소범벅을 해 먹기에 좋다. 어성초는 뿌리를 구해서 심어야 한다.

부추는 영양도 풍부하고 유황 화합물이 들어 특별한 효능을 보인다. 쏘는 맛이 강한 탓인지 부추즙을 전혀 못 먹는 사람도 있는데, 이런 경우에는 부침개나 나물로 만들어서라도 열심히 먹어야 한다.

신선초는 씨를 뿌린 뒤 한 달은 지나야 싹이 나오므로, 보통 정성으로는 싹을 틔워 내기가 쉽지 않다. 차가운 물에 하루 이틀 담갔다가 씨를 뿌리되, 싹이 날 때까지 습기가 마르지 않도록 잘 보살펴야 한다. 일단 모종을 길러 내는 데 성공하면 크게 손 가는 일 없이 거두는 일만 남는다.

향긋한 참나물은 과하게 먹어도 해로울 것 같지 않다. 참나물은 그 이름에서 알 수 있듯이 숲에서 나는 나물 가운데 으뜸이라 할 수 있다. 생존경쟁이 치열한 숲에서 어떻게 이렇게 연약해 보이는 풀이 잘 자랄 수 있나 의아할 정도다. 야생 상태 그대로 채소범벅을 만들어 먹어도 거슬리는 맛이 전혀 없다.

어성초는 그늘에서 잘 자라는 여러해살이풀이다. 어성초는 일단 뿌리를 내리면 일부러 걷어 내기도 힘들 만큼 생명력이 질기다. 어성초를 비비면 생선 비린내 같은 냄새가 나는데, 정작 녹즙을 내 놓으면 먹을 만하다. 또 냄새만 고약하지 독성은 거의 없다. 뿌리를 구해다가 화단이나 텃밭 그늘진 곳에 심어 두면 잘 번져 나간다. 어성초를 달여 마시면 다음 날 숙취가 남지 않는다고 한다.

쑥갓, 상추, 시금치, 케일 쑥갓, 상추, 시금치, 케일은 추위를 잘 견딘다. 다른 채소를 기르기 힘든 계절에 이것들을 기르면 좋다. 특히 쑥갓이나 상추는 성장 기간도 짧아서 장마철만 빼면 한 해 내내 언제든 손쉽게 길러 먹을 수 있다.

쑥갓 100g에는 열량 21kcal, 단백질 3.5g, 베타카로틴 3.755mg, 엽산 0.190mg, 마그네슘 26mg, 비타민E 1.7mg이 들어 있다. 쑥갓은 영양소, 맛, 냄새, 재배 방법, 수확량을 하나하나 살펴볼수록 나무랄 데가 없다. 비타민E 함유량은 채소 중 으뜸이다. 같은 열량일 때는 아몬드보다도 비타민E가 더 많다.

시금치는 채소범벅 재료로 둘째가라면 서운해할 만한 채소다. 시금치 100g에는 마그네슘 79mg, 엽산 0.194mg, 베타인 550mg, 비타민A 9,377IU, 오메가3 지방산 138mg, 베타카로틴 5.6mg, 루테인과 제아크산틴 12mg(눈의 노화를 막는 영양소인데 이 정도라면 갖다 댈 채소가 없을 만큼 엄청난 양이다.)이 들어 있다. 뭐가 뭔지 모를 만큼 잔뜩 늘어놓았는데, 그만큼 자랑할 거리가 많다는 정도로 생각하면 되겠다. 정리하자면 현대인에게 부족하기 쉬운 마그네슘과 오메가3 지방산, 베타인, 엽산이 풍부하다는 얘기다.

시금치에는 수산(옥살산)이 많아서 날로 먹으면 신장결석을 일으킨다고 알고 있는 사람이 많다. 비타민C를 두고서도 같은 이야기를 하기도 한다. 하지만 수산이 많기로는 당근이나 무도 마찬가지다. 신장결석을 일으키는 진짜 원인은 이런 것이 아니다. 노먼 워커는 시금치를 생으로 먹으면 몸에 활력이 돈다고 했다. 신선한 시금치, 근대, 비트 잎, 순무와 겨자 잎, 콜라드에 수산이 많다.

밀 순과 보리 순 "봄에 보리 순 국을 먹으면 문턱을 못 넘는다."는 말이 있다. 겨우내 못 먹어서 비쩍 말라 버린 사람이라도 보리 새순을 먹으면 문턱도 못 넘을 만큼 살이 통통하게 오른다는 뜻이다. 그만큼 보리 순은 초봄 최고의 영양 식품이었다. 밀 새순도 마찬가지다. 줄기는 억세서 채소처럼 먹기 어렵지만, 순은 채소범벅 재료로 좋다. 겨울에 순이 쇠기 전에 뿌리째 캐다가 씻어서 다른 채소와 함께 쓰면 된다. 밀 순이나 보리 순이 건강식품으로 각광을 받는 것은 씨앗 값이 싸고 기르기 쉬우며 영양소가 풍부하기 때문이다.

새싹 채소 씨앗을 물에 불린 뒤 채반에 받쳐 콩나물 기르듯이 며칠간 물을 주면 싹이 튼다. 맥주보리는 엿기름만큼 키워 녹즙기에 같이 넣어도 좋다. 유채, 메밀, 들깨도 싹 틔우기 쉽다. 새싹 녹즙에는 그 자체가 소화제라고 할 수 있을 만큼 소화효소가 많이 들어 있다.

익히지 않은 씨앗을 먹는 건강법을 최고라고 하는 사람도 있는데, 씨앗은 자신을 보호하기 위해 소화를 방해하고 건강을 해치는 물질을 듬뿍 품고 있다. 그래서 물에 불리지 않은 씨앗을 날것 그대로 먹으면 소화가 잘 안된다. 또한 자신을 오래 보존하기 위해 효소의 작용을 억제하는 물질도 있다. 씨앗을 물에 불려 싹트기 직전 상태로 만들면 이러한 물질은 분해되어 없어진다.

생콩에도 소화 방해 물질이 많이 들어 있다. 그래서 생콩을 많이 먹으면 췌장이 커지기도 한다. 콩을 된장이나 청국장으로 만들어 먹는 것도 콩을 생으로 먹으면 소화가 잘 안되기 때문이다. 씨앗을 싹 틔우지 않고 생것 그대로 먹으면 효소나 비타민, 미네랄 같은 미량영양소가 주는 효능을 기대하기 힘들다.

새싹에는 다 자란 채소보다 효소와 비타민이 훨씬 많다. 무 싹 100g에는 오메가3 지방산이 722mg 들어 있다. 씨앗인 채로는 오메가6 지방산이 압도적으로 많지만, 씨앗이 싹트는 과정에서 오메가3 지방산이 생성되어 그 비율이 뒤바뀐다.

무청 소는 논밭에서 기르는 것을 먹지 않아야 한다는 것을 잘 알고 있는 듯하다. 하지만 무청만큼은 참을 수가 없다. 커다란 눈으로 눈치를 살피다 얼른 무 하나를 뽑아서 이파리만 우적우적 씹어 먹는다.

무청은 사람이 길러 먹는 채소 가운데 가장 좋은 것이라 할 수 있다. 무청을 말린 시래기, 무청을 넣어 담근 김치는 겨울철 영양 보충식으로 으뜸이다.

무 뿌리는 달고 맛있지만, 우리 몸에 활력을 주는 면에서는 무청을 따라갈 수 없다. 무청은 자극성이 강해서 녹즙 재료로는 걸맞지 않으니, 김치를 담가 먹거나 시래기로 만들어 먹는 편이 낫다.

왕고들빼기 왕고들빼기는 쌉쌀한 맛이 일품이다. 길가, 야산, 논밭 어디에서나 쉽게 볼 수 있다. 들에서 절로 나는 풀은 시고 떫고 풋내가 나서 생것 그대로 먹기가 어려운데, 왕고들빼기는 생으로 된장에 쌈을 싸서 먹을 수 있다. 왕고들빼기의 쌉쌀한 맛을 한번 보고 나면, 채소범벅에 이 맛이 빠져서는 허전한 느낌이 들 것이다. 맛으로든 영양으로든 빼지 말아야 할 나물이다.

왕고들빼기는 덩치가 큰 탓에 눈에 잘 띄어서 흔해 보이지만 실은 숫자가 많지 않다. 보이는 족족 다 캐 버리면 이듬해엔 금세 확 줄어든다.

왕고들빼기를 녹즙에 쓰려면 가을에 씨앗을 받아다 밭에 뿌려 기르는 게 좋다. 씨앗을 받으려면 씨앗이 날리기 시작할 때 꽃을 꺾어다가 비닐봉지에 잘 넣어 말린다. 다 마르면 씨앗을 털어서 받으면 된다.

쇠비름 쇠비름은 들판에 가면 지천에 널려 있다. 흔해 빠져서 농부들을 짜증나게 하던 잡초였는데, 요즘 귀하신 몸이 되었다. 쇠비름은 오메가3 지방산이 많이 들이 있다고 소문이 자자한데, 이보다는 점액질 성분을 더 눈여겨보아야 한다. 쇠비름, 마, 미역, 다시마, 알로에에 있는 점액질은 다당질의 일종으로 세포를 건강하게 하고, 몸의 면역력을 높이는 것으로 알려져 있다.

소나 염소도 쇠비름을 아주 좋아한다. "와드득." 하고 씹는 소리가 크고 경쾌하게 들린다. 쇠비름은 끈적끈적한 성분 때문에 즙이 따로 분리되지 않는다. 맨 먼저 녹즙기에 넣어 찌꺼기가 나오면 통째로 녹즙에 빠뜨려서 마셔야 한다.

민들레 민들레는 생명력이 넘친다. 흙만 있으면 어디든 뿌리를 내린다. 가끔 도심 한복판에서 민들레를 캐는 사람도 있다. 대개는 간장병 환자를 수발하는 사람들이다. 약으로 쓸 때에는 흰 꽃 민들레를 더 높이 친다. 흰 꽃 민들레는 토종이고, 도시에 있는 노란 꽃 민들레는 거의 다 외래종이다. 꽃받침을 보면 구별할 수 있다. 한눈에 봐도 토종 민들레가 품위가 있어 보인다.

허브 로즈마리, 라벤더, 박하 같은 허브는 화분에 키우면서 조금씩 뜯어서 사용한다. 항산화 기능이 뛰어나므로, 일반 채소의 결점을 잘 보완해 준다. 토종 허브의 대표 주자인 방아(배초향)의 약리 성분은 로즈마리에 들어 있는 성분인 로즈마린산이다. 가을에 야생 배초향 씨앗을 받아 화단에 뿌려 놓으면 푸지게 먹을 수 있다.

들나물 이른 봄에 나는 냉이, 별꽃, 광대나물은 좋은 채소범벅 재료이다. 돌미나리, 돌나물, 비름, 질경이 새순, 꽹이밥, 명아주, 들깻잎, 쇠뜨기, 엉컹퀴 같은 풀도 아주 좋은 채소범벅 재료이다.

돌미나리는 베어 낸 자리에서 다시 싹이 나와 자란다. 그런데 물에서 자라는 까닭에 기생충이 많을 수 있다. 줄기가 불그스레한 돌미나리를 불미나리라고 하는데, 이것은 물속에 뿌리를 내리지 않아서, 기생충 걱정 없이 먹을 수 있다.

돌나물은 돌에 붙어 사는 것을 좋아한다. 번식력이 무척 강하고 영양소도 고루 갖추었다. 특히 간장병 환자에게 좋은 영양소가 많다. 다만 "돌나물을 많이 먹으면 다리에 힘이 빠진다."는 옛말이 있다. 야생 식물에는 비타민B 파괴 효소가 광범위하게 들어 있는데, 돌나물에 관한 이야기도 이러한 사실과 관련이 있을지 모른다.

사람은 자연에서 너무 오래 떠나 있었다. 그래서 소나 염소가 먹는 것이라고 해서 마음 놓고 생것으로 먹을 수는 없다. 식물은 미생물이나 동물로부터 자신을 보호하기 위해 독성 물질을 만들어 낸다. 이 독성 물질은 우리 몸에서 항생제와 같은 기능을 하기도 하지만, 지나치면 몸에 직접 해를 끼친다. 따라서 의심스러운 야생초는 쓰지 말아야 한다. 안전하다고 확인된 것이라도 많은 양을 써서는 안 된다. 독성이 있는 야생초는 의외로 많다. 소들은 알아서 잘 구분하지만, 사람의 감각은 믿을 만한 것이 못 된다.

재료로 써서는 안 되는 것

과일 생각이 얕은 사람은 과일이 채소와 다를 게 없다고 생각한다. 과일에는 섬유질, 항산화제, 비타민C 따위가 많이 들어 있기는 하지만, 무엇보다 당분이 많아서 환자가 마음 놓고 먹을 수 없다. 과일을 즙으로 만들면 섬유질을 없애 당분 흡수가 더 잘되도록 하는 꼴이니, 과일즙을 마시는 것은 좋은 것은 버리고 독만 짜서 먹는 셈이 된다. 녹즙에 유기농 사과나 귤, 레몬을 아주 조금 넣어 녹즙 맛을 상큼하게 하는 정도라면 괜찮겠다.

뿌리채소 녹즙이 좋다니 먹기는 해야겠는데, 풋내가 나서 도무지 맛이 없다. 그래서 그런 것 말고 맛있는 녹즙은 없나 하고 찾는 것이 바로 당근즙이다. 사람들은 별생각 없이 당근이나 시금치나 다 같은 것으로 여기는데, 둘은 아주 다른 것이다. 당근즙은 거의 과일에 가까운 것이라 아무리 끈질기게 많이 마셔도 녹즙만 한 효과를 낼 수 없다. 비트 뿌리나 당근, 양파 같은 뿌리채소로 짜낸 즙은 원칙적으로 여기서 말하는 녹즙이 아니다. 당근보다는 당근 잎이 오히려 더 낫다.

컴프리 컴프리는 여러해살이풀이면서 번식력도 좋아서 녹즙 재료로 쓰고 싶은 충동이 인다. 그런데 컴프리의 독성은 오래전부터 논란거리였다. 컴프리의 어린잎과 뿌리에 들어 있는 피롤리지딘 알칼로이드 Pyrrolizidine Alkaloids는 급성 간 장애, 간 경변, 폐렴, 폐 고혈압을 일으킨다고 한다. 또한 피롤리지딘은 암과 정맥 폐색증을 일으키는 물질로 알려져 있다.

미국 식품의약국FDA, Food and Drug Administration은 2001년 컴프리에 이러한 독성이 있음을 인정하고 건강식품 제조업자들에게 컴프리 제품을 유통시키지 말 것을 권고한 바 있다. 안전하다고 한 것은 한 번쯤 의심해 보아야 하지만, 위험하다는 경고는 그대로 믿고 따라도 좋다. 컴프리가 아니어도 먹을 것이 널린 마당에 굳이 위험하다는 컴프리로 불장난을 할 필요는 없다.

건강한 에너지를 담은 풀 찾기

《식물의 정신세계》에는 앙드레 시몬통이 앙투안 보비스의 진자振子를 써서 먹을거리가 내놓는 에너지, 즉 생명력을 잰 이야기가 나온다. 진자로 모든 생명체의 진동을 잴 수 있고, 그 크기를 서로 견주어 어느 것이 더 선선하고 활력을 북돋우는 음식인지 구별할 수 있다는 것이다. 그는 이 방법으로 음식을 골라서, 회복될 가능성이 전혀 없는 결핵을 치료하고자 했다. 환자는 오래지 않아 결핵은 물론이고 다른 합병증까지 말끔히 나았다.

보비스는 건강인 표준 진동수를 6,500Å으로 정하고, 어떤 음식의 진동수가 이보다 높으면 건강에 도움을 주고, 낮으면 활력을 빼앗아 간다고 보았다. 텃밭에서 갓 솎은 채소와 방금 딴 과일은 8,000Å~10,000Å이고, 갓 짜낸 우유는 6,500Å, 살균한 우유는 0Å이다. 육류와 익힌 채소는 2,000Å이 채 못 되어서 진자를 회전시키기에는 역부족이다. 암 환자는 4,875Å으로 건강한 사람에 크게 못 미친다. 이것은 흰 밀가루로 만든 식빵의 진동수와 같다. 우리 몸을 건강하고 활기 있게 하려면 인간의 정상적인 진동수인 6,500Å보다 높은 에너지를 내는 채소와 견과류, 과일, 싱싱한 생선을 먹어야 한다는 것이 보비스와 앙드레 시몬통의 논지이다.

그들 주장대로라면, 채소는 신선한 것을 익히지 않고 먹어야 하고, 육류와 가공식품은 피해야 한다. 다만 감자와 고구마처럼 땅속에서 자라는 채소는 날것, 삶은 것, 구운 것 순서로 진동수가 높아진다. 세균은 대부분 6,500Å을 밑도는 에너지를 내놓는다. 시몬통은 이런 점으로 미뤄 볼 때 건강한 활력이 유지되는 한 우리 몸은 세균의 공격에 끄떡없다고 추론한다.

화학비료 때문에 방사에너지가 줄어든 식물이 어째서 그렇게 병원균에 취약한지도 이러한 이치로 쉽게 설명할 수 있을 것이다. 시몬통은 유사 이래 풀이나 꽃, 나무껍질 따위로 놀랄 만한 치료 효과를 거둘 수 있었던 것은, 그 안에 든 화학 성분 때문이 아니라, 그것들이 내놓는 건강한 파장 때문일 거라고 생각했다.

봄이 무르익어 갈 때쯤 땅바닥에서 싹이 돋고 나뭇가지에 움이 트기 시작하면 소들도 바빠진다. 겨우내 소마구에 갇혀 지내던 소들은 쟁기를 지고 논밭으로 나간다. 입에는 매정하게도 부리망이 씌워 있다. 일하다 말고, 파릇파릇한 새싹을 뜯어 먹을까 싶어서다. 소가 한 번 새싹을 맛보면, 집에 남아 있는 마른 풀이며 쌀겨, 보리 겨는 당최 먹으려 들지 않는다. 그래서 새로 돋은 풀이 어느 정도 자라고 나야 비로소 풀을 먹인다. 이것을 가리켜 '풀을 잡힌다'고 한다. 소가 풀을 잡혔는지 그렇지 않은지는 털을 보면 한눈에 알 수 있다. 소가 새 풀을 뜯기 시작하면 부스스했던 털이 반질거리면서 빛이 난다. 소는 사람이 베어다 준 풀은 배가 웬만큼 고파서는 잘 먹으려 하지 않는다. 시든 것을 먹으면 몸이 처진다는 것을 알고 있는 것이다.

마당에 심은 채소를 갓 따서 만든 채소범벅과 시장 좌판에 누워 있던 채소로 짜낸 채소범벅은 확연히 다르다. 물론 채소만 그런 것은 아니다. 조개, 굴, 생선, 옥수수 같은 것도 한시가 지나기 무섭게 맛이 달라진다. 식당을 차린 사람들은 무슨 대단한 요리 비법을 연구하느라 골몰할 필요가 없다. 재료가 신선하기만 하면 그 다음은 걱정할 것이 없다.

재료 마련하기

채소범벅과 녹즙은 먹기도 만만치 않지만 돈도 꽤 들어간다. 가장 좋은 것은 몇십 평쯤 되는 땅을 일궈 스스로 채소를 기르는 것이다. 채소 농사를 지을 때는, 되도록 여러 가지를 심고, 농사 일지를 자세히 기록하는 것이 좋다. 그렇게 하면 서너 해 안에 사시사철 채소를 거둘 수 있게 밭을 꾸릴 수 있다. 밭을 구하기 어려울 때는 옥상이나 길가에 화분을 놓고 길러 먹으면 된다. 먹을 것을 다 기르지는 못하더라도 직접 길러 먹는 것이 조금이라도 있어야 한다. 갓 솎아 낸 채소를 맛보는 것은 마음의 평화를 되찾는 일이다. 도시에 사는 사람은 '생협'이나 '한살림' 매장에서 녹즙용 채소를 비교적 싸게 구할 수 있다.

건강한 사람은 겨울철에 굳이 비닐하우스에서 기른 채소까지 찾을 필요는 없다. 겨울이라고 들판에 아무것도 없는 것은 아니기 때문이다. 또 계절에 맞춰 무청이나 나물 따위를 말려 놓았다가 먹으면 된다. 하지만 환자는 다르다. 비닐하우스에서 기른 것이라도 채소를 먹어야 한다. 비닐하우스에서 기른 채소가 건강에 좋지 않다는 것은 들판에서 자란 것보다 못하다는 뜻이지, 아예 안 먹는 것보다 낫다는 말이 아니다. 환자는 1년 내내 싱싱한 채소를 구해서 많이 먹어야 한다.

만들기

채소를 수돗물에 씻으면 물기를 아무리 잘 빼도, 녹즙의 1/5은 수돗물이다. 꼭 씻어야겠으면 정수된 물로 채소를 살짝 헹구듯 하고, 흙만 떨어낸다. 유기농 채소가 확실하다면 씻지 않아도 탈이 없다. 유기농 채소에 묻어 있는 흙은 너무 많이 먹지만 않으면 약이라고 할 수 있다. 나는 흙투성이 채소만 아니면 씻지 않고 바로 녹즙을 만들어 마신다. 그래도 아직까지 배탈이 난 적은 없다. 수돗물로 채소를 씻을 경우에는 '염소', 사는 곳에 따라서는 '불소'까지 덤으로 마시게 된다. 수돗물에 들어 있는 염소는 세균을 죽일 만큼 독하다는 사실을 잊지 않아야 한다.

채소범벅을 만들 때는 녹즙기에서 녹즙이 나올 때 아예 찌꺼기와 함께 나오도록 해서 먹는 것이 편하다. 기계마다 다르겠지만 흔히 다지기 망이라고 되어 있는 것을 끼우면 된다. 한 번 갈아 나온 것이 거칠다 싶으면 그대로 한 번 더 갈면 된다. 훨씬 부드럽고 마시기에 좋다. 신선초 대궁같이 섬유질이 억센 재료는 송송 썰어서 다른 재료들 사이에 조금씩 넣는다.

한여름 말고는 채소범벅을 적당히 데워 마신다. 뜨거운 목욕물(약 43℃) 정도로 데워도 녹즙의 성분은 파괴되지 않는다. 겨울에 냉장고에서 채소를 꺼내 곧바로 녹즙으로 갈아 마시면, 체온이 떨어져서 몇 시간은 고생하게 된다. 환자는 여름철에도 녹즙을 차갑게 마시지 않는 게 좋다.

마실 때마다 녹즙을 갈면 좋겠지만, 여의치 않으면 아침에 하루치를 만든다. 녹즙에 식초를 조금 넣으면 세균이 잘 자라지 못하고, 비타민C를 따로 섞으면 영양소가 산화되는 것을 막을 수 있다. 녹즙의 효과를 확인하기 위해서라도 처음에는 끼니마다 거르지 말고, 하루에 1L쯤은 먹어야 한다.

중환자나 만성병 환자들은 처음에 한두 가지 입에 대던 건강 보조 식품이 시간이 흐를수록 가짓수가 늘어난다. 밥을 먹고 나서 이것을 챙겨 먹는 것도 번거로운 일이다. 꼭 먹어야 하는 것이 있으면 아침에 채소범벅을 만들 때 건강식품의 캡슐을 벗겨 내용물만 채소범벅에 털어 넣는다.

먹기

인간성 나쁜 것들은 쓴맛과 풋내를 아랑곳하지 않고 채소범벅이든 녹즙이든 잘도 들이킨다. 채소범벅의 풋내를 견딜 수 없는 것은 다 인간성이 좋아서 그런 것이다. 그래도 독한 것들과 싸워 이기려면 채소범벅만큼은 악착같이 마셔서 몸을 튼튼하게 만들어야 한다.

채소범벅이나 녹즙을 먹을 때는 몸이 어떻게 달라지는가 잘 살펴야 한다. 처음에는 무겁고 오래된 증상에 주목하지 말고, 평소에 몸을 귀찮게 하는 사소한 것들을 봐야 한다. 신경을 쓰지 않으면 좋아지는 것도 모르고 넘어가서 녹즙도 별것 아닌 것으로 착각할 수가 있다.

채소범벅을 먹기 전에 알아 두어야 할 것이 있다. 채소범벅이 다 좋은 것은 아니라는 사실이다. 채소범벅을 먹기 시작하면, 아침에 가뿐한 몸으로 너무 일찍 깨어나서 뭘 해야 할지 몰라 당황스럽기도 하고, 술이 잘 안 취해서 술값이 두세 배로 늘어나기도 한다. 감기가 너무 싱겁게 끝나 허탈감에 빠진다거나, 얼굴빛뿐 아니라 피부까지 좋아져서 주위 사람들의 질투를 불러 일으킬 수도 있다. 특히, 뱃살을 두둑이 붙이고 다니고 싶은 사람은 녹즙을 먹으면 안 된다. 채소범벅과 녹즙의 가장 나쁜 점을 꼽자면 이 모든 신비로운 효능을 나쁜 사람들한테도 아낌없이 베풀어 준다는 점이다. 녹즙을 몇십 년 마셨다는 어떤 인간은 멀쩡히 흐르는 강을 '살리기' 하겠다고 바보짓을 하며 설쳐 대고 있으니 말이다.

질병에서 벗어나는 것은 깊이를 알 수 없는 구멍에 물을 채우는 것과 같다. 병이 뿌리가 깊지 않아 금방 물이 넘칠 수도 있고, 아무리 오랜 세월 공을 들여도 꿈쩍 않을 만큼 골병이 든 사람도 있다. 채소범벅이나 녹즙이 질병을 치료하는 충분조건은 아니지만, 채소와 풀의 도움 없이 건강한 삶을 되찾는 것은 불가능하다.

어떤 병에 어떤 채소가 효과가 있다는 식의 지식은 별 도움이 안 된다. 채소범벅에 넣는 채소가 대여섯 가지를 넘으면 재료가 어떤 것인지에 대해서는 신경을 쓸 필요가 없다. 질병의 뿌리를 뽑기 위해 얼마나 먹어야 하는지는 직접 먹으면서 가늠해야 한다. 녹즙을 한 모금 남짓, 한 200ml쯤 들이키고서 몸이 좋아지길 기다리는 것은 성냥불로 가마솥의 물을 끓이려는 것이나 다름없다. 물론 채소범벅을 한 잔만 들이켜도 몸이 거뜬해지는 사람이 있는가 하면 하루 1000ml를 먹어도 반응이 없는 사람도 있다. 효과가 시원찮으면 양을 대폭 늘리는 것이 해답이다. 다음으로 중요한 것은 채소범벅을 먹는 횟수이다. 가능한 한 자주 마셔야 한다. 또한 평생 먹어야 한다. 풀은 약이 아니라 음식이며 초식동물이건 육식동물이건 이 땅에 살아서 움직이는 모든 생명체의 근원이기 때문이다.

녹즙은 소화가 잘돼 곧바로 흡수된다고 알려져 있다. 그래서 "밥 먹기 30분 전에 마시는 것이 좋다."고들 한다. 잘못 알고 있는 것이다. 소화가 쉽고 흡수가 빠른 것이 결코 좋은 것은 아니다. 핵심은 얼마나 빨리 소화되는가가 아니라 얼마나 잘 소화되는가이다. 오히려 소화, 흡수를 늦추기 위해 섬유질을 넣어 채소범벅으로 만들어 먹어야 한다. 녹즙은 과일즙처럼 순식간에 흡수될 만큼 가벼운 음식도 아니고, 고기처럼 소화시키기 어려워서 대장까지 내려가 썩는 음식도 아니다.

녹즙 100ml는 열량이 40kcal밖에 안 되지만, 같은 무게의 과일하고는 비교할 수 없을 만큼 든든하다. 녹즙 한 잔으로도 든든한 느낌이 드는 것은 영양이 고르게 갖추어져 있기 때문이다. 소화가 더디 되는 것이나 공복감이 더디 오는 것은 되레 반가운 일이다.

위장관에 문제가 있는 환자는 녹즙과 밥을 섞어 먹으면 안 된다. 녹즙이 발효하면서 가스가 위장으로 역류해 속이 답답해지기 때문이다. 처음에는 위胃를 생각해서 빈속에 마시는 것이 좋지만, 서서히 양을 늘려 가면 어느새 트림을 하지 않아도 될 정도로 위가 튼튼해진다. 그러면 식사와 함께 마시도록 한다. 밥하고 같이 먹어야 천천히 흡수되고 혈당도 낮아진다. 몸에 좋은 영양소일수록 시간을 두고 서서히 흡수되는 것이 좋다.

오랫동안 신장병을 앓고 있는 환자도 녹즙 마시는 것을 조심할 필요가 있다. 신장이 아주 안 좋을 때는 녹즙조차 흡수가 빨라서 해가 될 수 있다. 채소범벅으로 만들어 먹으면 큰 짐이 되지 않는다.

채소범벅과 녹즙을 먹을 때 조심할 점을 간추리면 다음과 같다.

- 유기농으로 재배한 잎채소(뿌리채소는 안 된다.)를 쓰고, 가짓수를 최대한 늘린다.
- 들나물이나 야생초는 조금만 쓴다. 단, 중병 환자는 야생초의 양을 늘려야 할 수도 있다. 얼마쯤 위험이 따르더라도 감수할 수밖에 없다.
- 체온에 가깝게 데워서 마신다. (끓였다가 식히는 것은 안 된다.)
- 밥 먹기 바로 전에 먹거나, 같이 먹는다.
- 십자화과 채소(케일, 무청, 겨자, 양배추 따위)는 갑성선호르몬 분비를 혼란시키므로 조금만 넣는다.
- 건강한 사람은 하루 500ml, 환자는 하루 1L 이상 마셔야 한다.
- 맛 때문에 먹기 힘들면 사과나 레몬을 조금 넣는다. 식초를 두어 수저 섞으면 녹즙이 상하는 것도 막고, 먹기도 수월하다. 김을 같이 먹는 것도 좋다. 김은 요오드가 모자라지는 것을 막는다.
- 채소를 많이 먹으면 얼굴이 약간 노래지기도 하는데, 얼마 지나면 다시 돌아온다. 다시 돌아오지 않더라도 건강은 돌아와 있다.
- 채소범벅을 먹고 속이 거북해지는 사람은 한동안 식물성 소화제를 같이 먹는 것이 좋다.

조심해야 할 부작용

갑상선 기능을 떨어뜨리는 십자화과 채소 십자화과 채소에 많이 들어 있는 티오시아네이트Thiocyanate는 항암 작용도 하지만, 한편으로는 갑상선 기능을 떨어뜨린다. 갑상선 기능 저하는 심하지 않으면 알아채지 못할 때가 많다. 원인도 모른 채 평생을 축 처진 몸으로 살아가야 하는 수가 있으니 조심해야 한다.

믿고 있던 채소에 갑상선을 괴롭히는 물질이 들어 있다고 하니, 여간 신경 쓰이는 일이 아니다. 갑상선 기능을 떨어뜨리는 물질이 많이 든 채소에는 브로콜리, 브뤼셀 싹, 양배추, 콜리플라워, 케일, 콜라비, 겨자 잎, 루타바가, 무와 순무 잎,(이것들이 십자화과 채소이다.) 시금치 따위가 있다. 영양이 듬뿍 들어 있는 시금치, 무청, 케일도 이런 점을 조심해서 써야 한다.

케일을 사료로 먹은 가축이 갑상선 기능 저하증에 걸리면서 이런 사실이 알려졌다. 사람에게 부작용을 일으키는 양이 얼마인지 밝힌 연구는 없다. 케일을 하루에 100g씩 녹즙으로 갈아 먹는 사람이 두어 달 후에 몸이 무겁다고 느끼는 것을 보면, 케일은 적은 양으로도 갑상선에 해를 끼치는 것 같다. 싼 맛에 케일로만 녹즙을 갈아 먹은 사람들한테서는 몸이 처지는 현상이 공통적으로 나타났다.

요오드는 티오시아네이트의 부작용을 줄이는 일을 한다. 그래서 십자화과 채소를 많이 먹을 때는 요오드를 잘 챙겨야 한다. 요오드는 다른 이유로도 건강에 꼭 필요하다. 다시마, 김, 파래 같은 해초류에 많은데, 다시마는 요오드 덩어리라고 할 수 있으니 조금만 먹도록 하고, 다른 해초류는 실컷 먹어도 되겠다.

성장기 어린이들은 갑상선 기능이 떨어지면 뇌 발달이 늦어져 바보가 되는 수가 있다. 임신부는 특히 케일이나 콩처럼 갑상선에 해를 끼치는 음식을 삼가는 게 좋다. 채소를 가열하거나 발효시키면 티오시아네이트는 완전히 파괴된다.

넘치는 비료와 거름, 넘치는 질산염 농사를 짓는 땅에는 해마다 화학비료나 거름이 쏟아진다. 해마다 같은 작물을 대규모로 재배할수록 비료와 거름의 양도 많아진다. 이 가운데 가장 많은 양을 차지하는 것이 질소다. 질소는 단백질을 이루는 핵심 물질이다. 그런데 이것이 조금이라도 넘치면 단백질로 바뀌지 못하고 질산염으로 주저앉는다. 질산염이 많은 채소는 덩치만 커져서는 튼튼하게 자라지 못하고 쉽게 문드러진다. 우리 뱃속에서도 좋을 리가 없다.

공기 중에는 질소가 넘치도록 많이 있지만 이것을 자라는 작물에게 적당히 공급하기란 쉽지 않다. 공기 중의 질소라는 것이 너무나 안정된 상태이기 때문이다. 이것을 20세기 초, 화학비료를 통해 대량으로 공급할 수 있게 되었다. 대규모 산업농이 이로써 가능해진 것이다.

화학비료가 아니라 퇴비나 거름을 넣는다고 해도 그 양이 옛날과는 비교가 되지 않는다. 축사에서 나온 똥거름을 물 대포를 쏘듯 논밭에 뿌린다. 이렇게 해도 땅에 질소가 넘칠 가능성이 커진다. 여기에서 자란 작물의 몸에도 질소가 넘친다. 이쯤되면 비만 식물이라고 하는 것이 어울리겠다. 작물의 몸은 퍽석해지고, 맛은 밋밋해지고, 생기는 떨어진다.

가장 좋은 것은 숲에서 식물이 자라는 방식, 즉 그 땅에서 나고 자란 식물을 말려 그대로 거름이 되게 하는 것이다. 마른 풀이 서서히 분해되어 뿌리로 돌아가는 과정에서, 질소 성분의 대부분은 공기 중으로 날아간다. 그리하여 식물은 질소가 넘치지 않는 상태에서 튼실하게 생장을 하게 되는 것이다.

그러므로 유기농으로 농사를 지을 때는, 숲에서와 같이 마른 풀을 흙 위에 그냥 놓아 두는 것이 가장 좋다. 여기다 약간의 재를 보태면 금상첨화다. 이것이 바로 자연의 모습이고, 최고의 채소를 얻는 농사법이다. 흙이 건강하면 질소는 작물 스스로 마련해 쓴다. 이런 원리로 퇴비든 화학비료든 질소 성분을 따로 넣지 않고 농사를 짓는 사람들도 있다. 이렇게 하면 수확량은 줄지만, 상상할 수 없을 만큼 건강하고 맛있는 채소를 얻을 수 있다. 지금껏 상식이라며 알고 있던 것과는 다르지만, 이렇게 기른 채소나 농작물을 한 번 먹어 본다면 그런 상식은 순식간에 힘을 잃는다.

하지만 지금은 자신이 직접 농사를 짓지 않는 한, 이만큼 건강한 채소를 얻기란 거의 불가능하다. 유기농 채소를 고르되, 유기농이라는 딱지가 붙었다 할 지라도 맛이 너무 밍밍하고, 조직이 엉성한 것은 아닌지 잘 살펴보자.

질산염은 그 자체로는 독성이 없지만, 자칫 헤모글로빈의 작용을 방해해서 핏속에 산소가 모자라게 하거나, 다른 환경오염 물질을 만나 발암물질로 바뀔 수도 있다. 특히, 어린아이나 임신부는 과민 반응을 보일 수도 있다. 비타민C를 충분히 먹는 것은 질산염이 나쁜 짓을 못 하게 하는 데에도 도움이 된다.

생채소와 기생충 생식을 하게 되면 기생충이 골칫거리다. 어렸을 때 회충약을 먹고 회충 덩어리를 배설했던 것을 기억하는 사람은, 기생충 하면 혐오감부터 느낄 것이다. 동물로 태어난 이상, 기생충 없이 살아가는 것은 불가능하다. 우리 몸에는 언제나 기생충이 산다. 기생충은 보통 숙주의 목숨을 위협하지는 않지만, 간혹 가다가 기생충에 희생되는 사람도 있다. 이런 예외적인 사건은 곧잘 부풀려져 전파된다.

기생충 가운데 장벽을 뚫고 몸속으로 들어오는 것들이 가장 무섭다. 이런 놈들은 대책이 없다. 돼지고기, 쇠고기를 날로 먹고 기생충병에 걸리면 뇌가 상한다. 생선회에도 기생충이 있다. 미나리즙을 마시고 기생충병에 걸렸다는 말도 들린다.

살아 있다는 것은 흐르는 물을 거슬러 올라가는 것이나 매한가지로 얼마쯤 위험을 감수해야 한다. 인간이 기생충 없는 공간을 꿈꾸는 것은 생명의 근원인 흙과 물을 부정하는 것이나 마찬가지다. 자연을 되도록 멀리하고 모든 음식을 익혀 먹으면 기생충 공포에서 완전히 벗어날 수 있겠지만 그것은 삶이 아니다. 결국, 생식을 할 때 염려되는 기생충은 물에서 자라는 채소와 민물고기 날것, 짐승의 날고기를 절제하는 선에서 타협해야 한다.

채소범벅에 곁들일 만한 음식

채소만 먹고 살려면 하루에 5kg은 먹어야 한다. 그런데 사람의 소화 기관은 이렇게 많은 양을 소화할 수 있도록 생겨먹지 않았다. 그러니 채소 말고 벌레나 달걀이나 물고기 따위를 조금씩 먹을 수밖에 없다.

환자의 상태에 따라서, 그리고 밥상을 차리는 습관에 따라 덧붙일 것이 있다. 다른 장에서 자세히 설명해 놓은 음식은 간단하게 짚었다.

통곡식 건강한 사람이 곡식에 곁들여 채소를 먹어야 한다고 말한 것은 통곡식을 염두에 두고 한 말이다. 현미와 통밀의 씨눈에는 채소에 버금가는 건강 증진 효과가 있다. 현미와 통밀은 신선한 것으로 먹어야 한다. 두고 먹을 때는 냉동실에 보관하는 것이 좋다.

등 푸른 생선 등 푸른 생선에는 핵산, 오메가3 지방산, 단백질이 넉넉하다. 채소 위주의 밥상에서 모자라기 쉬운 영양소를 거의 완벽하게 보완해 준다.

들깨와 참깨 들깨는 오메가3 지방산의 최고 공급원이고, 참깨는 오메가6 지방산과 면역을 조절하는 스테롤 성분의 최적 공급원이다. 하루에 들깨 세 숟가락, 참깨 세 숟가락쯤 먹으면 좋다.

코코넛 오일　최고의 건강식품인 채소도 코코넛 오일의 장점까지 갖추지는 못했다. 코코넛 오일은 탁월한 건강식품이지만 빈껍데기 열량 식품이라는 단점이 있다. 채소와 코코넛 오일은 부족한 부분을 서로 채워 주는 환상의 궁합을 자랑한다.

해초　땅 위의 미네랄 가운데 물에 녹기 쉬운 것은 녹아서 바다에 모이고, 땅 위의 것은 서서히 고갈된다. 게다가 약탈적인 농사법 때문에 흙의 미네랄 결핍은 위험 수준을 넘었다. 이런 위험에 노출될 염려가 없는 해초海草에는 미네랄이 풍부하다 못해 넘칠 지경이다.
　해초는 값이 싸고 흔해서 그 가치를 얕보는 경향이 있다. 김이나 미역, 다시마 말고도, 톳, 모자반, 파래, 청각, 매생이 같은 해초류는 맛이 일품이다. 이렇게 좋은 해초류도 너무 많이 먹으면 몸에 불소가 쌓이는 수가 있으니 역시 과유불급이다.

마늘, 생강, 고추　마늘, 생강, 고추는 약藥이다. 그러므로 날마다 먹되, 속이 뒤집힐 만큼 많이 먹지는 말 것이다.
　마늘은 생것이 좋지만 생으로 많이 먹을 수가 없다. 많이 먹기 위해서는 통째로 찌거나 구워야 한다. 양념으로 듬뿍 넣어도 좋다. 찐 마늘을 하루에 세 통 정도 먹으면 방귀가 잘 나오고 똥이 깨끗해진다.
　생강과 고추에는 날것은 물론이고 익힌 것에도 독성이 조금 있어서 많이 먹으면 위를 상하게 한다. 고추는 빨갛게 익을수록 매운맛은 줄고 항산화제와 비타민C는 늘어난다. 고춧가루는 밀봉해서 냉동실에 두는 것이 좋다.

견과류 견과류의 식물성 스테롤Sterol은 면역력을 북돋운다. 이것은 여성호르몬과 유사한 작용도 하는 것으로 알려져 있으므로 콩에 대한 주의 사항은 그대로 견과류에도 적용된다. 현미를 주식으로 하고 있는 사람은 스테롤 성분을 이미 충분히 섭취하고 있으므로, 따로 신경을 쓰지 않아도 된다.

땅콩은 소화 방해 물질이 많기 때문에 볶거나 삶아서 먹어야 한다. 아몬드를 생으로 먹을 때는 대여섯 시간은 물에 불려서 먹는다. 신선한 유기농 아몬드는 물에 불리면 박 속처럼 하얗게 부풀어 오른다. 따뜻한 물을 만난 아몬드는 이제 싹이 틀 때가 되었다고 착각하고 모든 안전장치를 풀고 자체 소화 과정으로 들어간다. 이렇게 되면 소화 방해 물질 대신에 지방분해효소가 생겨난다.

클로렐라와 스피룰리나 클로렐라와 스피룰리나는 건강에 큰 도움이 된다. 생김새는 서로 비슷하지만 구성 영양소나 기능은 많이 다르다. 클로렐라로 효과를 못 본 경우에는 스피룰리나로 효과를 볼 수 있다. 스피룰리나에는 베타카로틴, 감마리놀렌산, 항산화제, 항생 물질이 많고, 클로렐라에는 핵산과 엽산이 풍부하다.

포장 껍데기에 적혀 있는 권장 복용량에 얽매일 필요는 없다. 그것보다 몇 배를 먹어도 괜찮고 또 그렇게 해야 제대로 효과를 볼 수 있다. 하루 3g이라는 아주 적은 양을 먹고 감기에 안 걸리게 되었다는 사람이 있었는데, 좀 더 늘리라고 해도 권장량이 그만큼이라면서 좀체 말을 듣지 않았다. 하루 한 줌씩 먹어도 안 죽는다.

클로렐라를 빛이 바로 들거나, 더운 곳에 두면 엽록소가 파괴되면서 빛에 과민 반응을 일으키는 독성 물질이 생긴다. 그래서 클로렐라를 많이 먹고 햇빛을 쬐면 과민 반응이 일어날 수도 있으나 심각한 증세로 발전하지는 않는다. 클로렐라뿐 아니라 햇빛에 파괴된 엽록소가 든 모든 채소에 이런 부작용이 있다. 다른 건강식품도 그렇지만 특히 스피룰리나와 클로렐라는 어둡고 차가운 곳에 두어야 한다.

맥주 효모 맥주 효모를 하루 30g쯤 먹으면, 단백질 15g, 식이 섬유 6g, 하루에 필요한 비타민B 복합체, 면역 기능을 강화하는 글루칸을 보충할 수 있다. 같은 값으로 이만한 건강식품을 살 만한 것이 있는지 모르겠다. 그런데 값이 너무 싸서 사람들은 이런 것이 있는 줄도 모른다.

허브 한방약이나 허브 중에서 차茶로 마실 수 있는 것은 뛰어난 항산화제이면서 부작용도 거의 없다. 특히, 강황, 계피, 생강, 후추, 마늘이 고루 들어간 유기농 카레는 종합 항산화 선물 세트라고 할 수 있다.

녹즙기 고르기

우리나라는 녹즙기를 가장 잘 만드는 나라다. 이것은 B형 간염이 많은 우리나라에서 녹즙으로 간장병을 치료하려는 환자가 많았기 때문이다. 한국만큼 녹즙기가 많이 팔리는 나라가 없고, 단연 품질도 좋다.

오래전에, 스테인리스 쌍기어식 녹즙기로 짠 녹즙에서 쇳가루가 나온 일이 있었다. 마지막 한 방울까지 짜내는 일에만 신경을 써서 맞물리는 쇠 기어가 서로 잡아먹을 것처럼 부딪쳤기 때문이다. 이 일로 녹즙 열풍이 된서리를 맞았다. 치료를 위해 이삼 년쯤 먹고 말 것 같으면, 쇳가루 문제는 신경 쓰지 않아도 된다. 하지만 채소범벅과 녹즙은 평생 먹을 음식이고, 스테인리스에서 떨어져 나온 철과 니켈, 크롬은 몸에 쌓이는 중금속이다.

녹즙을 제대로 짤 수 있으면서 쇳가루도 안 나오는 것으로 그린파워 녹즙기www.greenpower.co.kr가 있다. 최근에 나온 다른 녹즙기나 원액기도 살펴보았지만 녹즙의 품질과 찌꺼기 상태를 보면 그린파워의 것이 단연 돋보인다. 뛰어난 품질 덕분에 다른 나라 건강법 책에도 소개된 적이 있다. 조금 비싼 것이 유일한 흠인데, 혹시라도 돈이 아깝다는 생각이 든다면 "싼 게 비지떡"이라시던 옛 어른들 말씀을 떠올리기 바란다.

채소를 밀어 넣는 봉은 나무로 된 것이어야 한다. 플라스틱 봉을 쓰면 플라스틱을 매일 조금씩 갈아 마시는 셈이 된다. 싸구려 플라스틱 나사로 된 녹즙기는 내다 버리는 것이 낫다.

아프고 나서 비방을 찾아 헤매는 것보다, 일상에서 먹고 숨 쉬고 움직이고 생각하는 것을 올바르게 하는 것이 우선이다. 최상의 건강법은 자기도 모르게 건강에 좋은 업을 쌓는 것이다. 유별나 보이는 건강법도 처음에만 거북하고 힘들 뿐, 일단 몸에 배기만 하면 숨 쉬고 걷는 것처럼 자연스러워진다. 건강을 회복하는 것은 몸에 밴 좋은 습관에 대한 보답으로 주어지는 선물이다.

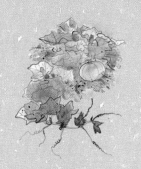

5 스스로 몸을 돌보기 위한 방법

5_1 건강의 징표가 되는 것들

   체온, 잠, 소화, 식욕, 똥은 건강의 징표다. 아이들은 안아 일으켜도 깨지 않을 만큼 깊게 잔다. 어른이 되어서도 그렇게 잘 수 있다면 참으로 복 받은 사람이다. 나이가 들면 몸이 부실해지고 억지 잠을 잘 때가 많아진다. 어떤 노력으로도 어린 시절의 꿀잠을 잘 수는 없다.

   위에 늘어놓은 징표들은 몸이 건강하다면 자연스레 따라오는 것이라 할 수 있지만, 그렇다고 이 녀석들을 생겨먹은 대로 내버려 두어서는 안 된다. 인간성이 나쁜 사람도 억지로 억지로 좋은 일을 하다 보면 좋은 사람이 되기도 하는 것처럼, 이것들은 잘 다스리면 병약한 사람도 튼튼해질 수 있다. 몸이 안 좋아서 으슬으슬 떨릴 때 억지로라도 체온을 올려 준다거나, 소화가 잘되지 않을 때 밥 먹고 잘 쉬어 주면 몸이 편안해질 수 있다. 이런 점에서는 이들 징표가 건강의 원인이라고도 할 수 있다.

   몸이 건강할 때는 내가 잠을 잘 자는지, 소화가 잘되는지, 똥을 잘 누는지 전혀 신경 쓰이지 않지만, 몸에 문제가 생기고 고장이 붙어서 자고, 먹고, 똥 누는 일이 힘들어지면 만사가 귀찮고 짜증이 는다. 건강은 자꾸 더 나빠진다. 그러니 주위에 속이 불편한 사람이나 잠을 설치는 사람이 있으면 신경을 거스르지 않게 조심하고 살아야 한다.

잠

푹 자기 위해 우리가 할 수 있는 일은 '잠을 깊이 자야겠다.'는 생각을 버리는 것 말고는 특별한 게 없다. 나 역시 푹 자 본 지가 오래된 사람이니 이렇다 저렇다 말할 형편이 안 된다. 돈으로 수면제를 살 수는 있어도 단잠은 살 수 없다. 이 세상에 잠을 잘 자게 하는 약은 없다.

멜라토닌은 잠을 잘 자도록 돕는 호르몬이다. 멜라토닌이 잘 분비되게 하려면, 낮에는 밝은 데서 많이 움직이고, 밤에는 깜깜한 데서 자야 한다. 그런데 요즘은 밤이 낮보다 더 밝고 자극적이다. 밤에 대낮처럼 불을 밝히고 놀고 먹고 마신다. 해가 지자마자 골방으로 들어가 잠을 청할 수 있으면 좋으련만, 농사짓는 사람이 아니고서는 감히 그렇게 할 수가 없다.

은은한 불빛으로 침실 분위기를 멋들어지게 만들면, 대신 잠을 깊이 자는 것은 포기해야 한다. 빛은 우리 잠을 방해하는 첫 번째 훼방꾼이다. 창문에 짙은 색 커튼을 쳐서, 눈을 떴는지 감았는지 분간이 안 될 만큼 깜깜해야 한다. 어둠 속으로 들어가야만 번잡한 속세의 시름을 잊고 또 다른 세상으로 들어갈 수 있다.

멜라토닌은 알츠하이머병을 예방하고 단기 기억력을 높이며, 몇몇 암을 예방하는 것으로 알려져 있다. 부족하면 수면 불량, 우울증, 만성 피로, 기억력 감퇴, 정서 불안 같은 증세를 겪게 된다. 멜라토닌은 우리 몸이 밤낮과 계절을 따라 자연 시계에 맞춰 살 수 있도록 돕는다.

비 오는 날에는 잠이 잘 오고 때로 늦게까지 자기도 한다. 규칙적인 빗소리가 우리를 편안하게 하고 물방울이 떨어질 때 생기는 음이온이 신경을 안정시키기 때문이다.

잘 때는 되도록 고무줄이 없는 헐렁한 옷을 입어야 한다. 할 수 있으면 아예 홀라당 벗고 자는 것이 가장 좋다. 팬티 끈이 몸을 조이는 자극이 낮에는 별것 아니지만 밤에는 신경을 건드려 깊은 잠을 방해한다.

한낮에 들판에서 힘들게 일한 농부들에게 불면증이라는 말은 사치스러운 것이다. 그에 반해 사무직 노동자들은 잠을 설치기 쉽다. 당장이야 땀 안 나고 몸이 편할지 몰라도, 궁극적으로는 심신의 괴로움을 피할 수 없다.

단잠을 자게 하는 생약으로는 산조인酸棗仁(멧대추 씨), 발레리안Valerian, 티트리 오일Tea tree Oil, 카모마일Chamomile이 있다. 만병통치약인 락토페린은 잠도 잘 오게 하는 모양이다. 프로폴리스가 불면증에 효과가 있다는 말을 듣고 가루로 된 것을 잠자기 전에 한 숟가락 먹었더니, 잠이 솔솔 오는 것이 기분이 아주 좋았다. 프로폴리스는 뇌 호르몬 분비에 영향을 주어서 잠을 잘 오게 한다는 말도 있고, 그 자체로 신경 안정 작용을 한다는 말도 있다. 어느 쪽이든, 몸에는 무조건 좋은 것이니 거부반응만 없다면 권장 복용량보다 몇 배 넘치게 먹어도 된다. 프로폴리스는 항균·항바이러스 작용과 항산화작용까지 한다니 금상첨화다.

적당히 길게 자는 것도 소홀히 여겨서는 안 된다. 1년 내내 같은 시간에 일어나는 것은 아주 안 좋다. 그날그날 몸 상태에 따라 잠이 오는 만큼 자야 한다. 늦잠꾸러기는 몸이 건강해서 그런 것이니 나무랄 일이 아니다.

불면증에 가장 좋은 약은 채소이다. 심각한 불면증 환자가 녹즙을 하루 1L 넘게 마시고부터는 밤 9시만 되면 잠이 쏟아져서 견딜 수 없게된 경우도 있다.

때로는 꿈에서 돈도 안 내고 맛있는 음식을 먹기도 한다. 배가 부르지는 않지만 기분 좋은 것으로 치자면 먹은 것이나 마찬가지다. 차비도 안 들이고 먼 데 있는 사람을 만날 수도 있다. 평소에는 꿈도 못 꿨던 것이 꿈속에서는 현실이 된다. 깨어나서 그것이 꿈인 줄 알게 되어도 그다지 허탈하지 않다. 기분 좋은 꿈은 사람의 불행을 안타까워하는 하느님의 선물이 아닐까?

체온

동물의 체온이 36.5℃ 안팎인 것은 그 정도로 따뜻할 때 효소가 가장 활발하게 움직이기 때문이다. 효소 작용은 우리 몸속 모든 물질대사의 기초가 된다. 뱀 같은 냉혈동물도 포식을 한 후 햇볕을 쬐어 몸을 따뜻하게 하지 않으면 먹은 것을 소화시키지 못하고 토해 내야 한다. 사람은 체온이 1℃만 낮아져도 효소 작용이 무뎌져서 치명타를 입는다. 체온이 낮으면 적혈구끼리 뭉쳐서 피가 제대로 돌지도 않는다. 그 여파로 허약한 사람은 당장에 면역력이 떨어져 목이 칼칼해지고 재채기를 한다. 거꾸로, 감기에 걸릴락 말락 할 때 몸을 따뜻하게 해 주면, 금세 몸 상태가 좋아지고 감기 기운이 사라진다. 고열에서는 세균의 활동이 둔해지고 백혈구는 활발하게 움직이기 때문이다. 그러니 열이 조금 난다고 대뜸 해열제부터 찾는 것은 좋지 않다.

체온은 건강의 원인이 아니라 결과다 체온은 건강한 몸의 징표다. 체온은 건강한 몸의 징표이면서 거꾸로 건강에 영향을 미친다. 체온이 살짝 높은 편이 건강에 좋다는데, 건강한 사람은 몸이 알아서 잘하므로 크게 신경을 쓸 필요가 없다.

그러나 체온을 떨어뜨리는 헛짓거리를 자꾸만 하면 몸이 해를 입는다. 추위에 떠는 것이 한계를 넘어설 때는 면역력이 떨어진다. 신진대사가 왕성한 아이들은 추운 줄도 모르고 한겨울에 아이스크림을 먹는다. 면역력이 강한 사람은 웬만큼 추워서는 끄떡없지만, 면역력이 약한 노약자는 한여름 부채 바람에도 감기에 걸릴 수 있다.

건강법에서 체온의 중요성을 놓치기 쉬운 것은 체온을 아무리 잘 유지해도 그것 때문에 뭐가 좋아지거나 하지는 않기 때문이다. 그러나 체온을 떨어뜨리게 되면 곧바로 나쁜 영향을 준다.

체온과 관련해서 기억할 것은 햇볕을 잘 쬘 것, 영양소를 골고루 섭취할 것, 갑상선 기능을 떨어뜨리는 음식을 먹지 말 것, 식이 섬유를 많이 먹어서 소화관을 건강하게 할 것 들이다. 아무리 해도 정상 체온까지 오르지 않을 때에는 반신욕을 하거나 뜨끈한 구들방에 누워서라도 체온을 올릴 필요가 있다.

차가운 물을 마시지 말라　물을 많이 마시는 것이 몸에 좋다는 말에, 정수기에서 나오는 냉수를 습관적으로 들이키는 사람이 있다. 밥 먹고 곧바로 얼음물에 가까운 찬물을 두어 잔 들이마시면, 소화작용은 이 얼음물을 체온까지 데운 다음에야 시작된다. 가스 불도 아니고 36.5℃의 미지근한 물로 얼음을 데우려면 시간이 얼마나 걸리겠는가.

물은 지구 상에서 암모니아 다음으로 비열이 크다. 물을 데우려면 상당한 열이 필요하다는 뜻이다. 가스레인지로 냉장고에 있던 물 한 잔을 체온 정도로 데우려 해도 곧바로 될 일은 아닌데, 하물며 우리 몸의 열로 데울 때는 훨씬 많은 시간이 필요하다. 물을 체온 정도로 데우기까지 몇 시간 동안 우리 몸은 저체온 상태가 된다.

맥주 맛이 가장 좋을 때는 운동을 해 땀을 흘린 직후이다. 이때는 수분이 부족하고 체온이 높아서 맥주를 마시기에 딱 좋다. 허약한 사람이 에어컨 아래 가만히 앉아서 차가운 맥주를 들이키는 것은 어떻게든 감기에 걸려 보겠다는 작심의 표현이다. 허약한 사람은 한여름에도 아이스크림이나 맥주는 삼가야 한다. 청량음료는 식품첨가물과 설탕도 문제지만 '냉기冷氣' 그 자체만으로도 치명적이다. 너무 건강해서 걱정인 사람은 청량음료를 열심히 들이키면 금방 고민을 해결할 수 있다.

운동을 심하게 하면 체온이 확 오른다. 그러면 우리 몸은 체온을 낮추려고 땀을 낸다. 이럴 때 시원한 맥주나 물이라도 마시면 몸을 식히는 데 도움을 주지 않을까도 싶지만, 되레 혈액순환이 나빠진다. 체온이 오르는 곳은 근육인데 차가운 물을 쏟아 넣는 곳은 위장이다. 위장을 데우려고 피는 위장으로 몰려들고, 근육은 피가 부족해진다. 근육에 피가 돌지 않으면 산소와 영양이 모자라 피로가 풀리지 않는다. 순간의 시원함을 얻는 대신 긴 괴로움을 얻는 셈이다. 더울 때는 웃통을 벗으면 그만이다. 냉수는 속없는 사람이 속 차릴 때나 마시는 것이니, 허약한 사람은 냉수의 청량감을 아예 잊고 사는 것이 좋다.

겨울철에는 따뜻한 물도 많이 마셔서는 안 된다. 몸속에 수분이 많으면 자연히 체온이 떨어진다. 오줌을 참고 있으면 몸이 으슬으슬 떨리면서 추워지는 것도 이 때문이다. 녹즙도 이 점에서는 과유불급이다. 여름에야 크게 문제가 되지 않지만 겨울에는 녹즙을 체온 정도로 데워서 먹어야 하고, 먹는 양도 줄여야 한다.

냉장고에서 꺼낸 우유 역시 체온을 떨어뜨리는 주범이다. 음식이 차가운 만큼 우리 몸에서 따뜻한 기운이 빠져나간다. 냉장고는 신선한 음식을 먹을 수 있게 해 준다는 점에서는 약이지만, 차가운 음식을 먹게 한다는 점에서는 독이다.

우리는 직장에서, 학교에서, 병원에서 받은 열을 냉장고의 냉기로 식힐 수 있을 것 같은 유혹에 빠진다. 속에서 열불이 솟구칠 때마다 냉장고 문을 열고 미리 대기하고 있는 차가운 물과 과일을 꺼내 집어 삼킨다. 차가운 음식을 절제하는 것은 다른 어떤 절제보다 힘든 것 같다.

반신욕 반신욕은 뜨끈한 욕조에서 배꼽 아래까지만 몸을 담그고 30분쯤 가만히 있는 것이다. 반신욕은 두한족열頭寒足熱 원리를 목욕에 도입한 것이다. 발을 따뜻하게 하고 머리를 차갑게 하는 것이 몸에 좋다는 것은 누구든 자기 몸으로 알 수 있다. 몸이 어딘가 불편할 때는 어떤 형태로든 몸을 따뜻하게 해 주면 한결 낫다.

반신욕의 핵심은 약간 높은 체온을 긴 시간 유지하는 것이다. 목욕물의 온도가 너무 높으면 오래 몸을 담글 수 없다. 체온을 뜨겁게 잠깐 올리는 것보다는 오랫동안 미열 상태를 유지하는 것이 좋다. 반신욕은 평소 체온이 36.5℃에 못 미치는 환자에게 탁월한 효과가 있다.

단, 남자는 너무 오래 욕조에 몸을 담그지 않도록 조심해야 한다. 그것이 몸 밖에 나와 있는 것은 체온보다 낮은 상태에서 제구실을 하기 때문이고, 그것에 주름이 잡혀 있는 것은 더워서 열이 날 때, 표면적을 넓혀 최대한 열을 많이 발산하기 위한 것이다. 체온보다 2℃~3℃ 낮게 유지하는 것이 이상적인데 하체가 따뜻할수록 좋다면서, 체온보다 높은 욕탕 속에 들어앉아 있거나 뜨끈뜨끈한 아랫목에 누워 있으면, 그것은 탈진하고 만다.

열탕 목욕을 자주하는 남성은 불임이 되기 쉽다고 한다. 그래도 반신욕을 해야 할 상황이라면 손바닥으로 잘 감싸는 수밖에 없다.

목을 따뜻하게 감싸라 감기는 목구멍에서 시작된다. 다른 부분이 아무리 따뜻해도 찬바람을 들이마시거나 목에 찬바람을 쐬면 감기에 걸린다. 손발은 덜덜 떨릴 정도로 차가워도 건강에 직접 해를 주지 않는다. 그래서 체온조절이 쉽지 않을 때는 손과 발로 가는 혈관을 닫아서 다른 부분을 보호하는 것이다.

가장 중요한 곳은 목이다. 점막으로 된 기관지는 바이러스가 자리 잡고 살아가기 좋은 곳이다. 목은 바로 이 기관지를 감싸고 있다. 또한 뇌로 들어가는 동맥도 이곳을 지난다. 따라서 목을 잘 감싸는 것은 기관지와 뇌가 저체온에 빠지는 것을 막아 준다. 감기에 걸렸을 때도 무턱대고 아랫목에서 땀을 빼려고만 하지 말고 잠잘 때 목도리로 목을 잘 감싸 주어야 한다. 이렇게 하면 감기를 수월하게 넘길 수 있다.

식욕과 소화

마음을 고쳐먹는다고 식욕이 솟지는 않는다. 소화에 신경을 쓸수록 소화는 더 안 된다. 잠자는 것하고 같다. 우리 몸은 배가 고파서 허겁지겁한 느낌이 들 때에야 정상적인 소화 기능을 발휘한다. 즐거운 인생이란 배고픔과 배부름의 리듬을 잘 타는 것이다.

밥 먹고 쉬기 음식이 들어가면 위장은 1분에 세 번, 소장은 1분에 열 번꼴로 섞는 운동을 한다. 이런 기계적인 운동에는 손을 천천히 쥐었다 폈다 하는 정도의 에너지밖에 들지 않는다. 그렇다면 밥 먹고 곧 뜀박질을 해도 위와 소장의 꿈틀운동에는 탈이 없어야 한다. 그런데 실제로 그렇게 해 보면 소화작용은 거의 정지 상태에 이른다. 밥 먹고 바로 격렬한 운동을 하면 왼쪽 갈비뼈 아래가 뒤틀리면서 아플 때가 있는데 여기가 지라(비장)가 있는 곳이다. 지라는 평소에 남는 피를 적당히 지니고 있다가 필요한 데가 생기면 보내 준다. 밥 먹고 바로 뛰면 소화기관과 근육이 동시에 피를 달라고 아우성친다. 지라는 한 방울이라도 더 짜내려고 안간힘을 쓰게 되고 바로 그때 배가 뒤틀린다. 식후 30분 안에 격렬한 운동을 하면 심장마비에 걸릴 위험이 있는 것도 같은 이치이다.

소화작용은 단지 손을 쥐었다 펴는 만큼의 기계적인 운동에 그치는 것이 아니라, 온몸에서 피를 끌어모아야 할 만큼 고된 일이다. 소화효소를 분비하는 일은 간단히 밸브를 열어서 소화액을 쏟아붓는 식이아니다.

기계적 소화가 차지하는 비중은 무시해도 될 정도다. 소화가 안 될 때는 기계적 소화가 필요 없는 암죽을 먹어도 마찬가지다. 중요한 것은 화학적 소화이며, 원래 소화는 화학적 소화를 일컫는 말이다. 화학적 소화는 우리 몸의 모든 신경계와 순환계가 오로지 소화에만 집중할 때 이루어진다. 우리가 머리를 쓰고 근육을 움직일 때는 자율신경계에 속하는 위와 소장의 움직임은 둔해진다. 물론 그 반대도 마찬가지다. 한창 소화를 시킬 때는 사람이 멍청해지고 둔해지기 마련이다.

소화불량에 시달리는 환자는 식후에 10분 정도 가볍게 잠을 자는 게 좋다. 그러면 신경계와 순환계의 에너지를 소화기로 끌어모을 수 있다. 낮잠을 많이도 아니고 단 몇 분이라도 꾸벅 졸고 나면 배 속이 편해진다. 자고 나서 몸이 무거운 것은 잠을 잘 잤다는 뜻이니 오히려 기분 좋게 받아들여야 한다.

농부는 한여름 뙤약볕 아래서 일을 하지 않는다. 점심을 먹은 뒤 시원한 툇마루에서 낮잠을 자고 '배가 좀 꺼진 뒤에나' 오후 일을 시작한다. 건강한 육체 노동자는 물론이고 사무직에 종사하는 사람도 여건이 닿으면 낮에 한숨 자는 것이 여러 모로 좋다. 게다가 낮잠은 오전에 받은 스트레스를 풀고 하루를 두 배로 늘려서 사는 방법이기도 하다. 학생들도 5교시에 쏟아지는 잠을 참아서는 안 된다. 교양이란 다른 게 아니고 다른 사람의 처지를 이해하는 것이니, 교사도 학생들이 5교시에 꾸벅꾸벅 조는 것을 못 본 척 넘어가 주어야 한다. 낮잠에 취미가 없는 사람들도 적어도 밥 먹은 뒤 한 시간 안에는 격렬한 운동이나 머리 쓰는 일을 하지 않아야 한다.

밥 따로 물 따로 단식을 끝내고 회복식을 할 때는 미음부터 시작하는 것이 보통이다. 환자는 죽을 먹어야만 소화가 잘되는 것으로 생각하지만 그릇된 고정관념이다. 밥을 물에 둘둘 말아서 넘기는 것보다야 죽이 소화가 잘되는 것은 틀림없다. 하지만 그것보다 밥을 꼭꼭 씹어 먹는 것이, 죽이나 미음을 들이키는 쪽보다 소화에 유리하다. 위액은 음식이 위벽을 자극할 때 분비되는데, 물에 밥을 말아 먹거나 죽을 삼키면 밥이 아니라 물이 위벽을 자극해서 위액이 나오지를 않는다. 이런 점에서 '밥 따로 물 따로' 건강법은 지당하신 말씀이다.

우리나라 사람들은 밥을 국과 함께 먹는다. 빵은 수분 함유량이 36% 정도밖에 안 되어서 침이 충분히 나와야만 삼킬 수 있다. 이에 비해 밥은 70%가 수분이다. 원래 수분이 많은 밥에 국을 곁들이고 나서 숭늉까지 마신다. 우리나라 사람들이 이렇게 물을 많이 마시게 된 것은 소금 섭취량과 무관하지 않다. 워낙 짜게 먹기 때문에 물을 많이 마실 수밖에 없다.

물을 적게 먹으면 소화가 잘되고, 소화가 잘되면 남는 탄수화물이 대장까지 가지 않으므로, 똥이 썩지 않는다. 그래서 똥은 황금색이 되고 몸은 건강해진다. 그러기에, 죽보다는 밥, 밥보다는 빵이 이러한 취지에 더 잘 부합한다. 그러나 그 이상은 없다. '밥 따로 물 따로' 건강법은 나쁜 습성 하나를 덜어 내는 것이지, 근본적인 처방은 아니다.

때가 아니면 먹지 않는다 위는 단순히 음식물을 보관했다가 아래로 내려보내는 주머니가 아니다. 위산은 단백질을 1차로 소화시키고 음식물 속에 있는 세균도 죽인다. 음식물은 위액과 섞이면서 헐거워지고 나눠져서 소화되기 쉬운 상태가 된다. 위가 할 일을 마치고 음식물을 십이지장으로 내려보낼 때쯤, 다른 음식을 또 먹으면 그 음식물은 위벽을 자극하지 못하고 그저 개밥에 도토리처럼 섞여 있다가 다른 음식을 따라 위에서 빠져나간다. 나중에 들어온 이 도토리는 위액의 소화작용을 거치지 못하고 지나가 버린다. 결국 저만 따로 놀다가 대장에 이르러 썩는 신세가 된다.

배가 고프지 않으면 먹지 않아야 한다. 배가 고프지 않은데도 먹는 것은 과식보다 더 나쁘다. 그중 최악은 간식이다. 간식으로 과일 몇 조각 먹는 것이야 상관없지만, 간식으로 과자나 떡을 먹는 것은 똥에서 똥다운 냄새가 나도록 일부러 애를 쓰는 것과 같다. 공자님은 때가 아니면 먹지 아니하셨다. 그런데 요즘 사람들은 간식을 엄청나게 먹어 댄다. 세 끼가 아니라 대여섯 끼를 먹고 산다. 정작 제대로 된 밥상에 앉는 일은 없고 과자 몇 조각, 컵라면 하나로 끼니를 때우기도 한다.

끼니때가 되었는데 식욕이 없을 때는, 한 끼 건너뛴다. 허전할 테지만, 버릇 들이기 나름이다. 배가 안 고플 때 먹는 것은 모조리 썩어서 똥으로 나온다. 배가 부르니 잠깐은 든든하고 기분 좋을 수야 있지만, 두어 시간 후 먹은 것이 대장에 이르러 본격적으로 썩을 즈음에는 원인 모를 불쾌감에 시달린다. 그 불쾌감이 싫어서 음식을 다시 밀어 넣게 된다.

아침을 먹는 것이 좋은지 건너뛰는 것이 좋은지에 대해 말들이 많다. 확실히 말할 수 있는 것은 잠을 깬 지 두 시간 안에 아침을 먹어서는 안 된다는 것이다. 자고 있는 사람을 깨워다가 밥상에 앉히는 것은 건강에 도움이 되는 일이 아니라는 얘기다.

잠자기 전에 먹어서도 안 된다. 화학적 소화가 한창일 때는 쉬는 것이 좋지만, 이 과정이 끝난 뒤에는 배에 압력이 가해져야만 흡수가 잘 되는데, 잠자는 동안에는 그럴 일이 없다.

과식 또한 두말할 것 없다. 자꾸만 과식을 하게 된다면, 이것은 절제력 부족 탓이 아니라 영양 결핍 때문일 수도 있다. 잘못된 식단으로 영양이 부족하게 되면 몸은 식사량을 늘려서라도 영양을 채우려 든다. 이때에는 비타민, 미네랄, 효소, 아미노산, 지방산 따위 영양이 풍부한 음식, 즉 제대로 된 음식을 먹어야 한다. 환자는 되도록 곡식, 과일, 설탕 같은 탄수화물을 절제하고 채소, 달걀, 우유를 먹어서 영양이 모자랄 일을 막아야 한다. 그래도 안 되면 스피룰리나와 클로렐라와 같은 보조 식품을 챙겨 먹어야 한다.

단백질 음식을 먼저, 탄수화물과 지방질 음식은 나중에 건강한 사람은 먹는 순서를 가리지 않고 기분 내키는 대로 먹어도 되지만, 소화기관이 약한 사람은 단백질이 많이 든 음식을 먼저 먹고 탄수화물 음식은 나중에 먹는 것이 좋다. 단백질은 위액이 있어야 소화가 잘된다. 위액은 위장 아랫부분에 몰려 있다. 그래서 맨 먼저 먹은 음식은 위액과 잘 섞이지만 나중에 먹는 음식은 위장 윗쪽에 쌓인다. 산도가 낮은 위장 윗쪽에서는 탄수화물의 소화작용이 계속된다. 지방질 음식은 탄수화물이 급작스럽게 소화되어 흡수되는 것을 막는 좋은 완충제다. 따라서 지방질 음식은 탄수화물과 함께 먹는 것이 좋다.

보통 과일을 후식으로 많이들 먹는데, 서너 조각 먹는 것으로 끝내야지 과일로 다시 배를 채우듯 먹어서는 안 된다. 과일에 설탕 커피 한 잔, 아이스크림 한 숟갈을 곁들이면 두 끼를 몰아서 먹는 것이나 다름없다.

소화제 효소는 생명을 유지하는 데 꼭 필요한 물질이다. 이들 가운데 따로 챙겨 먹을 수 있는 것은 소화효소이다. 보통은 소화제라고 하면 속이 불편해서 끄윽끄윽 하는 사람들이 임시방편으로 먹는 것이고, 건강한 사람이 소화제를 계속 먹으면 소화 기능이 나빠진다고 생각하는데 이것은 오해다. 음식으로 소화제, 즉 소화효소를 보충하면 그만큼 우리 몸은 쉴 수가 있다.

나이가 들어갈수록 위액의 분비량도 줄고 위산도 묽어진다. 그러면 단백질을 분해하는 능력도 떨어진다. 이럴 때 소화효소인 베타인 염산 Betaine Hydrochloride을 먹으면 위산의 농도가 진해져서 속쓰림이나 식도 역류증이 많이 나아진다. 소화효소는 암 환자에게도 중요한 것이어서, 암을 다루는 부분과 부록에 더 설명해 두었다.

5_2 밥상 위의 건강

예수님은 "무엇이든지 밖에서 들어가는 것이 능히 사람을 더럽게 하지 못함을 알지 못하느냐. 이는 마음에 들어가지 아니하고 배로 들어가 뒤로 나감이라."고 하셨다. 이 말은, 제 속이 시커먼 줄은 모른 채 정결례淨潔禮만 곧이곧대로 따르며 사는 바리새인들에게, 사람을 더럽게 하는 것은 음식이 아니라 마음이라고 하는 이치를 깨우치는 말씀이었다.

2천여 년 전에는 상한 음식만 아니라면 입으로 들어가는 것이 사람을 더럽게 하지 않았다. 그러나 온통 독성 물질로 가득 차 있는 지금은 먹을거리가 사람의 몸과 마음을 뿌리부터 망가뜨리고 있다. 사실 지금은 정결례를 따르는 바리새인 같은 사람들이 없어서 문제다. 무엇을 먹는다는 것은 정결해야 한다는 것을 강조하고 또 강조해야 할 판이다.

5_2_1 불량 식품 내몰기

《논어》'향당鄕黨' 편은 공자님의 일상 생활을 적고 있는데, "공자님은 쉰밥과 상한 생선과 썩은 고기를 먹지 아니하시고, 빛이 변한 것을 먹지 아니하시고, 냄새가 나쁜 것은 먹지 아니하시고, 익지 않은 것도 먹지 아니하시고, 시장에서 파는 술과 포를 드시지 않았다."고 했다. 나도 먹는 것 하나는 공자님만큼 한다.

아무 때나 뭘 먹어 대는 짓은 생각도 못할 만큼 밥상머리 예절이 중요하던 때가 있었다. 요즘에는 걸어 다니면서도 먹고, 누워서도 먹고, 일하면서도 먹는다. 먹는 것 대부분을 집 밖에서 과자와 패스트푸드로 때우는 아이들도 있다. 지하철에서 과자 봉지를 들고 행복해하는 아이들을 보고 있으면, 괜히 남의 자식 건강이 걱정되어 애가 타기도 한다. 어른 아이 할 것 없이 때와 장소를 가리지 않고 아무것이나 집어 먹는 지금의 세태는 건강을 논하기 이전에 품위 문제로 돌리는 것이 옳다. 더러운 음식은 건강과 품위까지 손상시키는 것이다.

곡물 사료를 먹인 축산물과 물고기

고기는 사람이 숲을 떠나 풀과 멀어진 이후, 풀과 사람을 이어 주는 훌륭한 고리 역할을 해 왔다. 그러나 요즘 우리가 먹는 축산물은 더는 그런 고기가 아니다. 소는 농약투성이 볏짚과 유전자조작 콩과 옥수수로 된 사료를 먹고 자란다. 이 사료에는 항생제도 듬뿍 들어 있다. 소들은 비용(사료 값과 축사 유지비)이 효과(고기 값)를 넘어서기 전에 재빨리 도살된다. 그런 소는 풀을 먹기는커녕 평생 햇빛 구경도 못 한 채 고기로 죽어 나간다. 당연히 풀의 영양소를 우리에게 전해 줄 수도 없고, 소 자신도 건강하게 살지 못한다. 돼지나 닭도 물론 다르지 않다.

바다에서 멀리 떨어진 횟집 수족관에서 노닐고 있는 물고기는 거의 다 양식산이라고 보면 된다. 큰 바다에서 자유롭게 돌아다니는 자연산 물고기는 식물성 플랑크톤에서 비롯되는 건강한 먹이사슬 속에 있는 반면에, 양식 물고기는 주로 곡류로 된 사료를 먹고 자라기 때문에 풀과는 인연이 멀다. 게다가 좁은 공간에서는 물고기들이 서로 부딪혀 상처를 입기 쉬워서 많은 양의 항생제를 사료에 섞어 먹이기 때문에 양식산 물고기는 축산물보다 더 오염되어 있다. 민감한 사람은 이런 물고기의 내장을 가를 때 항생제 냄새를 맡는다고 한다.

농약 덩어리 수입 밀가루

2009년에 문화방송에서 바퀴벌레로 수입 밀과 우리 밀의 안전성을 비교하는 실험을 해 내보낸 적이 있는 모양이다. 제분업체에서 이걸 보고 가만히 있을 리 없다. 소비자들을 데려다가 직접 공장을 둘러보게 한 다음, 얼마나 깨끗하고 위생적인지 입소문을 내게 했다. 밀가루를 만드는 과정에서 겉껍질을 완전히 제거하고 속 알맹이만으로 만든다는 것을 강조하고, 자신들이 정한 엄격한 기준에서 안전을 관리한다고 목소리를 높인다.

한데 밀가루는 너무 위생적이어서 문제다. 벌레도 금방 나고 조금만 보관을 잘못하면 썩어 버리는 그런 밀가루를 먹어야 한다. 먼지가 좀 있어도 좋다. 겉껍질을 완전히 제거했다고 선전하는데, 이것은 위생을 위한 처치가 아니다. 오랜 시간 유통을 하기 위해 필수로 거치는 공정이다. 통밀가루는 지방 성분이 쉽게 산화되어 산업적으로 유통되기 힘들다. 그래서 아예 겉껍질을 제거하여 먹을거리로는 실격失格인 상품을 만들어 내는 것이다. 수입 밀가루가 순수한 자연식품이라면 이 세상에 순수한 자연식품 아닌 것이 있을까?

국민의 안전을 위해 그렇게나 노심초사한다니 눈물이 다 날 지경이다. 밀가루나 설탕도 안전 관리만 철저히 하면 우리 몸에는 탈이 없다는 것일까? 그러고 보니 안전하니까 안심하고 먹을 수 있다고 했지, 건강에 대해서 딱히 좋다 나쁘다 하지는 않은 것도 같다.

2009년 우리 국민 한 사람이 1년 동안 먹는 쌀은 74kg인데, 밀 소비량은 정확한 통계는 아니지만 35kg쯤 되는 모양이다. 이 밀의 98%는 거대한 평원에다 헬리콥터로 파종하고 농약을 뿌려서 재배한 수입 밀이다. 설사 수입 밀이 건강에 좋다 한들 마구 수입해다 먹어도 될까? 절대로 아니다. 밀 공장에서 생산된 수입 밀은 건강뿐 아니라, 안보와 주권 문제까지 위협한다. 우리나라는 쌀 빼면 나머지는 거의 다 수입해서 먹는다고 보면 된다. 멀쩡한 강을 살린다고 가장 비옥한 강가 농경지를 싹 갈아엎고는, 먹을 것이 모자라면 수입해다 먹으면 된다는 식인데, 식량 자급과 자주 국방은 국가가 존립하는 데 필요한 필수적인 조건이다. 수입 밀이 건강에도 안 좋고 맛도 형편없는 것은 정말 다행이다. 그래서 나는 '수입 밀가루 = 농약 덩어리'와 같은 지나친 비약도 좋고 밀가루 괴담은 더 좋다.

사람이 체면이 있지 바구미도 안 먹는 수입 밀을 먹어서야 되겠는가. 수입 밀과 우리 밀의 맛 차이를 모른다면, 혀에 고장이 붙었다고 말할 수밖에 없다. 팥죽을 만들어 파는 사람은 질 좋은 국산 통밀가루를 써서 비싸게 내놓으면 좋겠다. 그러면 손님은 팥과 국산 통밀이 풍기는 깊은 맛에 중독되어 비싼 것도 눈치채지 못할 것이다.

다만, 밀은 통밀로 먹을 때만 쌀을 보충하는 의미가 있으므로, 허약한 사람은 우리 밀이라도 흰 밀가루를 많이 먹으면 안 된다.

유기농 설탕

건강식품 가게에 가 보면 유기농 설탕이 진열되어 있는 것을 흔히 볼 수 있다. 정제 백설탕을 백해무익百害無益이라고 평가한다면 유기농 원당은 99해 1익 정도가 될 것이다. 유기농 원당을 쓴다 하더라도 단맛을 살짝 내는 데서 그쳐야 한다.

오키나와 흑당이라고 하는 것에는 미네랄이 많이 들어 있기는 하다. 100g당 칼슘이 240mg이라고 하니 상당한 양이 아닐 수 없다. 옛날에는 설탕을 만들 때 나오는 부산물인 당밀Molasses을 영양제로 쓰기도 했다. 오키나와 흑당을 하루에 100g 남짓 먹으면 어떻게 될까? 귤과 비교해 보자. 귤은 100g당 열량이 38kcal이고 칼슘은 13mg이다. 흑당은 100g당 열량이 350kcal이다. 열량당 칼슘 비율을 계산해 보자. 귤의 열량은 흑당의 1/10에 불과하므로 하루에 비슷한 열량을 섭취한다고 할 때는 흑당과 귤의 칼슘 함유량이 240mg 대 130mg이 된다. 비타민C, 항산화물 등 다른 여러 가지 영양소를 종합하면 귤이 도리어 흑당을 능가한다고 할 수 있다. 그만큼 흑당은 100g당 영양소가 많아 보여도 일단 열량이 너무 높다.

결론짓자면 오키나와 흑당은 사탕수수 줄기의 즙을 졸여 놓은 것 이상도 이하도 아니다. 신선한 과일도 조금씩만 먹으라고 해야 할 판인데, 그것을 졸이기까지 한 것에 대해서는 좋다 나쁘다 평가할 가치조차 느끼지 않는다.

유전자조작 식품

건강식품 껍데기에 'GMO Free'라는 딱지가 등장했다. 유전자조작 식품이 들어 있지 않다는 뜻이다. 옥수수는 대표적인 유전자조작 식품인데, 비타민C, 자일리톨 같은 것은 주로 옥수수 전분으로 만든다. 자본주의 상품경제에서는 나쁜 영향이 당장 드러나지 않으면 시장에서 활개를 친다. 유전자조작 식품은, 당장에 눈에 띄는 부작용이 없기 때문에 사람들이 멀쩡한 식품과 무슨 차이가 있는지 모른다.

GMO^Genetically Modified Organism는 유전자조작 식품이라고 번역하는 것이 가장 적절한 것 같다. 'modify'는 모양을 바꾼다는 뜻이지만, 여기서는 조작의 냄새가 짙기 때문이다. 이것을 '유전자 재조합'이나 '바이오테크'라고 부르는 놈들은 심성이 여간 무디지 않거나, 거친 것들이니 같이 놀지 않는 것이 좋다. 옛날에는 먹을 것에 장난을 친다고 해 봤자 기껏해야 막걸리에 물이나 좀 타는 식이었다. 그런데 몬산토를 필두로 하는 거대 기업의 GMO 장난은 생명체의 심층을 건드린다. 인류뿐 아니라 온 생명체, 생태계를 공멸로 몰아가는 악마적인 행위이다. 가관인 것은, 항상 그렇듯이 이들 거대 기업의 인류애가 각별하다는 것이다. 창조 질서를 유린하고 있으면서 굶주리는 인류를 위해서 헌신한다고 하니, 이런 궤변이 또 어디에 있을까. 인류애 이야기가 나왔으니 말인데, 장애인과 불치병 환자를 위해 인조 장기를 만들어 내고야 말겠다는 당찬 포부를 가진 어떤 박사님도 이 방면에서는 둘째가라면 서러워할 인간이다. 이름을 들먹이기만 해도 이 책이 오염될까 봐 이름은 뺐다.

미국에서 유전자조작 옥수수를 재배하는 면적은 몬산토 옥수수만 해도 2007년도에 7만㎢에 달했고, 2010년도에는 우리나라 면적에 맞먹는 20만㎢에 이를 것이라 한다. 유전자조작 식품 목록에는 콩, 옥수수, 면화, 토마토, 감자가 올라 있다. 이들 유전자조작 식품은 일단 몸의 면역계를 어지럽힌다. 그것 말고도 오랜 시간에 걸쳐 지치지도 않고 많은 일을 한다.

GMO는 자신의 약점에 대해서 구차하게 둘러대지 않는다. 정체를 숨기고 음험하게 마수를 뻗칠 방법이 널려 있기 때문이다. 마트에 진열된 가공식품을 집으로 가져오면 대개는 GMO라는 죽음의 그림자가 말없이 따라 들어온다. GMO를 피하려면 콩기름, 토마토 주스, 케첩, 과자, 그리고 곡물 사료로 키운 축산물과 양식 물고기까지 피해야 한다.

식품첨가물

색소니 방부제니 하는 온갖 식품첨가물은 '합법적'인 것이다. 최소한 안전성 검사는 다 마쳤다. 여기서 안전하다는 말은, 그런 것을 먹어도 몇 년 안에 죽지 않는다는 뜻이다.

소싯적에는 고물상한테 고물을 갖다 주고 사카린Saccharin을 받아 오곤 했다. 별로 비싸지도 않은 것이 한두 알만 넣어도 단맛 나는 물을 한양푼이나 만들 수 있어서 국수 맛을 내는 재료로 인기가 많았다. 사카린을 탄 물에 밥을 말아 먹을 때도 있었다. 지금 사카린은 방광암의 주범으로 의심을 받고 있다.

방광암의 주범이든 아니든, 사카린은 추방해야 할 식품첨가물이다. 식품첨가물 중 자연적으로 존재하지 않는 것들은 당장 몸 안에서 해코지를 하지 않는 것처럼 보이더라도 몸 밖으로 대사되어 빠져나가기가 어렵게 되어 있다. 오줌을 약으로 마시던 때였는데, 사카린이 들어간 뻥튀기를 먹고 난 다음 날에는 오줌 맛이 이상해서 마실 수가 없었다. 자연계에 존재하는 것들은 쉽게 배설되지만, 식품첨가물은 콩팥에 큰 부담을 주면서 빠져나간다. 식품첨가물이 오랜 세월에 걸쳐 신장을 얼마나 망가뜨리는지를 수치로 확인하기는 어렵다. 그런 실험을 하려면 오랜 세월 식품첨가물을 꾸준히 먹어 줘야 한다. 뇌에 미치는 영향도 측정할 길이 없다.

게다가 식품첨가물의 안전성 검사라는 것은 언제나 한 가지만 놓고 하는 것이다. 식품첨가물을 넣은 것 치고 한 가지만 넣은 식품을 찾기란 쉽지 않다. 여러 첨가물이 복합적으로 작용하여 가공할 부작용을 일으킬 가능성에 대해서는 아무런 기준도 없다. 이리하여 식품첨가물은 먹을거리에 합법적으로 들어간다. 식품첨가물을 피하기 위해서는 집 밖에서 뭔가를 사 먹는 일을 그만두는 수밖에 없다.

전자레인지

전자레인지는 마이크로파로 물 분자를 마구 흔들어서 음식을 익힌다. 그래서 바짝 마른 음식은 전자레인지로 데울 수가 없다. "전자레인지로 데운 물은 화분의 식물을 열흘 안에 죽인다."는 주장도 있다. 직접 실험을 해 보지 않아서 잘 모르겠으나 열흘 안에 죽지 않는다 해도 그것이 식물에 해롭지 않다는 뜻은 아니다. 전자레인지로 요리한 음식이 장기간에 걸쳐 결국에는 치명적인 결과를 낳는다는 것은 쉽게 드러날 수 있는 사실이 아니다. 당장은 괜찮아 보이면서 서서히 사람을 말려 죽이는 것이 진짜 무서운 해악이다.

마이크로파를 눈에 쐬면 곧바로 시력을 잃는다. 낡아서 문틈이 벌어진 전자레인지에서는 이 위험한 마이크로파가 새 나온다. 전자레인지 속에 들어갔다 나온 음식은 마이크로파가 심층을 뒤흔들어 놓은 것이다. 마이크로파가 물 분자와 각 영양소의 미세한 부분을 어떻게 뒤틀지, 그리고 그렇게 비틀린 물질이 몸에서 무슨 일을 하는지 아무도 모른다. 에모토 마사루가 찍은 전자레인지로 가열한 물의 결정 사진은 완전히 얼이 빠진 모습인데, 어쩌면 이것은 사소한 것에 불과할지 모른다.

전자레인지로 할 수 있는 것은 다른 조리 도구로도 얼마든지 할 수 있다. 집에 전자레인지가 있다면 지금 내다 버리는 게 좋겠다. 혹시 다른 사람이 주워서 쓸지도 모르니, 완전히 부숴서 버리자.

5_2_2 지방의 균형을 잡는 오메가3 지방산

1956년, 옥스퍼드 대학의 휴 싱클레어 박사는 그린란드에 사는 에스키모들이 심장병이나 암과 같은 퇴행성 질병 발생률이 매우 낮다는 사실에 주목하고 그들이 먹는 음식을 연구했다. 그는 에스키모처럼 밥을 먹기 시작하면서 놀랄 만한 사실을 알게 되었다. 전에는 상처가 나서 피가 나면 굳을 때까지 5분쯤 걸렸는데, 에스키모식으로 밥상을 차렸을 때는 50분, 무려 열 배에 이르렀다. 그는 혈액응고 시간이 긴 것은 그들이 먹는 것에 오메가3 지방산이 풍부하게 들어 있기 때문이며, 이 오메가3 지방산이 심장병을 막는다고 추론했다. 그러나 그때 주류 의료계는 혈전이 심장병의 원인이라고 생각하지 않았다. 그래서 오메가3 지방산을 섭취하면 퇴행성 질환을 예방하고 치료할 수 있다는 싱클레어의 견해를 받아들이지 않았을 뿐 아니라, 심지어 그 일로 그를 학계에서 쫓아냈다.

1970년대가 되면서 비로소 오메가3 지방산에 대한 연구가 본격적으로 이루어졌다. 오메가3 지방산 연구는 심장병에서 한발 더 나아가 뇌혈전, 면역성 염증 질환, 고혈압, 루푸스, 산후 우울증, 류머티즘성 관절염까지 이루 헤아릴 수 없을 만큼 많은 병에 효과가 있다는 사실을 밝혀냈다.

오메가3 지방산은 수소가 몇 개 빠진 불포화지방산인데, 맨 처음 수소가 빠진 자리가 몇 번째인가 하는 것으로 이름 붙인 것이다. 오메가3 지방산은 세 번째, 오메가6 지방산은 여섯 번째 수소가 빠져 있다. 지방의 종류에 대해서는 부록에서 설명해 두었다.

오메가3 지방산은 필수영양소이기 때문에 절대량이 부족하면 건강에 문제가 생기는 것은 당연하다. 더 중요한 것은 오메가6 지방산과 균형이 맞지 않을 때도 마찬가지라는 것이다. 자연 상태에서는 오메가6 지방산과 오메가3 지방산이 거의 1:1로 균형을 이룬다. 그런데 곡식이나 식물성기름에는 오메가6 지방산이 압도적으로 많다. 곡식 위주로 어설프게 채식을 하면 오메가6 지방산과 오메가3 지방산 비율은 쉽사리 10:1까지 치솟는다. 식물성기름 가운데 오메가3 지방산이 많다는 콩기름조차 둘의 비율은 7:1 정도이다.

예전에는 식물성기름이라고 해 봤자 참기름이 고작이었고, 그나마도 양념으로만 쓰였다. 그런데 지금은 오메가6 지방산이 압도적으로 많은 콩기름, 옥수수기름, 현미유를 솥에 붓고 펄펄 끓인 뒤 밀가루에다 범벅을 해 먹는다. 이런 식으로 먹으면 오메가6 지방산과 오메가3 지방산 비율이 20:1을 넘기는 것도 어렵지 않다. 상황이 이렇기 때문에, 오메가3 지방산을 건강식품으로 따로 챙겨 먹어서 둘 사이의 균형이 맞춰지면 몸이 순식간에 나아지는 기현상이 나타난다.

오래전 도심 대로변을 걷다가 땅꾼이 한 자루나 됨직한 뱀으로 기름을 내고 있는 모습을 보았다. 그는 뱀 기름을 만병통치약인 것처럼 선전하고 있었다. 뱀 기름에는 오메가3 지방산이 많이 들어 있으니, 이것이 부족한 사람이 뱀 기름을 먹고 탁효를 보았을 것이다. 땅꾼의 확신에는 그럴 만한 근거가 있었던 것이다.

오메가3 지방산이 하는 일

자연계는 균형계라고 할 수 있을 만큼 대립하는 물질들이 섬세한 균형을 이루고 있다. 다음에서 설명하는 오메가3 지방산의 작용은 대부분 '오메가3 지방산과 오메가6 지방산이 서로 균형을 유지할 때의 작용'으로 보아도 괜찮다. 현대인의 밥상이란 오메가6 지방산만 철철 넘치기 때문이다.

오메가3 지방산은 오메가6 지방산과 더불어 염증 반응, 세포 사이의 의사소통, 혈압, 면역반응, 심장과 뇌의 자극 전달, 세포의 죽음과 같은 기본적인 생리 기능을 조절한다. 오메가6 지방산은 혈소판을 응집시키고, 혈관을 수축시킬 뿐 아니라, 중성지방 수치와 혈압을 올린다. 관상동맥 질환에 걸릴 위험이 커진다는 이야기다. 게다가 류머티즘, 염증, 우울증을 촉진하거나 악화시키기도 한다. 오메가3 지방산은 그 반대다. 언뜻 보면 오메가3 지방산은 무조건 좋은 일만 하고 오메가6 지방산은 해코지만 하는 것 같다. 하지만 사람이 살아가려면, 혈압이 오를 때는 올라야 하고 염증이 생길 때는 생겨야 한다. 혈소판의 기능을 무한정 억누르다가는 과다 출혈로 죽을 수도 있다. 오메가3 지방산과 오메가6 지방산은 건강한 긴장 관계, 즉 균형을 이루고 있어야 한다.

조울증 조울증(양극성기분장애兩極性氣分障碍)은 외적 자극이나 여건과 관계없이 한동안 우울하거나 기분이 들뜨는 정신장애를 말한다. 우울증과 조증을 모두 겪는 사람이 있고 우울증만 겪는 사람이 있다. 오메가3 지방산이 이러한 조울증에도 효과가 있다는 것은 정말 의외다.

앤드류 스톨과 이매뉴얼 세베루스는 정신과 질환을 앓고 있는 사람들에게 맞는 약이 없을까 고민하다가, 일반적인 신경안정제와 비슷한 자연 물질을 찾기 위해 의학 논문 수백 편을 꼼꼼히 살폈다. 그리고 딱 맞아떨어지는 한 가지 물질을 찾기에 이르렀다. 바로 오메가3 지방산,

즉 생선 기름이었다. 처음에는 믿기지 않았으나 사실이었다. 이미 많은 의사들이 심장병, 류머티즘, 크론씨 병Cron's Disease에 생선 기름을 처방하고 있었다.

생선 기름은 건강한 생체막에 꼭 필요한 성분이다. (간질 치료에 쓰이는 리튬이나 발프로에이트Valproate 같은 물질도 생체막에 필요하다.) 특히 우리 뇌에 많이 들어 있다. 생선 기름이 조울증 치료에 효과가 있을지 모른다고 생각한 두 사람은 그 즉시 환자 30명에게 먹였다. 치료가 불가능하다고 여긴 환자 몇 명은 정상적인 생활을 할 수 있게 되었고, 다른 약으로 조절이 가능했던 환자들도 전보다 훨씬 나아졌다. 오메가3 지방산이 산후 우울증, 정신분열증, 주의력결핍과잉행동장애ADHD 같은 병도 치료할 수 있다는 연구 결과도 많다.

산후 우울증과 오메가3 지방산에 대한 가설은 상당한 설득력이 있다. 자라고 있는 태아나 신생아는 오메가3 지방산이 많이 필요한데, 이들은 태반이나 모유를 통해서 오메가3 지방산을 얻는다. 산모가 오메가3 지방산이 풍부한 식사를 하지 않으면, 아이가 빼앗아 가는 오메가3 지방산이 산모가 먹는 양을 넘어선다. 그 결과 오메가3 지방산이 부족해진 산모는 쉽게 우울증에 걸릴 수 있는 상태가 된다. 산모에게 잉어나 붕어, 민물 장어를 고아 먹이는 것도 곡식 위주의 식생활에서 부족해지기 쉬운 오메가3 지방산을 채워서 뛰어난 효과를 보았기 때문이 아닐까 싶다.

염증성 질환 오메가6 지방산과 오메가3 지방산은 밥상에서 균형이 맞지 않으면 그대로 우리 몸속의 불균형으로 이어진다. 따라서 오메가6 지방산을 오메가3 지방산보다 너무 많이 섭취하면 염증성 질환에 걸리기 쉽다.

두뇌 우리 뇌는 물을 뺀 나머지 가운데 60%가 지방이다. 오메가3 지방산과 오메가6 지방산을 포함한 다가 불포화지방산은 이 가운데 약 10%에 이를 만큼 비중이 높다. 다른 기관은 오메가6 지방산과 오메가3 지방산의 비율이 대략 4:1 정도인데, 뇌에서 만큼은 1:1이다. 두 지방산의 불균형이 심할수록 더 영향을 많이 받는 것이다.

심장병 오메가3 지방산의 중요성이 처음 드러난 것은 심장병 때문이다. 에스키모들은 주식인 고래와 물개에 EPA와 DHA 같은 오메가3 지방산이 많이 들어 있어서 심장병, 뇌경색, 암, 당뇨병에 잘 걸리지 않는다는 게 밝혀진 것이다. 지중해 연안 사람들이 심장병에 잘 안 걸리는 것도 생선을 많이 먹어 오메가3 지방산이 모자라지 않기 때문이다.

다만, 오메가3 지방산인 EPA는 혈소판의 점성을 떨어뜨려 피가 쉬 굳지 않게 하므로 조심해야 한다. 혈소판의 점성이 낮아지면 피가 났을 때 잘 멎지 않는다. 아스피린도 마찬가지다. 건강식품의 부작용을 말할 때, EPA가 비정상적인 출혈을 늘린다는 주장이 빠지지 않고 나온다. 에스키모는 심장병, 암, 당뇨병은 거의 없는 대신 출혈성 질환인 뇌출혈로 많이 죽는다는 점도 이런 사실을 뒷받침한다.

암 최근 한 연구는 세포를 자라게 하는 오메가6 지방산이 암세포의 성장도 촉진할지 모른다는 가설을 내놓았다. 이것이 사실이라면 오메가6 지방산을 줄이고 오메가3 지방산을 많이 먹으면 무섭게 자라는 암세포를 막을 수 있을 것이다.

포도당에 기대어 먹고 사는 암세포는 혈당이 낮은 상태에서는 잘 자랄 수 없다. 그런데 먹이를 끊은 실험 쥐의 종양이 먹이를 제대로 먹인 실험 쥐의 종양보다 더 빨리 자랐다는 연구 결과가 나왔다. 굶고 있으면 암세포가 자라지 않아야 하는데, 오히려 암세포가 더 잘 자란다니 알 수 없는 노릇이었다.

레너드 소어와 로버트 도취는 이 궁금증을 밝히기 위해 실험에 착수했다. 그들은 단식 중인 쥐들은 신진대사가 지나치게 활발해진다는 사실을 알아냈다. 저장된 지방이 혈류 속으로 들어가 혈액 내 지방 수치는 평소의 다섯 배나 되었다. 다시 전처럼 먹이를 주자 암세포가 자라는 속도도 늦어졌다.

그들은 종양을 키우는 지방이 어떤 것인지 찾아내려고 저마다 다른 지방을 투여해 보았다. 결국 암을 키우는 지방은 오메가6 지방산인 리놀레산Linoleic Acid으로 밝혀졌다. 오메가3 지방산을 주었더니 반대로 암세포 성장이 더뎌졌다. 그들은 또한 오메가3 지방산을 많이 먹는 사람들은 그렇지 않은 사람들보다 암에 걸릴 가능성이 56% 가량 낮다는 결과를 내놓았다.

1989년 제프리 블랜드도 비슷한 실험 결과를 내놓았다. 연구진은 유방암을 일으키는 물질을 투여한 실험 쥐를 두 편으로 나누어 한쪽에는 오메가6 지방산이 많은 옥수수기름과 홍화씨 기름을, 다른 한쪽에는 아마씨기름과 생선 기름을 주었다. 그 결과 옥수수기름과 홍화씨 기름을 먹인 쪽은 다 죽고 아마씨기름과 생선 기름을 먹은 쥐들은 죽지 않았다. 도저히 믿기지 않는 결과지만, 1995년에 일본 연구진이 다시 한 번 실험으로 입증했다.

화학요법을 받을 때 오메가3 지방산을 충분히 섭취하면 화학요법의 효과는 커지고 부작용은 줄어든다는 실험 결과도 있다. 오메가3 지방산이 어떻게 암에 걸릴 위험을 낮추고 암세포가 잘 자랄 수 없게 하는지는 아직 밝혀지지 않았지만, 오메가3 지방산을 늘리는 것은 분명 자연으로 한 발짝 더 다가가는 일이다.

임신 오메가3 지방산이 뭔지도 몰랐던 옛 어른들이 산모에게 구해다 주려고 했던 가물치, 잉어, 붕어에는 오메가3 지방산이 듬뿍 들어 있다. 오메가3 지방산은 모든 자연산 동물의 지방에 균형 있게 들어 있다. 방목해 키운 흑염소도 산모를 위한 각별한 보신 식품이다. 민물고기도 등 푸른 생선만큼은 아니지만 오메가3 지방산이 충분히 들어 있다. 산모에게는 맛있고 영양가 있는 음식을 주어야 하지만, 그런 배려는 아이를 낳기 전부터 해야 한다.

풀을 먹는 것과 씨앗을 먹는 것

동물은 세포벽이나 호르몬, 신경전달물질 같은 것을 만들어 내는 데 필요한 지방을 식물에서 직접 얻거나, 식물에 있는 탄수화물을 지방으로 바꿔 얻는다.

오메가6 지방산은 일반적인 식사만으로도 넘친다. 곡물과 콩을 주로 먹는 현대인은 굶어 죽기 전에는 오메가6 지방산이 부족할 겨를이 없다. 그러나 오메가3 지방산은 사정이 다르다. 늘 풀을 먹고 사는 초식동물은 영양 불균형이 생길 위험이 거의 없다. 풀이 아니라 곡식을 주로 먹는 사람은 여기에 채소를 조금 곁들이는 정도로는 오메가3 지방산을 충분히 섭취할 수가 없다. 이 불균형은 풀에 든 오메가3 지방산을 농축해 저장하고 있는 동물을 잡아먹음으로써 바로잡을 수 있다.

풀이나 식물성플랑크톤, 바닷말을 기초로 하는 먹이사슬에서 나온 모든 먹이(야생에서 자란 모든 생선, 고기)에는 오메가3 지방산이 충분히 들어 있다. 반면에 채소는 안 먹고 곡식만 잔뜩 먹는 채식주의자나 곡식 사료를 먹여 키운 고기와 물고기의 지방은 오메가6 지방산 쪽으로 쏠려 있다.

자연이 키우지 않은 것이 어디 있겠는가마는, 사람들은 야생 상태로 있는 것, 즉 풀이나 플랑크톤을 먹고 자란 것들을 '자연산'이라고 부른다. 요즘 붕어, 장어, 미꾸라지 따위는 대부분 양식된 것이다. 그 좋다는 붕어즙도 자연산일 때만 효과가 있다. '100% 자연산'이라며 더 비싼 값으로 파는 데에는 다 그럴 만한 이유가 있는 셈이다. 앞서 채식주의를 다룬 글에서 말했듯이 풀이나, 풀에서 나온 음식을 먹어서 '자연산' 사람이 되면 오메가 어쩌고 하는 것 때문에 골치 아플 일이 없다.

풀 뜯는 닭 닭 부리는 벌레를 쪼아 먹기 좋게 만들어졌다. 닭은 원래 새였는데, 사람에게 붙들려 가축이 되었다. 사람과 함께 살다 보니, 사람이 먹다 남은 것을 먹는 신세가 되고 말았다. 닭은 어쩔 수 없이 곡식 낱알을 주식으로 삼을 수밖에 없게 되었다. 벌레를 가장 좋아하고, 미꾸라지 같은 작은 물고기도 무척이나 좋아하는 육식동물이 곡식을 지나치게 먹다 보니 식이 균형이 깨지게 생겼다. 닭은 여기서 비약을 한다. 풀을 뜯어 먹자!

닭 부리는 풀을 뜯어 먹기에는 불편하게 생겨먹었다. 그래도 먹고 살기 위해서 악착같이 부리로 풀을 쪼아 댄다. 곡식으로 된 유기농 사료만 먹어서는 닭을 건강하게 키울 수 없다. 벌레와 물고기는 못 줘도, 최소한 풀은 먹여야 한다. 유기농 달걀을 살 때는 닭에게 풀을 먹인 것인지 잘 살펴봐야 한다. 풀 뜯는 닭이 낳은 달걀은 노른자가 탱탱한 것은 말할 것도 없고, 껍질마저 두껍고 질겨서 어지간히 두들겨도 파삭 깨지는 일이 없다.

오메가3 지방산의 공급원

동물 속에 들어 있는 오메가3 지방산은 식물에서 나오지 않은 것이 없다. 채식주의자라면 오메가3 지방산과 관련해 다음과 같은 영양 지식을 갖추고 있어야 한다.

- 현재의 식습관에서 오메가6 지방산 대 오메가3 지방산의 비율은

20 : 1까지 치솟을 수도 있다.

- 둘 사이의 최적 비율은 1 : 1이다.
- 풀이나 풀을 먹이로 하는 동물은 최적 비율을 유지한다.
- 오메가3 지방산이 많이 들어 있는 음식은 다음과 같다.

	오메가3 지방산(mg)	오메가6 지방산(mg)
들깨	21,000	—
시금치	138	26
무싹	722	129
브로콜리	129	38
케일	180	138
쇠비름	300~400	—
잉어	700	—
고등어	1,500	—
참치	1,300	—

케일과 시금치는 수많은 채소 가운데 몇 가지 예를 든 것에 불과하다. 웬만한 풀에는 오메가3 지방산이 오메가6 지방산보다 훨씬 많이 들어 있다. 채소에 들어 있는 필수지방산은 그 비율이 알맞다는 이야기이지, 절대량이 충분하다는 이야기는 아니다. 그래서 곡식 위주의 식사에는 항상 얼마쯤 육식을 곁들이는 것이 일반적인 전통이다. 곡식과 소량의 채소만으로 살아갈 각오라면 하루에 들깨 서너 수저는 밥상에 꼭 올려야 한다.

생선 기름 오메가3 지방산인 알파─리놀렌산이 우리 몸에서 쓰이려면 EPA나 DHA로 바뀌어야 한다. 알파-리놀렌산이 EPA로 얼마나 잘 바뀌는지 알 수 없으므로, 만성병 환자는 EPA나 DHA를 따로 먹는 것이 좋다. EPA나 DHA는 등 푸른 생선에 아주 많이 들어 있다. 참치, 멸치, 연어, 정어리에는 EPA가 대략 1g~1.5g쯤 들었다.

하지만 등 푸른 생선에도 단점은 있다. EPA나 DHA 같은 지방산은 소화시키기에 부담스럽고, 덩치가 큰 생선일수록 중금속 오염이 걱정된다는 점이다. EPA를 1g 먹기 위해 중금속에 오염되었을지 모르는 생선을 날마다 100g씩 먹는 것은 위험 부담이 크다. 그래서 환자는 생선기름을 먹어야 한다.

처음에는 EPA나 DHA의 성분으로 1.5g~4g에서 시작한다. 이런저런 증상이 나아지기 시작하면 먹는 양을 줄인다. 증상이 쉬 좋아지지 않으면 잠깐 양을 늘려 본다. 복용량을 하루 10g으로 늘릴 때는 신체 반응을 주의 깊게 관찰해야 한다.

들깨 "참깨는 남자한테 좋고, 들깨는 여자한테 좋다."는 말이 전해 온다. 예전부터 들깨가 여자에게 특히 좋다는 것을 경험으로 알았던 것이다. 들깨는 오메가3 지방산 덩어리이고, 오메가3 지방산은 아이를 낳는 쪽에 절실한 영양소이다.

서양에서는 오메가3 지방산이라고 하면 맨 먼저 아마씨기름을 꼽는다. 별것 아닌 것을 비싸게 사는 데 취미가 있는 사람, 이국적인 것을 좋아하는 사람에게 권할 만하다.

들깨는 100g 가운데 지방이 대략 33g이고 그중에서 63%가 알파-리놀렌산이다. 들깨 20g~30g(세 숟가락)에는 약 4g~6g의 오메가3 지방산이 들어 있다. 다른 영양소를 보면, 탄수화물 40g, 단백질 17g, 섬유소 28g, 칼슘 750mg, 마그네슘 230mg, 비타민B1 0.42mg까지 꼭 필요한 영양소들이 줄줄이 늘어섰다. 기특하게도 탄수화물, 지방, 단백질까지 균형 있게 들어 있어서 혈당까지 조절해 준다. 다만 한 가지 흠이 있다면 값이 너무 싸다는 것이다. 지방은 균형이 중요한 것이니 값이 싸다고 너무 많이 먹어서는 안 된다.

들깨를 날마다 먹을 필요는 없다. 1주일에 두세 번 들깨죽을 쑤어 먹어도 좋고 토란국을 끓일 때 들깨를 듬뿍 넣어도 좋을 것이다. 들깨는 밀가루, 토란, 도라지, 무, 소고기와 잘 어울린다. 들깨를 음식에 넣을 때는 깨 갈이 도구를 써서 먹기 직전 통들깨를 가루로 낸다. 들깨죽을 쑬 때 껍질을 벗겨 내고 속 알맹이만 쓰는 것이 보통인데, 좀 거칠더라도 통들깨 그대로 갈아서 만드는 것이 좋다. 아트미스 시모폴로스가 쓴 《오메가 다이어트》를 펼쳐 보면 '들깨는 한국인의 축복'이라는 추천사를 만날 수 있다.

참깨 하루에 들깨 두어 수저, 참깨 두어 수저쯤 먹는 사람은 지방산에 관한 복잡한 지식을 잊어도 된다. 그런데 참깨는 영양학적으로 장점이 많아서 기껏 한 수저만 먹기에는 아깝다. 강력한 항산화작용(세사미놀), 면역 조절 작용(스테롤), 글루타치온 증강 작용을 생각하면 치료 식품이 아닌가 싶을 정도다.

참깨는 지방 성분 대부분이 오메가6 지방산이라, 많이 먹으면 오메가3 지방산과 균형이 깨진다는 단점이 있다. 이것은 염증 환자나 암 환자에게는 중대한 문제가 된다. 그러니 참깨의 양을 늘릴 때는 들깨의 양도 늘려야 한다. 또 들깨의 양을 늘렸으면 과산화지질 생성을 막는 항산화제도 늘려야 한다. 영양소의 세계는 한 가지 지식만 믿고 따르기에는 너무나 복잡하다.

오메가3 지방산을 먹을 때 주의할 점

신선할 때 먹는다 오메가3 지방산은 쉽게 산패된다. 그래서 명태 말린 것은 1년이 지나도 그대로 명태지만, 오메가3 지방산이 많은 고등어는 1년이 지나면 고등어가 아니다. 참기름은 강력한 항산화제인 세사미놀 Sesaminol이 들어 있어서 한 해 치를 미리 짜 놓고 먹더라도 문제가 되지 않는다. 그런데 들기름은, 산화가 잘되는 데다가 항산화제도 들어 있지 않아 오래 보관할 수 없다.

오메가3 지방산은 싱싱한 생선, 캡슐에 들어 있는 생선 기름, 통들깨, 갓 빻은 들깨 가루로 먹는 것이 좋다. 산모가 오메가3 지방산을 충분히 먹지 않으면 젖에는 EPA와 DHA가 모자라게 된다. 풀 대신 곡식 사료만을 먹고 자란 젖소가 내놓은 우유에도 오메가3 지방산이 거의 없다. 그렇다고 해도 분유 회사에서 분유를 모유에 가깝게 만든답시고 분유에 EPA와 DHA를 넣는 짓은 하지 않는 것만 못하다. 분유는 그 속에 든 유지방이 산화되기에 가장 좋은 조건을 갖추고 있기 때문이다. 식품 회사가 EPA와 DHA를 아주 조금 넣고 생색만 내고 있으니 그나마 다행이다.

오메가6 지방산을 줄인다 오메가3 지방산의 효능 중 필수지방산을 나르고 피를 잘 돌게 하는 것은 지방 그 자체의 작용이고, 염증이나 암세포의 성장을 억제하는 그 밖의 효능은 오메가6 지방산과의 균형을 되찾아 주는 데서 비롯된다. 따라서 오메가3 지방산의 절대 요구량을 채운 다음부터는 오메가6 지방산(코코넛 오일, 올리브유, 들기름을 제외한 대부분의 식물성기름) 섭취를 줄여 오메가3 지방산과 오메가6 지방산의 균형을 유지하는 것이 바람직하다.

항산화 식품을 많이 먹는다 때로는 오메가3 지방산을 많이 먹을 필요가 생길 수도 있다. 이때에는 과산화지질이 생기지 않도록 항산화제를 듬뿍 먹어야 한다.

넘치지 않게 먹는다 자연산 생선, 풀을 먹는 육상동물(자연산 민물고기, 방목 혹염소)의 내장과 대가리에도 EPA와 DHA가 꽤 들어 있다.

오메가3 지방산은 조금만 먹어도 효과가 충분히 나타난다. 최근 연구를 보면, 오메가3 지방산이 당뇨병 환자의 호모시스테인 수준을 꽤 낮추었다고 하는데, 실험에 쓰인 오메가3 지방산은 고작 하루 3g(이 중 EPA는 1,558mg, DHA는 338mg)이었다.

5_2_3 혈당을 낮추는 첫걸음, 코코넛 오일

코코넛 오일은 코코넛의 속살(과육)에서 분리해 낸 기름으로, 대부분이 포화지방산이다. 많은 전문가들이 포화지방산을 먹으면 혈관이 막혀 죽는다고 한다. 《자연 치유》의 저자 앤드류 와일도 그렇게 말한다. 그런데 속이 거북할 만큼 코코넛 오일을 많이 먹어도 혈중 콜레스테롤 수준은 조금도 오르지 않는다. 중성지방 수치는 오히려 내려간다. 코코넛 오일을 먹으면 신기하게도 살찐 사람은 살이 내리고, 마른 사람은 살이 오른다. 당장 기분이 좋아지는 것만으로도 코코넛 오일이 보통 녀석이 아니라는 것을 알 수 있다. 무엇보다 당뇨병 환자에게 이만한 약이 없다.

코코넛 오일은 90%가 포화지방산이라 몇 년을 상온에 두어도 상하지 않는다. 아주 조금 들어 있는 다가 불포화지방산(1.8%)조차도 포화지방산들 사이에 끼어 있어서 좀처럼 산화되지 않는다. 포화지방산 가운데 절반 가까이는 라우르산Lauric Acid이며, 그 나머지 역시 탄소 수 여섯 개부터 열여덟 개에 이르기까지 대부분 중 사슬 지방산이다. 라우르산 말고 다른 중 사슬 지방산도 저마다 고유한 약효가 있다.

코코넛 오일과 소화

중 사슬 지방산은 몸속에서 소화, 흡수되는 방식에 몇 가지 특징이 있다.

첫째, 지방산은 탄소 수가 적을수록, 즉 사슬이 짧을수록 소화, 흡수, 연소가 잘된다. 중 사슬 지방산은 분자의 크기가 작고 물에 비교적 잘 녹아서 이들을 소화시키는 데는 적은 에너지와 효소만 있어도 된다.

둘째, 중 사슬 지방산은 글루코스와 마찬가지로 소화관에서 문맥을 거쳐 곧장 간으로 간다. 탄수화물과 같은 길을 따라 흡수되기 때문에, 놀라운 혈당 조절 능력을 보여 준다. 같은 길을 두 물질이 쓰게 되니 길은 좁아지고, 글루코스가 흡수되는 속도가 뚝 떨어진다. 혈당이 급하게 오르내리는 일이 없어지는 것이다.

셋째, 다른 지방은 먼저 중성지방으로 재합성되어서 단백질 다발, 즉 지방단백질Lipoprotein로 묶여 간을 에돌아 림프계를 통해 핏속으로 들어간다. 그만큼 몸에 머무는 시간이 길다. 하지만, 중 사슬 지방산은 중성지방으로 바뀌는 일 없이 곧바로 연소가 된다. 코코넛 오일은 중성지방으로 바뀌는 일이 없으므로 비만으로 이어질 일도 없다.

넷째, 중 사슬 지방산은 다른 영양소를 소화, 흡수하는 데 도움을 준다. 어린이한테 코코넛 오일을 먹이면, 칼슘과 마그네슘, 아미노산 흡수가 잘된다. 골다공증이 걱정되는 사람들에게도 코코넛 오일은 비타민 D 결핍과 뼈의 손실을 막아 큰 도움이 된다. 지방을 소화하는 데는 쓸개즙이 꼭 필요하다. 그래서 쓸개를 들어낸 환자는 지방을 소화시킬 수 없을 뿐 아니라 비타민A·D·E·K와 베타카로틴처럼 지방에 녹은 상태로 흡수하는 영양소를 얻기 어려워진다. 그런데 중 사슬 지방산은 소화시킬 때 쓸개즙이 필요 없기 때문에 쓸개 적출술을 받은 환자들이 영양실조에 걸리지 않도록 하는 데 큰 위력을 발휘한다.

천연 항생제, 코코넛 오일

세균과 바이러스는 대부분 지방질에 둘러싸여 있다. 이들 세균의 외막을 이루는 지방산은 몸체의 다른 부분, DNA나 세포 실질을 붙들고 있다. 지방산으로 헐겁게 이어져 있는 세포막은 놀라울 정도로 유연해서, 이리저리 움직이고 구부리며, 자기 몸을 쥐어짜듯 할 수 있어 아주 작은 구멍도 빠져나갈 수 있다.

중 사슬 지방산이 세균과 바이러스를 죽이는 방법은 우선 이 세포막에 구멍을 내는 것이다. 세균과 바이러스는 중 사슬 지방산을 만나면 이것을 흡수해서 자신의 세포막 재료로 쓴다. 그런데 중 사슬 지방산은 세균의 세포막을 이루는 다른 지방산보다 크기가 훨씬 작다. 즉 사이비似而非 재료인 것이다.

이러한 사이비 재료로 구성된 세균의 지질막은 지방산끼리 아귀가 맞지 않아 틈이 생기고, 그 틈으로 지방산이 붙들고 있어야 할 세포 실질이 쏟아져 나온다. 세균은 죽고, 백혈구는 죽은 세포가 쏟아 낸 잔해물을 깨끗이 먹어 치운다. 중 사슬 지방산은 트로이 목마와 같이 적敵을 속에서부터 괴멸시킨다. 이러한 특성은 모든 중 사슬 지방산에 공통된 것이다.

산양유(100g)는 지방 3.6g 가운데 0.7g, 우유는 지방 3.25g 가운데 0.4g 정도가 중 사슬 지방산이다. 모유 지방 4.38g에는 0.3g이 들어 있다. 갓난아이가 하루에 모유를 1L 먹으면 중 사슬 지방산 3g을 섭취하게 된다. 몸무게가 70kg인 어른으로 치면 하루에 약 23g을 먹는 셈이 되니 엄청난 양이다. 중 사슬 지방산에 바이러스와 세균을 죽이는 힘이 있다는 것을 도대체 누가 어떻게 알아서 엄마 젖에 이런 묘한 장치를 해둔 것일까?

신선한 코코넛에 든 오일은 항생 작용을 하지 않는다. 코코넛 역시 다른 열매들처럼 곰팡이와 세균의 공격을 받는다. 코코넛 오일은 라우르산이나 모노라우린Monolaurin, 모노글리세라이드Monoglyceride 형태로 소화된 후에야 비로소 항생 효과를 보인다.

중 사슬 지방산 중에서는 라우르산이 항생 효과가 가장 뛰어나다. 처음에는 라우르산을 지중해 지역에서 자라는 월계수Bay Laurel의 열매와 씨앗에서 뽑아냈다. 이 기름에 치료 효과가 있다는 것은 고대부터 잘 알려져 이탈리아, 프랑스, 그리스, 터키, 모로코에서 소화를 돕는 민간약이나 방광 및 피부 질병에 두루 쓰였다.

라우르산은 지질막이 있는 세균만을 공격하고, 우호적인 장 속 세균에게는 아무런 해도 끼치지 않는다. 라우르산은 그 밖에 효모나 곰팡이 감염에도 두루 효과가 있다. 위궤양의 주범으로 종국에는 위암을 일으키는 헬리코박터 파일로리Helicobacter Pylori 세균도 지질막이 있고, 반갑게도 인플루엔자 바이러스 역시 지질막이 있다.

헤륵스하이머 반응

만성병 환자가 코코넛 오일을 먹으면 처음에 이상 반응이 일어나기도 한다. 헤륵스하이머 반응The Herxheimer Reaction이라는 것인데, 코코넛 오일을 먹었을 때 유난히 심하게 나타난다. 나는 한 달 동안 입술 주변이 들뜨고, 다리에는 심한 아토피 증상이 생겨 석 달이나 사라지지 않았다. 감염 징후를 보이는 만성병 환자는 거의 다 빠짐없이 헤륵스하이머 반응이 나타난다. 코코넛 오일을 먹은 후 입술 언저리에 포진이 생겼다면 십중팔구 헤륵스하이머 반응이다.

헤륵스하이머 반응이란 우리 몸이 독소를 분해할 때, 두통, 관절통 근육통, 인후통, 발한, 오한, 구토처럼 독감 비슷한 증세를 보이는 것으로 꽤 흔한 편이다. 오스트리아의 아돌프 야리쉬가 처음으로 이 현상을 설명했고 몇 년 후 독일의 칼 헤륵스하이머가 뒤를 이었다. 그들은 피부 매독을 치료하다가, 환자들이 낫기 직전에 발열, 발한, 구토에 시달릴 뿐만 아니라 환부가 더 커지고 염증이 심해진다는 사실을 알아냈다. 특히 세균 감염이 있을 때 헤륵스하이머 반응이 거세게 일어난다. 세균이 죽으면서 세균 속에 있던 독성 물질이 한꺼번에 쏟아지기 때문이다. 이때에는 물을 충분히 마시고 쉬어야 한다. 그래도 견디기 힘들면, 복용량을 줄인다.

심혈관계 건강에 미치는 영향

"고지방 혈증의 식이요법으로는 포화지방산과 콜레스테롤 함량이 높은 동물성지방을 피하고 불포화지방산의 함량이 높은 식물성지방으로 대치하는 것이 좋다. 그러나 식물성기름이라도 팜유나 코코넛 오일에는 콜레스테롤이 많이 들어 있으므로 피해야 한다."

인터넷에는 이런 식의 거짓 정보가 꽤 그럴싸한 모양새를 하고 돌아다닌다. 건강에 관한 것이라면, 정보가 넘쳐서 탈이지 모자라지는 않는다. 넘치는 것이나 없는 것이나, 도움이 안 되기는 마찬가지다. 코코넛 오일 이야기를 하면서 포화지방산이나 콜레스테롤을 자꾸 들먹이는 것은 기름(지방)에 대한 뿌리 깊은 오해와 편견 때문이다.

포화지방산은 콜레스테롤 수준을 살짝 올리기는 한다. 그런데 거기서 그치는 것이지 마냥 올리는 것은 아니기 때문에 걱정할 것이 없다. 또한 포화지방산은 혈액순환을 방해하고 혈관에 상처를 조금 낼 수도 있다. 이것은 먹고 자는 일밖에 하지 않았을 때 그렇다는 것이고 채소를 많이 먹고 적당히 운동을 하면 아무렇지도 않다.

또한 심장병의 강력한 원인으로 꼽히는 것 중 하나가 혈전 형성인데, 코코넛 오일은 이 점에서도 걱정할 일이 없다. 혈전은 혈액 속에 있는 혈소판이 뭉쳐 끈적거리는 상태로 된 것인데, 중 사슬 지방산은 혈소판 응집을 촉진하지도 않고 혈액응고 작용을 방해하지도 않는다.

혈전이 생기는 근본 원인은 혈관에 상처가 났다가 아물기를 반복하면서 동맥경화가 일어나기 때문이다. 포화지방산은 혈전 형성에 지대한 영향을 미치는 것은 아니므로, 다른 포화지방산을 먹을 때도 지나치게 걱정할 필요는 없다.

코코넛 오일은 약으로 여기며 먹어야 한다. 다만 이것 역시 포화지방산이므로 피를 끈끈하게 해 혈관에 부담을 줄 가능성이 적게나마 있다. 그러니 코코넛 오일을 넘치도록 먹지는 말고, 평소에 운동을 착실하게 해야 할 것이다.

몸무게 조절

코코넛 오일의 두드러진 특징 가운데 한 가지는 몸무게를 줄여 준다는 것이다. 코코넛 오일은 살을 내리는 지방이다.

지방 연구로 이름난 메리 에닉은 자신의 책 《지방을 먹고 살을 뺀다》에서 갑상선 기능 저하증 환자가 코코넛 오일을 먹고 건강해진 이야기를 하고 있다.

디안은 갑상선 기능 저하증을 앓고 있었는데, 몸무게가 늘고, 머리카락이 빠지고, 피부가 건조해진 데다가, 저체온증에 시달렸다. 그는 요양소에 와서 코코넛 오일을 하루 네 숟가락씩 먹었다. 몇 해나 그대로이던 몸무게가 처음으로 1년 만에 7kg 가량 빠졌다. 그리고 코코넛 오일을 먹기 시작한 지 두 주 만에, 낮았던 체온이 오르기 시작했다. 더욱 놀라운 것은 잿빛이 되어 가던 가느다란 머리카락이 굵고 까맣게 되었다는 것이다. 손등은 주름이 없어지고 부드러워졌다. 심지어 보기 흉한 반점들도 사라졌다.

코코넛 오일은 피부 로션으로 쓰기에도 손색이 없다. 피부에 바르면 피부가 윤택해진다. 피부 마사지를 할 때는, 아로마 오일이라고 하는 정체 모를 식물성기름 대신 코코넛 오일을 쓰는 것이 더 좋다. 다가 불포화지방산인 아로마 오일은 장기적으로는 피부의 산화를 촉진시켜 도리어 해를 입을 수도 있다.

그 밖에 눈여겨볼 작용들은 다음과 같다.

- 혈당을 조절해 우리 몸을 두루 건강하게 한다.
- 암세포를 굶겨 죽일 수 있다. (암세포는 지방을 못 먹는다.)
- 쉽게 산화되는 다가 불포화지방산을 덜 먹을 수 있다.
- 면역력을 높인다.
- 동맥경화의 위험을 낮춘다.

코코넛 오일을 먹을 때 조심할 것

코코넛 오일도 다른 오일과 마찬가지로 타는 영양소만 있고 이것을 태우는 영양소, 즉 미네랄이나 비타민이 부족한 빈껍데기 열량 식품이다. 그렇기 때문에 몸에 좋다고 너무 많이 먹어서는 안 된다. 하루에 20g 정도만 먹으면 약효가 충분히 나타난다. 코코넛 오일을 하루 30g 넘게 먹을 때는 반드시 비타민, 미네랄이 부족해지지 않도록 챙겨야 한다. 채소범벅이나 녹즙을 많이 먹고 반드시 현미밥을 먹어야 한다. 코코넛 오일을 60g까지 먹게 되면 하루에 필요한 열량의 1/5~1/3에 이르는 500kcal를 빈껍데기로 채우는 꼴이어서 다른 영양소가 결핍될 수 있다.

코코넛 오일은 다른 요리와 잘 어울리지만 튀김에는 적당하지 않다. 코코넛 과육을 잘게 부수어서 크림으로 만든 것도 있다. 코코넛 크림에는 코코넛 오일뿐만 아니라 단백질과 탄수화물도 조금 든 데다가, 섬유질도 꽤 있어서 맛도 좋고 소화도 훨씬 잘된다. 코코넛 오일을 먹기에는 크림으로 된 것이 좋아 보인다. 명색이 크림이므로, 커피에 타서 마시면 이름값을 한다.

코코넛 크림을 우유 묽기로 한 컵쯤 마시면 속이 든든하다. 혈당은 전혀 오르지 않고, 되레 떨어지기도 한다. 코코넛 크림에 GI·GL 값을 매기자면 마이너스 값이 나올 것이다.

신선한 코코넛 통 속에 들어 있는 물에는 코코넛 오일이 흔적만 남아 있다. 코코넛 워터는 특별히 비싼 값에 구입한 열대산 고로쇠 물이라고 보면 된다.

5_2_4 어떤 물이 좋은 물인가?

좋은 물을 마셔야 건강해진다는 것은 두말할 나위도 없다. 문제는 어떤 물이 좋은 물이냐 하는 것이다. 우선 물은 깨끗해야 한다. 이 조건을 완벽하게 만족시키는 것은 순수한 H_2O, 즉 증류수다.

특수한 물질이나 파동을 넣은 물에 치유 효과가 있을 것이라는 생각은 여러 가지 기능수를 탄생시켰다. 전해 환원수, 파동수, 파이 워터, 자화수, 진동수, 해양 심층수 따위가 그것이다.

증류수와 역삼투압 정수기

증류수는 미국의 자연 의학자 폴 브래그가 최고로 친 물이다. 빗물은 햇빛이 만든 증류수라고 할 수 있다. 산골에서는 산골짜기의 물을 그대로 받아다가 식수로 쓰는데, 이 물은 빗물이 부식토 사이를 흐르면서 걸러진 것으로 반半증류수라고 할 수 있다. 깊은 산속 옹달샘 물도, 거의 증류수에 가까운 물이다.

예전에는 물을 끓여 수증기를 식혀서 증류수를 만들었다. 요즈음에는 고품질 역삼투압 정수기로 손쉽게 증류수를 만들 수 있다. 역삼투압 정수는 세포막과 같은 구조를 가진 아주 치밀한 여과막Membrane에 높은 수압을 걸어서 물을 통과시키는 방식이다. 직경 0.1nm~1nm로 된 여과막 사이로는 물 분자만 지나갈 수 있다. 세균과 바이러스는 여과막의 구멍보다 수천 배나 크다. 소금물이 이 막을 거치면 소금은 걸러지고 순수한 물만 남는다. 다른 미네랄들도 원자량이 낮은 몇 가지만 빼고는 거의 걸러진다. 예전에 역삼투압 정수기 회사의 사원들이 수돗물의 오염 상태를 보여 준답시고 수돗물을 전기분해해 시키면 미네랄 응고 물질이 생기는 모습을 보여 주었다가 물의를 빚었다. 역삼투압 정수기 회사는 이런 식이 아니라, 물은 증류수가 최고라는 사실에 집중해야 한다.

물에 녹아 있는 미네랄의 총량은 보통의 우물물이 400ppm, 수돗물은 50ppm~100ppm, 숲 속의 맑은 옹달샘 물은 30ppm 정도다. 미네랄이 많이 들어 있는 물을 센물(경수硬水)이라고 하고, 적게 들어 있는 물을 단물(연수軟水)이라고 한다. 보통 0ppm~75ppm이면 단물, 75ppm~150ppm이면 약한 센물, 150ppm~300ppm 사이는 센물, 300ppm 이상이면 아주 강한 센물로 나눈다.

연수기를 통과한 물은 피부에 닿는 느낌이 무척 부드럽다. 연수로 목욕을 하면 비누 거품도 잘 나고, 피부도 고와진다. 이것은 우리 몸속에서도 마찬가지다. 물에 녹아 있는 미네랄은 우리 몸과 친하지 않기 때문에 몸속으로 잘 흡수되지도 않고, 흡수된다고 해도 잘 쓰이지 않는다. 석회수를 직접 마셔서 모자란 칼슘을 채울 수는 없다. 식물만이 토양미생물의 도움을 받아, 물에 녹아 있는 미네랄을 직접 흡수할 수 있다. 미네랄은 물이 아닌 식물에서 섭취하는 것이고, 물은 그저 순수하기만 하면 된다. 역삼투압 정수기가 오염 물질을 걸러 내는 과정에서 미네랄이 없어졌다고 서운하게 여겨서는 안 된다. 그것은 처음부터 우리 것이 아니었다.

어차피 흡수하지 못할 것이라면 있으나 없으나 그만일 텐데 굳이 증류수라야 하는가 하는 의문이 들 수 있다. 대답은 그래도 증류수에 가까운 물이어야 한다는 것이다. 몸속에 들어온 물에는 여러 가지 것들이 녹아 들어간다. 무엇인가를 녹여야 할 물에 이미 불필요한 것들이 녹아 있으면 정말로 녹아들어야 할 것이 잘 녹지 않는 수가 있다. 녹는다고 해도, 이미 녹아 있는 미네랄과 결합해서는 굳어지고 흡수하기 힘든 상태가 된다. 이것은 증류수와 센물에 커피나 차를 타서 마셔 보면 알 수 있다.

우리가 사 먹는 생수도 거의 다 증류수에 가깝다. 어떤 생수의 마그네슘 성분을 보니, 1L에 0.1mg~6.7mg이었다. 이 정도는 거의 없는 것이나 다름없다. 경수로는 술을 담가도, 차를 우려내도, 한약을 달여도 제맛을 낼 수 없다. 빨래도 잘 안되고 머리도 잘 안 감긴다.

피부도 증류수를 좋아한다. 역삼투압 정수기로 거른 물로 머리와 얼굴을 헹구는 사치를 부려 보자. 머리카락은 윤기 있게 바람에 더 잘 날리고 얼굴은 더 보들보들해질 것이다. 브래그는 증류수만이 사람이 마실 수 있는 물이라고 했다.

전해 환원수

문화방송은 2004년 2월 18일 방영한 특집 탐사 보고 '생명수의 진실'에서 전해 환원수의 신비한 효능을 다뤘다. 이 프로그램은 알칼리 환원수가 당뇨병, 아토피, 암 등에 탁월한 효능이 있다는 사실을 확인시켜 주었다.

일본에서 시작된 알칼리 이온수 건강법을 우리나라에 처음 알린 회사는 '한우물'이다. 죽염을 녹인 물이나 해양 심층수도 환원수다. 이것들은 전기를 쓰지 않았고 물의 미네랄 구성을 인위적으로 바꾸지 않았다는 점에서 전해 환원수보다 나을 수 있겠으나, 비용과 편리성 측면에서는 전해 환원수를 따라갈 수 없다. 전해 환원수는 비용이 적게 들 뿐만 아니라 그 효능은 수십 년에 걸쳐 입증된 것이다.

활성수소와 활성산소 전해 환원수는 물을 전기분해하면서 음극판 주위의 물을 따로 모은 것이다. 음극판 가까운 곳의 물은 순간적으로 수소이온 수가 줄어들어서 알칼리성이 되는데, 이 물이 우리 몸을 알칼리성으로 만들어서 건강에 도움을 준다고 여겼다. 그래서 초기에는 전해 환원수를 알칼리 이온수라고 불렀다. 하지만 전해 환원수의 효과가 알칼리성 때문이 아닌 것은 분명하다.

나는 전해 환원수가 활성산소를 없애 건강을 증진시킨다는 주장을 듣고 전해 환원수를 다시 보게 되었다. 도대체 어떤 원리로 활성산소를 없애는 것일까? 시라하타 사네타카 교수는 전해 환원수에 활성수소가 풍부하게 들어 있어서 만병의 근원인 활성산소를 없애 준다고 믿고 있다. 물속에 남아 있는 수소 원자가 미네랄 원소와 결합해서 흡수된 다음, 몸속에서 항산화작용을 한다는 것이다. 이 이론대로라면 우리는 물을 마시는 것만으로도 활성산소를 내쫓을 활성수소를 얻게 된다.

전해 환원수 정수기 전해 환원수는 물을 전기분해한 것이고, 전기분해를 하려면 물에 얼마쯤 미네랄이 녹아 있어야 한다. 전해 환원수기의 필터가 미네랄을 완전히 걸러 낼 정도로 촘촘하면 물에 전기가 통하지 않아 전기분해가 되지 않는다. 따라서 정수 능력은 겨우 염소나 걸러 내는 수준에 그칠 수밖에 없다. 불소, 화학물질, 중금속, 방사성물질까지 걸러 내는 완벽한 정수는 역삼투압 정수기로만 가능하다.

파동수

《물은 답을 알고 있다》를 쓴 에모토 마사루는 사람의 감정이 실린 여러 가지 말에 따라 물 분자의 모양이 바뀌는 모습을 사진으로 찍었다. 물은 정말로 파동을 흡수하고, 심지어 사람의 목소리에 담긴 감정까지도 기억하는 것일까?

물 분자 하나는 커다란 산소 원자 하나에 작은 수소 원자 두 개가 104.45°로 붙어 있는 모습을 하고 있다. 물 분자끼리는 수소 결합으로 한데 뭉쳐 물이라는 틀을 갖춘다. 물이 파동을 간직할 수 있다면, 그 파동은 도대체 이 간단한 구조 속 어디에 저장되는 것일까?

물이 파동을 기억한다는 것은 과학적으로 증명이 필요한 문제가 아니다. 아무리 둔감한 사람도 파동수波動水의 효과는 곧장 느낄 수 있기 때문이다. 나는 10여 년 전 우연히 '레민다'라는 파동수를 알게 됐는데, 레민다를 마신 다음 날 아침, 깜짝 놀랐다. 목구멍이 간질간질하더니 시커먼 가래가 엄청나게 쏟아져 나왔던 것이다. 1주일 가까이 이런 현상이 계속되었다. 나는 그 전에 폐결핵에 세 번이나 걸릴 만큼 폐가 안 좋았는데, 레민다 물에 스민 미지의 파동이 폐에 쌓인 노폐물이 밖으로 나올 수 있도록 도와준 것이 아닐까 싶다.

그 뒤로 한 해쯤 더 마셨지만, 병이 뿌리 깊은 탓인지 더는 나아지지 않았다. 레민다 물을 오랫동안 잊고 지내다가, 폐에서 안 좋은 기운이 느껴져서 다시 마셔 보았다. 그런데 그날 밤 나는 무시무시한 귀신들과 싸우는 악몽에 시달려야 했다. 그런 흉측한 꿈은 태어나서 처음이었다.

이런 체험은 순전히 나만의 것이 아니다. 몸이 부실한 사람치고 레민다 물에 반응을 하지 않는 사람은 거의 없다. 그중 가장 확실한 변화는 냄새가 지독한 똥을 한 바가지씩 누게 된다는 것이다. 그런 뒤에는 얼굴색과 기분이 좋아지는 것이 보통이다. 이 물은 비싸기도 하지만 플라스틱 쓰레기를 남기는 것이 흠이다. 1년 내내 마시는 것은 좀 그렇고, 몸을 정화하는 차원에서 1년에 한 달쯤 마시는 것은 괜찮겠다.

레민다를 알기 오래전에, 옴 진동수라는 것을 만들어서 마셔 본 적이 있다. 물 위로 '옴마니밧메훔� ཨོཾ་མ་ཎི་ཧྲཱིཿ'이라는 주문을 들려줘 옴 진동수를 만드는 것이다. 별 효과는 못 봤지만, 물이 어떤 파동을 기억한다는 생각은 설득력이 있어 보인다.

자화수

자석 N극 위에 몇 시간 동안 올려놓은 물을 자화수磁化水라고 한다. 자석 위의 물이 어떤 성질로 바뀌는지 밝혀지지는 않았지만 그 효능은 식물 생장 실험을 통해 이미 잘 알려져 있다. 자화수는 돈이 들지 않는데다가, 역삼투압 정수기로 거른 물이나 전해 환원수, 파동수 같은 물에도 적용할 수 있다는 장점이 있다.

5_2_5 식이 섬유

'섬유'라 하면 대마, 칡, 닥나무의 질긴 부분으로 실, 옷감, 종이의 재료로 삼는 것이다. 모든 식물에는 옷감으로 쓸 정도는 아니어도, 이렇게 질긴 부분이 있어서 몸체를 엮고 있다. 셀룰로오스는 대표적인 섬유 성분이다. 셀룰로오스는 소장에서는 소화, 흡수되지 않고, 대장에 이르러야 장 속 세균을 만나 발효된다.

셀룰로오스는 글루코스(포도당)가 수십만 개 결합한 것이다. 다래(아직 피지 않은 목화 열매)는 글루코스가 있어서 달짝지근한 맛이 나는데, 자라고 나면 글루코스가 셀룰로오스로 바뀌어서 질기기만 하고 잘 씹히지 않는다. 무를 칼로 썰어 놓으면 표면이 쭈글쭈글해지고 질겨지는 것도, 효소가 글루코스를 셀룰로오스로 만들어 무 속살을 감싸기 때문이다.

사과나 딸기의 펙틴, 우뭇가사리의 글루코만난Glucomannan, 우엉의 이눌린, 귀리의 베타글루칸은 셀룰로오스처럼 질기지는 않지만 소장에서 소화되지 않는다는 공통적인 특성 때문에 몽땅 식이 섬유라고 불린다. 모두 식물의 틀을 짜는 기능을 한다. 사과나 딸기를 쩸으로 만들 수 있는 것도 펙틴이라는 섬유가 있기 때문이다.

수용성 식이 섬유와 불용성 식이 섬유

식이 섬유는 물에 녹는 수용성 섬유와 물에 녹지 않는 불용성 섬유로 나눌 수 있다. 어느 쪽이든 모든 식이 섬유는 소장에서 글루코스가 급작스럽게 흡수되는 것을 막아 준다.

소화되지 않고 대장에서 발효하는 특성만으로 보면, 올리고당도 수용성 섬유에 포함시킬 수 있다. 불용성 섬유는 혈당 조절에는 효과가 있지만 대장을 깨끗하게 하는 데는 별 효과가 없다. 그래서 건강에 보탬이 되는 식이 섬유라 하면 보통은 수용성 식이 섬유를 말한다. 펙틴, 이눌린, 베타글루칸 따위이다.

채소에 들어 있는 섬유질은 불용성과 수용성이 약 3 : 1의 비율로 되어 있다. 불용성인 셀룰로오스도 생것 그대로 곱게 갈아서 먹으면, 수용성 식이 섬유 못지않게 발효가 잘된다. 아마도 날채소에 들어 있는 셀룰로오스 분해 효소가 섬유질을 1차로 분해하고, 곱게 갈려 표면적이 넓어지면 이로운 균이 쉽게 달라붙을 수 있기 때문인 것 같다.

식이 섬유의 기능

식이 섬유의 기능은 발효를 통한 기능과 스펀지 작용을 통한 기능으로 나눌 수 있다. 발효는 똥을 향기롭게 하고 영양소 합성을 돕는다. 스펀지 작용은 혈당, 전해질, 물이 흡수되는 속도를 늦추고 콜레스테롤 같은 노폐물이 다시 흡수되는 것을 막는다.

향기로운 똥을 만든다 채소 1kg에는 20g~30g쯤 식이 섬유가 들어 있다. 과일에도 거의 비슷한 양의 식이 섬유가 있다. 글루코스는 나쁜 균, 좋은 균 모두에게 먹이가 되지만, 식이 섬유는 오로지 이로운 균을 위한 것이다. 이로운 균은 식이 섬유를 발효시켜 잘 증식하기 때문에, 식이 섬유를 많이 먹으면 대장은 이로운 균이 활개 치는 세상이 된다.

요사이 변비 예방법으로 식이 섬유가 많이 소개되고 있다. 식이 섬유는 물을 많이 머금을 수 있어서 변비를 막아 준다는 것이다. 그런데 이것 말고도 식이 섬유가 하는 일은 정말 많다. 변비 예방은 그 넓고 깊은 세계에 비하면 하찮은 것이다. 향기로운 똥은 새콤하며 부드럽고 대장을 기분 좋게 자극하기 때문에 한곳에 오래 머무르지 않는다.

이로운 균의 먹이가 된다　이로운 균은 식이 섬유 일부를 분해해서 짧은 사슬 지방산, 젖산으로 바꾼다. 이것들은 우리 몸에 흡수되어 독특한 생리작용을 하고, 그 자체로 항생·정장 작용을 하며 미네랄이 쉽게 흡수되도록 돕는다. 이로운 균은 또한 비타민B 복합체, 락토페린, 인터페론, 효소를 만들어 우리 몸에 공급한다. 이런 이로운 균이 일을 잘하도록 힘을 주는 최고의 방법은 좋은 식이 섬유를 많이 먹는 것이다.

채소를 대충 썰어 넘기면 셀룰로오스가 대장에서도 잘 분해되지 않고 그대로 다시 나온다. 녹즙을 짜고 나온 찌꺼기를 다시 한번 녹즙기로 갈면 섬유질의 표면적이 넓어져서 장 속 세균이 붙어살기 좋은 상태로 된다. 여기에 식초, 비타민C, 토양균까지 먹게 되면 똥이 너무 새콤해져 설사를 하는 수도 있다.

혈당을 낮춘다　영양소가 빠르게 흡수되는 것은 좋다고만 할 게 아니다. 특히 혈당을 올리는 당류는 먹을 때도 조금씩 먹고, 몸 안에 들어온 다음에도 천천히 흡수되도록 해야 한다. 식이 섬유는 스펀지처럼 물과 글루코스를 머금었다가 서서히 내놓는다. 곱게 갈린 섬유질일수록 물과 글루코스를 많이 품을 수 있다.

몸속 전해질 농도를 조절한다 물에 녹였을 때 양陽전하를 띤 양이온과 음陰전하를 띤 음이온으로 나뉘어 전류가 흐르는 물질을 전해질이라고 한다. 염화나트륨^{NaCl}은 물에 녹아 나트륨 양이온$^{Na+}$과 염소 음이온 $^{Cl-}$으로 나뉘어서 전류를 통하게 한다. 그래서 대부분 염화나트륨인 소금을 물에 녹이면 물은 전류가 통하게 된다. 칼륨, 칼슘, 마그네슘도 나트륨처럼 다른 물질과 결합해 있다가 물에 녹는다.

우리 몸의 체액은 일정한 농도의 전해질을 유지하도록 되어 있다. 체온이 일정한 것과 비슷하다. 체온이 뚝 떨어지거나 갑자기 올라서는 안 되듯이 전해질 농도도 마찬가지이다. 사고로 피를 많이 흘린 상태에서 맹물을 벌컥벌컥 들이키는 것은 아주 위험하다. 전해질 농도가 갑자기 낮아지기 때문이다.

식이 섬유는 음식 때문에 전해질 농도가 갑자기 변하는 것을 막아 준다. 녹즙보다 채소범벅이 좋은 것은 바로 이 식이 섬유 때문이다. 녹즙에는 칼륨이나 마그네슘, 칼슘이 많아서, 녹즙만 너무 많이 들이키면 몸은 전해질 농도를 일정하게 하느라 애를 먹을 수도 있다. 채소범벅은 그럴 일이 없다.

콜레스테롤과 중금속을 내보낸다 콜레스테롤은 담즙을 통해 배설된다. 그런데 똥에 섬유질이 부족하면, 콜레스테롤은 대장에서 다시 흡수되어 버린다. 쓸개는 배설하고 대장은 다시 흡수하는 일이 벌어진다. 몸 안에서 돌고 도는 허탈한 대사를 하는 것이다.

섬유질은 콜레스테롤뿐만 아니라 중금속이나 여러 가지 독성 물질을 붙잡아서 몸 밖으로 데리고 나간다. 똥이 제구실을 못 하면, 콜레스테롤이든 중금속이든 버리고 싶어도 버릴 수가 없는 것이다.

똥은 그저 우리가 먹은 음식 찌꺼기를 뭉쳐 놓은 게 아니다. 똥이 제 할 일을 하지 못하면 우리 몸은 구석구석 쓰레기가 쌓이게 된다. 섬유질이 없는 똥은 뭐 하나 할 줄 아는 게 없는 똥인 데다가, 거름으로도 좋지 않다. 똥에 대해서는 뒤에서 자세히 다룬다.

유사 식이 섬유 - 젖당, 올리고당　젖을 먹는 아이들의 똥은 천상 요구르트다. 젖은 원래 다 소화되지 않고 어느 정도는 대장까지 가서 발효되게끔 돼 있다. 올리고당도 소장에서는 절반 정도만 소화되고 나머지는 대장까지 간다.

올리고당과 젖당은 좋은 똥을 만든다는 점에서 식이 섬유와 비슷한 일을 한다. 우유에 든 젖당을 잘 소화시키는 사람은, 대장까지 가는 젖당이 거의 없어 정장 효과를 볼 수 없을 것이다. 반대로 전혀 소화를 시킬 수 없으면, 조금만 마셔도 대장에서 그냥 발효되어 설사를 하고 말 것이다. 이것은 '젖당분해 효소결핍증(유당불내증乳糖不耐症)'이라는 이름으로 불리며 우유가 해롭다는 강력한 근거로 꼽히고 있다.

채소범벅을 먹을 때 우유를 조금 곁들여 마시면, 우유의 젖당은 괜찮은 정장제 구실을 해 낸다. 젖당분해 효소결핍증은 우유 성분 가운데 단지 젖당만 소화를 시킬 수 없을 뿐이다. 젖당분해 효소결핍증이 있는 사람이 우유를 많이 마시면 설사를 할 게 틀림없다. 그런데 한 모금이라면 어떨까? 기가 막히게 좋은 정장제가 될 것이다. 젖당분해 효소결핍증은 우유 알레르기와는 다른 것으로 덕분에 아주 적은 돈으로 똥을 건강하게 바꿀 수 있다.

방귀를 겁내지 마라　양파, 콩, 고구마의 공통점은 무엇일까? 방귀, 우아하게 말하면, 가스를 많이 만들어 낸다는 것이다. 아랫배가 더부룩한 사람은 가스를 많이 만들어 내는 음식을 피하는 것이 좋다고 전문가들은 말한다. 방귀가 많이 만들어졌는데도 나오지 않고 그대로 있으면 배가 **빵빵**한 느낌이 들 것이다. 그래서 불편하다면, 잘못은 방귀를 밀어내지 못한 허약한 대장에 있는 것이지, 양파, 콩, 고구마 같은 음식에 있지 않다. 양파와 콩에는 올리고당이 많이 들어 있고, 고구마에는 식이 섬유가 많이 들어 있다.

식이 섬유 섭취량

침팬지는 지능이 높고 유전학적으로 인간과 가장 유사하다. 현재 난치병으로 알려진 것들을 다루는 연구는 거의 침팬지를 통해서 이루어진다. 그만큼 침팬지와 인간이 비슷하다는 뜻이다. 침팬지가 자연에서 무엇을 먹는지 연구하면, 인간이 어떻게 먹고 사는 것이 가장 좋은지 알 수 있을 것이다.

제인 구달은, 야생 침팬지의 먹이는 열매가 50%, 풀잎과 나뭇잎, 꽃이 40%라고 말한다. 견과류가 5%쯤 되고 곤충도 아주 조금 먹는다고 한다. 여기에는 바나나와 오렌지처럼 사람이 재배한 과일이나 당근, 감자 같은 뿌리채소는 설 자리가 없다. 침팬지는 기본적으로 '초식동물'인 것이다.

사람도 침팬지처럼 풀잎을 먹어야 건강해질 수 있다. 풀잎과 곡식 사이에는 어마어마한 차이가 있어서 하나하나 늘어놓을 수 없을 정도다. 그중에서 특히 '식이 섬유'라는 차이는 다른 어떤 것으로도 좁힐 수 없다. 침팬지는 식이 섬유를 하루 300g쯤 먹는다고 한다.

이것은 따지고 보면, 침팬지로서는 자랑거리가 못 된다. 먹고 살기 위해서, 머리 대신 입과 소화기관이 힘들게 일하고 있는 것이다. 인간은 이미 자연에 노동을 조금 더해서 씹는 수고와 분해하는 수고를 덜었다. 그런데 문제는 너무 많이 덜었다는 데 있다. 똥에 섬유질이 거의 없어서, 똥이 가루가 될 정도로 물기가 없는 경우가 있는가 하면, 배고픈 똥개도 쳐다보지 않을 만큼 지독한 냄새를 풍기기도 한다.

하루 식이 섬유 권장량은 30g쯤인데, 실제로 보통 사람들이 먹는 양은 그 절반에도 못 미친다. 사람에 따라서는 하루 5g도 못 먹는 이도 있다. 가공을 여러 번 할수록 식이 섬유의 양은 적어진다. 특히 하얗게 슳어 놓은 곡식으로 만든 과자나 빵을 늘 먹으면, 대장은 하는 일 없이 똥을 잠시 넣어 두는 똥자루 신세가 되고 만다. 대장은 원래 이렇게 쓰라고 만들어진 것이 아니다.

건강에 좋은 음식을 먹다 보면 식이 섬유 섭취량이 늘어나고, 식이 섬유 섭취를 늘리다 보면 건강에 좋은 음식을 많이 먹게 된다. 많은 사람들이 식이 섬유는 있으면 좋지만 없어도 별 문제가 되지 않는다고 생각한다. 똥이 건강을 좌우하는 중대한 요소임을 깨달았다면, 식이 섬유 또한 가볍게 보아서는 안 된다.

식이 섬유를 하루 70g까지 늘리는 것이 좋다고 말하는 이들도 있다. 여기까지는 아니어도 최소한 권장량인 30g은 채워야 한다. 그러려면 하루에 채소와 과일을 1.5kg~2kg은 먹어야 한다. 하루아침에 이렇게 많은 섬유질을 섭취했다가는 경을 치는 수가 있으니, 조금씩 양을 늘려 서서히 몸이 적응해 나가도록 해야 한다.

식이 섬유 섭취에 좋은 음식

칼슘을 섭취한답시고 멸치나 참깨를 매끼 한 줌씩 먹는 것은 미친 짓이다. 마찬가지로 섬유질을 섭취하겠다고 사과를 배부르게 먹거나, 다시마 환을 삼키거나, 우뭇가사리로 배를 채우는 것도 한심스럽다.

사과를 많이 먹으면 똥이 술술 나온다. 그런데 이것도 하루 이틀이 지 날마다 이 짓을 되풀이하면 당뇨병과 영양실조에 걸리기 십상이다. 다시마 환도 처음 며칠은 좋을 것이다. 그런데 시간이 흐르면 요오드가 넘쳐 문제가 생긴다. 결국은 다들 똥 하나만 기가 막히게 잘 누는 환자 신세가 되고 말 것이다.

우뭇가사리로 배를 채우면 혈당은 잡을 수 있지만 향기로운 똥에 대한 꿈은 깨야 한다. 더구나 우무 완제품은 혈당도 조절하지 못하고 배 속에 들어가서 발효되지도 않는다. 다만 기분 좋게 헛배를 채워 주기 때문에 다른 음식을 덜 먹게 돼 혈당이 잡히고 살이 빠질 수는 있겠다. (사실, 우뭇가사리보다 다이어트에 좋은 음식이 있다. 바로 물이다. 물을 배부르게 마시면 식사량이 줄어 몸이야 어떻게 되든 말든 살은 쑥쑥 빠진다.)

식이 섬유가 많기로는 고구마가 으뜸이다. 수용성 섬유의 비율도 높아서 발효도 만점이다. 건강이 오로지 똥 잘 싸는 것에만 달려 있다면 고구마도 건강식품으로 손색이 없을 것이다. 그러나 무턱대고 고구마만 먹다가는 영양실조에 걸리기 쉽다.

아무 탈 없이 먹을 수 있는 식이 섬유는 채소 말고는 없다. 게다가 채소는 다른 음식과 나란히 놓이는 것 자체가 불쾌할 만큼 스스로 완벽하다. 채소범벅을 먹지 않는다면, 건강식품으로라도 식이 섬유를 보충해야 한다. 귀리 겨도 좋고 맥주 효모도 좋다.

5_2_6 식초

식초의 주성분은 아세트산(초산)Acetic Acid이다. 이것은 물에 잘 녹기 때문에 지방산으로 쳐주지 않지만, 엄밀히 말하면 탄소 수 두 개인 포화지방산이다.

자연 상태의 음식에서 초산을 찾기는 어려우며 대장에서 장 속 균이 만들어 주는 초산도 양은 얼마 되지 않는다. 식초를 마시는 것이 초산을 얻는 가장 좋은 방법이다. 식초는 곡물에 초산균을 넣어서 발효시켜 만든다. 구연산이나 초산뿐 아니라 새콤한 과일에 들어 있는 유기산은 모두 엇비슷한 작용을 하는데, 그중에서 유독 식초에 집중하는 이유는 쉽게 구할 수 있고, 약으로 쓸 수 있는 농도인 데다가, 맛이 좋기 때문이다.

구연산도 초산만큼 건강에 도움이 된다. 구연산은 유기산이면서 글루코스에서 에너지를 얻는 과정이라고 할 수 있는 TCATricarboxylic Acid Cycle 회로의 구성 재료이고, 식초는 유기산이지만 TCA 회로를 이루는 물질은 아니다. (TCA 회로에 대해서는 부록에서 다루고 있다.) 구연산과 식초 가운데 어느 쪽이 효과가 뛰어난지는 알 수 없다. 구연산은 값이 싸고 휴대하기 간편해서 좋고, 식초는 음식과 함께 자연스럽게 섭취할 수 있고 음식에 풍미를 더할 수 있어서 좋다. 저마다 역할이 다르니 둘 다 챙기는 게 좋겠다.

식초의 효과

- 몸에 젖산이 쌓이면 쉽게 피로해지는데 식초는 젖산을 분해한다. 젖산은 산소가 모자란 상황에서 탄수화물이 탈 때 생기는 찌꺼기이다. 여기에 산소를 충분히 공급해 주면 젖산은 다시 깔끔하게 연소된다. 식초는 이 재활용 과정을 돕는다.
- 혈전이 생기는 것을 막고, 동맥경화와 고혈압을 예방한다. 혈압을 기적같이 낮추기도 한다.
- 간을 튼튼하게 한다. 식초가 간의 해독 작용을 돕기 때문이다. 특히 술 마신 다음 날 식초를 마시면 어지간한 해장 음식보다 좋은 효과를 볼 수 있다.
- 식초는 탄수화물 소화효소가 하는 일을 적당히 방해해서 혈당을 조절한다.
- 항바이러스·항생 효과도 있다. 비듬은 곰팡이 때문에 생기는데, 식촛물로 머리를 감으면 비듬이 없어진다.
- 그 밖에 살도 빼 주고, 피부도 윤기 나게 할 뿐만 아니라, 면역력을 높이고, 소화를 돕고, 변비와 백내장을 예방하는 작용을 한다.

날마다 오줌을 마시면서 전날 먹은 음식에 따라 다음 날 오줌 맛이 어떻게 달라지는지 관찰해 보았다. 잠자기 전에 식초를 마시면, 그 다음 날 아침 오줌 냄새가 감쪽같이 사라졌다. 귤이나 자두처럼 유기산이 풍부한 과일을 먹은 뒤에도 오줌 냄새가 줄기는 하는데, 식초를 따라갈 수는 없다. 오줌에서 냄새가 사라질 정도라면 더 이상 무슨 말이 필요하겠는가.

몸속에 흡수된 식초는 미토콘드리아로 곧바로 들어가서 단 한 번의 대사로 활성아세트산이 되어 에너지를 내놓는다. 과정이 간단하고 별 힘을 들이지도 않는다. 식초가 불쏘시개 노릇을 하는 것이다. 검은 연기가 풀풀 나는 아궁이에 작은 성냥불만 살짝 갖다 댔는데도 불이 훨훨 타오르는 것과 비슷하다. 식초를 자주 마시면, 불완전연소의 징표인 젖산이 생성되는 것을 미리 막을 수 있다. 따라서 몸이 쉽게 지치지 않는다. 식초가 지닌 놀라운 효능은 미네랄이나 아미노산, 비타민 때문이 아니라 초산의 불쏘시개 역할 때문이다.

건강한 똥을 만드는 식초 건강한 사람이 식초를 마시면 가장 먼저 일어나는 반응이 '경쾌하고 기분 좋은 방귀'이다.

환자의 대장은 착한 유산균이 살기에 너무나 척박하다. 소화불량쟁이들의 대장은 악취 풍기는 방귀를 만들어 내는 하수구이다. 소화와 흡수 기능이 형편없는 환자이더라도 대장의 건강을 되찾을 수 있는 방법이 있다. 똥에다가 나쁜 균이 아주 싫어하는 산성 물질을 넣어 주는 것이다. 이러한 물질로 손색이 없는 것이 바로 비타민C, 식초, 구연산이다. 하지만, 이것들은 쉽게 흡수되기 때문에 좀처럼 대장까지 내려가지 않는다. 그래서 식초는 빈속에도 먹어야 하고, 밥숟가락 놓자마자 먹는 것도 중요하다. 섬유질을 많이 먹는 사람이 식초를 마시면 섬유질에 스며든 식초가 흡수되지 않은 채 대장까지 내려가므로 더 큰 효과를 볼 수 있다.

일단 식초가 대장을 한 번 훑고 내려가면 대장의 점막은 산성 세제로 씻어 낸 것과 같은 상태가 되고 대장 속 똥도 약산성을 띤다. 그래서 소화가 덜 된 채로 다시 음식물이 내려오더라도 나쁜 균은 죽은 듯이 있는다. 식초는 소화관에서 흡수되면 몸속을 돌면서 오줌이 맑아질

만큼 몸을 정화하고, 곧바로 대장으로 내려가면 똥을 향기롭게 한다. 식초는 어디에 있든지 좋은 일만 한다.

식초에서 중요한 영양소라고는 거의 찾아볼 수 없다. 감식초 100g 속에는 감 100g의 영양소가 들어 있을 뿐이다. 그러나 이 식초가 대장에 이르면 소화되지 않은 것들을 잘 삭게 해 다시 우리 몸으로 돌려주고 미네랄을 흡수하기 쉬운 형태로 만들어 준다. 식초를 마셔서 똥을 재활용하면 건강 보조 식품에 죽자 사자 매달리지 않아도 된다. 환자들은 영양소를 먹지 않아서가 아니라, 흡수하지 못해서 영양실조가 온다. 이럴 때는 더 많이 먹어 봐야 쓸데없고, 식초를 마셔서 흡수 능력을 길러야 한다.

식중독과 배탈에 쓰는 식초와 숯 가루　배탈은 건강한 사람도 쉽게 걸리는 질병이다. 배탈과 설사는 음식에 독성 물질이 넘쳐 날 때, 몸이 좋은 것 나쁜 것 가리지 않고 죄다 쏟아 버리는 현상이다. 해로운 균이 살고 있는 것 자체는 몸에 부담을 주지 않는다. 장벽이 튼튼하기만 하면, 이 녀석들은 장벽을 뚫고 몸속으로 들어갈 수도 없다. 세균이 몸에 나쁜 것은 이들이 배설하는 독성 물질 이나 이들이 죽어서 쏟아 놓는 독성 물질 때문이다. 살아서는 배설물로, 죽어서는 그 자체로 우리 몸을 독성 물질로 위협하는 것들이 바로 해로운 균이다.

식중독은 식초를 들이키면 금방 낫는다. 식초는 나쁜 균이 자라지 못하게 하는 한편, 지질로 된 세균의 막을 해체하는 방법으로 녀석들을 죽인다. 코코넛 오일의 라우르산과 비슷하다.

어린이가 설사를 자주 하는 것은 아직 면역계가 훈련이 덜 된 탓이다. 새끼 돼지도 설사를 잘 한다. 어렸을 때, 아버지가 설사하는 돼지 새끼의 주둥이를 벌리면, 나는 숯 검댕을 탄 물을 수저로 떠서 돼지 새끼에게 먹이곤 했다. 숯 검댕은 아궁이 솥 밑에 붙어 있는 그을음을 긁어

모은 것이었는데, 숯은 대문에 치는 금줄 사이에도, 장독 속에도 있었다. 그렇다고 민간에서 이러한 숯의 신비한 효능을 완전하게 생활화했다고 보기는 어렵다. 민간 전승에서는 숯 가루를 먹고 설사를 고친 사람을 본 적이 없다. 우리 아버지 역시 내가 배탈이 나서 학교를 못 갈 정도가 돼도 나한테 숯 가루를 먹일 생각은 하지 않았다.

나도 책을 보고야 비로소 숯 가루가 명약임을 알게 되었다. 20년 전쯤, 숯 가루를 한꺼번에 10kg이나 샀다. 당시로서는 숯 가루를 쉽게 구입하기 어려웠기 때문에, 기회가 온 김에 그냥 평생 먹을 양을 사 놓은 것이다. 숯 1kg만 있어도 한 사람이 평생 배탈을 다스리기에는 충분하다. 요즘은 숯 가루가 정제나 캡슐로 나온다. 설사가 나면 숯 가루 한 수저를 물 한 컵에 타서 마신다. 숯 가루는 물에 한참 동안 잘 섞어야 한다. 아무리 설사가 심하더라도 10분쯤 지나면 배 속이 편안해진다. 위산이 너무 많아 속이 쓰릴 때도 숯 가루를 마시면 배 속이 편안해진다.

나무의 주성분은 탄소와 수소이다. 나무를 태우면 불에 타기 쉬운 성분부터 산소와 결합해 이산화탄소와 수증기가 되어 공기 중으로 날아간다. 그런데 연소되다가 어느 시점에서는 거의 탄소만 남게 되는데, 이것이 바로 숯이다. 숯의 탄소 함유량은 약 85%이다. 마른 나무는 전기가 통하지 않지만, 숯은 전기를 잘 통한다.

숯의 효능은 어디서 오는 걸까? 가장 확실한 근거는 '미세 기공'이다. 숯에는 마치 개미굴처럼 생긴 공기 구멍이 있다. 숯 1g당 기공의 표면적은 자그마치 3백 평 가까이 된다. 무엇이든 이 잘디 잔 공기 구멍으로 한 번 빨려 들어온 것은 미로에 갇혀서 밖으로 나갈 수 없다. 숯은 때때로 삶아서 햇볕에 잘 말려 써야 한다.

탄소로 둘러싸인 구멍은 독소를 가려낼 수 있는 지능이 없다. 미세 기공은 물리적·전기적 성질만 맞으면 구멍이 가득 찰 때까지 무엇이든 채워 넣는다. 몸에 좋은 것이든 나쁜 것이든 무조건 빨아들인다. 설사와 같이 위급한 때는 숯 가루를 먹어서, 좋은 것, 나쁜 것 가리지 않고 몸 밖으로 내보내는 것이 상책이다.

숯은 분명히 중금속, 농약, 바이러스 같은 독성 물질을 빨아들인다. 그러나 숯이 나쁜 것만 골라서 흡착하지 않는다는 것을 명심해야 한다. 물론 몇 년이고 계속 빨아들이는 일도 없다. 그러므로 숯 가루는 평상시에 건강 증진용으로 즐겨 먹을 수 있는 건강식품이 아니다.

숯이 전자파를 흡수한다거나 습도를 조절한다거나 음이온을 발산한다는 이야기도 들린다. 하지만 모두 사실이 아니다.

전자파가 먼지처럼 공기 중에 떠돌아다니는 물질이라면 흡수할 수도 있겠으나, 전자파는 직진 방사성 파장으로 되어 있어서 빨아들일 수 있는 것이 아니다. 전자파는 도체導體로 이루어진 벽에 부딪히면 도체를 따라 옆으로 흐른다. 전기가 통하는 물질이기만 하면 전자파 가운데 전계를 차단한다. 숯 역시 도체이기 때문에 전자파를 차단한다. 텔레비전 화면을 숯으로 완전히 막아 버리면 전자파 중 전계電界를 차단할 수 있다. 하지만 정작 몸에 해로운 것은 자계磁界이고, 숯과 자계는 별 상관이 없다.

며칠 내내 비가 쏟아져서 방 안이 아무리 꿉꿉하더라도 숯이 습기를 빨아들여서 젖거나 무거워지는 일은 없다. 숯으로 벽을 두른다면 모를까, 숯 한 바구니로는 방 안의 습도를 1%도 낮추지 못한다. 0.1% 낮춘 것을 두고도 습도를 조절한다고 우기면 할 말이 없다.

음이온을 발산한다는 것도 사실이 아니다. 음이온은 물이 활발하게 움직이는 곳, 그러니까 폭포나 계곡, 바닷가에 많다. 숯 한 바구니 위에다가는 음이온 측정기를 아무리 갖다 대도 수치가 주변보다 높게 나오지는 않는다.

철도가 놓이기 전에는, 한양 천 리 길을 갈 때 종아리에 숯을 감고 갔다고 한다. 건강과 장수에 대한 탐욕이 지나친 사람들은 집을 지을 때

바닥에 숯을 몇 가마니씩 묻기도 한다. 밥을 할 때도 숯을 넣으면 밥맛이 좋아진다는데 무엇 때문에 그러는지는 알 수 없다.

숯 가루는 이미 존재하는 세균은 그대로 두고 세균이 내놓은 독소를 빨아들여서 우리 몸을 지킨다. 급할 때 잠깐 먹는 구급약인 것이다. 이에 비해 식초는 해로운 균을 직접 죽이고, 균이 싫어하는 환경을 만들어 해로운 균을 괴롭히기도 하므로 날마다 먹는 것이 좋다. 배탈이 났을 때는 식초와 숯 가루를 함께 먹으면 더 큰 효과를 볼 수 있다.

식초와 숯 가루가 배탈을 잡는 명약이라고 해서, 아이가 배탈이 날 것 같다 싶을 때마다 미리 먹여서는 안 될 것이다. 모름지기, 아이들은 좀 아프면서 커야 한다. 산다는 것이 간단한 일이 아님을 아픔을 통해 깨닫게 해야 한다. 아플 때는 확실하게 아파 줘야 면역계가 훈련되어 아이들이 튼튼하게 자란다.

바이러스·세균성 질환과 식초　식초의 항바이러스·항균 작용은 소화관 뿐만 아니라 몸속에서도 일어난다. 식초를 꾸준히 먹어 C형 간염을 다스렸다는 이야기도 있다.

식초를 아무리 들이켜도 몸속에 들어가 섞이면 식초의 농도 자체는 있는지 없는지도 모를 정도가 된다. 이런 희박한 농도에서 세균이나 바이러스에 식초가 직접 작용한다고 생각하기는 어렵다.

우리 몸속 바이러스는 세포가 아니라 대장 속에서 복제된다고 주장하는 사람도 있다. 이것이 옳다면, 식초 때문에 산성으로 바뀐 대장에서 바이러스가 더 이상 복제되지 못한다는 결론을 내릴 수 있다. 식초를 하루에 한두 차례 먹어 가지고는 바이러스가 눈에 띄게 줄지 않는다는 주장도 있다. 바이러스를 잡을 목적이 아니라도, 식초는 매끼, 자주 먹어야 한다.

식초와 우리 몸의 산성도 식초의 산성도는 pH3 안팎으로 강산성이다. 우리 몸의 체액은 몇 겹의 장치를 통해 pH7.3~pH7.4라는 아주 좁은 범위에서 산성도를 유지한다. 이런 완충 작용 때문에 식초 같은 산성 물질을 마셔도 우리 몸은 크게 영향을 받지 않는다. 산성인 식초를 마셔서 몸이 산성으로 기울지나 않을까 하는 것은 쓸데없는 걱정이다. 오히려 정반대로, 식초는 젖산 생성을 막아 몸이 산성으로 기울지 않게 한다.

식초를 먹는 법

식초가 이렇게 좋다는 것을 알고 있어도 그림의 떡인 사람이 있다. 위장관이 튼튼하지 않은 사람은 식초를 어지간히 묽게 마시지 않으면 위장관이 견뎌 낼 수 없다. 그렇다고 너무 묽게 하면 이것은 식초 요법이 될 수 없다. 이런 사람은 채소범벅과 유산균, 식이 섬유로 위장관의 점막을 튼튼하게 한 다음에 식초를 먹는 수밖에 없다. 식후에 식초를 마시거나 식초를 친 음식을 먹는 것은 그다지 위장관을 자극할 일이 없으니, 이런 방법으로라도 먹을 수 있는 데까지 먹어야 한다.

밥상을 물린 뒤 곧바로 식초를 마시면 식초가 음식과 잘 섞이게 된다. 그러면 식초는 서서히 흡수되고 오랜 시간 효능을 발휘한다. 특히 식이 섬유와 충분히 섞어 먹는 것이 가장 좋다. 그래서 녹즙이나 채소 범벅에 식초를 두어 수저 섞으면 녹즙이 상하는 것도 막을 수 있고 먹기도 훨씬 수월하다. 또한 빈속일 때도 조금씩 자주 마시면 좋다. 식초를 치료에 쓸 때는 하루 대여섯 번쯤은 마셔야 한다.

건강한 똥을 위해서라면, 잠에서 깨자마자 눈만 겨우 떴을 때 마시는 것이 마지막 방책이다. 식초 물을 머리맡에 준비해 두었다가 아침에 눈 비비고 누운 채로 빨대로 들이마신다. 식도와 장이 괴롭지 않을 만큼 적당히 묽어야 하고, 꼭 빨대를 써서 이가 식초에 닿아 녹는 것을 막아야 한다. 식초를 먹은 다음에는 맹물을 한두 모금 마셔서 식도에 묻어 있는 식초를 씻어 낸다. 그런 뒤에는 다시 가볍게 선잠을 자거나 그냥 누워 있는다. 이 과정을 성공적으로 마치면, 똥을 누지 않고는 일터에 나갈 수 없을 만큼 뒤가 급해진다.

식초 고르기

사과 식초나 현미 식초는 쉽게 구할 수 있고 효과도 썩 괜찮은 편이지만 아무래도 값싼 식초는 풍미가 떨어져서 오랫동안 기분 좋게 마시기가 어렵다. 길게는 해를 넘기기도 하는 자연 발효 과정 없이 속성으로 만들어서 그런 것 같다.

자연 발효 시킨 감식초는 맛이 깊고 부드럽다. 솔잎 식초도 마찬가지다. 자연 발효로 만든 식초에는 초산 외에도 젖산, 구연산 등 갖가지 유기산이 들어 있어서 풍부한 맛을 내기 때문이다. 발사믹 식초에는 덤으로 레스베라트롤Resveratrol, 퀘르세틴Quercetin 같은 항산화제가 강력한 활성형으로 바뀐 상태로 들어 있으나, 상품으로 팔리는 것 가운데 방부제와 캐러멜 색소가 너무 많은 것이 있으므로 잘 골라야 한다. 효과로 보면, 값싼 감식초 같은 것도 손색이 없다. 식초를 큰 유리병에 담고, 그 안에 귤 껍질, 마늘, 오미자, 계피, 솔잎 따위 온갖 생약재를 넣고 숙성시키면 최고의 식초가 될 것이다.

집에서 만들어 먹기는 막걸리 식초가 제일이다. 요리에 쓰기에도 가장 좋다. 유리병에 막걸리를 담아 주둥이를 솔잎으로 막아 두면 솔잎 사이로 초산균과 공기가 들어가, 막걸리가 쌀 식초로 바뀐다. 초산균은 산소를 이용해 발효를 하므로 뚜껑을 밀봉하면 안 된다. 유리병 속에는 초산균의 균체가 덩어리가 되어 부옇게 뭉쳐 있다. 이것을 '초눈'이라고 한다. 식초를 따라 마시고 나서 다시 막걸리를 부어 놓으면, 초산균은 이어달리기를 하면서 막걸리의 알코올 성분을 초산으로 바꾸어 놓는다. 포도나 감은 잡균에 오염되기 쉬워서 조심하지 않으면 제대로 된 맛을 내기 어렵다.

"전 여든다섯 살이란 생각을 해 본 적이 없어요. 제 까만 머리는 염색한 게 아닙니다. 20여 년 동안 감기 한번 걸린 적 없고 약도 먹어 본 적이 없어요. 왜 그럴까요. 매일 마시는 식초 때문입니다."

식초를 25년 동안 마셔 왔다는 샘표간장 박승복 회장의 말이다. 구관모 선생은 평생 동안 식초를 연구하고 있다. 건강 전도사로 유명한 안현필 선생도 식초 신봉자였다. 미국의 자연요법 대가 D. C. 자비스나 폴 브래그 같은 사람도 식초 건강법을 극찬했다.

5_2_7 엄마 젖과 락토페린

면역계가 아직 제 기능을 발휘할 수 없는 아기들은 엄마 젖의 힘으로 감염과 질병에 맞선다. 엄마 젖에 들어 있는 생리 활성 물질 중 하나인 락토페린은 최근에야 비로소 과학자들의 눈길을 끌기 시작했다. 락토페린을 먹고 기적처럼 건강을 되찾은 이들이 많다.

락토페린이란 무엇인가?

락토페린Lactoferrin이라는 이름(락토는 우유, 페린은 철을 뜻한다.)은 철과 결합하기 쉬운 특성에서 유래했다. 락토페린은 우리 몸에서 철을 실어 나르는 일을 하는 트랜스페린Transferrin보다 100배~200배나 강하게 철과 결합한다. (철은 혼자 떠돌아다니면 세포에 심각한 산화 스트레스를 일으킨다. 트랜스페린은 철이 이렇게 떠돌아다니지 않도록 붙들어서 철이 필요한 곳으로 실어 나른다.) 락토페린이 철과 결합하는 힘이 이렇게나 높은 것은 락토페린의 주된 작용이 단순히 철을 실어 나르기만 하는 것이 아니라 다른 곳에 있는 철을 빼앗아 오는 데에 있다는 것을 보여 준다.

락토페린은 철과 붙어 있으면 붉은색을 띤다. 보통 때는 유백색이다.

락토페린은 젖뿐만 아니라 침샘, 눈물샘, 전립선에도 들어 있다. 초유初乳 1L에는 락토페린이 7g이나 들어 있다. 초유를 0.5L 먹은 갓난아이는 락토페린을 3.5g 섭취하는 셈이 된다.

몸 어느 기관에서 그 물질을 받아들이는가 하는 것은 그 물질이 어떤 작용을 하는지 알 수 있는 실마리가 된다. 락토페린을 받아들이는 곳은 소화관, 뇌, 백혈구 세포의 표면, 혈소판, 특정 세균 따위다.

락토페린을 잘 흡수하려면 빈속일 때 먹어야 한다. 락토페린이 위산에 약하다는 점을 고려하면 더욱 그러하다. 락토페린을 밥과 함께 먹어야 할 때도 있다. 철 결핍성 빈혈을 치료할 때이다. 락토페린을 밥과 함께 먹으면 흡수율이 떨어지는 대신, 락토페린이 음식에 든 철과 결합할 수 있어 빈혈 환자가 철분을 쉽게 흡수할 수 있다.

락토페린의 효능

다양한 조건에서 동물실험을 했을 때, 락토페린은 세균의 성장과 증식을 억제하고, 종양과 암이 자라거나 퍼지는 것을 막는 것으로 나타났다. 면역 세포가 제구실을 하도록 자극하고, 정상 세포의 성장을 돕는다. 몸의 전체적인 기능을 조절하는 셈이다.

락토페린이 어떻게 작용하는지는 명확하지 않지만, 병원체에서 철분을 빼앗고, 독소와 결합할 뿐만 아니라 활성산소를 줄이는 일까지 여러 가지를 두루 하는 것으로 알려져 있다. 온몸에 염증이 생겼을 때도 락토페린이 요긴하게 쓰일 수 있다.

항박테리아 · 항바이러스 작용 락토페린은 세균, 바이러스, 기생충, 곰팡이 따위를 죽이거나 성장을 막는다. 철과 결합하는 능력이 뛰어나 침입자로부터 그들이 자라는 데 없어서는 안 될 철을 빼앗아 오기 때문이다. 침입자가 탄수화물대사를 못 하도록 방해하기 때문이라거나, 단백질을 만드는 데 꼭 필요한 RNA 합성 능력을 떨어뜨리기 때문이라고 설명하기도 한다. 락토페린이 세균을 직접 죽일 수도 있다는 주장도 있다.

또 락토페린은 세균이 우리 몸 구석구석으로 파고들지 못하도록 소화관에서 막는다. 소화관은 피부와 마찬가지로 침입자를 막아 내는 첫 번째 방어벽이다. 락토페린은 맨 앞에서 침입자들과 맞서 싸운다.

분비샘에 있는 락토페린도 항균 기능을 한다. 예를 들면, 침은 그 속에 든 락토페린으로 충치를 막는다.

위궤양과 위암을 일으킨다는 헬리코박터 파일로리도 억제하고, 에이즈도 막고, 감기도 낫게 한다. 못하는 일이 없다.

항암 작용 쥐에게 실험을 해 보았더니 락토페린은 암의 성장도 억제하는 것으로 나타났다. 암세포가 자라는 데도 철이 필요한데 락토페린은 암세포에서 철을 빼앗아 온다. 또한 탄수화물대사를 방해하는 방법으로 암세포를 괴롭힌다. 락토페린은 면역 세포가 암세포를 죽이는 것을 돕고, 암세포가 양분을 얻으려고 혈관을 새로 뻗어 나가는 것을 막는다. 락토페린 수용체가 있는 암세포에 직접 작용한다는 주장을 하는 사람도 있다.

염증 억제 작용 소화관은 숙주라고 할 수 있는 우리 몸과 장 속 세균이 균형을 이루고 있는 생태계이다. 이러한 균형을 유지하려면 점막층으로 이루어진 소화관 내벽이 튼튼해야 하고, 점막과 점막 밑에 있는 면역 물질도 제 몫을 하고 있어야 한다.

침입자나 상처 때문에 장벽이 상하면, 염증을 일으키는 물질이 분비된다. 이 물질 가운데 하나가 락토페린이다. 몸에 생기는 염증은 심해지거나 번지는 것이 아니면 기본적으로 낫는 과정이라고 할 수 있다.

락토페린은 염증을 일으키는 물질이면서, 동시에 염증이 너무 심각해지는 것을 막는다. 염증이 도를 넘어서 자기를 해치기에 이르면 고통이 따르고 우리 몸은 위험에 빠질 수 있다. 이러한 염증을 다스리기 위한 약물요법은 효과 못지않게 부작용이 큰데, 락토페린은 부작용 없이 염증을 다스릴 수 있는 방법이다.

스스로 면역력을 낮추는 임신부

임신 중에는 엄마의 몸이 태아를 공격하지 않도록 면역이 억제된다. 임부의 면역 기능과 락토페린에 관한 흥미로운 이론이 하나 있다. 1998년, 얼 에티엔 박사는 임신 중에는 락토페린 수준이 아주 낮아지고 아이를 낳고 난 바로 뒤에는 최고로 높아지는 현상을 발견했다. 그는 이 현상을 모체가 면역 기능을 회복하는 주요한 요소이며 영아를 감염으로부터 보호하는 장치로 설명했다.

아기를 밴 엄마의 몸은 면역력을 낮춰 태아를 보호한다. 엄마의 몸 입장에서는 태아라 할지라도 낯선 것, 나 아닌 것이 내 몸속에 들어온 것이기 때문에 '나 아닌 것'을 내쫓는 면역계가 자연스레 태아를 공격할 수도 있기 때문이다. 락토페린은 면역을 튼튼하게 하므로, 임신 중에는 락토페린 수준을 낮게 유지해야 한다. 그만큼 면역력이 약해진 임부는 감염되기 쉬운 상태가 된다.

그러다가 아이를 낳고 나면 더 이상 면역을 억제할 필요가 없어진다. 오히려 면역력을 평소보다 더 높여 그동안 두고 볼 수밖에 없었던 침입자들을 일순간에 물리칠 필요가 있다. 이때 락토페린 수준이 최고치에 이르는 것이다.

면역 체계가 아직 갖춰지지 않은 갓 태어난 아이에게도 락토페린은 최고의 선물이다. 락토페린은 병원균을 막아 낼 뿐만 아니라, 영아의 면역 체계를 발달시킨다. 모유에 락토페린이 엄청나게 들어 있는 것은 이 때문이다.

모유 1L에는 락토페린이 2g 들어 있는데, 우유 1L에는 겨우 0.1g이 들어 있다. 모유에는 락토페린뿐만 아니라 아직 어떤 역할을 하는지 밝혀지지 않은 물질이 아주 많다. 그 비율이나 상호 작용에 관해 우리는 전혀 알지 못한다. 이런 신비덩어리 모유를 그냥 두고, 대체 왜 소젖을 볶아서 그걸 가루로 만들어 아이에게 먹이는지 알 수가 없다.

엄마가 맨 처음 할 일은 젖을 먹이는 일이다

한때는 분유를 먹이는 것이 근대의 상징처럼 여겨지기도 했다. 요사이야 형편이 많이 달라졌다지만 어쨌거나 '모유를 먹이자.'는 운동, 이것은 정상적인 사회라면 일어나서는 안 되는 것이다. 아이를 낳은 어머니로서 당연히 해야 할 일이 홍보의 대상이 되는 것은 모자란 사람들이 사는 사회에서나 있음직한 일이다.

보통 젖은 아이를 낳고 이삼일이 지나야 나온다. 참을성 없는 요즘 사람들은 모유를 먹이기로 마음을 먹고도 젖이 금방 돌지 않으면 그새 아이가 굶어 죽기라도 할까 봐 소젖 가루를 먹이고 만다. 젖이 곧바로 나오지 않는 것에도 분명 무슨 까닭이 있을 테니 참을성 있게 기다려야 한다. 갓난아기는 젖만 먹고 살게 되어 있다.

산모가 쓰레기 음식을 많이 먹으면 젖도 좋을 리 없다. 어느 때보다 좋은 음식, 유기농 음식을 챙겨 먹어야 한다. 도시에서 달랑 부부 둘이서 아기를 키우는 집이라면 끼니를 건너뛰지 않는 것만도 쉽지 않겠지만, 여하튼 남편은 이 무렵에 산모를 잘 먹이는 것이 다른 무엇보다 중요하다는 것을 알아야 한다.

젖이 잘 돌지 않을 때 민간에서는 미역국, 돼지 족발, 상추즙을 썼다. 뭐니 뭐니 해도 젖을 잘 나오게 하는 것 중 으뜸은 녹즙과 채소범벅이다. 풍성한 쌈 채소로 한 끼를 먹어 보면 채소가 모든 약과 민간요법을 뛰어넘는 만병통치약이라는 사실을 바로 알 수 있을 것이다.

엄마가 섭취한 탄수화물은 글루코스, 글리코겐으로 바뀌어 저장이 되는데, 산모는 글루코스를 아이에게 그대로 주지 않고 글루코스 한 분자에 갈락토스 한 분자를 보태 젖당(락토스)으로 만들어 준다. 글루코스가 핏속으로 갑자기 들어와 혈당이 오르는 것을 막기 위해서다. 젖당은 과당이나 엿당보다 소화되는 데 시간이 걸리고, 소화된 뒤에도 젖속에 들어 있는 지방 때문에 서서히 흡수된다. 그래서 모유나 우유는 한꺼번에 1L를 마셔도 혈당이 쉽사리 오르지 않는다. 게다가 소화되지 않고 남은 젖당은 대장으로 내려가 유산균의 좋은 먹이가 된다.

모유에 있는 포화지방산과 젖당은 혈당을 안정시키기 위해 자연이 마련한 장치다. 젖을 뗀 후 먹이는 음식에는 이런 장치가 없다. 이때에는 이유식에 코코넛 크림을 조금 넣으면 혈당도 안정되고, 세균 감염도 막을 수 있다.

유기농 현미밥과 채소범벅을 먹으면 아이가 가장 좋아하는 젖이 나온다. 나머지는 다 몸이 알아서 한다. 채소를 넉넉히 먹는 엄마한테서 나는 젖을 먹고 자란 아이는 피부도 다르고 똥도 다르다.

아기가 배 속에 있을 때에도 태교라고 해서, 몸을 요상하게 비트는 운동을 하거나, 안 듣던 서양 고전 음악을 줄기차게 들려주기보다, 숲속의 시원한 공기와 새소리, 물소리를 더 가까이해야 할 것이다. 가장 중요한 것은 엄마가 먹은 음식이 아기의 피와 살과 뼈가 된다는 사실이다. 특히 아이의 뇌는 엄마가 먹는 음식에 따라 좌우된다. 인스턴트 음식이나 튀김 따위로 끼니를 때우면서 모유를 먹일 바에야 차라리 조제분유를 먹이는 것이 안전할 수 있다. 결국, 아기는 엄마 배 속에 있을 때 엄마가 먹은 음식 그 자체라고 할 수 있다.

아이를 밴 엄마는 혼잣몸이 아니다. 아이는 열 달 동안 엄마 배 속에서 몇억 년에 걸쳐 인류가 진화해 온 과정을 차근차근 거친다. 태어난 뒤에 뭔가를 하는 것은 늦어도 한참 늦은 것이다. 아이를 배고 있거나 젖을 먹이는 동안만이라도 엄마는 유물론자唯物論者가 될 필요가 있다.

아이를 내버려 두라

극성스러운 어머니는 애써서 아이를 과민체질로 만들기도 한다. 젖병이 녹아 버릴 만큼 팔팔 끓는 물에 젖병을 집어넣기도 하고, 아이가 흙을 만지기라도 하면 얼른 비누로 박박 씻어 낸다. 모든 음식은 완전하게 멸균 처리한 것만 먹인다. 아플 것 같은 징조가 조금이라도 보이면 자가용에 냅다 싣고 병원으로 가서 효과 좋다는 항생제를 들이붓는다.

경제적으로 넉넉하고 교육을 많이 받은 부모 밑에서 자란 아이들이 아토피와 알레르기질환을 앓는 비율이 높다고 한다. 티끌 하나 없는 멸균 환경에서 자란 덕분에 치명적인 세균의 위협으로부터는 벗어났지만, 아이 몸의 면역계는 나이에 맞게 자라지를 않는다.

아이는 태어난 뒤 여러 세균을 맞닥뜨리면서 하나씩 면역력이 생긴다. 생후 8개월쯤까지는 모유에서 얻는 여러 가지 면역 물질로 항원에 맞서다가 그 뒤부터 스스로 면역력을 길러 나간다. 그러므로 8개월이 되기 전에 아이 몸에 자리 잡은 균에 대해서는 원래 제 몸인양 그냥 내버려 둔다. 엄마한테서 곧바로 B형 간염 바이러스에 감염된 사람이 평생 동안 이 바이러스에 별다른 항체 없이 면역관용 상태로 지내게 되는 것도 이 때문이다. 생후 8개월 안에 몸속에 들어온 세균은 평생 우리와 함께 살아가도록 되어 있다. 대장에 꼭 필요한 장 속 세균도 이 시기에 아이 몸속에 자리를 잡는다. 세균을 제 몸처럼 받아들이고 사는 것도 그만한 필요가 있기 때문이다.

문제는 8개월 이후이다. 8개월이 지난 아이는 스스로 면역력을 길러야 하지만, 요즘 아이들은 스스로 무언가를 할 수 있는 여지가 없다. 마치 양식산 물고기나 소를 기르듯 항생제를 쏟아부어서 감염에 대처하면 아이의 면역계는 아무 일도 할 줄 모르는 채 어른이 된다. 나이가 들어 늦게서야 꾸려진 면역계는 당최 튼튼할 수가 없다. 어린 나이, 즉 생후 8개월 후부터 이삼 년 안에 면역계가 제대로 갖추어지지 않으면, 평생을 면역 부전과 알레르기로 고생하는 허약한 체질이 될 수 있다.

아이가 젖을 떼고 난 뒤에는 과감하게 자연에 놓아 길러야 한다. 넘어져서 무릎 좀 까졌다고 부랴부랴 소독약과 연고를 찾아서는 안 된다. 조그마한 상처는 아이가 면역을 훈련할 좋은 기회이다. 그 정도 상처로는 죽지 않으니, 소독 같은 것도 할 필요가 없다. 항생제나 소독약은 무르팍 조금 벗겨진 데 쓰라고 있는 것이 아니다. 상처난 곳이 심하게 곪거든 그때 가서 병원에 가도 늦지 않다. 아이는 일부러라도 감기에 걸릴 필요가 있다. 죽는 병도 아니니 이 얼마나 안전한 훈련 기회인가? 이이들이 아플 때는 끙끙대며 충분히 앓도록 도와주어야 한다.

부모는 아이들한테 좋은 음식을 챙겨 먹일 수는 있어도, 아이를 병균에서 떼어 놓을 수는 없다. 살균 세정제로 손을 씻고, 아무리 집을 깨끗하게 치워도 세균은 있다. 세균이 없는 곳은 사람도 살 수 없는 곳이다. 세균이 없기를 바랄 일이 아니라, 세균과 잘 지낼 수 있는 몸이기를 바라야 한다. 부모가 아이를 지켜 준답시고 자연의 섭리를 거슬렀다가는 아이의 평생 건강을 망쳐 놓는 수가 있다.

5_3 더 챙겨야 할 건강식품

　사람은 활짝 피었다가 때가 되면 지는 꽃과 같은 존재이다. 자연스럽
게 늙는 것까지 거스르는 것은 인간의 삶을 서글픈 것으로 만들 뿐이
다. 우리의 바람은 피기가 무섭게 지거나 시드는 일이 없었으면 하는
것이지, 무턱대고 이 땅에 머물러 있는 시간을 늘려 보자는 것은 아니
다. 건강하게 살아간다는 것은 몸의 어느 한쪽에만 무거운 짐을 지워
서 균형이 무너지는 일이 없도록 하는 것이다.

5_3_1 비타민C

비타민C(아스코르빈산)는 유일하게 우리 손으로 무게를 느낄 수 있는 비타민이다. 다른 비타민은 하루 10mg을 넘으면 과잉이네 어쩌네 하는 말이 나오지만, 비타민C는 숟가락으로 떠먹어도 될 정도이다.

비타민C 전도사들

라이너스 폴링 라이너스 폴링은 화학결합과 복잡한 분자의 구조를 알아낸 공로로 1954년 노벨 화학상을 받았다. 1966년, 비타민C를 연구하던 생화학자 어윈 스톤은 폴링처럼 뛰어난 과학자라면 자기 생각을 이해해 줄 거라며 편지 한 통을 보냈다. 정부가 정해 놓은 하루 비타민C 권장량 60mg은 겨우 괴혈병을 막는 수준이고, 우리 몸이 건강을 유지하는 데에는 이보다 훨씬 많은 2g~4g의 비타민C가 필요하다는 내용이었다. 폴링은 스톤의 새로운 주장에 감명을 받고 당장 아내 아바 헬렌과 함께 하루 3g씩 먹기 시작했다. 결과는 놀라웠다. 몸에서 힘이 넘치고 기분이 좋아지고, 걸핏하면 앓던 감기에서 벗어났다.

그로부터 4년 가까이 비타민C를 연구한 폴링은 1970년 가을, 비타민

C에 관한 논문을 〈사이언스〉에 보냈다. 〈사이언스〉가 이 논문을 못 실겠다고 하자, 폴링은 직접 나서 대중을 설득하기에 이른다. 비타민C를 먹으면 감기를 예방할 수 있다는 내용을 담은 책 《비타민C와 감기》를 출간한 것이다.

폴링은 의료계가 이 주장을 반길 것으로 여겼지만, 결과는 정반대였다. 의료계는 폴링을 사기꾼, 돌팔이라고 낙인 찍었다. 까닭은 단순했다. 환자들이 의사의 통제를 벗어나 스스로 건강을 돌보려고 꿈틀대는 것이 영 불쾌하고 마뜩찮았기 때문이다.

의료계는 냉대와 멸시로 일관했지만 대중은 달랐다. 노벨상을 두 번이나 받은 천재 과학자의 주장은 사람들 사이에서 폭발적인 인기를 얻었다. 그 뒤, 비타민C 대량 요법은 대안 의학에 없어서는 안 될 요법으로 자리 잡았다.

1978년 아바 헬렌이 위암에 걸렸다. 수술을 받고 난 뒤 헬렌은 몹시 쇠약해졌다. 그는 다른 화학약품을 모두 거부하고, 날마다 비타민C 10g만 꾸준히 챙겨 먹었다. 잠시 효과가 있는 듯했으나, 1981년 위암은 걷잡을 수 없이 번졌다.

폴링은 헬렌이 죽고 난 뒤에도 연구 활동과 비타민C를 알리는 일을 이어 갔다. 비타민C에 대한 과학적 의견들은 폴링이 이끈 쪽으로 서서히 모였다.

그 사이 '활성산소 이론'도 나오고, 비타민C가 이 활성산소를 없앤다는 것도 확인되었다. 비타민C가 좋다는 것은 누구나 알게 되었지만 폴링은 아주 잊혀졌다. 그러나 우리가 아는 비타민C에 대한 상식은 폴링이 자기 시대의 통념에 맞서 과학적·의학적 오류와 선입견을 바로잡아 놓은 덕분이다.

이왕재 교수 고혈압에 걸려 한쪽 눈 시야가 좁아진 장인이 비타민C

를 두세 해 달아 먹었더니 눈이 다시 좋아진 것은 물론이고 고혈압도 정상으로 내려갔다는 이야기를 텔레비전에서 들었다. 이왕재 교수의 말이었다. 그는 자신의 아버지는 당뇨를 오래 앓아 다리를 잘라 내기에 이르렀는데, 비타민C를 많이 먹고는 별다른 합병증 없이 10년을 더 살다가 여든두 살로 돌아가셨다고 했다.

나는 그 프로그램을 보기 10년도 더 전에 비타민C 가루를 구해다가 수저로 퍼먹은 적이 있다. 하지만 확신이 모자라 곧 그만두고 말았던 터였다. 방송을 본 다음 날, 나는 다시 비타민C를 왕창 사서 머리맡에 두고 하루 10g 넘게 삼켰다.

마침 중고 컴퓨터를 한 대 들여 놓고 가끔 건강 정보를 찾아 인터넷 여기저기를 기웃거리던 때였다. 만성피로 증후군으로 몸은 만신창이여서 컴퓨터 앞에서 10분 넘게 버틸 수가 없었다. 자판을 두드리는 것만으로도 팔 근육이 심하게 피로해져서 겨우 10분쯤 하다가 뒤로 벌렁 드러누워 한참을 쉬어야 했다.

첫날 비타민C 3g을 먹고는 한 시간쯤 뒤에 컴퓨터 앞에 앉았다. 한 시간이 지나고 두 시간이 지나도 어깨나 팔 근육이 전혀 뻐근하지 않았다. 별일 아닌 것으로 여길지 모르겠지만, 몇 년 동안 꿈쩍도 하지 않던 몸이 단 몇 시간 만에 보인 변화치고는 엄청난 것이었다.

비타민C에 관해서라면 이왕재 교수가 운영하는 사이트www.doctor vitamin-c.co.kr를 한번 둘러보는 것이 좋겠다. 한글로 된 비타민C 자료로는 가장 믿을 만한 것들이 쌓여 있다.

이광호 교수 이광호 교수는 비타민C가 위장 속에서 돌아다니는 헬리코박터 파일로리균의 작용을 막을 수 있는지 살피는 연구를 하면서, 가루로 된 비타민C를 그냥 먹거나 음식에 뿌려 먹기 시작했다. 놀랍게도 헬리코박터 파일로리균에 미치는 영향을 채 확인하기도 전에 4년 묵은 지병이 먼저 나아 버렸다.

그 뒤 이광호 교수는 주변 사람들에게 비타민C 대량 요법을 권했다. 그는 비타민C에 이렇게 다양한 효과가 있다고 말한다.

하루 10g씩 먹으면, 변비, 식욕부진, 잇몸 출혈, 무좀, 발 냄새, 입 냄새 따위가 사라진다. 6개월쯤 지나면 철에 맞춰 앓던 질환이나 만성질환이 낫고 있다는 것을 깨닫게 된다. 신생아에게 하루 500mg쯤 먹이면 소아과를 찾을 일이 없어진다. 여성은 주근깨, 기미, 두통, 월경통, 냉증이 사라진다. 원인이 무엇이든 염증성 질환에도 탁월한 효과가 있다. 세균성 염증에는 좋은 항균제가 많지만 비타민C는 그런 항균제보다 낫다. 항균제가 효과가 없는 바이러스에도 잘 듣는다.

이광호 교수는 건강인은 하루 10g, 반건강인과 환자는 하루 30g을 먹으라고 권한다. 하루에 화장실을 두 번 넘게 가야 할 만큼 똥이 묽어지도록 먹으면 된다.

하병근 박사 한때 기관지 질환으로 숨을 쉬기도 어려웠던 하병근 박사는 미국 유학 중에 비타민C의 위력을 알게 되었다. 비타민C는 의료비가 엄청나게 비싼 미국에서 가난한 의학도가 선택할 수 있는 최선이었다. 건물 한 층도 쉽사리 오르기 힘들었는데 비타민C를 하루 10g 먹고 난 뒤, 옥상까지 단숨에 뛰어 올라갈 만큼 몸이 바뀌었다. 환자 하병근은 의사 하병근이 몸담고 있는 현대 의학계에 이렇게 묻고 있다.

장기간 투여하여도 전혀 부작용을 보이지 않는 이런 자연 의학들을 외면하는 현대 의학은 어떤 얼굴인가? 결국 의학도 자본으로 움직이고, 자본이 만들어 내는 특허를 가진 신물질들이 실험실 테이블 위에서 처방되어 환자들에게 쏟아부어지지만, 정작 남은 것은 무엇인지.

비타민C의 효능과 부작용

비타민C는 글루코스에서 나왔다. 글루코스는 $C_6H_{12}O_6$이고 비타민C는 $C_6H_8O_6$이다. 수소 원자 네 개가 빠져나간 데에서 갖가지 신비가 생겨난다.

현재까지 알려진 비타민C의 효능을 간추려 보면 다음과 같다. 결합조직 형성, 항산화작용, 강력한 정장整腸 작용, 항바이러스·항균 작용, 항스트레스 작용, 면역 기능 강화 같은 것들이다. 몸속에서 비타민C를 빼고 이루어지는 화학작용은 없다고 해도 과언이 아니다. 그렇다면, 비타민C에 이렇다 할 부작용은 없는 것일까?

우리 몸을 노화시키고, 온갖 패악을 떠는 활성산소는 비타민C에서 수소 원자 하나를 얻어 안정을 찾는다. 비타민C는 수소 원자 하나를 활성산소에게 내주고 아스코르빌 라디칼Ascorbyl Radical이 된다. 활성산소가 세포를 산화시키기 전에 비타민C가 먼저 산화되어서 다른 세포를 보호하는 것이다. 비타민C가 변한 아스코르빌 라디칼은 라디칼이기는 해도, 반응성이 아주 낮다. 이것이 비타민C가 항산화제로서 일하는 방식이다.

비타민C는 항산화작용을 해서 자신이 산화되면 다시 글루타치온으로부터 수소를 받아 원래대로 돌아오거나, 아니면 그냥 제 기능을 잃고 배설된다. 다시 말해, 우리 몸에 아무런 부담을 주지 않는다. 비타민C는 할 일을 마치고 나면 안정된 물질로 배설되므로 많이 먹는다고 부작용을 일으키지는 않는다.

요사이 비타민C 부작용을 짚는 연구 결과가 심심찮게 나온다. 비타민C의 효과는 다 알고 있는 사실이라 더는 뉴스거리가 되지 않는데, 부작용은 사람들 눈길을 끌기에 충분하다. 동맥경화를 일으키고 항암 치료를 방해하며 히드록실 라디칼을 만들어 낸다는 주장까지 한다. 이런 것들은 이론적 차원이거나 조잡한 실험으로 얻은 결과가 대부분이므로 신경 쓸 일이 아니다.

비타민C의 약품 설명서를 보면 하나같이 너무 많이 먹게 되면 신장 결석, 오줌의 산성화, 수산염 결석을 일으킬 수 있다고 되어 있다.

하지만 《비타민 혁명》을 쓴 좌용진 약사는 이렇게 말한다.

> 제 가족은, 심지어 신장결석이라는 병력이 있는 아버지조차 하루 평균 2g~4g의 비타민을 수년간 섭취해 오고 있습니다. 감기 기운이 있거나 지나치게 피로할 때에는 일시적으로 더 많은 양을 먹기도 합니다. 하지만 이제까지 아무 문제가 없었을 뿐만 아니라, 요즘 들어 감기도 잘 걸리지 않고 피로감도 훨씬 줄어들었습니다.

적당한 복용량 젖먹이 동물이 스스로 만들어 내는 비타민C의 양은 사람 몸무게로 환산하면 하루에 10g쯤이라고 한다. 이들 동물은 몸이 필요로 할 때마다 간과 신장에서 비타민C를 합성해 낸다. 필요할 때 곧바로 만들고 다시 흡수해 재활용까지 하고 있으니 하루 10g이라는 수치는 엄청난 양이다.

설사를 일으킬 정도가 되면 소화기관에서 비타민C를 받아들일 수 있는 한계에 이른 것이라고 한다. 보통 이만큼이 비타민C 필요량과 거의 일치한다고 본다. 몸 상태가 좋지 않아서 없애야 할 활성산소가 많으면 비타민C 요구량도 늘어나 웬만큼 많이 먹어도 위장관이 잘 견디고 잘 흡수한다는 것이다.

비타민C의 수용 한계를 연구한 로버트 캐스카트는 많은 질병에 6g

~20g을 먹으라고 권한다. 비타민C 섭취량을 하루 30g까지 늘리면, 우선 똥 누는 것이 깔끔하지 못하다는 단점이 있다. 품위 있는 똥은 아기 팔뚝만 한 굵기로 처음부터 끝까지 한 번도 끊기지 않고 나와야 하는데, 비타민C를 너무 많이 먹으면 똥이 뿌지직거리고, 심지어는 경쾌한 방귀가 나올 것으로 믿고 힘을 줬다가 낭패를 보는 수도 있다. 그래도 새콤한 똥을 발판 삼아 건강을 회복하려면 이 정도 불편쯤은 참아야 한다.

시중에서 파는 비타민C는 거의 모두 합성 비타민C이다. 이 중 정제로 된 것은 효소 공법으로 만든 것이다. 천연 비타민C는 아세롤라에서 추출하여 상품으로 만든 것이 많다. 아세롤라, 찔레, 생열귀, 해당화 열매 같은 장미과 식물 열매에는 천연 비타민C가 100g당 보통 1,000mg 정도로 듬뿍 들어 있다. 천연 비타민C에는 섭취 한도라는 게 없다.

합성 비타민C는 너무 많이, 오랫동안 먹게 되면 언젠가는 해로움이 더 커지는 순간이 올 수도 있다. 비타민C가 글루코스와 분자 크기가 비슷할 정도로 작고, 단순하고, 안전한 데다가, 물에 잘 녹아서, 넘치는 양은 금세 몸 밖으로 빠져나간다 해도 말이다. 그러나 혈당 조절이 잘 안 되는 당뇨병 환자나 몇십 년 후의 일까지 신경 쓸 까닭이 없는 암 환자는 아무 걱정 말고 하루 6g 넘게, 많게는 30g까지 챙겨 먹어야 한다. 앞서 말한 방법으로 자신에게 적당하다 싶은 양을 정한 다음, 날마다 밥 먹고 곧바로 먹는다. 이런 식으로 평생 비타민C를 달고 살 생각을 하는 게 좋다. 녹즙을 열심히 먹고 있는 건강한 사람도 하루에 3g쯤 먹는 게 좋다.

5_3_2 비타민B 복합체

비타민B는 종류가 밝혀진 것만 해도 여덟 가지나 된다. 이 가운데는 21세기의 비타민이라고 하는 엽산도 있다. 하는 일이 비슷하고, 성질도 비슷한 데다가 서로 어울려 다니는 일이 많기 때문에, 이것들을 묶어서 비타민B 복합체라고 한다. 비타민B 복합체가 모자라서 몸에 붙는 고장은 일일이 꼽기 어려울 만큼 많다. 그만큼 비타민B 복합체가 하는 일이 여러 가지라는 말이다.

메틸기와 호모시스테인

여기서는 특히 S-아데노실메티오닌S-Adenosylmethionine, SAMe이라는 물질과 비타민B 복합체가 하는 일부터 살펴봐야겠다. 낯선 이름이 여럿 나온다고 해도, 주눅 들 필요는 없다. 원래 처음 듣는 이름, 게다가 남의 나라 말로 된 것은 눈앞에 빤히 보면서도 정작 머릿속에 집어넣기 어렵게 마련이다.

우리 몸에는 갖가지 호르몬과 신경전달물질뿐 아니라 정체 모를 화학물질이 바다를 이룬다. 몸이 건강하게 움직일 수 있는 것은 매 순간

헤아릴 수 없이 이루어지는 생화학반응 때문이다. 스트레스를 받으면 아드레날린이 나오고, 잠을 자려 할 때는 멜라토닌이 분비된다. 감기나 독감에 걸리면 면역 세포는 글루타치온을 엄청나게 만들어 낸다.

이러한 생화학반응이 정확히 어떻게 이루어지는가는 밝혀진 것이 얼마 없다. 모르는 게 얼마인지도 모른다고 해야 할 것이다. 다만 생화학반응이 일어날 때 여러 물질 사이를 왔다 갔다 하는 것이 알려져 있는데, 그중에 유난히 많이 보이는 것이 탄소 하나에 수소가 셋 달린 '메틸기CH_3'라는 것이다. 탄소 하나에 수소 셋, 구조도 단순하고 크기도 작은 것이 우리 몸에서 맡은 일은 아주 크다. 우리 몸 안에 있는 기관이나 물질들끼리 서로 신호를 주고받을 때 매개체가 되기도 하고, 몸 상태를 일정하게 유지하는 조절자가 되기도 한다. 어떤 생리적인 변화와 조절이 필요한 자리에 빠지지 않는 존재라고 할 수 있다. 이 단순한 물질로 몸의 상태가 결정된다고 해도 과언이 아니다. 당장은 지금 이 순간의 몸 상태를 좌지우지하기도 하고, 길게는 후손에게 물려줄 DNA의 모습까지도 결정한다.

찰나와 같은 시간에 움직이는 메틸기는 우리가 도저히 가늠할 수 없는 움직임으로 양쪽을 오가며 일을 한다. 이때 메틸기는 저 혼자 다니는 것이 아니라 다른 물질에 달라붙어 있다가 옮겨 간다. 메틸기를 달고 다니면서 우리 몸 구석구석 어디든 필요한 곳에 전해 주는 일을 하는 것이 S-아데노실메티오닌이다.

S-아데노실메티오닌에는 끄트머리에 메틸기 하나가 붙어 있다. 몸 어딘가에서 메틸기가 필요하다고 하면 그것을 떼어 내 준다. 그랬다가 음식에서 메틸기를 얻어 다시 달고 다니다가 또 필요한 곳에 준다. 옆의 그림처럼 돌고 돌면서 메틸기를 실어 나른다.

S-아데노실메티오닌에서 메틸기가 떨어져 나간 다음 거치는 과정에 호모시스테인이라는 것이 있다. 건강할 때는 음식에서 얻은 메틸기

를 여기에 가져다주어서 이것을 다시 S−아데노실메티오닌으로 되돌리지만, 메틸기가 부족하게 되면 호모시스테인은 원래 모습으로 돌아가지 못하고 그대로 주저앉아 온갖 패악을 부린다.

호모시스테인이 많다는 것은 무엇보다 쉽게 암에 걸릴 수 있는 상태라는 얘기다. 또한 메틸기가 필요한 물질들은 메틸기 부족에 시달리고 있다는 뜻이기도 하다. 이렇게 되면 만성피로가 오고, 면역력은 떨어져서 암이나 에이즈에 걸리기 쉽고 환자는 병이 금세 악화된다.

이때는 메틸기가 많이 든 음식과 비타민B 복합체를 꼭 챙겨 먹어서 상황을 돌려놓아야 한다. 바로 여기에서 비타민B 복합체가 빛나는 역할을 하는데, 비타민B 복합체가 도와줘야만 호모시스테인이 S−아데노실메티오닌으로 되돌아갈 수 있고, 당장 메틸기가 필요한 곳에 메틸기를 전해 줄 수 있기 때문이다.

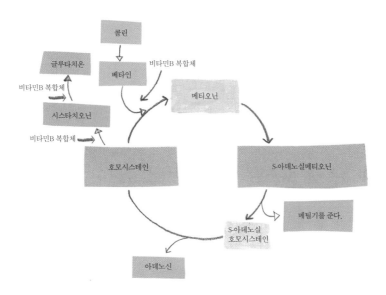

그림 _ S−아데노실메티오닌이 일하는 과정

S-아데노실메티오닌은 제 할 일을 하고 잠깐 호모시스테인이라는 독성 물질이 되었다가 메틸기를 받아 메티오닌으로 되돌아간다. 이 과정에는 메틸 전환 효소MTHFR, Methylenetetrahydrofolate Reductase와 엽산(비타민B9), 코발라민(비타민B12), 리보플래빈(비타민B2), 아연, 베타인Betaine이 꼭 필요하다. 이들 가운데 모자란 것이 있으면 호모시스테인이 그 모습 그대로 주저앉고 만다. 호모시스테인의 독성은 온몸에 상처를 남길 뿐 아니라, 한편으로 S-아데노실메티오닌이 줄어들게 되어서 메틸기를 주고받는 생화학반응이 제대로 일어나지 않는다. 이 상태를 저低메틸화 Low Methylation이라고 한다.

요컨대 S-아데노실메티오닌이 메틸기를 전하는 심부름을 한 뒤에는 얼른 제 모습으로 돌아와야 하고, 메틸기를 건넬 수 있는 S-아데노실메티오닌은 많을수록 좋다는 것이다.

한편, 호모시스테인은 메티오닌으로 되돌아가지 않고 시스타치온 합성 효소와 비타민B6의 도움으로 시스타치온Cystathione을 거쳐 글루타치온으로 되기도 한다. 이러한 반응은 글루타치온이라는 좋은 항산화제를 만들어 내는 동시에 호모시스테인을 줄일 수 있는 또 다른 길이된다. 역시 이 길에도 비타민B가 있다.

만성피로 증후군과 섬유근통 환자는 호모시스테인 수준이 높다. 나는 한동안 호모시스테인 수치가 20mmol/L이었는데, 열흘 동안 고단위 비타민B 복합체를 먹고는 13.0mmol/L로 떨어졌다. 비타민B 복합체를 두 배로 먹고 녹즙도 부지런히 먹은 뒤에는 10.3mmol/L까지 내려갔다. 그런 뒤에는 내가 비타민B 제제를 먹어야 하는 허약한 인간임을 깜빡 잊고, 이런 것 안 먹어도 건강해질 수 있다는 이상한 오기가 솟는 바람에 비타민B 제제를 그만 끊어 버렸다.

그러다가 뇌혈관 이상 증세가 심각해져서 일상생활이 삐그덕거리기 시작해서야 정신을 차렸다. 내 호모시스테인 수치가 본디 꽤 높았다는 것을 생각해 내고 비타민B 복합체를 다시 먹기 시작한 것이다. 호모시스테인 수준에 관한 한 20년 넘게 초고위험군 상태였던 나는 비타민B 복합체 덕분에 벼랑 끝에서 가까스로 멈춰섰다.

호모시스테인 가설이 나타나기까지

메티오닌은 고기나 치즈에 많이 들어 있는 아미노산의 일종이다. 메티오닌이 우리 몸속에서 일을 하다 보면 자연스럽게 호모시스테인으로 바뀌는데, 문제는 호모시스테인이 독성 물질이라는 것이다. 이때 호모시스테인을 다시 메티오닌으로 돌려놓는 데에 꼭 필요한 것이 비타민B 복합체이다.

과학적 발견은 우연히 일어난 것이 많다. 호모시스테인 가설 역시 우여곡절 끝에 정립되었다. 처음에는 별다른 주의를 못 끌었지만, 이제는 뇌졸중과 심장병을 일으키는 유력한 원인으로 인정받고 있다.

하지만 관성의 법칙은 '견해'에도 작용해서, 많은 전문가들은 새로운 의견을 쉽사리 받아들이려 하지 않는다. 그래도 호모시스테인이 관여하는 생화학 법칙은 우리 견해와는 상관없이 돌아간다.

1933년 여덟 살 난 남자 아이가 두통과 졸음, 메스꺼움에 시달리다가 정밀 진단을 받기 위해 매사추세츠 종합병원에 입원했다. 그 아이는 아일랜드계 미국인이었는데 정신지체아이기도 했다. 타고난 시력도 좋지 않았고 사시였다. 형제들 중 한 아이도 비슷한 증세를 보인다고 했다. 입원을 한 뒤 아이는 갑자기 더 나빠졌다. 뇌출혈이 일어나 왼쪽 몸은 제 기능을 할 수 없을 만큼 약해졌다. 혈압과 체온이 올랐지만, 감염 때문은 아니었다. 더 나빠지지 않도록 돕는 일 말고는 아무것도 할 수 없었다. 결국 아이는 사흘 뒤에 죽었다.

첫 번째 사인은 뇌 조직 괴사와 뇌 동맥경화였다. 이 사례는 1933년 〈뉴잉글랜드 의학 잡지〉에 실렸지만, 32년 동안 아무도 관심을 기울이지 않았다. 늙은이나 걸리는 동맥경화와 뇌출혈로 여덟 살 아이가 죽은 것을 두고, 알 수 없는 유전적 이상 탓으로 돌리고 말았던 것이다.

1965년, 아홉 살 여자 아이가 같은 병원을 찾았다. 아이는 낯빛이 잔뜩 달아올라 불그레했다. 오줌에 호모시스테인이 섞여서 나오는 호모시스틴 뇨증尿症이었다. 아이의 어머니는 30여 년 전 아이의 삼촌도 비슷하게 앓다가 어려서 죽었다고 말했다. 바로 그 여덟 살 남자 아이였다. 의사들은 그 아이도 틀림없이 호모시스틴 뇨증을 앓았을 거라고 결론을 내렸다. 이 병을 앓고 있는 아이들은 뇌, 심장, 신장 따위에 혈전이 생겨 심장마비나 뇌출혈이 오거나, 신장 기능이 나빠져 죽게 된다. 동맥이 두텁게 굳어 탄력을 잃기 때문이다.

유전성 질환에 대해 연구하던 킬머 맥컬리가 이 두 사례를 살펴보기 시작했다. 1933년 사례의 기록에는 동맥경화 때문에 뇌 동맥이 두꺼워지고 상했다고 나와 있었다. 혈전이 뇌 동맥을 막아 왼쪽 몸에 문제를 일으킨 것이다. 영국과 미국의 몇몇 의사들이 비슷한 사례를 보고했다는 것도 알게 되었다.

그런데 그 의사들은 이러한 변화를 '동맥경화'라는 말로 표현하지 않았다. 누구도 이러한 변화를 노인들이나 앓는 동맥경화라고 여기지 않았던 것이다. 다만 1933년 사례를 보고한 병리학자는 여덟 살 아이의 동맥 상태를 노인의 동맥경화와 비교해 기록해 두었다. 맥컬리는 이러한 주장을 읽으면서 호모시스틴 뇨증을 앓던 아이가 심각한 동맥경화증을 겪고 있었다는 것을 확신할 수 있었다. 하지만 아직도 의문은 남았다. 핏속이나 동맥벽에 있는 콜레스테롤, 지방단백질, 지방 따위에 아무런 영향을 주지 않은 채 어떻게 동맥경화가 생겨났을까 하는 의문이었다.

얼마 안 있어 이번에는 두 달 된 갓난아기 사례가 보고되었다. 이 아기의 오줌에서는 호모시스테인뿐 아니라 시스타치오닌Cystathionine도 나왔다. 모든 노력을 다 기울였지만 아이는 며칠 만에 죽고 말았다. 만약 호모시스테인이 직접 동맥을 손상시킨다면 이 아이도 1933년 사례와 똑같은 변화를 보여야 한다. 맥컬리는 검시 보고서를 서둘러 찾아보았지만, 동맥 이야기는 한 마디도 없었다. 그는 스스로 팔을 걷어붙이고는 체계적이고 신중하게 검사를 다시 진행했고, 마침내 동맥경화의 징후를 발견해 냈다. 그리고 호모시스테인이 동맥벽에 직접적인 영향을 끼쳐 혈관에 상처를 내고 굳게 한다는 사실을 입증했다.

호모시스테인이 유전성 희귀 질환을 앓는 아이들의 동맥을 망가뜨린다면, 대체 이 사실이 보통 사람들에게 갖는 의미는 무엇일까? 1950년대와 1960년대 미국에서는 동맥경화로 인한 심장병과 뇌출혈이 사망 원인 첫 번째였다. 1968년 당시 유력한 이론은 나쁜 콜레스테롤인 저밀도 지방단백질LDL이 동맥벽에 들러붙어 동맥경화가 생긴다는 것이었다.

동맥경화와 콜레스테롤을 거의 동일시하듯 여기는 이러한 관념 때문에 연구자들은 호모시스테인과 동맥경화 사이에 콜레스테롤을 끼워 넣느라 한참이나 쓸모없는 헛수고를 해야 했다. 그런데도 콜레스테롤에 대한 이러한 인식은 관성의 벽을 넘지 못한 채 지금 우리에게까지 버젓이 이어지고 있다.

호모시스테인과 건강

《호모시스테인 해법》의 저자 제임스 브랠리와 패트릭 홀포드는 호모시스테인 수준과 건강 상태의 관계를 아래와 같이 구분했다. 혈중 호모시스테인 수준은 장차 10년~20년 뒤 우리 몸이 얼마나 건강할지 짐작할 수 있는 결정적인 지표다. (우리나라 검사 참고치는 5~16도 있고 5~13.8도 있다.)

mmol/L	상 태
6 이하	상위 10%에 속하는 몹시도 건강한 사람들이다.
6~8.9	보통 사람보다 낮지만, 병 걸릴 가능성이 전혀 없는 것은 아니다. 약 35%의 사람들이 여기에 든다.
9~12	그럭저럭 건강을 누리고 있다. 예방할 수 있는 질병으로 일찍 죽을 가능성이 존재한다. 20%가 여기에 속한다.
12~15	건강이 평균치에 못 미치는 사람들이다. 예방할 수 있는 질병으로 일찍 죽을 가능성이 꽤 있다. 20%의 사람이 여기에 속한다.
15~20	고위험군에 속한다. 10년~30년 안에 심장병, 뇌출혈, 암, 알츠하이머 따위에 걸릴 확률이 50% 이상이다. 10%가 여기에 해당한다.
20이상	5대 질병이나 갖가지 호모시스테인 관련 질병에 걸릴 위험이 극도로 높다. 장애를 일으키는 질병으로 돌진하고 있는 중이다. 5%의 사람이 여기에 속한다.

엽산　엽산은 호모시스테인과 관련해 첫손에 꼽히는 중요한 비타민이다. 엽산(비타민B9)Folic Acid에서 folic은 식물의 잎을 뜻하는 'foliage'에서 나왔다. 그래서 엽산葉酸이라고 한다. 엽산은 잎채소에 무궁무진하게 들어 있다.

30년 동안 엽산을 연구한 보스턴 터프트 대학의 제이콥 셀허브는 "할머니와 어머니가 시금치에 대해 어떤 말을 하건 그것은 다 옳은 말이다."라고 했고, 하버드 대학의 조안 맨슨은 "엽산을 싫어한다고? 그렇다면 모든 것이 멈출 것이다."라고 했다. 엽산은 '21세기의 비타민'이라 일컬어진다.

하루에 엽산 0.127mg을 먹어서는 호모시스테인을 의미 있게 낮추지 못했다는 연구 결과가 있다. 이것은 엽산이 효과가 없다는 얘기가 아니라, 이 정도로는 부족하므로 더 많이 먹어야 한다는 뜻이다. 시금치(날것으로 0.194mg), 쑥갓(0.190mg), 겨자(0.187mg), 맥주 효모(약 2mg), 클로렐라(약 2.4mg)는 엽산의 보고寶庫다.

마늘은 엽산이 부족해 치솟은 호모시스테인을 30%쯤 낮춰 주는 놀라운 효과가 있다. 하루 마늘 서너 쪽은 잊지 말고 먹자.

메틸 공여자 호모시스테인을 없애려면 메틸기가 충분해야 한다. 메틸을 남에게 줄 수 있는 물질을 메틸 공여자라고 하는데, 베타인, S-아데노실메티오닌, 콜린Choline과 같은 것들이다. 세 가지 모두 보조 식품 형태로 나와 있다. 콜린은 평소 먹는 음식에도 많이 들어 있다.

달걀에 들어 있는 콜린은 레시틴이라는 모습으로 존재한다. 난유卵油는 탁월한 효능이 있는 민간약 중 하나인데, 호모시스테인 이론과 관련해 시사하는 바가 크다. 난유는 심장병, 부정맥, 협심증, 혈행 불량, 만성피로 따위에 잘 듣는 것으로 알려져 있다. 날달걀을 통째로 먹어도 효과는 비슷하다.

메틸 공여자인 콜린이나 베타인이 많이 든 식품에는 다음과 같은 것들이 있다.

100g 당 함량	콜린(mg)	베타인(mg)	100g 당 함량	콜린(mg)
시금치	18	550	현미	30
달걀	251	–	민들레	35
비트 뿌리	6	129	파프리카	51
밀 겨	75	1,508	메주콩(마른 것)	116
통밀	31	73	정어리	85
통보리	39	65	소 간	532
호밀	30	146		

S-아데노실메티오닌의 효능

S-아데노실메티오닌은 SAMe로 표시되어 건강식품으로도 판매되고 있다. 주로 불안, 우울증, 불면증, 관절통에 잘 듣는다. S-아데노실메티오닌은 메틸기를 전달해 주는 최종 물질이니 다급한 환자는 이것이라도 먹어야겠지만 문제는 너무 비싸다는 것이다. 길게 보면 몸이 제

할 일을 잊게 만들 수도 있다. 엽산, 비타민B2, 비타민B12, 베타인을 충분히 섭취해서 S—아데노실메티오닌이 잘 합성될 수 있도록 하는 편이 더 낫다.

정신 건강에 미치는 영향　S—아데노실메티오닌은 뇌에서 작용하는 중요한 신경전달물질인 세로토닌Serotonin, 멜라토닌Melatonin, 디메틸트립타민Dimethyl Tryptamine을 만들거나 활성화한다.

세로토닌은 기분을 좋게 하고 마음을 가라앉히는가 하면 통증을 덜어 주고 우리가 탄수화물을 미친 듯이 먹어 대지 않도록 도와준다. 세로토닌이 모자라면 기분이 축 처지고, 우울증에 걸리기 쉬우며, 걸핏하면 과식하게 된다. 다른 항우울제에 환자 85%가 반응한 반면, S—아데노실메티오닌에는 92%가 좋은 반응을 보였다고 한다. S—아데노실메티오닌은 10분 안에 효과가 나타날 정도로 빨리 듣는다.

멜라토닌은 S—아데노실메티오닌을 만나 활발해진다. 멜라토닌은 호르몬이면서도 항산화제이다. 멜라토닌은 다른 강력한 항산화제, 글루타치온의 합성도 돕는다. 디메틸트립타민은 자아의식自我意識을 확장시키는 신경전달물질이다. 이것은 인생이라는 큰 그림에 자신을 연결시키는 기능을 한다. 이렇게 매혹적인 신경전달물질이 생겨나도록 돕는 S—아데노실메티오닌은 단순한 항우울제 이상의 것이다. 그 밖에 아드레날린, 노르아드레날린, 도파민 따위도 S—아데노실메티오닌에서 만들어진다.

육체 건강에 미치는 영향　S—아데노실메티오닌은 관절염으로 인한 통증과 경직, 섬유근통, 편두통을 다스리고, 간을 보호하는 효과가 있다. 우리 몸을 하나로 연결해 주는 결합조직을 만드는 것도 돕는다. 튼튼한 관절, 짱짱하고 주름살 없는 피부를 갖게 된다면 다 그 덕분이다. 연골을 되살리는 일에도 중요한 역할을 한다.

비타민B 복합체를 먹는 방법

건강하고 호모시스테인 수치도 낮은 사람이라면 굳이 비타민B를 따로 복용할 것까지는 없다. 하지만 고위험군 이상은 반드시 비타민B 제제를 복용해야 하는데, 비타민B 복합체를 약으로 먹는 것은 비타민C를 먹는 것보다 훨씬 인위적인 방법이므로, 많이 먹을 때는 주의 사항을 꼭 지켜야 한다. 일단 복용량과 시간을 정확하게 지켜야 한다. 약으로 만들어진 것은 자연 상태보다 몇십 배에서 몇백 배나 많이 먹게 되는 것이어서, 세포에 있는 비타민B 수용체가 둔해질 수 있다. 그래서, 먹었다 안 먹었다 하면 오히려 비타민B 결핍증에 쉽게 걸릴 수도 있다. 빈속에 먹으면 순식간에 배설되기 때문에, 반드시 밥을 먹고 난 뒤에 곧바로, 꾸준히 복용해야 한다.

5_3_3 항산화제

철이 녹슬고, 마른 멸치나 잣이 누렇게 변하며, 묵은 들깨 가루에서 퀴퀴한 냄새가 나는 것은 모두 산화酸化 때문이다. 산화란 어떤 분자가 산소와 결합하거나 전자나 수소 원자를 잃는 것을 말한다. 인체 세포를 이루는 분자가 산화되면 제 기능을 잃게 되고, 이것이 반복되면 몸이 쉬 늙는다. 즉, 몸이 삭는 것이다.

짝을 이루지 못한 전자를 가진 이온, 분자, 원자는 반응력이 커지는데 이것을 프리라디칼이라고 한다. 사람이 살아 움직이는 동안에는 활성산소라는 것이 반드시 생겨난다. 프리라디칼 대부분은 이 활성산소로부터 시작된다. 그중에는 프리라디칼이 아닌 것도 있기는 하나, 활성산소를 프리라디칼의 일종으로 보면 된다.

프리라디칼은 반응력이 높기 때문에 닥치는 대로 들러붙거나, 상대에게서 수소 원자를 빼앗아 온다. 그리하여 우리 몸의 세포막이나 단백질, DNA, 효소 같은 것을 공격해 망가뜨린다. 여기서 프리라디칼을 순한 물질로 만들어 몸의 산화를 막는 것을 항산화제라고 한다.

어떻게 하면 몸이 녹스는 것을 막을 수 있을 것인가에 관한 연구가 본격화되면서, 항산화 기능을 한다는 약과 식품이 봇물 터지듯 쏟아져 나오고 있다. 그중에는 감언이설과 과장 광고로 눈먼 돈을 노리는 것들도 많다. 이런 것들에 휘둘리지 않으려면, 항산화제를 똑바로 알아야 한다. 항산화제란 것이 너무나 다양하고 복잡한 까닭에, 어설프게 알았다가는 비싼 돈을 들여 험한 길을 헤매는 바보짓을 하기 딱 좋다.

돌고 도는 항산화제

비타민C는 저 혼자 산화된 다음 몸 밖으로 배설되기도 하지만, 자기보다 더 산화가 잘되는 글루타치온이나 리포산으로부터 수소 원자를 받아서 다시 본모습을 되찾기도 한다. 그렇다면 글루타치온은 비타민C를 환원시킨 뒤 산화되어 못쓰게 될 테니, 비타민C를 많이 먹는 것은 좋지 않은 일일까?

그렇지 않다. 항산화제는 활성산소에게 수소 원자를 전달해 주는 매개체이므로, 비타민C가 글루타치온한테서 수소 원자를 받아서 주건, 글루타치온이 직접 주건 상관이 없다. 글루타치온 또한 다른 물질에서 수소 원자를 받아 되살아날 터이므로, 글루타치온이 산화되었다고 애석해 할 필요가 없다.

비타민C처럼 수소 원자가 부족한 곳에 제 것을 주고(산화) 돌아온 뒤에 누군가에게 수소 원자를 받아(환원) 원래 모습이 되어 다시 항산화 기능을 하는 것을 두고 'Redox'라고 한다. 환원Reduction과 산화Oxidation의 앞 글자를 따서 붙인 말이다.

비타민E는 세포막을 공격하려 드는 활성산소에게 수소 원자를 주고 산화된다. 그 뒤 비타민E는 다시 코엔자임Q10이나 비타민C에서 수소 원자를 받아 환원되고, 활성산소를 기다린다.

이 현상은 항산화제들 사이에서도 얼마나 쉽게 수소 원자를 잃는가 하는 성질이 서로 다르기 때문에 일어난다. 이것은 생화학 법칙에 따른 우연일 수도 있지만, 우리 몸이 치밀하게 짜 놓은 것일 수도 있다. 즉, 세포막의 항산화작용은 지용성 항산화제가 해야 하는데, 지용성 항산화제인 비타민E가 단 한 번 항산화작용을 하고 배설되고 만다면, 지질막 산화를 막는 데 비타민E가 엄청나게 필요할 것이다. 그런데 자연계에는 비타민E가 그만큼 들어 있는 식품이 별로 없다. 다행히 비타민E가 코엔자임Q10나 비타민C로부터 수소 원자를 받아 되살아나기 때문에, 적은 양으로도 지질막의 산화를 훌륭하게 막을 수 있는 것이다. 아스타크산틴은 지질막에서 과산화지질이 생기지 않도록 하는데, 아스타크산틴이 1차로 산화되어 항산화 임무를 마치고 나면 비타민C 덕분에 다시 제 모습을 찾기 때문에, 녹색 채소를 많이 먹으면 적은 양의 아스타크산틴으로도 몇 배나 큰 효능을 볼 수 있다.

여기서 비타민E나 아스타크산틴은 비타민C에서 제물을 받아 활성산소에게 바치는 사신使臣이라고 할 수 있다. (비타민C는 수용성이라 지질막 속으로 파고 들어갈 수가 없다.) 이와 같이 'Redox'를 반복하는 항산화제는 수소 원자를 주는 다른 항산화제와 수소 원자가 필요한 활성산소 사이를 부지런히 왔다 갔다 하는 북(Shuttle)에 견줄 수 있다.

글루타치온 역시 이 순환을 반복한다. 글루타치온이 수소 원자를 받아 오는 곳은 몇 가지 과정을 거쳐서이긴 하지만, 근원적으로 글루코스(포도당)에 있는 수소 원자이다. 우리 몸이 비상사태라고 느낄 만큼 항산화제가 많이 필요해질 때는 글루코스에서 수소 원자를 잔뜩 끌어다가 글루타치온을 되돌린다.

한편 비타민C는 수소 원자를 직접 몸속으로 공급하는 효과적인 수단이므로, 만성병 환자들은 비타민C를 많이 먹어서 몸의 부담을 덜어주어야 한다.

항산화제의 중심, 채소

고구마와 감자에는 비타민C가 많고, 당근에는 카로틴이 많고, 수박에는 글루타치온이 많다. 하지만 이런 식으로 먹을 것 하나하나에 든 특별한 영양소에 집착하다 보면, 영양소에 관한 지식은 마침내 어떠한 행동 수칙도 낳지 못한 채 흩어지고, 상한 음식만 아니면 분명 어딘가에는 좋다는 데에 이르고 만다. 세상 어떤 음식이든 좋은 점 하나쯤은 있게 마련이기 때문이다.

영양소에 관한 지식이 채소로 모이지 못하고 이렇게 어수선하게 된 것은 각종 비타민과 색소 계열 항산화제 때문이다. 이들 영양소는 한두 가지 음식에 왕창 들어 있을 가능성이 크다. 이때 그 음식은 '어떤어떤 영양소의 왕'으로 행세한다. 그래서 항산화 기능에만 매달리면, 모든 과일(색깔이 없는 과일은 없으니까)이 먹을 것의 한가운데에 자리하는 것이다.

미네랄이 균형 있게 들어 있는 음식은 채소밖에 없다. 채소에는 비타민도 풍부하다. 어느 한두 가지 영양소야 다른 음식에 아주 많다고 해도, 그것을 채소보다 낫다고 할 수는 없다. 미네랄, 혈당, 단백질을 따지지 않는다면 과일도 꽤 괜찮은 축에 속한다고 할 수 있다. 그러나 이것은 마치 "그 목수, 집 짓는 일은 서툴러도 사람은 참 좋아." 하는 것과 같은 말이다.

항산화 기능도 몸이 있고 난 뒤의 일이다. 미네랄, 혈당, 단백질은 외부에서 집어넣는 항산화제보다 더 중요한 영양소다. 한 가지 언설言說은 복잡다기한 현실을 다 포용하지 못한다. 한 가지 언설로 한 가지를 바로잡을 수는 있으나, 이쪽을 바로잡아 놓으면 저쪽이 비틀어지고, 저쪽을 바로잡아 놓으면 이쪽이 비틀어진다. 핵심을 파악하지 못할 것 같으면, 차라리 아무것도 모르는 것이 더 낫다.

항산화 원리와 항산화제를 복잡하게 설명한 것은 어디까지나 집중執中을 위한 수단에 불과하다. 요즘은 집중이라고 하면 흔히들 집중集

中만 생각한다. 집중集中이 무어든 한 가지에 쏟아붓는 것이라면 집중執中은 중심을 잡는다는 말이다. 한 가지에 몸과 마음을 쏟아부으면 한쪽에서는 반드시 탈이 난다. 항산화제도 집중執中하기 위해서라면 채소가 핵심에 놓인다.

우리가 채소에 대해 아는 것은 고작 부스러기일 뿐이다. 어떤 성분에 어떤 효능이 있다더라 하는 연구 결과에는 너무 휘둘리지 않는 것이 좋다. 우리 몸과 영양소에 대해서도 전체를 두루 살피지 못하고, 중심을 잡지 못한 채 항산화제에 대한 지식만 쌓아 간다면, 그릇된 선택을 할 가능성이 높다. 뒤에 항산화제가 많이 든 음식을 따로 정리해 놓았는데 환자가 얼마간 참고하는 정도면 충분하다.

항산화 능력을 높이려면 슈퍼옥사이드 디스뮤타제, 카탈라아제, 글루타치온 따위가 잘 만들어질 수 있도록 그 재료가 되는 영양소를 골고루 먹어야 한다. 그것이 기본이다. 특히 단백질, 미네랄, 비타민, 효소를 충분히 먹어야 하는데, 녹즙이나 채소범벅은 이 모든 것을 한꺼번에 해결할 수 있는 종합 영양제이다.

항산화 생활

깨끗한 물과 공기   항산화제를 몸 안에 넣는다는 것은 더러운 물을 정화시키는 것과 같다. 물론 물을 더럽히지 않으면 물을 정화시킨답시고 번잡한 일을 벌이지 않아도 될 것이다. 마찬가지로 활성산소를 만들어 내는 행동이나 물질은 미리 피하는 것이 상책이다.

물, 공기, 음식에 들어 있는 오염 물질은 그 자체로 활성산소 같은 작용을 하고, 또 활성산소를 발생시킨다. 매연, 농약, 인공색소, 표백제, 방부제 따위가 그것이다. 이 모든 것을 피해서 살기란 불가능에 가깝지만, 멀리할 것을 애써 가까이 둘 필요는 없다.

신선한 음식 잘못 보관해 누렇게 된 멸치나 냄새가 나는 가루 음식은 거름으로나 써야지, 먹어서는 안 된다. 기분 나쁜 색깔을 띠고 있는 껍질 벗긴 견과류도 마찬가지다. 잣이나 호두는 원래 맑은 흰빛을 띠는 열매이다. 누런빛이 도는 잣이나 호두는 몸도 누렇게 만든다. 기름에 튀긴 음식, 태운 음식도 금물이다. 기름에 튀긴 과자는 영양불량을 일으킬 뿐 아니라, 비만과 당뇨를 부르고 동시에 몸까지 쉬 녹슬게 하는 '종합' 불량 식품이다.

규칙적인 생활 규칙적인 생활은 그 자체로 항산화 기능을 한다. 담배를 처음 피우기 시작할 때 우리 몸은 담배 때문에 생긴 활성산소에 적절하게 대응하지 못한다. 처음에는 밀리다가 얼마쯤 시간이 흐른 뒤에는 담배 하나쯤은 거뜬하게 처리할 수 있게 된다. 문제는 담배를 끊었다 피웠다를 반복하는 것이다. 더 이상 담배를 피우지 않을 것으로 여기고 몸이 항산화 기능을 쉬고 있는데, 난데없이 담배 연기를 다시 들여보내면, 우리 몸은 이러한 불의타不意打에 속수무책이다. 담배 한 개비당 피해량을 따진다면, 잊을 만할 때 피우는 한 개비가 가장 크다.

운동을 많이 하면 산소를 많이 쓰게 된다. 덩달아 활성산소도 늘어나고, 그만큼 몸의 항산화 기능도 활발해진다. 하지만 운동으로 항산화 기능이 나아진 것은 늘어난 활성산소를 막으려고 우리 몸이 하는 수 없이 반응한 결과다. 격렬한 운동은 활성산소라는 병과 항산화 기능 중진이라는 약을 동시에 주지만, 장기적으로 보면 이것은 항상 손해 보는 장사다. 가끔씩 격렬하게 운동을 하게 되면 늘어나는 활성산소를 항산화 기능이 미처 따라잡지 못한다. 운동은 벅차지 않을 만큼 규칙적으로 해야 한다.

몸의 신뢰를 벗어나는 행동을 하는 것은 몸에 대한 불의不義이다. 그런 차원에서 보자면 불규칙한 생활은 우리 몸에 불의를 저지르는 것이다. 이랬다저랬다 하는 것이 그렇게 나쁘다면 아예 가장 나쁜 습관을 유지하는 것이 더 낫지 않을까? 격렬한 운동이 항산화 측면에서 보면 항상 손해 보는 장사이듯, 일관성 있는 나쁜 습관도 끝내는 몸을 망가뜨린다. 한없이 늘어나는 고무줄은 없다.

지나친 의욕도 금물이다. 좋은 욕심도 지나치면 추해진다. 허약하게 타고난 사람은 건강한 사람을 따라잡으려고 무리를 해서는 안 된다. 타고난 자기 모습을 뜯어고치는 것은 거의 불가능하다. 가능하다고 해도 성공할 무렵에는 다 늙었을 공산이 크다. 생긴 대로 사는 것이 순리이다.

마음의 평화 항산화제에 대해 너무 많이 알게 되면 몸이 잘 알아서 할지도 모르는 일을 자칫 우리의 계산과 인위적 행위로 대신하려 드는 건방진 생활 태도를 낳을 수 있다. 이렇게 해서 결과라도 좋다면 또 모르겠지만, 핵심을 놓치면 기껏 애쓴 것과는 딴판인 결과를 얻을 수도 있다. 다른 것도 마찬가지지만, 항산화작용도 몸이 알아서 하는 비중이 훨씬 크다. 평소보다 몇 배나 활성산소가 많이 발생하면, 글루타치온은 순식간에 산화와 환원을 반복하면서 얼른 활성산소에 수소 원자를 공급한다.

이러한 작용을 우리의 지식과 외부 물질이 대신한다고 가정해 보자. 우선, 우리가 먹은 항산화제가 필요한 곳으로 간다는 보장이 없고, 때로 수십 배나 필요할 수도 있는데 우리 지식으로는 그 양을 계산해 낼 수가 없다. 항산화작용이 필요한 때를 척척 알고 약을 먹는다는 것도 우습다. 화를 낼 일이 있을 때 미리 비타민C를 한 움큼 먹어 두는 것은 가능하겠지만, 이렇게 외부에서 섭취하는 항산화제로는 도저히 필요한 곳에 때맞춰 알맞은 양을 공급할 수 없다. 이러한 조건을 만족시키는 것은 몸이 스스로 조절하는 항산화제밖에 없다.

항산화제의 마지막 모습은 수소 원자이다. 글루코스와 지방산에 들어 있는 수소 원자는 에너지원이기도 하면서 항산화제인 것이다. 이러한 기능이 잘 돌아가게 하기 위해서는 몸과 마음을 편안하게 해야 한다. 모든 일에 마음을 쓰는 것처럼 바보 같은 짓은 없다. 마음을 편안히 하려면 아무 데나 끼지 말고 자기가 관련된 중요한 일에만 마음을 써야 한다. 어디서나 없어서는 안 될 중요한 존재가 되기 위해 이리 뛰고 저리 뛰는 사람도 있는데, 이러다 자기 몸만 상한다. 나 없어도 세상은 잘 돌아간다.

먹는 것이라고는 밥과 김치 몇 조각밖에 없고 몸에 좋은 것을 먹어야겠다는 생각조차 없는 시골 할머니들이 백수를 누리는 이유도 마음의 평화에 있다. 항산화 기능을 높이는 데는 혼자서 맛도 없는 차를 몇 잔씩 마시는 것보다 마음 통하는 친구와 물 한 잔을 나누는 것이 더 낫다. 마음의 평화야말로 최고의 항산화제다.

항산화제의 갈래

효소계 항산화제와 비효소계 항산화제 슈퍼옥사이드 디스뮤타제SOD, Superoxide Dismutase와 카탈라아제Catalase는 둘 다 효소여서 효소계 항산화제로 묶인다. 이들은 촉매작용으로 슈퍼옥사이드와 과산화수소를 분해한다.

비효소계 항산화제는 슈퍼옥사이드나 과산화수소를 직접 없애는 것이 아니라 이들이 히드록실 라디칼로 바뀔 때, 여기에 수소 원자를 갖다 주는 기능을 한다. 수소 원자에 배고파 있는 프리라디칼은 수소 원자를 받아먹고 온순해진다. 지질 라디칼도 비효소계 항산화제로부터 수소 원자를 받는다. 이렇듯 비효소계 항산화제는 수소 원자를 프리라디칼에게 날라 주는 일을 한다. 그중에 가장 효과가 폭넓고 빠른 것은 글루타치온이다.

세포 내 항산화제와 세포 외 항산화제 항산화제가 작용하는 장소에 따라, 세포 안에서 작용하는 세포 내 항산화제와 세포 밖에서 작용하는 세포 외 항산화제로 나눌 수 있다. 세포막을 통과할 수 있을 만큼 크기가 작은 비타민C, 멜라토닌, 카탈라아제, 리포산 들은 세포벽을 드나들며 세포 안팎에서 항산화작용을 한다. 슈퍼옥사이드 디스뮤타제나 글루타치온과 같이 세포벽을 통과할 수 없을 정도로 덩치가 크면서도 세포 내 항산화제인 것도 있다. 세포가 스스로 만들어서 쓰기 때문이다.

내부 항산화제와 외부 항산화제 항산화제는 우리 몸이 스스로 합성해 낼 수 있는 내부 항산화제와 그렇지 않은 외부 항산화제로도 나눌 수 있다.

내부 항산화제는 아미노산, 비타민, 미네랄 따위로 합성한다. 우리 몸에서 중요한 것은 슈퍼옥사이드 디스뮤타제, 카탈라아제, 글루타치온 같은 내부 항산화제이다. 외부 항산화제는 내부 항산화제를 거든다.

외부 항산화제에는 비타민C, 비타민B, 플라보노이드, 카로티노이드 등이 있다. 이들 가운데 비타민C, 비타민B는 필수영양소이기도 하다.

수용성 항산화제와 지용성 항산화제 물에 녹는 성질에 따라, 수용성 항산화제와 지용성 항산화제로 나눌 수 있다. 비타민B, 비타민C, 글루타치온, 요산은 수용성이고, 비타민E, 카로티노이드, 코엔자임Q10, 플라보노이드는 지용성이다. 리포산은 물과 기름에 다 녹는다.

모든 세포막은 지질막으로 되어 있고, 지용성 항산화제는 이 지질막에 있는 불포화지방산의 산화를 막는 역할을 한다. 수용성 항산화제가 아무리 많더라도, 지용성 항산화제가 없으면 세포막을 괴롭히는 활성산소를 막아 낼 방법이 없다.

여러 가지 항산화제

슈퍼옥사이드 디스뮤타제 슈퍼옥사이드(초산화이온, O_2)는 세포 내에서 에너지를 주고받는 과정에서 생겨난다. 세포가 스스로 합성해 내는 슈퍼옥사이드 디스뮤타제는 이것을 과산화수소로 바꾸고, 과산화수소는 카탈라아제를 만나 물과 산소로 바뀐다. 그런데 이 과정에서 철이나 구리 이온을 만나 길을 잘못 들면 악명 높은 활성산소인 히드록실 라디칼이 된다. 슈퍼옥사이드가 다른 활성산소들의 출발점이라고 할 수 있는 이유가 이것이다.

슈퍼옥사이드 디스뮤타제는 단백질, 철, 구리, 망간, 아연을 원료로 우리 몸이 만드는 효소다. 이것은 필요한 만큼 합성되는 것이지 이들 미네랄을 많이 먹는다고 해서 더 만들어지는 것은 아니다.

이 효소는 보리 싹, 밀 싹 같은 새싹에 많이 들어 있지만, 분자 크기가 너무 커서 소화관을 통해서 흡수되지는 않는다고 알려져 있다. 몸 안에서 잘 만들어질 수 있도록 원료를 적당히 섭취한 다음에는 그저 마음을 편안하게 먹고 무리를 하지 않는 것 말고 우리가 특별히 해야 할 일은 없다.

카탈라아제 카탈라아제는 과산화수소를 물과 산소로 분해하는 효소다. 슈퍼옥사이드 디스뮤타제가 슈퍼옥사이드를 과산화수소로 바꾸면 그 다음 일을 카탈라아제가 한다. 카탈라아제가 제 몫을 못 하면 과산화수소는 세포를 공격하고, 일부는 히드록실 라디칼로 변한다. 이래 가지고는 슈퍼옥사이드 디스뮤타제의 수고가 말짱 헛것이 된다.

과산화수소는 표백작용을 한다. 나이가 들면 모근 세포에 카탈라아제가 부족해져서 과산화수소가 제때 분해되지 않고, 이것이 멜라닌 색소를 파괴하기 때문에 흰머리가 생긴다는 주장이 있다. 이 말이 맞다면 카탈라아제를 충분히 먹는 것만으로도 흰머리를 막을 수 있다. 자외선, 방사선, 환경오염 물질 때문에 더 이상 색소 세포를 만들어 낼 수 없어서 흰머리가 난다는 설도 나온다. 어느 쪽이든 흰머리는 인체의 항산화 능력과 관계가 깊다고 할 수 있다.

그런데 흰머리와 건강 상태는 딱히 별 상관이 없는 것 같다. 골골거리면서도 예순을 넘어서까지 머리가 세지 않는 사람이 있는가 하면, 백발이 성성하면서도 몸은 청춘인 사람도 있다. 하지만 어쨌거나 흰머리는 노화 현상이고, 막을 방법도 없지 않으니, 염색하는 데 드는 돈이 아까운 사람은 한번 시도해 보는 것도 나쁘지 않겠다. 그 방법은 다름 아닌 채소범벅이다. 흰머리가 검어지는 것은 녹즙이 가지고 있는 반가운 부작용副作用이다. 흰머리를 걱정할 겨를이 없었던 환자 한 사람은 녹즙을 석 달 동안 들이붓고 나니 흰머리가 어디론지 가고 없었다. 기대하지 않은 결과였지만 그 덕에 기분이 좋아지고 활력을 얻는 데 도움이 되었다.

글루타치온　항산화제가 유행어가 된 지금도, 정작 가장 중요한 글루타치온 얘기는 눈에 잘 띄지 않는다. 만성병 환자들이 가장 눈독을 들여야 할 항산화제는 바로 글루타치온이다. 노화와 동맥경화, 간장병의 주범이랄 수 있는 과산화지질은 주로 히드록실 라디칼 때문에 생기는데, 글루타치온은 이 히드록실 라디칼을 없앤다.

몸이 산화되는 것을 잘 막아야만 만성병에서 벗어날 수 있는데, 아픈 사람은 슈퍼옥사이드 디스뮤타제, 글루타치온을 제대로 만들어 내지 못한다. 몸은 더 나빠지고, 그 때문에 항산화 기능이 더 떨어지는 악순환이 계속된다.

글루타치온은 너무 커서 바깥에서 세포로 들어갈 수 없기 때문에, 세포가 스스로 만들어서 쓴다. 그러니 글루타치온을 직접 먹기보다는 이것을 만들어 낼 수 있는 재료를 잘 공급해 주어야 한다. 글루타치온

완제품은 세포 외벽이 산화되지 않도록 돕는다.

시스테인, 글루탐산Glutamic Acid, 글리신Glycine 이 세 가지 아미노산이 우리 몸속에서 글루타치온을 만들어 낸다. 글루타치온은 효소인 글루타치온 퍼옥시다제의 도움을 받아 히드록실 라디칼을 분해하는데, 이 효소의 핵심 재료가 셀레늄이다. 셀레늄은 그 자체가 항산화제는 아니지만 글루타치온의 반응을 부추겨 항산화 효과를 높인다.

리포산 리포산은 물과 기름 모두에 녹고, 크기가 작다. 그래서 세포 안팎, 체액, 세포벽, 뇌까지 장소를 가리지 않고 어디서든 항산화작용을 한다. (뇌에서 힘을 쓰는 항산화제는 멜라토닌, 리포산, 글루타치온 말고는 찾아보기 힘들다.) 리포산은 산화된 비타민C를 원래대로 되돌릴 만큼 항산화 능력이 높다. 리포산이 충분하면 세포가 글루타치온을 만들어 내는 데에도 도움이 된다.

리포산은 에너지를 만드는 과정에도 참여한다. 에너지대사에서 자세히 다루겠지만, 피루브산 탈수소효소의 작용을 돕기도 한다.

멜라토닌 멜라토닌은 세포막이나 혈액과 뇌 사이 장벽을 통과해 세포질과 뇌 속까지 쉽게 닿을 수 있어서 항산화 기능이 미치지 않는 곳이 없다. 그렇지만 근본이 호르몬이라 많이 먹으면 안 된다.

비타민C 비타민C 또한 세포 안팎, 세포질, 세포막을 가리지 않고 작용하는 만능 항산화제다. 비타민C를 다룬 장에서 항산화작용을 어떻게 하는지 적어 두었다.

비타민E 비타민E가 항산화 효과가 없다는 연구 결과도 있지만, 이것은 모두 비타민 제제로 실험했기 때문이다. 음식으로 실험했을 때는 비타민E가 혈관을 튼튼하게 하는 것으로 나타났다. 비타민E는 견과류에 많다.

비타민E는 지용성이라서 세포막이 산화되는 것을 막는다는 각별한 의미가 있다. 비타민E는 항산화작용을 해서 산화되더라도 비타민C에서 수소 원자를 받아 되살아난다.

카로티노이드 동식물에 널리 든 노랑색·주황색·빨강색 계열의 색소를 두루 일러 카로티노이드라고 한다. 식물 색소에는 엽록소, 카로티노이드, 플라보노이드가 있는데, 봄여름에는 엽록소 때문에 푸르게 보이고, 엽록소가 사라지는 늦가을에는 카로티노이드와 플라보노이드가 모습을 드러내 울긋불긋해진다.

150여 년 전, 카로티노이드의 일종인 베타카로틴이 당근에서 최초로 분리된 뒤, 카로티노이드 수십 가지가 밝혀졌다. 리코핀Lycopene(수박, 토마토), 루테인Lutein(시금치, 케일), 제아크산틴Zeaxantin(시금치, 케일), 크립토크산틴Cryptoxanthin(호박, 감), 안토크산틴Anthoxanthine(귤 껍질), 캡사이신Capsaicin(붉은 고추), 아스타크산틴Astaxantin(새우와 게 껍질, 연어 알) 따위가 카로티노이드 계열의 항산화물이다.

카로티노이드를 대표하는 것은 단연 카로틴Carotene이다. 지용성 물질인 베타카로틴은 세포막의 산화를 막는 중요한 항산화제다. 채소범벅을 많이 먹으면 카로티노이드 색소가 몸에 많아져서 손발이 노랗게 되는데, 보기에는 좀 거북하지만 그만큼 세포막이 튼튼해진다. 전에는 카로틴 하면 으레 베타카로틴을 떠올렸지만, 요사이 연구 결과를 보면 알파카로틴의 효능이 베타카로틴보다 열 배나 더 뛰어나다고 한다.

폴리페놀 폴리페놀은 여러 건강식품에 들어 있는 생리 활성 물질인데 항산화 기능이 탁월하다. 대부분 식물의 노란색 계열 색소인 플라보노이드 모습으로 존재한다. (커피에도 폴리페놀이 많이 들어 있으나 임산부에게 커피는 아주 안 좋은 음식이다.)

햇빛의 자외선은 에너지가 너무 강해서 오래 쬐고 있으면 몸이 상한다. 동물은 자외선을 피해 그늘 속으로 들어가면 그만이지만, 식물은 살아남기 위해 햇빛에 온몸을 드러낼 수밖에 없다. 그러다 보니 식물은 자외선으로부터 자신을 지킬 방법이 꼭 있어야 한다. 이것이 자외선의 에너지를 흡수하는 플라보노이드이다. 플라보노이드는 자외선뿐 아니라 다른 파괴적 에너지도 흡수할 수 있다. 항생·항균 작용도 겸하고 있어서 침입자를 맨 앞에서 막는다.

플라보노이드는 식물의 잎, 과일의 껍질이나 꽃잎처럼 햇빛이 직접 닿는 부분에 많이 들어 있다. 뿌리에 들어 있는 플라보노이드는 주로 세균과 바이러스를 막기 위한 것이다.

쿠르쿠민Curcumine(강황), 안토시아닌Anthocyanin(자색 고구마, 오디, 검정콩, 가지), 실리마린Silymarin(엉겅퀴), 이소플라본Isoflavones(메주콩), 카테킨Catechin(녹차), 타닌Tannin(녹차, 떫은 감), 퀘르세틴Quercetin(양파), 세사미놀Sesaminol(참깨), 루틴Rutin(메밀), 시네올Cineol(생강), 카카오 매스 폴리페놀Cacao Mass Polyphenol(코코아), 피크노제놀Pycnogenol(소나무 껍질, 포도씨)이 모두 폴리페놀이다.

식물 색소로 치면, 아마도 자색 고구마가 으뜸일 것이다. 비트 뿌리보다 더 짙은 보라색을 띠고 있는데, 민간에서는 그새 '약 고구마'라는 별칭을 붙였다.

항산화제를 따로 보충하는 법

아세틸시스테인 간은 해독 작용을 해야 해서 다른 어떤 기관보다 글루타치온이 많이 필요하다. 그래서 간세포가 글루타치온을 만들어 내는 능력은 우리 건강을 좌우할 만큼 큰 영향을 미친다. 간에 문제가 있는 사람은 아세틸시스테인Acetylcysteine을 꾸준히 먹어야 한다. 참기름(참깨)은 혈중 글루타치온 수준을 높이고, 슈퍼옥사이드 디스뮤타제, 비타민C의 항산화작용도 돕는다.

글루타치온은 많이 먹어도 소화관에서 파괴되므로 혈중 글루타치온 수준은 오르지 않는다는 실험 결과도 있으나, 꼭 그런 것 같지는 않다. 글루타치온이 독성 물질을 몸 밖으로 내보내는 효능은 눈으로 확인할 수 있다. 글루타치온을 하루 세 차례쯤 먹고 난 다음 날 아침에는 보통 뿌연 오줌이 나온다. 심할 때는 걸쭉한 소변을 보기도 한다. 아세틸시스테인을 먹었을 때도 마찬가지다. 만성병 환자가 글루타치온을 먹으면 며칠에 걸쳐 이런 현상이 나타난다.

음식에 들어 있는 글루타치온은 양이 적기 때문에 필요하다면 글루타치온 제제를 챙겨 먹어야 한다. 아보카도(31mg), 수박(28mg), 자몽(15mg), 호박(14mg), 감자(13mg), 딸기(12mg), 토마토(11mg)에 그나마 많이 들어 있다.

아세틸시스테인은 글루타치온을 충분할 만큼 늘려 준다. 전체 글루타치온을 58% 높이고, 환원형 글루타치온은 92%까지 높인다. 또한 글루타치온 하면, 반드시 실리마린과 리포산을 떠올려야 한다. 실리마린은 간 속의 글루타치온을 35%~50%까지 늘리고 활성화하며, 혈액세포의 슈퍼옥사이드 디스뮤타제 활성도 크게 높인다. 실리마린은 간이 나쁜 환자만 먹는 약이 아니라 뛰어난 건강식품이다. 리포산도 글루타치온 수준을 30% 가량 끌어올린다.

글루타치온은 짧은 시간에 효과가 보이지 않더라도 꾸준히 먹어야 한다. 글루타치온은 예전에 '타치온'이라는 상품명으로 판매된 적이 있다. 글루타치온은 위급한 때는 1,000mg, 중병에 걸렸을 때 500mg, 보통은 250mg쯤, 아세틸시스테인은 하루 500mg~2,000mg쯤 먹으면 된다. 아세틸시스테인과 글루타치온은 믿고 먹을 수 있는 몇 안 되는 건강

보조 식품 중 하나다.

당근, 호박, 양파 당근에는 알파카로틴이 3.477mg, 베타카로틴이 8.285mg, 호박에는 알파카로틴이 0.515mg, 베타카로틴이 3.1mg, 크립 토크산틴이 2.145mg 들어 있다. 카로틴은 피부, 눈, 간, 폐 등을 보호하는데 그중에서 알파카로틴의 효능이 가장 뛰어나다. 양파에 들어 있는 퀘르세틴과 루틴은 동맥을 보호한다. 퀘르세틴은 양파의 겉껍질에 많이 들어 있으므로, 양파즙을 낼 때는 붉은 겉껍질을 같이 쓰는 것이 좋다.

당근, 양파, 호박은 혈당을 올리지 않는 방법으로 현명하게 섭취해야 한다. 당근은 혈당 안정이나 카로틴 흡수 측면에서 볼 때, 즙을 내서 먹는 것보다는 코코넛 오일이나 올리브유로 볶아서 먹는 것이 좋다. 이것들은 항산화 효과보다 비타민A를 만들어 내는 기능에 핵심이 있으므로 단순히 항산화 효과만으로 그 가치를 평가해서는 안 된다.

나무 열매 옛날에 산은 아이들의 놀이터가 돼 주고 먹을 것도 내주었다. 가을 산에는 아이들이 배를 채울 수 있을 만큼 먹을 것이 넘쳐 났다. 산딸기, 보리똥, 팽나무 열매, 까마중, 멀구슬, 오디, 꾸지뽕 열매, 산딸나무 열매, 찔레 열매, 장구밥처럼 색깔이 짙은 나무 열매는 하나같이 기가 막힌 항산화제들이다. 오디에는 안토시아닌 색소가 엄청나게 들어 있다.

제주도에서 나는 선인장 열매도 범상치 않아 보인다. 선인장 열매의 색소는 치자 색소처럼 염색에 쓰일 정도로 짙다. 많이 먹어도 금세 오줌으로 나오기 때문에 피부색이 변하지는 않는다. 이 색소를 두고 본격적인 연구가 이루어지지는 않았지만, 맛도 없는 선인장 열매가 경동시장에서 인기를 끌고 있는 데는 그만한 이유가 있을 것이다.

빛깔 고운 한약재 한방에서 쓰이는 약초 중에는 항산화 기능이 뛰어난 것이 많다. 이런 약초는 노화를 막고 우리 몸에 생기를 더한다. 이러한 효능은 한의학의 위력이 아니라, 대자연의 위력이다.

오미자, 복분자, 구기자, 사상자蛇床子, 토사자兎絲子(새삼씨) 이렇게 다섯 가지 약재 씨앗으로 만든 차를 오자차五子茶라고 한다. 잎이나 줄기, 뿌리에 독을 품고 있는 식물은 있지만, 보기 좋게 익은 열매치고 독이 든 것은 거의 없다. 산수유는 이른 봄에는 샛노란 꽃으로, 늦가을에는 빨간 열매로 우리 눈길을 사로잡는다.

생강과 계피도 차로 우려먹기에 좋은 생약이다. 향기만으로도 들뜬 마음을 가라앉힐 수 있다. 유기농 생강을 저며서 냉동실에 보관했다가, 뜨거운 물에 우려내면 맛있는 생강차를 손쉽게 마실 수 있다. 다른 차 재료도 생것 그대로를 냉동실에 보관하면, 향기를 그대로 간직한 차를 간편하게 마실 수 있다. 차를 너무 뜨겁게 마시다 보면 입 안에 자꾸 상처가 나고 자극이 돼 구강암에 걸릴 수 있으니, 되도록 미지근하게 해서 마셔야 한다.

소나무 소나무는 지천으로 널려 있다 보니 천덕꾸러기 취급을 받기 일쑤다. 예전에는 솔잎을 넣고 송편도 찌고, 동동주도 담갔다. 이른 여름에 새 솔방울을 따다가 소주에 담가 놓으면 소주는 솔향기 그윽한 진gin이 된다.

특히 5월쯤 길쭉하게 올라오는 새순, 잔솔가지, 어린 솔방울을 잘 활용할 필요가 있다. 솔방울로 담근 술은 매실주나 모과주보다 더 좋은 보약이다. 새순 끝에는 암꽃이 피어 장차 솔방울이 되는데, 5월 말쯤에는 구슬만 한 보랏빛 솔방울로 자란다. 이것을 따다가 술을 담가서 마시면 간경화는 물론 갖가지 속병에 특효라고 한다. 다만 솔잎은 타닌 성분이 많으므로 변비를 조심해야 한다.

약으로 쓰는 소나무는 적송을 써야 한다. 나무껍질에 붉은 빛이 감돌면서 잎은 잘고 부드럽다. 잎이 2장씩 모여 나고, 솔잎으로 손바닥을 쳐 보았을 때 솔잎이 쉽게 구부러지고 손바닥이 간질거릴 정도면 적송이고, 아플 정도로 콕콕 찌르면 적송이 아니다. 내륙에 있는 소나무는 대부분 적송이다.

채소 발효액을 만들 때는 소나무의 온갖 부위를 재료로 쓴다. 솔잎이나 소나무 껍질을 식초에 담가서 마셔도 좋다. 특히 소나무 껍질에는 피크노제놀이 꽤 들었다.

새우 껍질과 게 껍질 아스타크산틴은 새우와 게 껍질, 연어 알 따위에 들어 있는 붉은 색소이다. 최근에 항산화 기능이 가장 뛰어나다고 알려지면서 상업적으로 추출, 판매되고 있다. 산화를 막는 기능이 비타민E보다 백 배나 더 높다고 한다. 물론 무엇이 무엇보다 몇 배나 좋다더라 할 때는, 단순하게 받아들여서는 안 된다. 반드시 한 번에 먹을 수 있는 양이나, 가격, 열량 따위를 두루두루 살펴야 한다.

상품으로 팔리고 있는 아스타크산틴은 해마토코쿠스 플루비알리스 *Haematococcus Pluvialis*라는 붉은 바다풀에서 추출한 것이다. 아스타크산틴은 특히 과산화지질 생성을 막는 데 큰 효과가 있다. 바다 동물 가운데 붉은색을 띤 것이 많은데, 먹이로 삼는 바다풀에 아스타크산틴이 많이 들어 있기 때문이다.

검정 쌀, 자색 고구마, 계피, 버찌, 수수, 아로니아, 빌베리 검정 쌀, 자색 고구마, 계피, 버찌, 수수, 아로니아, 빌베리에 들어 있는 보랏빛 색소는 안토시아닌이라는 플라보노이드이다. 밥을 할 때 검정 쌀을 좀 섞으면 밥이 쉬 변질되지 않는 것이 이 때문이다. 항산화제는 비용으로 보나 효과로 보나, 우리가 늘 먹는 음식에 든 것이 가장 좋다. 그러니 밥에 검정 쌀을 넣을 때, 몇 톨인지 셀 수 있을 만큼 조금 넣지 말고, 밥이 짙은 보 랏빛이 되도록 한 수저씩 넣자. 검정 쌀로 떡국을 만들어 놓고 먹는 것 도 좋겠다. 안토시아닌은 항산화작용은 물론이고 시력을 보호하는 특 별한 작용까지 한다. 안토시아닌이 많기로 널리 알려진 빌베리Bilberry는 안과에서 따로 처방할 정도인데, 버찌, 아로니아Aronia, Chokeberry, 까마중 열매는 빌베리보다도 더 낫다.

수소 원자가 든 건강식품　전해 환원수나 수소 스틱, 수소 캡슐에 들어 있는 수소 원자나 수소 음이온이 히드록실 라디칼을 없앤다고 한다. 만약 이런 제품에 수소 원자나 수소 음이온이 들어 있어서 우리가 섭 취했을 때 체액에 녹아들 수 있다면, 히드록실 라디칼은 곧바로 수소 를 받아서 멀쩡하게 될 것이다.

히드록실 라디칼이 원하는 수소 원자는 우리가 먹는 음식에 무궁무 진하게 들어 있다. 문제는 이것을 어떻게 히드록실 라디칼에게 갖다 주 느냐 하는 것이다. 이 일을 가장 많이 하는 것은 글루타치온이다. 만약 수소 원자가 체액에 들어 있다면 글루타치온이 나설 것도 없이 히드록 실 라디칼이 곧바로 수소 원자를 받아 물이 되는 경이로운 반응이 일 어날 수 있을 것이다.

하지만 이것들이 제대로 히드록실 라디칼을 없애는지는 알 수 없다.

여러 음식의 항산화 지표

음식마다 항산화 능력이 어느 정도인가 측정하는 방법이 여럿 있다. 그중에 활성산소 흡수 능력ORAC, Oxygen Radical Absorbance Capacity은 실제로 어떤 음식물을 먹고 나서 몸속 활성산소가 얼마나 줄어드는지 수치로 나타낸 것이기 때문에 항산화 식생활을 돕는 실제 지침으로 삼을 만 하다. 하지만 이 수치도 검사 기관이나 검사 정밀도, 식품의 상태, 토질,

재배 방법에 따라 달라지므로, 대충 어림하는 정도로 이해해야 할 것이다.

강황은 물에 넣든, 기름에 녹이든 항산화 기능이 매우 뛰어나다. 강황 추출물인 커큐민Curcumin은 카레의 노란색을 내는 색소인데 항암 작용이 탁월한 것으로 알려져 있다.

쌀겨도 항산화작용을 잘한다. 쌀겨의 항산화 기능 수치를 보면 현미의 항산화 기능 역시 상당히 높다는 것을 알 수 있다. 다른 통곡식도 항산화 기능이 현미에 필적한다. 주식主食에 든 항산화제는 거저 얻는 것이므로, 이들 식품의 항산화 기능 수치에는 가산점을 주어야 한다. 따라서 감자나 현미는 항산화 기능이 뛰어난 식품이라고 할 수 있다.

계피는 항산화기능도 좋지만 혈당을 떨어트리는 데 놀라운 효능을 보이는 귀중한 약재다. 그런데 시장에서 흔히 파는 중국산, 베트남산 계피에는 쿠마린Coumarin이라는 독성이 있다. 쿠마린은 지용성이라 물에 달여서 마시면 괜찮지만, 그래도 너무 많이 먹는 것은 좋지 않다. 계핏가루를 먹을 때는 쿠마린이 거의 없는 실론Ceylon 계피를 쓴다. 과일 중에서는 사과, 배, 딸기류의 항산화 기능이 뛰어나고, 박하, 세이지, 타임과 같은 허브도 항산화 능력이 대체로 높은 편이다.

다음 쪽 표에 있는 항산화 수치는 값이 높을수록 항산화력이 뛰어나다는 것을 의미한다. (이 표는 미국 농무부가 발표했던 자료인데, 미국 농무부는 이것이 항산화력의 절대적 지표가 될 수 없다는 이유로 이 자료를 더 이상 공개하지 않고 있다. 아주 올바른 결정이다.) 그러나 표를 이해할 때는 값이 얼마나 비싼가, 늘 먹기 쉬운 것인가, 영양소가 고루 들어 있는가 따위를 살펴야 한다. 따라서 과일은 그나마 항산화제라도 있으니 다행이다 하는 정도로 그쳐야지, 항산화제를 섭취하자고 과일을 과식해서는 안 된다.

채소의 항산화 기능이 의외로 시원찮은 것처럼 나오는데, 여기서는 먹자마자 일어나는 항산화작용만 측정했다는 점을 고려해야 한다. 단지 수치가 높다고 만능 항산화제라고 생각해서도 안 된다. 다른 것이 대신할 수 없는 고유한 일을 하는 항산화제도 있기 때문이다. 채소는 조직 세포를 만드는 재료가 되므로 길게 보아서는 우리 몸의 세포를 튼튼하고 싱싱하게 해서 항산화 기능을 훌륭하게 해낸다.

음식	친수성	친유성	음식	친수성	친유성
적포도주	3,607	—	딸기	4,266	36
배	2,941	—	후지 사과	2,589	—
귤	1,620	—	서양 자두	6,241	—
복숭아	1,781	50	비트 잎	1,946	—
비트	1,767	—	블루베리	4,669	—
브로콜리	1,351	159	적양배추	2,252	—
시금치	1,513	420	당근	649	47
체리	3,730	17	감자	1,010	49
무화과	3,200	—	생生생강	14,840	—
적포도즙	2,341	—	계피	131,420	—
생生아티초크	6,552	—	생生마조람	27,297	—
마늘	5,541	400	강황	44,776	82,292
생生박하	13,978	—	생生타라곤	15,542	—
카레 가루	24,981	23,523	다크 초콜릿	21,800	880
생生세이지	32,004	—	강낭콩	8,410	—
생生타임	27,426	—	피스타치오	7,557	425
우려낸 차茶	1,128	—	호두	13,057	484
렌즈콩	7,282	—	크랜베리	8,888	202
아몬드	4,282	172	아사이베리	99,700	300
피칸	17,524	416	생生아로니아	15,820	242
쌀겨	8,817	15,470	코코아 가루	55,653	—
검은 수수	20,500	1,400	로즈힙 가루	96,150	—
붉은 수수	13,600	400	클로브 가루	111,490	178,793
구운 고구마	2,085	—	파프리카	13,750	8,182
생生고구마	858	—	아보카도	1,382	552

5_3_4 당 영양소

　필수 당질과 당지방질, 당단백질을 통틀어 당糖 영양소Glyconutrients라고 한다. 필수아미노산, 필수지방산이 있듯이 당질에도 필수 당질이 있다. 당단백질은 단백질에 당질이, 당지방질은 지질에 당질이 결합되어 있는 것이다. 필수 당질이 기본형이라면 당단백질, 당지방질은 응용형이다. 당지방질과 당단백질은 고대로부터 내려오는 신비로운 생약의 주요 성분이다. 당질 영양소는 몇 mg이 있나 없나 하는 차이만으로도 몸에서 하는 일이 뚜렷이 표가 난다.

　당질 영양소는 세포벽을 이루는 데 없어서는 안 되는 물질이다. 세포벽에서 당 영양소는 세포 사이의 의사소통을 조절한다. 여태껏 세포 사이의 대화는 단백질이 맡아서 하는 것으로 알려져 왔으나, 최근 연구에서는 단백질 외에 당 영양소도 필수적인 기능을 하는 것으로 드러났다.

　당 영양소가 들어 있는 건강식품은 특히 면역 질환에 도움을 준다. 면역 활동이 제대로 이루어지자면 세포끼리 대화가 잘 통해야 하는데, 당 영양소가 모자라면 이 일부터 제대로 풀리지 않는다. 당 영양소는 세포 하나하나의 소통 능력을 높인다. 또한 스스로 항생제와 같은 역할을 해서 병균을 죽이기도 하고, 우리 몸의 호르몬이나 신경전달물질이 제 기능을 하도록 돕는다.

하지만 생약을 쓸 때 세포들끼리 필요한 것을 잘 주고받도록 하는 당 영양소의 기능이 사람에 따라 엉뚱하게 작용하기도 한다. 부작용이 나타날 수도 있으니 조심해야 한다는 뜻이다.

풍요 속의 빈곤은 먹을거리에서 두드러진다. 음식을 대부분 밖에서 사 먹게 되면서 먹는 것도 천편일률이 되고 말았다. 그 결과, 음식 가짓수가 급속히 줄어들고 미량영양소 부족에 시달린다. 그러다 보니 예전에는 집에서 늘 음식으로 먹던 것들이 지금은 건강원 앞을 줄줄이 장식한 채 보약 대접을 받고 있다.

당 영양소가 든 건강식품

모유 모유에는 올리고당이 결합해 만들어진 130여 가지 성분이 들어 있다. 모유는 아기의 면역과 뇌의 성장을 돕고 알레르기와 감염을 막는 따위로 불가사의한 기능을 하고 있다. "모유에 가깝게 만들었다."는 것은 분유 제품의 한결같은 선전 문구다.

알로에 베라 알로에 베라의 주성분은 마노스Mannose이다. 알로에 베라는 수천 년 동안 화상, 창상을 치료하는 데 쓰였다. 판매용으로 만든 알로에의 효능은 가공할 때의 신선도와 가공 기술에 따라 크게 달라진다. 알로에를 채취한 뒤에는 마노스 성분을 파괴하는 효소의 움직임이 활발해진다. 채취한 지 며칠이 지난 알로에 잎에는 마노스가 들어 있지 않을 가능성이 크다. 알로에는 믿을 만한 제품을 사든지 아니면 알로에를 직접 기르면서 필요한 만큼 잘라 먹는 것이 좋다.

베타글루칸 버섯이나 맥주 효모, 보리의 겨, 현미, 귀리는 훌륭한 당 영양소 공급원이다. 정제하지 않은 곡물에는 알파글루칸, 베타글루칸 같은 면역 강화 물질이 많이 들어 있다. 맥주 효모의 글루칸은 염증을 악화시킨다는 연구 결과도 있지만, 그 반대 결과도 있다. 하지만 곡물에 들어 있는 글루칸에는 이러한 부작용이 없다고 한다. 베타글루칸은 보리에 많이 들어 있다. 보리의 겉껍질을 벗겨 내서 버릴 때, 우리는 비타민B 복합체만 버리는 것이 아니라, 알 수 없는 대자연의 신비를 깡그리 내다 버리는 것이다. 현미의 싹에 많이 들어 있는 아라비녹실란 Arabinoxylane도 눈여겨볼 가치가 있다.

버섯, AHCC 표고버섯, 동충하초, 구름버섯(운지), 아가리쿠스 버섯은 말기 암 환자가 달여 먹고 거짓말처럼 회복되었다는 일화가 있는 것들이다. 최근에는 일본에서 개발된 AHCC Active Hexose Correlated Compound라는 건강식품이 인기를 누리고 있다. 여섯 가지 버섯의 균사체를 모아 놓은 당류 화합물이라고 할 수 있는데, 그 효능이 놀랍다. 중병을 앓고 있는 사람은 한번 먹어 볼 필요가 있다.

키틴, 키토산 키틴은 갑각류의 껍데기를 이루고 있는 성분이다. 갑각류뿐만 아니라 거의 모든 곤충의 겉뼈대에는 키틴이 들어 있다. 키토산은 키틴을 산과 알칼리로 아세틸기를 빼내 얻은 것이다. 효소가 키틴을 분해해 놓은 참게장은 질 좋은 키토산 공급원이다. 어릴 때 많이 먹었던 메뚜기, 새우, 가재의 껍질에도 키토산이 많이 들어 있다. 어떤 사람은 키토산을 먹었더니 술에 취하고 싶어도 도통 취하지 않고 술값만 많이 들어가서, 키토산을 계속 먹을 수가 없었다고 한다.

해조류(미역, 다시마) 미역, 다시마, 모자반, 톳 같은 갈색 바다나물에는 푸코스L-Fucose가 많이 들어 있다. 푸코이단은 현재 건강식품으로 나와 있다. 미역을 많이 먹으면 면역계가 튼튼해져서 오래 산다고 한다. 하지만 다시마는 음식이라기보다 요오드 덩어리이므로 다시마를 마구 집어 먹는 일을 피해야 한다. 갈조류에는 푸코이단 외에도 생리 활성 물질이 풍부하게 들어 있다.

스피룰리나 녹조류에 속하는 스피룰리나에는 면역을 튼튼하게 하는 다당체가 많이 들어 있다. 헤르페스나 사이토메갈로 바이러스, 홍역, 이하선염, 인플루엔자, 에이즈균에 시달리고 있는 사람들에게 좋다. 스피룰리나에 있는 당 영양소는 바이러스가 침입하는 것을 막아 준다. 바이러스는 건강한 세포를 인질로 삼고 세포가 생산하는 단백질을 가로채 자신을 복제한다. 어떤 바이러스는 모습을 쉽게 바꿀 수 있어서, 항체가 제구실을 못 하는 경우도 있는데, 스피룰리나에 든 칼슘 스피룰란은 이런 때에도 바이러스를 괴롭힌다. 감염된 세포의 DNA를 파괴해서 바이러스 복제를 저지하는 것이다. 갖가지 항산화제도 엄청나게 들어 있다.

스피룰리나도 기본적으로 면역에 잘 드는 약이므로, 환자가 복용할 때는 부작용이 있는가 세심하게 관찰해야 한다. 스피룰리나를 단 한 번 먹었을 뿐인데 완전히 녹초가 되어 버린 경우도 있다.

맥주 효모 살아 있는 맥주 효모는 보리를 먹은 다음 알콜을 내놓는다. 알코올 발효가 끝나면 효모가 가라앉는데 이것을 모아 놓은 것이 맥주 효모Brewyer's Yeast다. 맥주 효모에는 비타민B 복합체, 엽산, 글루타치온이 풍부하게 들어 있고, 콜린도 조금 들어 있다. 무엇보다 맥주 효모는 이만한 영양소를 담고 있으면서도 아주 싸다.

글루코사민 당단백질로 된 글루코사민은 연골 재생을 촉진한다. 보통은 과당, 인산, 글루타민처럼 흔한 영양소로 만들어 내지만, 나이가 들거나 신체 기능이 떨어지면 연골이 잘 합성되지 않아서 관절에 문제가 생긴다. 글루코사민은 노인성 골관절염에 특효가 있다. 현재 양방에서는 골관절염에 글루코사민을 처방하고 있다.

주의할 점

모든 사람에게 잘 듣는 약은 없다. 어떤 사람에게는 약이 되는 것이 다른 사람에게는 독이 될 수 있다. 새로운 건강식품을 먹기 시작할 때는 반드시 그 식품에 대한 반응을 잘 살펴보아야 한다. 과민 반응은 비교적 단기간에 판명이 나서 그다지 문제가 안 되는데, 서서히 사람의 활력을 앗아가는 부작용은 밝혀내기가 쉽지 않다.

면역을 강화하는 약을 먹고 상태가 나빠지면 그것이 반드시 통과해야 할 일시적 현상인지 아니면 부작용의 서곡인지 분간할 방법이 없다는 점이 가장 큰 고민이다. 나는 홍삼을 먹은 뒤 몸이 무거워진 것을 명현이라고 잘못 판단해 거의 1년 동안 홍삼에 집착하다가 몸을 망쳐 버린 경험이 있다.

모든 건강식품이 다 마찬가지이지만, 당 영양소는 특이성이 강하다. 이것은 당 영양소가 서로 조합을 이루어 저마다 특수한 표지를 만들어 내기 때문이다.

당 영양소가 투병에서 차지하는 비중은 엄청나다. 당 영양소를 제대로 공급해 준다면 짧은 시간에 기적처럼 건강을 되찾을 수 있다. 다른 건강법과 달리 절제와 노력도 필요 없다. 환자가 끝까지 희망을 버리지 않고 투병을 해야 한다고 말할 수 있는 것도 대단한 효능을 보이는 당 영양소가 있기 때문이다.

질병을 치료할 목적이라면 개개 식품에 대한 반응을 점검해야 한다.

어느 것에 어떤 반응을 보이는지 알아야만 지속적인 치료가 가능하기 때문이다. 건강을 지킬 목적이라면, 당 영양소가 많이 든 식품을 기억해 놓았다가 가짓수를 최대한 늘려서 다채로운 밥상을 차리는 것으로 충분하다.

몸에 맞지 않는 것을 두고 '누구는 이것 먹고 좋아졌다는데.' 하면서 미련을 품는 것은 금물이다. 효과가 없으면 과감히 끊어야 한다. 사람에 따라 어떤 것은 위험할 수 있는데, 이럴 때 의지를 앞세우면 판단이 흐려진다.

오래전에 신문에서 로열젤리, 알로에, 키토산, DHA 등 온갖 건강식품의 효능이 과장됐다는 기사를 본 적이 있다. 스피룰리나는 단백질과 영양을 공급하는 것 말고 다른 효과가 있는지는 밝혀진 것이 없으며, 프로폴리스는 심지어 어떤 효과도 입증된 바 없다고 한다. 전문가들이 건강식품을 얕잡아 보는 이러한 태도는 어제오늘 일이 아니다.

건강식품을 먹고 원기를 찾은 내 주변 사람들은 모조리 표본 오차에 들어가는 예외적인 사람들인가? 도대체 어떤 이들을 상대로 이러한 조사 결과를 얻었는지 알 수가 없다. 발등에 불이 떨어지지 않으면 감각이 섬세해질 리가 없다. 건강한 사람을 모아 놓고 건강식품의 효능을 측정하는 것은 출발부터가 잘못된 것이다.

5_3_5 먹은 만큼 에너지 만들기

살아 있는 것들은 중력에 맞서 하늘을 향해 오르려 한다. 중력에 저항하는 힘은 햇빛에서 나온다. 식물은 햇빛에서 직접 에너지를 얻고, 동물은 식물을 통해 에너지를 얻는다. 흔히 말하듯, 우리가 이 고생을 하는 것은 다 '먹고 살자'고 하는 일이다. 먹어서 힘만 낼 수 있으면 살아갈 수 있다.

몸이 아프다는 것은 간단히 말해서 이게 잘 안된다는 것이다. 잘 먹고 잘 싸고 뚜렷이 아픈 데가 없는데도 기력이 솟지 않는 사람은, 먹은 것을 에너지로 바꾸는 과정에 문제가 있을 가능성이 크다. 음식이 어떻게 에너지로 바뀌는가 하는 과정은 부록에서 자세히 다뤘다. 조금 어렵더라도 찬찬히 읽어 두면 제대로 '먹고 사는' 데 도움이 된다. 특히 암 환자라면 더 꼼꼼히 읽어야 한다. 암세포나 세균은 에너지를 만드는 과정이 정상 세포와 크게 다르기 때문에 이것을 알고 이용하면 암 치료가 한결 수월해진다.

이 장에서는 음식을 에너지로 바꾸는 과정에서 중요한 역할을 하는 영양소들을 다룬다. 평소에 기력이 없거나 오랫동안 만성병을 앓고 있는 사람이라면 더욱 눈여겨보아야 한다.

음식을 에너지로 바꾸는 것

우리가 먹은 음식은 대부분 힘을 내는 데 쓰이고, 일부는 피와 살과 뼈가 된다. 음식을 먹어서 힘을 낼 때 에너지의 근원은 햇빛 에너지이고 이것을 실어 나르는 것은 수소 원자이다.

L―카르니틴 L―카르니틴L-Carnitine은 주로 고기, 특히 양고기나 소고기에 많이 들어 있다. L―카르니틴은 고기에서 최초로 분리되었고, 그 이름도 고기를 뜻하는 'Carn'에서 따왔다. 간과 신장에서 라이신과 메티오닌으로 만들어지는 아미노산 유도체인데, 우리나라에서는 20년 전부터 '엘칸'이라는 이름으로 팔리고 있다. 건강한 사람이라면 단백질과 비타민이 결핍되지 않는 한 L―카르니틴이 모자라는 일은 없다. 다만, 만성병을 앓다 보면 합성 능력이 떨어져서 단백질이든 비타민이든 아무리 먹어도 L―카르니틴이 제대로 만들어지지 않는다. 이럴 때는 다 만들어져 나온 약이라도 사 먹어야 한다.

몸속 세포가 에너지를 얻는 두 가지 원천은 당과 지방이고, 여기서 에너지를 뽑아내는 일은 세포 속 미토콘드리아가 맡고 있다. L―카르니틴은 지방산을 미토콘드리아 안으로 데려간다. 지방을 아무리 먹어도 L―카르니틴이 미토콘드리아 안으로 데려다 주지 않으면, 지방은 하릴없이 몸속을 떠돌게 된다.

몸속 기관 가운데서도 심장 세포는 특이하게 지방산을 주된 에너지원으로 삼는다. 반대로 뇌 세포는 글루코스를 에너지원으로 삼는다. 따라서 L―카르니틴이 부족하면 지방산이 원활하게 타지 못해 심장에 심각한 장애가 생길 수 있다. 20여 년 전 엘칸의 광고 문구는, "튼튼한 심장"이었다.

그런데, 요즘 L—카르니틴을 '살 빼는 약'으로 선전하면서 팔아먹는 사람들이 있다. L—카르니틴이 지방산을 연소시키는 데 도움을 주기 때문에, 몸속을 배회하는 지방이 적어지니 다이어트에 도움이 되긴 할 것이다. 하지만 찐 살을 빼기 전에, 더 이상 찌지 않도록 하는 것이 중요하다. 비만을 근본적으로 해결하는 길은 L—카르니틴이 아니라, 혈당을 조절하는 것이다.

구연산　시트르산Citric Acid이라고도 하는 구연산은 음식에 흔히 들어 있는 유기산이다. 특히 청매실, 레몬, 감귤에 많이 들어 있다. 건강식품으로 나와 있는 구연산은 옥수수나 설탕 같은 전분을 발효시켜서 만든다. 구연산은 비타민C와 형제간이라고 할 수 있지만 구연산은 그 자체가 연소된다는 점에서 비타민C와 다르다.

글루코스가 미토콘드리아 속으로 들어가 에너지로 바뀌려면, 중간에 구연산이 되는 과정을 거친다. 구연산은 차례로 알파케토글루타르산, 숙신산, 푸마르산, 말산, 옥살아세트산으로 바뀌면서 수소 원자를 내놓은 다음, 다시 글루코스에서 나온 활성아세트산과 만나 구연산이 된다. 몸속 세포는 이런 식으로 돌고 돌면서 나오는 수소 원자에서 에너지를 얻게 되는 것이다. 이 순환 과정을 TCATri-carboxylic Acid 회로라고 한다. TCA는 곧 구연산의 다른 이름이어서 구연산회로라고도 한다. 지방산도 이 회로를 거치며 연소된다.

구연산은 글루코스에서 합성되는 것이므로 따로 섭취할 필요가 없지만, 몸이 무척 피곤할 때에는 과일이나 건강식품으로 구연산을 보충하는 것이 좋다. 구연산도 식초처럼 오줌을 맑게 하고 피로를 재빨리 풀어 준다. 식초와 마찬가지로 먹을 때 이가 상하지 않도록 조심해야 한다. 어쨌거나 너무 싼 탓에 둘 다 널리 애용되지 못하고 있다.

구연산은 신맛이 너무 세다. 흔히 구연산의 효능이 신맛에 있는 것으로 생각하는데, 그렇지 않다. 너무 시어서 먹기 힘들면 우유에 타서 먹어도 효과는 변함없다. 신맛이 훨씬 덜한 사과산(말산malic acid)도 효능은 똑같다.

구연산은 산성을 띠므로 당연히 바이러스와 세균을 막는 항균 작용도 한다. 구연산이 들어 있는 음료나 드링크제를 흔히 보았을 것이다. 구연산이 값이 싼 덕분이기도 한데, 과일처럼 상큼한 맛을 내는 일 말고 방부제로서도 한몫을 한다.

풋매실의 신맛은 구연산을 비롯한 여러 유기산 때문이다. 풋매실이 통통하게 살이 오르면 녹즙기로 즙을 내어서 진득해질 때까지 중탕으로 고아 먹는다. 냉장고에 두고 먹는다면 오랫동안 값싸고 질 좋은 구연산을 먹을 수 있다.

비타민B 복합체 비타민B 복합체는 호모시스테인을 메티오닌으로 돌려놓는 일뿐만 아니라, 에너지대사와 관련된 일에도 없어서는 안 될 존재이다. 구연산회로에서 차례로 수소 원자가 나온다고 했는데, 이 일을 하는 데에는 비타민B 복합체가 있어야 한다. 이 밖에도 다른 효소들이 자기 일을 하는 데에 꼭 필요한 도움을 주는 조력자로서 비타민B 복합체는 가장 중요한 보조효소라고 할 수 있다. 가히 신진대사 비타민이라고 해도 손색이 없다.

코엔자임Q10 코엔자임Q10은 비타민Q로도 불린다. 보조효소의 일종인 코엔자임Q10은, 심장병, 인지능력 손상, 잇몸 병까지 듣지 않는 질병이 없을 정도로 효능이 다양하다. 게다가 항산화작용을 하는 데에도 뛰어난 기술을 보인다. 최근에는 화장품에까지 코엔자임Q10을 넣은 제품이 나왔다.

코엔자임Q10은 구연산회로에서 숙신산이 푸마르산으로 가는 길을

터 준다. 코엔자임Q10이 부족하면 구연산회로가 멈추게 되고, 먹은 것을 에너지로 바꾸는 일이 제대로 되지 않는다. 격한 운동으로 산소가 모자랄 때도 젖산이 쌓이게 되지만, 코엔자임Q10이 모자랄 때도 결과는 마찬가지다. 산소가 모자란 것은 하던 운동을 멈추면 금세 채울 수 있지만, 코엔자임Q10이 모자란 것은 그만큼 간단하지는 않다.

NAD NAD^{Nicotinamide Adenine Dinucleotide}는 구연산회로에서 나오는 수소를 실어 나르는 일을 한다. 이것이 없으면 정작 세포가 쓸 수 있는 에너지는 하나도 만들어지지 않는다.

NAD는 니코틴아미드(비타민B3)와 아데닌, 핵산이 모여 만들어진다. 늙거나 오래 앓다 보면 이것을 합성하는 능력이 떨어진다. 이럴 때 제품으로 나와 있는 것이라도 먹으면, 몸에 활력이 돌고, 병을 이길 힘도 생긴다. 건강식품으로 나온 지도 오래되었고, 지금껏 인기를 누리고 있다.

아데노신 3인산 음식을 에너지로 바꿔서 세포에 건네줄 때 마지막 수레 역할을 하는 것이 아데노신 3인산^{ATP, Adenosine Triphosphate}이다. 정상적인 과정이라면 글루코스 한 분자는 ATP 서른여덟 개로 나뉘어져 에너지를 세포에 전해 준다. 나는 오래전에 아데노신 3인산이 좋다는 말을 듣고 ATP 제제를 사 놓았지만 효능에 대해서는 별로 기대를 하지 않았다. 'ATP란 게 우리가 밥을 먹으면 미토콘드리아에서 저절로 만들어지는 것인데, 바깥에서 넣어 준다는 게 무슨 의미가 있을까? 저 알약 속에 들어 있는 ATP로 100m나 걸을 수 있으려나?' 하고 생각했다.

이것은 확실한 오해였다. ATP는 에너지를 내고 없어지는 것이 아니라, ADP(아데노신 2인산, ATP에서 인산 하나가 빠진 상태)로 바뀌었다가 다시 에너지를 받아 ATP로 된다. ATP를 섭취하는 것은 에너지가 아닌 '에너지 수송 물질'을 보충하는 셈이다. 즉, 리보스와 ATP는 일회용으로 끝나지 않고, 에너지를 나르는 수레로서 여러 번 쓰이는 것이다. 따라서 적은 양으로도 상당한 효능을 볼 수 있다. (구연산도 마찬가지이다.) 고기의 근육에는 100g당 1g 안팎의 ATP가 들어 있다. 고기를 먹고 잠깐이나마 힘이 솟는 것도 ATP의 작용 때문일 것이다. 길게 내다보면 고기는 몸을 튼튼하게 하는 것이 아니라 오히려 그 반대이므로, 힘을 내려고 고기를 먹는 것은 바람직하지 않다.

리보스 ATP를 이루는 아데노신은 아데닌Adenine과 리보스Ribose가 결합한 것이니, 리보스는 ATP의 뼈대라고 할 수 있다. 건강한 사람은 글루코스에서 리보스를 잘 만들어 낸다. 그게 잘 안되는 만성병 환자나 노약자는 리보스를 직접 복용하면 원기를 되찾는 데 큰 도움이 된다. 특히 만성피로 증후군과 섬유근통 환자에게 리보스는 꼭 필요하다. 온몸이 쑤시고 쥐가 잘 나는 사람도 복용해 볼 만하다.

핵산 핵산核酸은 에너지대사에 직접 관여하지는 않는다. 하지만 핵산이 충분해야 미토콘드리아가 건강할 수 있다. 미토콘드리아는 에너지대사가 이루어지는 발전소와 같은 곳이다. 세포핵은 견고한 방어막을 갖추고 있어서 쉽게 망가지지 않는데, 미토콘드리아에 들어 있는 핵산은 활성산소의 소굴에 있는 것이라서 손상되기 쉽다. 인체의 노화는 미토콘드리아의 노화이고, 미토콘드리아의 노화는 그 속에 있는 DNADeoxyribonucleic Acid와 RNARibonucleic Acid가 손상되는 것이라고 할 수 있다. 이때 음식으로 섭취한 핵산은 미토콘드리아가 잘 복제되도록 하고 손상된 미토콘드리아를 복구하는 데 큰 도움을 준다.

또한 핵산의 뼈대를 이루고 있는 물질은 다름 아닌 '리보스'이기 때문에, 고핵산 식품을 섭취하면 덤으로 리보스를 같이 먹을 수 있다.

5_4 몸은 움직이는 것이다

　몸은 움직이지 않으면 점점 못쓰게 된다. 건강한 사람도 움직이지 않으면 신체 기능이 금방 떨어진다. 먹고 사는 것 자체가 움직임의 연속이었던 옛날에는 건강을 위해 따로 운동을 할 필요가 없었다. 요즘 사무직 노동자는 극도로 위축된 자세로 거의 손가락만 움직이기 십상이고, 육체 노동자라 할지라도 몸을 일부만 반복해서 쓰는 일이 많다. 옛날 사람들처럼 움직이고 일하는 것이 가장 좋긴 하겠지만, 사무직 노동자들은 공연히 남의 밭에 들어가 괭이질을 할 수도 없는 노릇이니 따로 운동이라도 하는 수밖에 없다.

5_4_1 절하기와 뒷산 오르기

건강을 위해 스포츠를?

스포츠는 원래 즐기기 위해 몸을 움직이는 것을 뜻했다. 이 말대로라면 어렸을 때 친구들과 정자나무 아래서 하루 종일 함께 즐기던 모든 놀이가 다 스포츠다. 요즘은 격렬한 운동 축에 드는 것만을 스포츠라고 하는 것 같다. 그런 스포츠는 여러 가지 측면에서 강한 중독성이 있어서, 자기도 모르게 몰입해 도를 넘고, 결국은 건강을 지키기는커녕 몸을 서둘러 삭게 한다.

활성산소 실컷 땀을 쫙 빼고 상쾌함을 느끼는 사이에, 우리 몸속에서는 전혀 다른 차원에서 환영할 수 없는 퇴행이 일어난다. 대개 스포츠란 것을 할 때는 몸을 꾸준히 움직이는 것이 아니라 달리고 쉬고를 반복하는 형태로 움직이고, 정해진 몇몇 근육만 집중해서 사용한다. 이런 식으로 움직이면 활성산소가 생기기에 딱 좋다. 또 체온이 높아지면 활성산소도 덩달아 많이 뿜어져 나오는데, 스포츠에 몰두할 때 몸의 심부深部는 체온이 44℃에서 45℃까지 오른다. 이 점이 격렬한 스포츠의 최대 단점이다.

전쟁과 스포츠　살다 보면 한 번에 엄청난 체력이 필요한 비상사태에 맞닥뜨리기도 한다. 평소에 체력을 길러 두지 않으면 이 위기를 넘기지 못하고 죽는다. 전쟁이나 다름없는 상황이라고 할 수 있다. 기계가 사람의 노동을 대신하고, 시계 따라 도는 일상을 사는 시대가 되자, 이런 비상사태를 한평생 겪지 않는 사람이 늘어났다. 그래서 어떤 이들은 이러한 현실에 적응해 사지는 축 늘어뜨린 채 손가락만 하루 종일 단련한다. 한편에서는 신체를 단련하는 것을 업으로 삼는 전문가 집단이 생겨났다. 생계가 걸려 있지도 않은 사람들이 여기에 가세해 죽자 사자 달리는 경우도 있다.

건강한 성인은 1분에 60번~70번쯤 심장이 뛴다. 그런데 스포츠로 몸을 다지면, 심장이 크고 두터워지며 박동 수는 분당 40번까지 낮아진다. 한 번에 내보내는 피가 많아지기 때문에 이렇게 서서히 뛰게 되는 것이다. 그렇다면 그만큼 튼튼해진 것일까?

마라토너의 몸은 42km를 뛰어도 버겁지 않도록 심장의 구조를 바꾼다. 이러한 구조 변경은 일상생활에는 전혀 도움이 안 되는 것으로 오로지 특수한 상황에 대처하기 위한 것이다. 현실에서 우리가 그 먼 거리를 서너 시간 내에 주파하지 않으면 안 되는 긴급 상황이 벌어질 가능성은 거의 없다.

건강을 유지하려고 몸을 움직이는 것이라면 요즘 사람들의 운동 강도는 너무 세다. 목숨이 달릴 만큼 드문 상황에 대비해서, 몸을 단련하고 준비 태세를 갖추는 것은 만고에 무익한 것이다.

운동이 몸에 좋다는 연구 결과는 하루에 한두 시간쯤 걷는 식으로 꾸준히 몸을 움직이는 정도일 때 얘기이다. 더 많이 더 빠르게 걷는다고 그만큼 더 건강해지는 것은 아니다. 또, 달리기가 걷기보다 몸에 좋은 것도 아니다.

　스포츠로 단련된 심장은 박동 수가 낮은 만큼, 한 번에 내보내는 혈액량도 많아지고 당연히 대동맥이 받는 혈압도 커진다. 특히 혈관이 가지를 치고 갈라지는 가랑이 부분은 심한 충격을 받는다. 배구나 농구를 할 때처럼 갑자기 뛰어오르면, 몸속의 피는 이 움직임을 따라가지 못하고, 아래로 쏠린다. 이때 뇌는 순간적으로 피가 모자란 상태가 되고, 심장은 이것을 메꾸느라 혈압을 확 올린다. 뇌로 가는 대동맥은 더 큰 충격을 받는다. 자꾸만 이런 충격에 시달리게 되면 대동맥은 상처를 입었다가 낫기를 반복하다가 딱딱하게 굳고 만다. 심하면 혈관이 압력을 이기지 못하고 터지기도 한다.

　운동이 고혈압에 좋다고 알려져 있지만, 혈압이 떨어지는 것은 운동을 마친 다음 일이고 정작 운동을 할 때는 혈압이 오른다. 두 가지를 종합하면 그래도 운동은 혈압에 좋은 것으로 볼 수 있다는 것이다. 그런데 운동을 심하게 할 때는 이야기가 달라진다. 활성산소가 운동 중에 발생하는 화학적 스트레스라면, 혈압이 오르는 것은 운동 때문에 오는 물리적 스트레스라고 할 수 있다. 둘 다 뇌졸중과 심장병을 일으키는 데 지대한 기여를 한다.

　골병　몸 어느 한 구석이라도 고장이 나면 다른 곳이 아무리 뛰어나도, 고장 난 기관만큼밖에 일할 수 없게 된다. 100m를 16초에 달리면 무릎에는 걸을 때보다 네 배쯤 큰 충격이 온다. 뼈는 어느 정도 물리적 충격을 받아야 튼튼해지는데, 여기에 필요한 충격은 걷는 것으로도 충분하다. 달리기를 한 충격으로 뼈는 튼튼해졌는데 무릎이 상하고 말았다면, 튼튼한 뼈는 아무짝에도 쓸모가 없는 것이다.

　스포츠는 대부분 몸의 한 부분을 지나치게 쓴다. 덕분에 적당히 단련되는 수준을 가볍게 넘어서 골병들기 딱 좋다. 운동을 할 때는 급정거, 급발진을 잘해야 한다. 그럴 때마다 뼈는 조금 더 튼튼해질지 모르 겠으나 무릎과 허리는 쇠잔해 간다. 더구나 머리에 그런 식으로 충격을 주는 것은 아주 해롭다. 날아오는 축구공에 정면으로 머리통을 들이대 는 것은 웃기는 짓이라고 할 수 있다.

그런저런 스트레스를 이길 수 있는 건강한 사람은 아무래도 상관없 다. 그런 사람에게 스포츠는 더할 수 없는 축복일 수도 있다. 다만 철인 鐵人은 타고나는 것이지 단련한다고 되는 것이 아니므로 허약한 사람 은 아니다 싶으면 골병들기 전에 얼른 손을 떼야 한다.

중독에서 벗어나 균형으로   분명히 스포츠에는 정신을 건강하게 하는 힘이 있다. 운동을 하며 느끼는 쾌감은 중독에 빠질 만큼 강력한 것도 사실이다. 몸에 쌓이는 스트레스 때문에 솟아나는 행복감을 러너스 하이Runner's High라고 한다. 분당 심장 박동 수가 120번이 넘게 30분쯤 운 동을 하면 마약을 할 때와 같은 상태가 된다. 처음에는 가벼운 운동만 으로도 느낄 수 있지만 몸이 거기에 익숙해지고 나면 점점 더 강도 높 게 운동을 해야만 느낄 수 있다. 이 기분에 취해서 몸 상하는 줄 모르 고, 달리기에 더 빠져드는 사람도 많다.

사람들은 자기가 하는 운동이 최고인 줄로 안다. 건강법으로야 그냥 숲 속에서 어슬렁거린다든지 녹즙을 마신다든지 하는 게 훨씬 좋다는 것을 모른다. 운동의 효과를 누리기 위해서도 운동이 나를 가지고 노 는 중독 상태에서 빠져나와야 한다. 정신없이 휩쓸리다가는 몸은 녹슬 고 혈관은 삭고 혈당은 오르고 하다가 말년에는 운동을 하지 않은 사 람보다 더 못하게 되는 수도 있다.

뒷산 오르기

평일에는 콘크리트 캐비닛 속에 갇혀 있다가, 주말에는 멀리 있는 명산을 찾아다닌다. 산에 올라가면서 움직이고 싶은 욕구와 스트레스를 동시에 해소한다. 건강에도 좋을 것이라 굳게 믿고서 말이다. 그러나 이런 식의 등산은 건강을 위해서는 썩 좋은 방법이 못 된다. 몸은 매 시간 단위의 움직임, 하루하루의 움직임에 반응하는 것이지, 1주일 단위로 일을 계획하지 않는다. '해방감'을 만끽하기 위해서라면, 되도록 1주일 동안 날마다 야근이라도 하면서 쳇바퀴를 굴리듯 집과 회사만 왔다 갔다 하다가, 주말에 반짝 하고 산을 타는 것이 좋을 것이다. 그러나 몸으로 봐서는 하루나 이틀 움직인다고 지난 닷새간의 게으름이 메꿔지지 않는다.

날마다 동네 뒷산을 오르는 것만 한 운동은 없다. 건강법으로 하는 등산은 레저로 하는 등산하고는 다른 개념이다. 우리 몸은 매번 같은 길 위에서 되풀이되는 행동을 더 좋아한다. 같은 길, 같은 나무, 같은 돌을 바라보며 길을 걷는 것은 심심한 일이긴 하지만, 원래 심심하다는 것은 일체의 자극을 끊는 참선 행위에 가까운 것이다. 뒷산 오르기와 같은 지속적인 움직임은 활성산소를 훨씬 적게 만들고 골병을 들게 하지도 않는다.

산의 가치는 산이 품고 있는 푸른 숲이나 청정한 공기, 새들의 노랫소리 같은 것에 있다. 이런 점에서는 뒷산이 지리산, 설악산보다 못할 게 없고, 오히려 가까이에 있으니 뒷산이 더 낫다고도 할 수 있다.

타르코프스키의 '희생'이라는 영화를 보면, 알렉산더가 아들 고센에게 중세의 한 수도승 이야기를 들려주는 장면이 나온다. 한 수도승이 산 위에 있는 죽은 나무에게 하루도 쉬지 않고 3년 동안 물을 꾸준하게 주었더니 다시 살아나 꽃이 만발했다는 이야기다. 공을 들이면 죽은 나무도 살아난다는데, 3년 동안 매일같이 뒷산 길을 오르며 기도를 하면 하느님이 뭐 하나쯤은 들어주시지 않을까?

숲, 몸과 마음을 치료하는 약 숲은 그 안에 있는 모든 것으로 우리의 감각을 압도한다. 새소리, 물소리, 풀벌레 소리, 푸른 하늘과 푸른 나무, 이른 아침 자욱한 안개, 맨발에 닿는 흙의 보드라운 감촉, 낙엽이 삭으면서 내놓은 싸한 냄새, 휙 스치는 솔향기.

숲 속 공기는 깨끗하다. 하지만 단순히 산소가 많아서 그런 것은 아니다. 숲 속의 청정무구한 기운은 실내에서 산소 발생기로 만들 수 있는 것이 아니다. 물이 떨어져 부서지는 폭포에서는, 음이온이 폭발적으로 생겨난다. 계곡, 여울, 바닷가, 샤워실과 같이 물이 활발하게 움직이는 곳에도 음이온이 많다. 나뭇잎이 수증기를 발산할 때도 음이온이 나온다. 그래서 숲 속에는 음이온이 풍부하다.

신을 벗고 맨발로 숲길을 걸어 보자. 맨발로 걷기가 힘들면, 흰 고무신을 신고라도 걸어 보자. 숲 속 산책은 발바닥서부터 머리끝까지 기분을 상쾌하게 하는 약이다.

절하기

운동을 한답시고 스포츠센터에 가서 무거운 것을 들었다 놨다 하고 앞으로 나가지도 않는 걷기와 달리기를 하는 것은 얌광스러운 데가 있다. 시간이 남아돌아서 어쩌지 못하겠다면 아무래도 괜찮다.

그런 기괴한 운동 말고, 육체노동을 하든 안 하든, 평소에 움직이는 것이 많든 적든, 누구에게나 공들여 해 보라고 권할 만한 운동이 하나 있는데 바로 '절하기'이다.

절하기는 온몸을 자극한다. 특히 복부를 리듬감 있게 자극하기란 절하기가 아니면 쉽지 않다. 절하기는 다리, 허벅지, 무릎, 허리, 발, 팔 할 것 없이 어디 하나 빠뜨리는 데가 없다. 유산소운동이면서 팔다리의 근력 운동이기도 하다.

단순한 반복인 것 같으면서도 러닝머신 따위하고는 품격이 다르다.

절하기를 하면 소화가 잘되고 잠도 잘 오고 스트레스까지 풀린다. '더 크고 높은 그 무엇'을 향해 절을 하다 보면 아무 생각이 없어지고 마음이 정화된다. 절하기를 지극 정성으로 하면 그 자체로 명상이 된다.

이보다 간단한 운동이 없고, 중독성이 강한 운동도 없다. 마음먹은 즉시 엎드릴 수 있고 기분이 좋으면 좋은 대로, 언짢으면 언짢은 대로 묘미가 있다. 비가 오나 눈이 오나 아무 상관 없다. 일단 시작하면 하다가 그만두기가 어렵다.

절하기를 꾸준히 하면 허리 군살이니 뱃살이니 하는 것들은 어디로 가고, 하체와 어깨는 짱짱해진다. 그러니 지금도 몸매가 너무 매력적이라 성가신 사람은 절하기를 삼가는 것이 좋겠다.

평생에 걸쳐 날마다 할 만한 것이므로, 처음부터 보기에 근사한 자세로 길을 들여야 한다. 2008년 초, 한국방송에서 방영한 '생로병사의 비밀—108배의 수수께끼'에 나온 자세가 무난하다. 커다란 파도가 밀려왔다가 나가는 모습을 떠올리면서 흐름을 타면 되는데, 들숨 날숨을 잘 맞추어야 한다. 한 번에 10초~15초쯤 걸린다. 엎드릴 때 등을 웅크리면 머리에 강한 자극을 줄 수 있고, 가슴팍을 허벅지에 딱 붙이면 척추와 복부도 적당히 눌러 줄 수 있다.

이것은 약식 오체투지라고 할 수 있다. 이것이 성에 차지 않으면 티벳식 원조 오체투지 자세를 따라하는 것도 괜찮다. 오체투지는 두 다리, 두 팔, 머리를 땅에 던진다는 뜻인데, 티벳식 오체투지는 보통의 절하기보다 더 완벽하고 강력하다. 말 그대로 온몸을 땅에 던진다는 느낌으로 하면 된다.

절하기에 못지않은 것으로는 방 닦고 손빨래하기, 흙 묻은 채소를 다듬어서 밥하기 같은 것들이 있다. 집이 작고 환기가 쉽지 않을수록 빗자루는 처박아 두고 걸레질만 하는 것이 좋다. 산소나 음이온이 나온다는 공기청정기를 쓰는 것보다 자주 환기하고 물걸레로 먼지를 닦는 것이 공기를 훨씬 맑게 한다.

무릎을 꿇고 방바닥을 돌아다니며 움직이거나, 쪼그려 앉아 적당히 힘을 주는 일들은 온몸에 활기를 주고 잡생각 없이 몸을 움직이는 데에 집중하게 한다. 이런 소소한 집안일들은 어떤 성과를 달성한다거나 날마다 더 나은 수준을 향해 나아간다거나 하지 않는다. 그런 까닭에 절하기만큼 참선에 가깝다고 할 수 있다. 물론 해야만 하는 상황에 내몰려서 심각한 정신적 스트레스를 받는 경우라면 다를 수도 있겠다.

5_4_2 몸의 흐름, 숨 쉬기

우리는 하루에도 몇 번씩, 안도, 회한, 비탄, 절망을 담아 갖가지 한숨을 내쉰다. 그런데 이 '한숨'이 사람의 특권이라는 것을 아는 이는 많지 않은 것 같다. 잘 훈련된 원숭이가 숨을 모아 바람을 불어 촛불을 끌 수는 있을 것이다. 그래도 한숨을 쉴 줄 아는 원숭이가 나타나기를 기대하는 것은 무리다.

사람은 다른 동물하고 달리 '숨'을 지배할 수 있다. 그리고 이 '숨'은 공기 중에서 산소를 들이마시기 위한 수단만은 아니다. 가만히 앉아서 숨과 마음을 고르면[調息, 調心], 심신이 상쾌해지고 흐릿했던 정신도 또렷해진다. 잠시 엉덩이를 방바닥에 붙이고 눈을 살며시 감고 숨을 고르는 데에는 시간 외에는 아무것도 필요치 않다.

나는 결핵 약을 먹다가 도저히 몸이 버티질 못해서 약을 끊고 숲 속으로 들어간 적이 있다. 이후 거의 반년 동안 매일 두세 번씩 국선도 수련에 힘을 쏟았다. 숲 속의 정기를 마시며 자연과 일체가 되는 그런 수련을 하루 몇 시간씩 하면, 분명히 살아날 수 있을 것이라는 확신이 들었다.

기氣는 도대체 어떤 것일까? 그것이 호흡을 통해서 받아들인 우주의 파동이든 생각에 깃든 에너지의 다른 표현이든 간에, 신비로운 것임은 틀림없다. 손바닥과 손바닥을 마주 보게 하고 정신을 집중하면 그 가운데 밀도가 어린 어떤 가벼운 저항 같은 것이 느껴진다. 이것은 물리적 열熱과는 확연히 다른 에너지 장場이다.

깊이 숨 쉬는 법을 일러 주는 국선도

올바른 식사와 적당한 운동이 건강을 지키는 비결이라는 것은 누구나 안다. 환자는 여기서 끝나면 안 되고, 숨을 깊이 잘 쉬어야 한다.

숨을 들이마시기 위해서는 복부를 움직이는 방법(배호흡)과 어깨를 들썩이는 방법(가슴호흡)이 있다. 사람은 태어날 때에는 횡격막을 위 아래로 움직이는 배호흡을 한다. 어린애들은 이렇게 숨을 쉰다. 평생 농사만 지은 사람들도 대개 이런 방식으로 호흡을 한다.

그런데 사무직 노동자나, 기력이 쇠잔한 사람은 어깨를 들썩이면서 숨을 쉰다. 자세가 좋지 않아서 그런 것이다. 이런 사람들도 걷거나 산을 오를 때는 저절로 배호흡을 한다. 배호흡은 폐 전체를 써서 숨을 쉬기 때문에 효율도 좋다. 또한 배를 아래위로 움직일 때 가볍게 배 속을 눌러 주어 소화, 흡수도 잘된다. 좀 더 숨을 깊이 쉬면 복압이 태양 신경총Solar Plexus까지 미쳐 마음이 편안해진다. 이것을 잘하면 뱃심을 기를 수 있다. 아이들을 재울 때 배를 가볍게 두드리거나 배를 쓰다듬어 주는 것도 마찬가지 이유에서이다.

가슴호흡은 어깨를 들썩이면서 간신히 숨만 쉬는 방식이다. 사람이 잔뜩 긴장을 하면 숨도 제대로 쉬지 못하고 어깨만 들썩이게 된다. 울먹일 때도 그렇다. 잠깐이라면 괜찮지만, 항상 그 꼴로 숨을 쉬는 것은 보기에도 안 좋고 건강에도 해롭다.

국선도에서 말하는 호흡(단전호흡이라고 해 두자.)은 배호흡과 차원이

다르다. 배호흡은 횡격막과 복부를 움직여서 숨을 쉬는 것이고, 단전호흡은 배호흡을 기본으로 하여 단전에 의식을 집중하는 호흡이다. 단전은 배꼽에서 아래쪽 3cm~5cm의 배 속 중심 부분에 있다. 한두 달 하다 보면, 어디에 의식을 집중해야 할지 터득할 수 있다.

"숨 쉬는 방법을 배우시오."
"네? 무슨 말씀이신지?"
"얼굴이 노리끼리한 것을 보니 당신은 호흡법을 배워야 되겠소."

청산 선사는 1967년 하산해서 사람들에게 숨쉬기부터 가르쳤다. 그렇게 국선도를 전파한 후 홀연히 자취를 감추었다. 지금은 청산 선사에게서 직접 호흡법을 전수받은 법사들이 국선도를 널리 알리고 있다.

건강을 위해서 꼭 필요한 것을 두 가지만 꼽으라면 나는 주저없이 채소범벅과 국선도를 말한다. 올바른 식사는 채소범벅으로, 깊은 호흡은 국선도로 해결할 수 있다. 국선도는 한 평 남짓한 공간만 있으면 되고, 채소범벅은 서른 평 정도 되는 텃밭과 녹즙기만 있으면 된다.

국선도는 몸풀기, 호흡 수련, 정리운동을 망라한 것이다. 몸풀기와 호흡을 다 갖추고 있는 것이라면 다른 이름을 가진 호흡법도 상관없을 것이다. 처음 호흡법에 발을 들여 놓는 사람은 이왕이면 국선도를 택할 것을 권하고 싶다. 국선도는 청산 선사가 갖추어 놓은 틀을 그대로 지금까지 유지하고 있다. 국선도 지도자들이 창의성이 없어서가 아니라 창의성을 발휘할 필요가 없기 때문이다. 청산 선사의 육성으로 녹음된 선도주를 듣고 있으면 저절로 마음이 편해지고 숨이 깊어진다.

국선도는 종합적인 운동이다. 20분 준비운동, 20분 정리운동을 하고 나면 기분이 상쾌하다. 굳어 있는 몸을 풀면 마음도 따라 풀린다. 호흡을 골라 마음을 가다듬듯, 근육을 풀어 줌으로써 마음에 맺힌 응어리를 풀 수 있다. 머리도 맑아진다. 호흡을 10여 분 하고 나면 목소리도 맑아지고 피부도 몰라보게 부드러워진다. 부드러워진 것이 어디 피부뿐이겠는가? 혈관도 그렇고 마음도 그럴 것이다. 이런 효과는 한 줄 적고 넘어가기에는 서운할 정도로 너무 신비하다.

국선도는 우리에게 빈 그릇을 건넬 뿐 삶이란 이렇게 살아야 하는 것이라고 설교하지 않는다. 그냥 묵묵히 호흡법만을 가르쳐 준다. 도장에서 지도자의 도움을 받아 어느 정도 기틀만 닦으면, 그 뒤엔 굳이 나가지 않고 집에서도 수련을 할 수 있다. 중기, 건곤, 원기, 진기라는 각 단계를 밟아 승단하는 즐거움도 상당할 것이지만, 환자는 승단에 연연할 필요가 없다. 중기 단법 전편에만 머물러 있어도 호흡 효과는 충분하다.

호흡呼吸은 말 그대로 내쉬는 것(呼)이 먼저이다. 채우기 전에 먼저 탁기와 탐욕을 토해 내고 속을 비우라는 뜻이다. 기를 받아서 초능력자가 되려는 망상에서 벗어나야 한다. 살아가는 데 별 쓸모도 없는 잡다한 것들을 내쉬는 숨에 실어서 털어 내고 몸과 마음을 새털처럼 가볍게 해야 한다. 숨을 들이마실 때는 내가 숨을 들이마시고 있구나, 내쉴 때는 숨을 내쉬고 있구나 하면서 잠시 바보가 되는 것도 좋은 방법이다.

정말로 우리가 들이마시는 공기에는 산소 말고도 우리가 알지 못하는 에너지가 있을지 모른다. 호흡이 길고 마음이 고요할수록 공기 속의 에너지는 더 잘 우리 몸과 하나가 된다고 한다.

국선도 수련으로 얻을 수 있는 것은 말로 설명할 수 있는 것이 아니다. 잠자는 시간을 한 시간 줄여서라도 해 볼 만한 가치가 있는 것이 바로 국선도다. 아침에 출근을 하기 전에 국선도 수련을 한 날은 몸도 가볍고 마음도 맑다.

호흡을 충실히 해 기氣가 어느 정도 쌓이면, 몸이 저절로 움직이기도 하는데 이것을 자율 운동이라고 한다. 어디든 시원찮은 부위에서 나타나고, 그 형태는 사람에 따라서 천차만별이다. 때로는 너무 격렬하게 움직인 나머지 상처를 입기도 한다. 이것은 뒤틀린 몸이 스스로를 바로잡는 과정이다.

이 복잡한 세상은 우리에게 국선도 수련을 할 시간과 장소를 순순히 내어 주지 않는다. 임제 선사는 "가는 곳마다 주인이 된다면, 서 있는 곳이 모두 진리의 땅이 되리라.〔隨處作主 立處皆眞〕"고 했다. 숨쉬기운동은 의지만 있으면 때와 장소를 가리지 않고 할 수 있다. 숨이 깊어질수록 생각도 깊어진다. 딱 5분만 해도 심신에 활력을 준다.

채소와 국선도

모든 것이 상품으로 거래되는 이 시대에는 사소한 건강법 하나에도 큰 돈이 든다. 그러나 돈이 들지 않으면서도 탁월한 효능이 있는 건강법이 있으니, 바로 채소와 국선도이다. 채소는 땅에 시간과 노력을 들이면 자연이 선물로 내놓는 것이고, 국선도는 가만히 앉아 있으면 되는 것이다. 돈이 들지 않는 이 두 가지 건강법은, 돈을 잔뜩 들이는 어떤 건강법보다 뛰어나다. 그래서 나는 이 책의 여러 건강법 가운데 딱 두 가지만 고르라고 하면 주저없이 채소와 국선도를 들 것이다.

국선도의 핵심은 호흡 수련이다. 이것은 상당한 경지에 이르러야 효능이 나타나는 것이 아니라, 1분이든 10분이든 정성을 들이는 만큼 그에 값하는 효과를 어김없이 보여준다. 우선 소화가 잘 된다. 밥 먹고 조금 쉬었다가 딱 10분만 호흡 수련을 하면 고질적인 소화불량이 사라진다. 다른 때에 하는 호흡 수련은 당장 소화에 도움이 되지는 않더라도 똥이 아주 달라진다. 장 속 이로운 균이 금세 활발해져 뱃속이 기분 좋게 뿌글거리고, 경쾌한 방귀가 연달아 나오면서 시원해진다.

목소리가 맑아지고, 수련이 어느 정도 경지에 오르면 얼굴에도 온화한 기운이 돈다. 그래서 속은 어떻든 겉보기로는 고상한 인품을 풍기는 얼굴이 된다. 이와 같은 여러 가지 효능은 극히 초보적인 수준에서도 얻을 수 있는 것들이다. 제대로 수련을 하여 경지에 오르면 어떻게 되는지는 나도 잘 모른다.

생각은 에너지다

기력이 없는 사람이 건강한 사람의 손을 잡으면 힘이 솟는다. 이것은 오링 테스트로도 쉽게 확인할 수 있다. 그런데 짜증 나는 마음으로 마지못해 건넨 손을 잡게 되면 힘이 빠진다.

담배 한 개비를 손바닥으로 감싼 뒤 5분 동안 독이 사라진다는 생각을 손바닥에 집중한다. 그러면 담배 맛이 순하게 바뀐다. 반대로 이 담배를 피우면 구토가 날 정도로 역겨운 맛이 날 거라는 생각을 손바닥 위의 담배에 집중하면, 담배 맛이 희한해진다. 생각이 담배라는 물질에 전이된 것이다. 술잔을 손에 놓고 같은 실험을 해도 된다. 한 번은 '이 술은 신이 내려 준 생명수다.'라고 생각하고, 한 번은 '이 술은 보기만 그렇지 실제로는 똥물이다.'라고 생각하며 정신을 집중한다. 생각대로 술맛이 변한다.

약도 마찬가지이다. 반드시 먹어야만 하는 약인데도 독성과 부작용 때문에 먹기 힘들었던 한 환자는, 약을 먹을 때마다 손바닥에 약을 올려놓고 부작용이 줄어들 것이라는 강한 신념을 불어넣었다. 과연 약의 부작용은 현저히 줄어들었고 그 덕에 병을 고칠 수 있었다.

자신의 생각이 물질이 되어 바깥의 물체에 전달될 정도로 강력한 에너지를 가진 것이라면, 생각이 몸 자체에 지대한 영향을 준다는 것은 두말할 나위도 없다. 생각은 잠자는 유전자를 깨울 정도로 강력한 에너지이며, 나의 정체성을 결정하는 첫 번째 요소이다.

5_4_3 스트레스, 누구나 겪는 병

스트레스는 적당한 것이기만 하면 삶의 활력이 된다. 내가 좋아서 느끼는 즐거움이든 상대방을 괴롭혀서 얻는 통쾌함이든 사는 재미라는 게 어떤 식으로든 스트레스와 관련이 있다. 적당한 스트레스는 우리가 살아 있다는 징표다. 이제는 스트레스라고 하면 그것을 넘어서 삶을 짓누르는 돌덩이를 가리키게 되었다.

마음이 편해야 별도 보이고 달도 보인다. 건강, 돈, 명예도 마음의 평화 없이는 아무 의미가 없다. 물질이 넘치는 사람은 넘치는 대로, 없이 사는 사람은 없는 대로, 납덩이 같은 스트레스를 안고 살아간다. 지난날 아무리 끔찍했던 일이라 해도 지금 기억에는 가물가물한 것이 많다. 지나고 보면 쇠사슬처럼 나를 꽁꽁 옭아매던 것은 온데간데없는데, 그때는 왜 그렇게 좀스럽게 집착했던가? 세월이 약이라는 것을 잘 알면서 우리는 지금 눈앞에 닥친 스트레스에는 왜 이다지도 무력할까? 기분에 죽고 기분에 산다는데 왜 우리는 기분을 우리 마음대로 하지 못할까?

스트레스가 몸에 미치는 영향

생리적인 상태는 심리에 지대한 영향을 미친다. 배가 고플 때는 가만히 있어도 짜증이 나고, 피곤한데 누가 뭘 시키면 나도 모르게 화가 난다. 여름날 일기예보에 어김없이 등장하는 불쾌지수는 온도와 습도에 기분이 좌우되지 않는 사람이 거의 없다는 전제에서 나온 것이다. 인간 존엄성이 참 별것 아니구나 싶기는 하지만, 사실이 그러한데 어쩔 것인가?

만성병에 걸린 사람은 순한 사람이 된다. 화를 내고 싶어도 힘이 없어서 그렇다. 아무리 포악한 사람이라도 중병 환자가 되면 부들부들한, 아주 딴사람이 된다. 허약한 생리 상태는 거의 그대로 사람의 심리를 지배한다.

심리 상태 역시 생리에 영향을 준다. 불쾌한 기억을 떠올리면 소화도 안 되고 온몸에 기운은 쪽 빠진다. 거짓말탐지기(심리 생리 검사기)는 이러한 이치로 사람이 거짓말을 했을 때 맥박과 호흡에 나타나는 미묘한 생리적 변화를 기록한다.

슬픔, 분노, 배신감, 절망은 생리에 얼마나 큰 영향을 미칠까? 스트레스는 교감신경을 긴장시킨다. 이렇게 되면 우리 몸은 몸속 신체 기관에서 하던 일들은 일단 뒤로 미루고 근육을 움직이는 데에 온 힘을 쏟는다. 숲에서 살던 시절에 우리에게 닥친 비상사태는 '도망가거나 싸우는 것'으로 해결해야 하는 것이었다. 그래서 지금도 우리는 비상사태라고 느끼면 일단 근육에 폭발적인 힘을 보내는 것이다.

정말로 교감신경의 긴장이 필요할 때는 이러한 반응이 정당하고 필요하다. 그런데 현대인이 당하는 스트레스라는 것이 어디 주먹질이나 삼십육계로 해결할 수 있는 것인가? 직장 상사의 멱살을 잡을 수도 없고, 줄행랑을 칠 수도 없다. 기껏 싸울 태세를 갖추어 본들 허탕이 되고 만다. 숲 속 시절이라면 어떤 식으로든 5분 안에 상황 끝이다. 그러고 나면 곧 평온을 되찾을 수 있을 터인데, 사무실에서는 하루 내내 몸에 긴장이 풀리지 않는다.

너른 들녘에서 농사를 짓는 사람도 예외가 아니다. 애써 가꾼 농산물이 터무니없는 헐값에 팔려 나갈 때, 태풍이 논밭을 휩쓸 때, 바짝바짝 논바닥이 갈라질 때, 농부의 가슴도 타 들어간다. 제 손으로 심고 기른 작물을 갈아엎을 때는 제정신을 차릴 수가 없다. 일자리가 없는 사람은 더욱 큰 스트레스를 안고 있다. 어떤 스트레스라도 참을 테니 일자리만 달라고 아우성이다.

옛날 사람들은 속 편하게 살았을까? 《황제내경》에서 황제와 기백은 이런 이야기를 나누고 있다.

> **황제** 옛사람들은 질병을 기도만으로 고칠 수 있었는데, 요즘 사람들은 속으로는 독약을 쓰고 바깥으로는 침을 놓으면서도 때로는 고치지 못하는 이유가 무엇인가?
>
> **기백** 요즘 사람들은 스트레스가 몸에 배어 있어서〔憂患緣其內〕고치기가 어렵습니다. 또한 생활이 자연의 흐름을 따르지 않기 때문입니다.

2천 년 전 사람들도 삶이 고달프기는 지금과 다를 것이 없었나 보다. 우환 때문에 병이 날 정도였다 하니, 적잖이 위로가 된다. 스트레스는 우리시대 사람들만 겪는 일이 아닌 모양이다.

그렇다고 해도 현대의 스트레스는 질적으로 다르다. 산업사회가 주는 스트레스는 전에 없이 신사적이고 은밀하기 때문에 멋모르고 당하는 경우가 많다. 그것은 효율과 선의의 경쟁이라는 이름으로, 때로는 법률이나 제도의 탈을 쓰고 나타난다. 거대한 산업 문명이 시스템을 갖추고 옥죄어 올 때는, 근육을 풀어 주거나 숨을 잘 쉬거나, 나는 행복한 사람이라고 억지로 되뇌인다고 스트레스가 풀리지는 않는다. 이 체제에서는 한 번 패배하면 더 깊은 나락으로 빠지고, 끝내는 질병과 가난에 시달리게 된다. 질병과 가난은 우리의 삶에서 가장 강력한 스트레스이다.

스트레스를 받으면 면역이 움츠러든다. 혈압은 오르고 혈관에는 염증이 생긴다. 깊이 잠들 수가 없으니 아침에 일어나도 개운하지 않고, 소리나 빛에 과민해진다. 평소 같았으면 절대로 하지 않았을 어이없는 실책을 연달아 일으켜 새로운 걱정거리를 만들어 낸다. 이렇게 스트레스가 이어달리기를 하니 만날 골치가 아프다. 고혈압, 뇌졸중, 심장 질환은 대부분 스트레스에서 온다고 해도 틀린 말이 아니다.

사업 실패, 실연, 가족이나 친구의 죽음과 같이 삶을 뿌리째 뒤엎을 만한 스트레스는 자칫 치명적인 질병을 부르는 수가 있다. 암 환자 가운데는 암에 걸리기 전에 엄청난 스트레스를 겪은 경우가 꽤 있다. 좀처럼 풀리지 않는 마음의 응어리가 목숨을 위협하는 중병 하나를 들여놓고 사라진 것이다. 하지만 그것은 아주 사라지는 것이 아니다. 죽을 병에 걸렸다는 사실만큼 큰 스트레스는 없다.

스트레스 해소법

스트레스에 대처하는 방법에 관해서는 누구나가 전문가이고, 각자 나름의 스트레스 해소법을 가지고 있다. 그것은 삶의 경험에서 얻은 지혜라고 할 수 있다. 그런데 자신의 틀에 안주하지 않고 방법을 다양화하면 복잡한 스트레스에 더 효율적으로 대처할 수 있다.

질병과 곤궁은 가장 지독한 스트레스를 안겨 준다. 우리 삶에서 가장 중요한 것은 건강이고, 그 다음은 돈이다. 건강은 이 책을 손에 들게 되면서부터 꽤 든든하게 보장받을 수 있지만, 그것도 어느 정도 돈이 있을 때 이야기이다.

돈이 없으면 숨이 잘 안 쉬어지고 다리에 힘이 쪽 빠진다. 먹고 입고 자는 문제로 골머리를 앓고 있는 사람은 심하게 말하면 사람이라고 할 수도 없다. 그를 구해 줄 것은 돈밖에 없다. '무소유'란 아무것도 가지지 않는 것이 아니라 불필요한 것을 버린다는 뜻이라고 한다. 아, 그런데 우리 소인배들에게 필요한 것은 너무나 많다. 그 필요한 것을 들여놓기 위해 우리는 돈을 벌어야 한다.

노상 돈에 쪼들리다 보니, 돈 없이도 얻을 수 있는 것, 공짜라면 정신 줄을 놓는다. 하지만 공짜에는 예외 없이 독이 있다. 사기꾼의 첫 번째 무기는 남다른 화술과 예의 바른 태도가 아니라, 공짜를 보면 정신을 못 차리는 인간의 약점을 교묘하게 건드리는 솜씨이다. 아무튼 분수에 넘친다 싶으면 탈이 나게 되어 있다는 것을 잊어서는 안 된다. 자기 분수를 때마다 되씹어서 분에 넘치는 욕심이 고개를 쳐들지 못하게 하는 수밖에 없다.

다른 사람들이 내 착한 마음씨를 고즈넉한 풍경화쯤으로 여길 만큼 착해 빠져서도 안 된다. 자신이 따뜻한 마음씨를 가졌다고 자부하는 사람은 혹시나 상대의 기분을 거스르는 능력이 없거나, 마음이 약해서 고분고분하게 굴고 있는 것은 아닌지 되돌아보자. 자칫하면 남의 사소한 편의를 봐 주다가 자신의 신세를 망치는 수가 있다. '자기희생'이라는 것도, 자신이 다른 사람의 행복에 대단한 기여를 할 수 있다고 착각하는 데서 시작되는 것은 아닐까? 은혜나 친절은 본질상 적절한 때에 알맞게 베풀어야 빛이 난다.

보복이 필요할 때는 과감히 보복을 하자. 걸핏하면 화를 내는 것도 문제지만, 참는 자는 복이 있나니 하면서 무턱대고 참는 것은 더 큰 문제다. 치밀어 오르는 화를 참으며 끙끙 앓는 것보다는 상대를 한 번 분개시키고 돌아서서 반성하고 깔끔하게 사는 것이 서로에게 유익하다. 아무쪼록 노여움을 감추지 말 것이다. 노여움을 감추는 것은 우선 상대방에 대한 예의가 아니다.

격한 감정의 소용돌이는 오래가지 않는다. 《도덕경》에 "거센 바람은 한나절을 넘기지 않고 소나기는 하루를 넘기지 않는다.〔飄風不終朝驟雨不終日〕"는 말이 있다. 시간이 약이라는 것을 알고 시간이 흐르기를 기다리는 사람은 무작정 문제 속으로 들어가 뒤엉키는 사람보다 스트레스를 더 잘 다스릴 수 있다.

속이 타들어 갈수록 시간은 더디 흐른다. 시간이 약이라는 말로도 위로가 안 될 때가 있다. 이럴 때에는 시간은 시간대로 흘러가게 내버려 두고, 어디든 떠나는 게 좋다. 시간이 바뀌는 것보다 공간이 바뀌면 더 잘 잊는다. 극심한 스트레스가 덮쳐 올 때는 익숙한 터를 떠나 완전히 낯선 곳으로 가 보자. 그러면 마음이 한결 가벼워질 것이다.

재난을 당해도 그만하기 다행이라고 생각해야 한다. 남아 있는 것만 해도 행복을 누리기에 충분하다. 귀찮거나 기분 잡치는 정도의 일만 당해도 온갖 짜증을 부리는 사람은 진짜로 불행한 사람들을 우롱하고 있는 것이다. 이런 사람은 한 가지 불만에 짓눌려 아흔아홉 가지 축복을 누리지 못하는 어리석음에 빠져 있는 것이다. 쇼펜하우어는 인생철학을 설파하면서 사소한 걱정거리로 속을 끓이고 있는 사람에게 시원한 답을 준다.

누군가가 얼마나 행복을 누리는지 가늠해 보려면 기쁨보다 괴로움이 얼마나 많은가 따져 봐야 한다. 그 괴로움의 내용이 자잘한 것일수록 그가 누리는 행복은 크기 때문이다. 아주 사소한 일로 괴로워하는 것은 그가 지금 행복을 누리고 있다는 뜻이다. 큰 불행이 닥치면 작은 근심 따위는 거들떠볼 경황도 없다. 큰 그늘은 작은 그늘을 덮어 버린다.

아르투르 쇼펜하우어, 이동진 옮김, 《사랑은 없다》 가운데

노동은 최고의 선이다 몸을 혹사시킬수록 정신은 정결해진다. 밤샘을 하면 몸은 고단해도 마음은 평온해지고, 몸살에 걸려 지독한 맛을 보고 나면 몸도 마음도 한결 가벼워져 날아갈 것 같다. 몸을 많이 움직이면 마음의 혼란이 몸 안에 자리 잡을 틈이 없다. 그런데 우리는 기계에 일을 떠넘기고 얻은 여가를 오만 가지 잡념에 갖다 바치고 있다.

우리나라 불교의 주류는 선종에 뿌리를 두고 있다. 선종은 도시를 떠나 한적한 산속이나 농촌으로 들어가 손수 농사를 지으며 수행을 했다. 농선쌍수農禪雙修, 선농일여禪農一如가 이때 나온 말이다. 선종은 당시 중국의 근간을 이룬 소농의 전통적 생활 방식에 기반을 둔 농민 불교였기 때문에 농사를 수행의 일부로 생각한 것은 당연했다.

육체노동을 하는 사람은 정신이 맑고 소박하다. 몸을 쓰며 땀을 흘림으로써 자기도 모르는 사이에 몸과 마음을 정화한다. 사람은 의지의 힘으로 다스릴 수 없는 정념情念에 사로잡히는데, 땅을 일구는 고된 노동은 이러한 정념에서 벗어나게 해 준다.

당장에 형편이 안 되어서 몸 쓰는 일을 할 수 없는 사람은 뒷산 오르기나 절하기 운동 같은 것으로 대신해도 좋을 것이다. 이 두 가지 운동은 스트레스를 없애는 최적의 방법일 뿐 아니라 몸에 좋은 운동으로서도 최고라고 할 수 있다.

필연적인 것은 나를 불쾌하게 하지 않는다 우리는 개한테 물린 것은 쉽게 잊어도, 사람한테 물린 것은 평생 못 잊는다. 앞의 것은 자연현상으로 생각하기 때문에 쉽게 받아들이는 것이고, 뒤의 것은 인격체의 행위로 생각하기 때문에 그 반대로 되는 것이다. 그렇다면 사람이 나를 물었어도 개가 물었다고 생각하면 쉽게 잊을 수 있지 않을까? 나는 가끔 누군가 면전에서 욕을 퍼부어도 개 짖는 소리로 알고 화를 내지 않는다. 인터넷에서 자신을 두고 욕설을 퍼붓는 댓글을 보면서도 눈도 꿈쩍하지 않는 사람은 인격이 고매해서가 아니라 댓글을 쓴 사람을 개 취급하기 때문일 수도 있다. 댓글로 인해 마음에 상처를 입는다는 것은 그만큼 상대를 존중한다는 뜻이다.

니체는 "필연적인 것은 나를 불쾌하게 하지 않는다."고 했다. 자연법칙에 따라 일어난 일을 두고 뭐라고 할 것인가? 그런데 우리는 필연적인 사태에 대해서도 과민 반응을 보인다. 지난 일은 돌이킬 수 없다는 점에서 모두 필연적이라고 할 수 있는데, 주제넘게도 돌이킬 수 있을 것 같은 착각에 빠지기 때문에 지나간 일을 두고 속을 썩는 것이다. 그것이 필연적이 아닌 것처럼 느껴지더라도 그렇게 느껴지도록 애를 써야 한다. '나로서도 어쩔 수 없었다. 다시 그때로 돌아가도 똑같이 행동했을 것이다.'는 식의 자기 합리화는 뒤늦게 달려드는 스트레스에 대처하기 위한 유용한 무기이다.

아무리 갚아도 줄지 않는 빚, 앞뒤가 꽉꽉 막힌 상사, 매일같이 마음에도 없는 소리를 지껄여야 하는 처지. 모두들 제 나름대로 이 세상에서 가장 큰 스트레스를 지고 다닌다고 생각한다. 모든 사람이 스트레스의 중압감에 시달리고 있다. 어디를 가든 상황은 마찬가지다. 그런대로 자유롭고 독립적일 것 같은 직업들 역시 실상을 알고 보면 거기서 거기다. 도대체 빠져나갈 방법이 없다. 그러니 이런 종류의 스트레스 역시 우리가 살아가는 데 필연적인 것이다.

수없이 얽힌 인연이 어떤 결과를 낳을지는 아무도 모른다 우리는 수백만 가지 사물 사이의 상호 작용에 대해서 아무것도 알지 못한다. 불교에서는 옷깃만 스쳐도 인연因緣이라고 하는데, 인因은 결과를 낳는 내적·직접적 원인이며, 연緣은 외적·간접적 원인이다. 결과에 얼마나 보탬이 되었나 하는 측면에서 보면 인과 연의 구별이 없고, 연으로 말하자면 옷깃을 스칠 필요도 없다. '내가 지금 여기 있다.'는 하나의 실존에는 헤아릴 수 없이 많은 인연이 작용하고 있다.

출근길에 우연히 마주쳐 몇 초 동안 눈길을 빼앗은 여인에서부터, 차가 밀리는 것, 지하철이 몇 분 일찍 오거나 늦는 것까지 한순간 한순간이 '나'라는 존재에 영향을 미친다. '영향을 끼친다'는 의미에서 보면 이 세상에서 미미한 존재는 하나도 없다. 남이 무심코 내뱉은 한 마디로 해서 내가 전혀 다른 삶을 살아갈 수 있고, 그 반대도 가능하다. 냉정하게 자신을 돌아본다면, 좋은 의미든 나쁜 의미든 부모형제와 친구들뿐 아니라, 내 물건을 훔쳐 간 도둑놈조차도 지금의 나를 있게 하는 데 결정적인 역할을 했다는 것을 알게 될 것이다.

이 세상에 '어떤 사건'과 '나'만 존재한다면 그 사건이 좋으면 나한테도 좋고 나쁘면 나한테도 나쁜 것으로 끝난다. 그런데 '어떤 사건'은 셀 수 없이 많다. 그것들 사이의 상호 작용이 어떤 결과를 낳을지 누가 알겠는가? 결국 내가 지금 누리고 있는 복이나 당하고 있는 고통이 내게 득이 될지 손해가 될지는 아무도 모르는 것이다. 새옹지마 이야기는 극히 초보적인 것이다. 정말로 이 세상에 얽혀 있는 인연의 고리를 통찰한다면, 그렇게 슬퍼할 것도 기뻐할 것도 없다.

앞으로의 일을 근심하는 모든 정신은 불행하다 우리는 돌이킬 수 없는 일로 속상해하고, 지금과는 다른 것으로 있기를 바라고, 일어나지도 않은 일로 정신을 들볶는다. 아직 닥치지 않은 일에 대한 상상으로 고통을 미리 자청하는 것처럼 바보 같고 어리석은 짓은 없다.

몽테뉴는 "우리의 눈은 언제나 제자리에 있지 않고 늘 저 너머에 있다. 공포나 욕망, 희망이 우리를 미래로 데려간다. 그리고 현실을 살피는 마음의 눈을 가리고 장차 올 일, 다시 말하면 우리가 장차 세상을 떠날 날의 일에 관심을 갖게 한다."고 말했다.

우환에 살고 안락에 죽는다 맹자는 스트레스에 관하여, "우환에 살고 안락에 죽는다.〔生於憂患, 死於安樂〕"는 유명한 말을 남겼다.

하늘이 큰 임무를 내려 주려 할 적에는, 반드시 먼저 그의 마음과 뜻을 괴롭히고, 몸을 고달프게 하며, 굶주리게 하고, 궁핍케 하며, 하는 일이 그의 뜻과 어긋나게 한다. 그것은 그의 마음을 북돋우고, 참을성을 길러 주어, 그가 할 수 없었던 일도 더 많이 할 수 있도록 하기 위해서이다. 사람들은 대개 잘못을 저지른 후에야 그것을 고치게 되며, 마음에 어려움을 느끼고 생각을 여러 가지로 한 뒤에야 발분하여, 그것이 안색에 드러나고 목소리에 섞여 나온 뒤에야 깨닫게 되는 것이다. 나라 안에 법도를 지키는 신하와 보필해 주는 신하가 없고, 나라 밖에 적이나 외환이 없다면 그 나라는 망한다. 그래서 우환에 살고 안락에 죽는다고 하는 것이다.

우환에 살고 안락에 죽는다는 말은 건강을 지키는 일에서도 절묘하게 빛을 발한다. 몸에 붙어 다니는 작은 우환 하나가 온몸을 지키는 파수꾼 노릇을 하는 것이다. 적절한 시기에 작은 우환을 당한 사람은 평생 큰 우환을 피할 수 있는 육체적, 정신적 능력을 기르게 된다. 스트레스 역시 자잘한 것부터 단련해 나가기 시작하면 웬만한 것에는 꿈쩍하지 않는 맷집을 키울 수 있다. 완전한 무균상태에서 자란 사람들은 이 세상을 잘 살아갈 수 없다. 그들은 궁전이라는 특수한 공간 안에서만 사람 구실을 할 수 있고, 궁전을 떠나면 밥 한 끼도 제대로 얻어먹을 수 없는 형편없는 인간이 되고 만다. 그러므로 우환으로 다져진 우리가 그런 사람들보다 더 단단하고 쓸만 한 사람들이다.

자잘한 일이 생길 때마다 우환에 살고 안락에 죽는다는 말을 되뇐다. 그것만으로도 스트레스가 사라지는 것 같은 느낌이 든다. 이러니

맹자님을 존경하지 않을 수 없다.

호흡과 명상

스트레스의 원인을 없애는 것이 스트레스를 뿌리 뽑는 근원적인 대책일 것이다. 그런 것 가운데 가장 크다고 할 수 있는 '경쟁'은 우리가 우연히 내던져져 살고 있는 이 산업 문명의 핵심 코드나 다름없다. 대부분의 사람이 경쟁을 하지 않으면 아예 입에 풀칠도 못 할 상황에 처해 있다. 경쟁을 포기하는 것도 어느 정도 성취한 사람만이 할 수 있는 것이다. 사람이 주는 스트레스라도 너무 무찔러 없앨 생각만 해서는 곤란하다. 모든 사람이 천사가 되면 그런 스트레스는 사라질 것처럼 느껴지겠지만, 지옥은 다른 것이 아니라 천사들만 사는 곳이라 하니 아예 꿈도 꾸지 않는 게 낫겠다.

'도를 넘는 스트레스'와 '스트레스가 우리 몸에 지나치게 영향을 주는 것'은 다르다. 과도한 스트레스를 직접 없애려 하면 다시 스트레스를 낳는다. 거기에 짓눌리지만 않으면 된다. 이것을 스트레스 맷집이라고 부를 수 있을 것이다. 어떻게 하면 '너는 떠들어라, 나는 잠을 잔다.'는 생활 방식을 몸에 붙일 수 있을까?

일이 터진 바로 그 순간에는 몸이 상하기는커녕 오히려 원기가 왕성해진다. 배가 뒤틀리고 머리가 지끈거리기 시작하는 것은 일이 끝난 다음부터이다. 치고받고 했으면 그것으로 끝날 일이었는데, 그렇게 못 하니 치솟았던 에너지가 자기 몸을 괴롭힌다. 소파에 몸을 뉘여도 심장은 계속해서 쿵쾅거리며 머리가 지끈거리고 뒷골이 당긴다. 교감신경이 이완되지 않아 마음이 안정을 되찾지 못하고 있는 것이다. 허버트 벤슨은, "인간에게는 어떤 일이 닥쳤을 때 마음을 안정시킬 수 있는 생리적 장치가 없다."고 한다. 간단히 말해 작정하고 성낼 수는 있지만, 작정한다고 성이 풀리지는 않는다는 것이다.

그렇다면 성난 것이 제풀에 나가떨어질 때까지는 간섭할 방법이 없다는 말인가? 맥박, 땀, 호흡, 소화 따위는 자율신경이 조절하는데, 이 가운데 유일하게 호흡만큼은 자율신경과 의식, 둘이 함께 조절해 나간다. 의식적으로 호흡을 낮고 느리게 하면 자율신경도 호흡에 맞춰서 부교감신경으로 기운다. 호흡은 의식과 자율신경을 잇는 다리 역할을 하고 있는 셈이다. 느리고 낮게 호흡을 하면, 흥분된 교감신경이 누그러지고 부교감신경을 깨울 수 있다. 오랜 훈련으로 이것이 몸에 배면, 평상시에도 스트레스가 교감신경을 과도하게 흥분시키는 길목을 차단할 수 있다. 인도에서는 고대로부터 명상이나 요가를 통해 자율신경을 조절하려고 시도해 왔다. 명상과 호흡을 통해서 교감신경을 누그러뜨리고 부교감신경을 활발하게 하여 심리적 평정을 되찾을 수 있는 것이다.

잡념이 드나드는 명상 명상을 하기에 가장 좋은 자세는 결가부좌이다. 이 불편한 자세가 최고의 자세라니 믿어지지 않겠지만 사실이다. 몸이 굳어 있는 상태로는 결가부좌가 되지 않는다. 이때는 대여섯 번 숨을 길게 쉬고 나면 신기하게도 다리 관절이 부드러워져서 결가부좌를 수월하게 할 수 있다.

중국의 난화이진(남회근) 선생은 정좌 수행靜坐修行을 신비화하는 것을 경계한다. "좌선이란 단지 앉아서 쉬는 것이지만 이따금씩 앉아서 쉬는 것이 내리 잠만 자는 것보다는 좋다."고 말한다. 또, 잡념과 망념이 덤벼들 때는 억지로 떼어 내려고 하지 말고 친하지 않은 손님 대하듯 하라고 한다. 와도 반갑지 않고 가도 말리지 않는 태도를 취하면 잡념과 망념이 자연히 사라진다는 것이다.

참선의 최고 경지는 무념무상無念無想이다. 여기에다가 아무것도 보지 않고 아무것도 듣지 않게 되면 뇌는 거의 완전한 휴식에 들어간다. 잠을 잔다고 우리 뇌가 쉬는 것은 아니다. 꿈속에서 우리 뇌는 말도 안 되는 생각과 행동을 꾸며 내느라 지치기도 한다. 오히려 깨어서 명상을 할 때 뇌가 더 쉴 수 있다. 다만, 우리같이 평범한 사람들은 숨을 쉬고 있는 한, 생각이 끊임없이 피었다가 사라진다. 그러니 한 단계 낮춰 '그 윽하게 생각하는 것'을 목표로 삼아도 되겠다. 자잘한 잡념 따위는 고 맙게 받아들이는 것이다. 조용해지면 평소에는 들리지 않던 작은 소리 가 잘 들리는 것과 같이, 잡념도 마음이 고요해져서 느껴지는 것이라 고 한다. 잡념에 시달리는 명상이라도 안 하는 것보다는 백배 낫다.

명상을 돕는 소리   자연의 소리는 명상을 풍요롭게 한다. 새벽에 멀리 서 들려오는 닭 울음소리, 늦은 밤 소쩍새 소리는 그 어떤 음악보다 정 겹다. 이른 아침 새들이 지저귀는 소리, 실개천 물 흐르는 소리, 깜깜한 밤 풀벌레 소리는 마음을 일깨우기도 하고 가라앉게도 한다. 창밖에 마을도 없고 숲도 없고 고요함도 숨이 막히거든, 그윽한 음악이라도 틀 어 놓고 명상을 해 보자. '명상 음악'이라고 이름을 붙이고 나온 것들은 잡탕에 가볍다는 느낌마저 들고, 헝클어진 심신을 편안한 상태로 이끄 는 데는 고요한 선율의 서양 고전 음악 쪽이 더 낫다.

음악 감상은 그 자체로 명상이다. 여기에다 자세를 갖추고 숨 고르 기까지 하면 더할 나위가 없다. 서양 고전 음악의 선율에 마음을 홀리 고 명상에 들 수도 있을 테고, 우리 산조 가락에 몸을 맡길 수도 있을 것이다. 1965년에 나온 정악 음반에는 "선율은 장대하니 신비롭고 자유 로우며, 리듬은 유장하여 촉급促急하지 않다."고 적혀 있다. 가만히 앉 아 이런 음악에 몸을 기울이면, 자연스레 마음도 '촉급하지 않'게 된다. 좀 더 요즘 소리를 찾자면, 임동창의 '달하'와 '송광사 새벽 예불'이 있다.

춤을 추는 데는 MP3로도 상관없겠지만, 명상을 하는 데 듣는 것이 라면 가장 좋은 소리를 찾아야 한다. 레코드판이 가장 좋고, 슈퍼 오디 오 CD도 좋다. 이것도 여의치 않으면, 적어도 96kHz/24bit로 녹음된 것을 들어야 한다. 일반 CD 소리는 차갑고 엉성하고 거칠다.

현실과 거리 두기   우리는 현재에 지나치게 압도되고 있다. 언제나 지금 이 순간이 전부인 것으로 착각하고 목숨을 걸기도 한다. 눈앞에 닥친 일만 처리하라고 뇌를 몰아세우니까 뇌는 과거나 미래는 완전히 잊고 현재에만 몰두해 좋아서 날뛰거나 비탄에 잠기고 좌절하는 것이다. 명상의 본질은 현실을 관조하는 것, 즉 거리를 두고 현실을 바라보는 것이다.

고대 그리스에서는 고통, 공포, 욕망, 쾌락과 같은 정념에서 완전히 벗어난 상태, 무정념 또는 평정심을 행복에 이르는 길이라고 설파한 학파가 있었다. 스트레스에 압도당했을 때, 몸을 지키려면 잠시 속세 일에서 초탈하여 관조하는 경지에 이르는 것이 최상의 방책이다. 물론 늘 이런 경지를 탐하라는 이야기는 아니다. 그렇게 산다면 그게 돌부처이지 사람이라고 할 수는 없지 않겠나. 다만 스트레스가 몸 어딘가의 아픔으로까지 왔을 때는 이런 방법에라도 매달려야 한다.

5_4_4 뼈의 건강

척추는 온몸을 지탱하는 골격이기도 하면서 내장과 근육을 뇌와 연결하는 신경이 지나가는 길이기도 하다. 젖먹이 동물은 원래 네 발로 기어 다니게끔 생겨먹었다. 사람은 두 발로 걸어 다니게 된 덕분에 두 손이 자유를 얻었지만, 부실해진 척추로 대가를 치러야 한다. 딱딱한 구두를 신고 시멘트 길을 걷는 것이나 삐딱한 자세로 오랫동안 앉아 있는 것도 척추에 부담을 준다.

좌우 균형이 흐트러진 것도 부지불식간에 건강을 좀먹는다. 오른손잡이는 오른쪽으로 왼손잡이는 왼쪽으로 치우쳐 발달한다. 당장은 눈에 불을 켜고 보아도 알아채기가 쉽지 않지만, 밥을 먹을 때 자꾸 어느 한쪽으로만 씹어서 비롯된 변형만큼은 거울만 봐도 쉽게 알 수 있다. 그러나 이것이 우리의 외적 건강이나 심리의 심층에 어떤 악영향을 주는지 깨닫기란 쉬운 일이 아니다.

목

목은 머리와 전신을 연결하는 길목이다. 머리는 생각보다 무거워서 불량한 자세로 떠받치고 살면 목뼈가 망가진다. 목뼈에 이상이 생기면 신경이 지나가는 길목을 압박해 몸이 피곤해지고 목뼈 바로 앞에 있는 갑상선도 나빠진다. 고개를 숙이고 앞으로 기울어질 듯 꾸부정한 자세로 앉아서 일하는 사람은 이런 증상이 금세 온다. 리간 골로브 박사는 이런 환자들에게 천정을 보고 누워서 목 뒤에 수건을 말아 넣은 다음 양어깨를 바닥에 최대한 밀착시키는 자세를 권한다. 하루 20분씩 하면 나아진다는 것이다. 수건보다야 니시 건강법에 나오는 오동나무 경침이 백 배 낫다.

'경침' 하면, 예전에 할아버지가 툇마루에서 괴고 낮잠을 주무시던 나무토막이 떠오른다. 너무 높고 네모나게 생긴 이런 경침은 오히려 목을 더 심하게 압박해 목뼈를 뒤틀리게 한다. 니시 건강법에서 권하는 오동나무 경침은 나무를 반으로 쪼갠 것으로 반원형이다. 커다랗게 키워 놓은 윷짝 모양새다.

경침을 처음 쓸 때는 거북하지만 시간이 흐르면 괜찮아진다. 목이 살짝 아프면서 시원한 느낌이 참 좋다. 불편할수록 경침을 쓸 필요가 더 있는 것이다. 특히 하루 종일 고개를 처박고 일을 하는 사무직 노동자들은 하루에 30분이라도 경침을 써서 목뼈의 긴장을 풀어야 한다.

허리

척추의 질병은 거의 다 허리에서 생긴다. 허리는 누워 있을 때 말고는 언제나 부담을 받는다. 특히 몸을 구부린 자세에서 허리에만 힘을 주고 무거운 물건을 들어올리다가는 엉거주춤한 자세 그대로 병원으로 가야 할 수도 있다. 무거운 것을 들 때는 역사力士가 역기를 들어 올릴 때처럼, 무릎을 펼 때 생기는 힘을 이용해야 한다.

허리 건강을 지키기 위해 신경 쓸 것이 몇 가지 있다. 첫째, 깨어 있을 때는 자주 자세를 바꾸어 허리 근육을 풀어 주어야 한다. 사무직 노동자는 엉덩이와 척추를 등받이에 딱 붙이는 자세로 앉아야 하는데, 오랫동안 꼼짝 않고 있는 것은 해롭기 때문에 자주 의자를 떠나 전신을 쭉쭉 펴 주어야 한다. 의자에 종일 붙어 있어야 한다면 서양에서 닐링 체어Kneeling Chair, 밸런스 체어Balance Chair라는 이름으로 불리는 교정용 의자를 구해서 써 보는 것도 나쁘지 않다. 이런 물건은 몸에만 맞는다면 회사에서 사 주지 않는다고 해도 그만둘 때 가지고 나올 요량으로 사서 쓰는 게 낫다.

잠을 잘 때는 허리가 휘어지거나 중력을 거스르는 일이 없도록 최대한 수평으로 누워야 한다. 소파에 삐딱하게 누워서 텔레비전을 보다가 그대로 잠이 드는 것은 허리를 결딴내는 훌륭한 방법이다. 푹신한 요나 침대 매트리스도 척추를 더 굽어지게 하므로 좋지 않다. 휘어지는 척추를 인체 공학적으로 매트리스가 딱 맞게 받쳐 주는 것이 좋다고 하는 주장도 있다. 적어도 내 경험으로는, 푹신한 침대는 최악이었고 인체 공학적으로 만들어졌다는 침대도 불편했다. 좋기는 나무 판이 최고였다. 이것이 바로 니시 건강법에서 말하는 '평상平狀 요법'이다.

단, 평상 요법이 좋다는 것은 반듯하게 누울 때이고, 옆으로 누워 잘 때는 차라리 침대가 더 낫다. 옆으로 자는 것은 버려야 할 습관이다. 특히 한쪽으로만 모로 누워 자 버릇하면 내장마저 한쪽으로 쏠리게 된다. 밥을 먹고 나서 왼쪽을 아래로 하고 자면 위胃가 음식물을 더디 내보내게 되니 절대 피해야 한다. 나무 판 위에서 반듯하게 누워서 자는 것이 정답인데, 굳이 평상을 구입할 필요는 없고, 방바닥에 얇은 요를 깔고 눕는 것만으로도 충분하다. 매트리스를 걷어 내고 그 아래에 널빤지를 대어 침대를 침상寢牀으로 개조하는 방법도 있다.

평상에 누울 때 무릎, 허벅지, 발목을 띠로 묶으면 고관절이 탈구되었거나, 안짱다리인 것을 교정할 수 있다. 수건으로 묶어도 되지만 각대를 사용하면 편리하다. 띠로 묶을 때는 꼭 고관절을 바로잡겠다는 의식을 가질 필요도 없다. 이렇게 하면 아픈 듯하면서도 시원하고, 온몸이 균형을 되찾고 있다는 느낌이 든다. 그저 심심풀이로도 그만이다. 하루에 이삼십 분쯤 무릎을 각대로 묶고, 경침을 베고 평상 위에 반듯이 누워 보자.

척추를 건강하게 하려면, 등 근육을 단련시켜 척추의 부담을 줄여 주는 것도 중요하다. 철봉에 매달리거나 평행봉을 하면 척추가 몸무게를 지탱할 필요가 없게 되어 척추를 휘게 만드는 외부 압력이 사라진다. 이 상태를 어느 정도 지속시키면 비틀린 척추를 원상으로 되돌릴 수 있다. 책상 위에 두 팔을 짚고 그 두 팔에 몸무게를 싣는 자세나 물구나무 자세를 해도 비슷한 효과를 볼 수 있다.

니시 건강법의 6대 법칙

일본의 자연 의학자 니시 가쓰조는 자신의 건강법을 정립하면서 뼈 건강을 무척 중요하게 다뤘다. 그 결과 평상, 경침, 붕어 운동, 모관 운동, 합장 합족 운동, 등배운동 같은 6대 법칙이 나왔다. 평상과 경침은 이미 살펴보았다.

붕어 운동은 붕어가 몸을 좌우로 흔들어 헤엄을 치듯이 척추를 움직이고 리듬감 있게 복부를 자극한다.

모관 운동은 사지를 들어 올려 덜덜 떠는 것인데, 혈액순환을 촉진하는 데는 그만이다. 두 손 두 발을 치켜올려 덜덜 떠는 동작은 정맥에서 흐르는 피를 잘 돌게 해서 온몸의 피를 단번에 순환시킨다. 머리로는 모관 운동을 해서는 안 된다.

합장 합족 운동은 손바닥과 발바닥을 붙인 채로 서로 밀듯이 하면서 위아래로 폈다 오므렸다를 반복한다. 고관절을 튼튼하게 하고 좌우 신경의 균형을 바로잡는다.

등배운동은 앉아서 등을 좌우로 움직이는 것으로 척추 건강과 신경의 균형에 도움이 된다.

정체 운동

'더 빨리 더 높이 더 힘차게'라는 올림픽 슬로건은 사람이 다른 생물들의 틈바구니 속에서 생존경쟁을 벌일 때 사냥꾼이 갖추어야 할 덕목을 압축해서 표현하고 있다. 우리가 어렸을 때 아무런 이의 없이 받아들이던 것이지만 실은 강한 자가 약한 자를 지배하는 것은 당연하다는 제국주의의 침략 근성에서 나온 구호이다.

'체육' 하면 당연히 올림픽 정신에 걸맞는 것들만 생각이 날 정도로 우리는 학교에서 쓸데없는 것만 배웠다. 르까프^{Le CAF}(올림픽 슬로건의 약자)를 향해 치닫는 우리의 체육 교육이나 스포츠 역시 이반 일리치의 말처럼 "극소수가 당첨되지만 대다수는 잃게 되어 있는 복권을 강제로 구입하는 것"이다. 승자 독식을 근간으로 하는 현대의 스포츠 문화 속에서 우리는 강자가 약자를 배제하는 경쟁의 원리를 당연시하게 되었다. 체육 교육은 승리와 성취에 목숨을 거는 광란적인 스포츠 전사를 길러 내기 위한 묘판이 아닌, 평생 건강을 지킬 수 있는 좋은 습관과 원리를 가르치는 장場이어야 한다. 우리는 십수 년 동안 체육 교육을 받았으면서도 어떻게 하면 골격骨格의 건강을 지킬 수 있는지에 대해서는 아는 것이 없다.

건강을 지키기 위한 운동은 올림픽 정신과는 아무런 관련이 없다. 더 빨리, 더 높이, 더 힘차게 살아왔더니 남는 것은 허리 병, 무릎 병, 목병 같은 골병뿐이다. 건강해지려고 운동을 한다면, 더 천천히, 더 낮게, 더 섬세하게 살아야 한다.

국선도의 준비운동, 정리운동은 대체로 요가와 비슷한 면이 있다. 잘 따라 하다 보면 어느새 허리, 목, 무릎이 곧추서면서 약해진 부분들이 튼튼해진다. 이런 운동을 통틀어 몸을 가지런히 한다는 뜻으로 정체整

體 운동이라고 한다. 정체 운동은 뼈의 이음새를 가지런히 해 줄 뿐 아니라 골격근을 튼튼하게 해 관절이 지는 부담을 훨씬 덜어 준다.

뼈의 건강에서 잊지 말아야 할 것은, 뼈대가 바르게 되어 있느냐 하는 문제와 뼈 그 자체의 튼튼함은 서로 다른 차원에 있다는 것이다. 뼈 자체의 건강은 교정 운동으로 되는 것이 아니고, 채소범벅과 운동으로 일궈야 한다. 디스크 질환도 영양이 부족해 뼈가 부실해져 일어나는 수가 많다. 디스크 환자는 교정 운동과 더불어 영양요법에도 신경을 써야 한다.

응용 근신경학

응용 근신경학 AK, Applied Kinesiology이란 근육의 반응을 통해서 몸의 건강 상태를 파악해 질병을 예방하고 치료하는 학문이다. 처음에는 구조적인 측면을 주로 연구하는 카이로프랙틱Chiropractic의 한 분과로 출발했던 것이, 이제는 생화학과 정신적인 데까지 영역을 넓히고 있다.

구조적인 측면이 생화학적·정신적 측면에 영향을 주고 있는 경우라면 교정술을 시행하거나 지압, 마사지를 통해 근육을 풀어 주어야 하고, 생화학적·정신적 측면이 구조적인 측면에 영향을 주고 있는 경우라면 생화학적·정신적 치료를 통해서 몸의 불균형을 바로잡아야 할 것이다.

응용 근신경학은 '몸은 거짓말을 하지 않는다.'는 것을 확고부동한 전제로 삼고 있다. 그들 주장을 보면 한약을 처방할 때도 각 약재마다 근육 검사를 해 좋게 나온 것만 투여할 때는 부작용이 거의 없다고 한다. 응용 근신경학이 음식과 약재의 적합성을 평가하는 데까지 자신의 영역을 확장하는 것은 명백한 오류다. 근육 반사는 어떤 물질이 가지고 있는 기氣에 대한 반응인 것 같다. 이런 식으로는 당장 효과가 나타나는 독毒조차 분간할 수 없다. 또한 몸이 부채 도사도 아닌 마당에 어떻게 약이나 음식의 종합적이고, 장기적인 효과까지 단번에 판단해 근육의 힘으로 나타내 보여 줄 수 있겠는가? 더구나 이 방법으로 체질을 판단하는 것은 말도 안 된다. 어떤 식물이나 약재가 일으키는 생화학적인 반응은 몸속에 들어간 다음 일이다. 그냥 손만 대고서도 그것이 몸에 좋은지 나쁜지 분별할 수는 없다.

다만, 몸의 어느 한 곳을 자극하면 그곳과 통하는 근육의 힘에 변화가 생기고, 어떤 장기가 시원찮으면 거기에 연결된 근육의 힘이 약해진다는 주장은 신빙성이 있다. 몸의 한 부위에 대한 반응은 어느 정도 지속적이고 일관성이 있을 것이기 때문이다.

5_4_5 니시하라 가츠나리 건강법

나는 몸을 따뜻하게 하는 것, 미토콘드리아가 제 기능을 잘할 수 있도록 돕는 것이 중요하다는 것을 오래전부터 체험으로 알고 있었다. 또한 어렴풋한 느낌이긴 하지만, 한쪽 이로만 음식을 씹는 것은 몸에 좋지 않은 것 같아 잘 안 쓰는 쪽으로 자주 껌을 씹었다. 그런데 우리 시대의 위대한 의학자 니시하라 가츠나리는 이러한 사실을 이미 체계화해 놓고 있었다.

인체의 구조적 결함

인간이 짐승과 다른 점은 말을 한다는 것과 서서 걸어 다닌다는 것이다. 이 두 가지 덕분에 사람은 지금과 같은 사람이 되었지만 바로 이것 때문에 건강도 쉽게 무너지게 되었다.

입으로 숨을 쉰다 니시하라는 다른 동물들은 코로만 숨을 쉰다고 말한다. 입을 통해 공기를 기도로 보낼 수 있는 것은 인간뿐이라는 것이다. 사람은 허파에 있는 공기를 입으로 내뱉음으로써 말을 할 수 있다.

그 결과 입으로 들어간 공기가 기도를 거쳐 거꾸로 허파로 들어갈 수도 있게 되었다. 입으로 숨을 내쉬고 코로 숨을 들이마시는 것도 가능하지만, 입으로 내쉰 다음 입으로 숨을 들이마시기도 한다. 말을 하기 쉽도록 진화하면서 어쩔 수 없이 입으로도 숨 쉬는 구조가 된 것이다.

두 다리로 선다 두 발로 서게 되니 두 손이 자유로워졌다. 직립은 문명의 필수 조건이다. 그런데 이렇게 꼿꼿이 서는 자세는 척추를 아주 힘들게 한다. 척추가 S자로 굽어 있는 것은 직립 자세에서 받는 충격을 조금이라도 줄이기 위한 고육책이다. 그러나 이 정도로는 곧게 서는 자세에서 오는 충격, 특히 허리와 목뼈가 받는 충격이 사라지지 않는다. 꼿꼿이 서서 걸으면 기어 다닐 때의 두 배나 되는 충격을 받는다.

사람의 복부도 기어 다니는 것에 맞추어져 있다. 기어 다니면 자연스레 배가 울룩불룩 움직이게 된다. 간이 중력을 거스르면서까지 영양소를 빨아올릴 필요도 없다. 소화관이 축 늘어져 제 기능을 다하지 못할 염려도 없다.

요즘은 온통 시멘트 길이다. 딱딱한 신발을 신고 딱딱한 땅바닥을 탁탁 치면서 활기 있게 걷는 동안, 우리 척추는 뒤틀리고 망가진다. 스포츠라도 즐기는 순간에는 그 즐거움을 가뿐히 뛰어넘는 충격이 고스란히 전해진다.

니시하라 가츠나리의 건강법

코로 숨쉰다 침에는 항균 작용을 하는 물질이 많다. 입 안이 언제나 침으로 촉촉이 젖어 있으면 나쁜 균이 발을 붙일 틈이 없다. 입으로 숨을 쉬면 먼저 입 안이 마른다. 이렇게 되면 세균의 침입을 받기 쉽다. 한두 번이야 괜찮지만 자꾸 이런 일이 되풀이되면 호흡기 전체가 감염에 시달리게 되어 병약해지는 것이다. 특히 차고 건조한 겨울에는 더 큰 차이가 생긴다. 입으로 숨을 쉬면 침과 눈물, 콧물까지 말라 버린다.

입으로 숨 쉬는 것은 치아에도 안 좋은 영향을 끼친다. 특히 잠잘 때 입을 벌리고 자면 잠자는 내내 입 안은 메마른 상태가 된다. 자기 전에 단물 먹고, 이 안 닦고, 입 벌리고 자는 것은 충치 균을 초대하는 3종 선물 세트이다.

코로 숨을 들이마시지 않고서는 대자연의 기氣를 충실하게 받아들일 수 없다. 입으로 숨을 쉬면 공기가 헛돌다 나오는 것 같고 어쩐지 마음과 몸이 따로 노는 것 같은 느낌을 받는다. 명상에 깊이 잠기기 위해서도 우리는 코로 서서히 숨을 쉬어야 한다. 코로 숨 쉬기 불편한 사람들은 스스로가 가장 힘들 것이다. 코에 바람이 통하지 않으면 뇌의 작용도 둔해진다고 하는데, 코로 숨 쉬기 어려운 처지라면, 채소범벅으로 이것부터 고쳐야 한다. 니시하라는 "입으로 숨을 쉬는 것은 만병의 근원"이라고 말한다.

몸을 따뜻하게 한다 몸속을 차게 하는 것은 찬바람을 쐬는 것보다 더 해롭다. 허약한 사람이 냉장고의 물을 한 컵 마시면 당장에 기분이 나빠지고 감기 기운이 돈다. 그만큼 체온은 건강을 지키는 데 중요하다. 몸을 따뜻하게 해야 한다는 것은 동양에서는 새로운 이야기가 아니다.

《따뜻하면 살고 차가워지면 죽는다》는 책이 있다. 책 제목만큼은 핵심을 찌르고 있다. 그렇다고 이 책에 나온 것처럼 몸을 따뜻하게 한다고 뜨거운 물을 마실 필요는 없다. 물을 많이 마시는 것은 결국 몸을 차게 하는 결과를 낳는다.

양쪽 이로 씹는다 어느 한쪽으로만 씹어 버릇하다 보면 이가 망가지기 쉽다. 안 쓰는 쪽은 더 빨리 불편해져서 더 안 쓰게 되는 악순환이 되풀이된다. 결국 안 쓰는 쪽 뼈는 퇴화하고 자기도 모르게 얼굴 모양까지 일그러진다.

뇌는 이의 움직임에 민감하게 반응한다. 한쪽만 사용하면 거기에 연결된 뇌만 자극을 받고, 그 반대쪽 뇌는 거의 받지 못해 퇴화하는 경향을 보인다. 이가 맞부딪치면서 생기는 물리적 자극은 얼굴과 뇌의 혈액순환에도 영향을 미친다.

양쪽으로 씹기 위해서는 부실한 이를 튼튼하게 하는 것이 급선무다. 이것이 여의치 않으면 잘 안 쓰는 이로 껌을 씹는다. 무엇보다 씹을 때 자연스럽게 양쪽 이를 골고루 사용하는 것이 가장 좋으므로, 양쪽 이가 튼튼한 사람은 껌으로 해결하려 들지 말고 씹는 습관을 고치려고 노력해야 한다.

양쪽으로 음식을 씹으면 압력을 받은 잇몸 뼈와 아래턱 뼈가 튼튼해진다. 씹을 때 잇몸 뼈가 받는 물리적 자극은 뇌를 활발하게 움직이게 한다. 씹는 행위, 그것도 좌우 골고루 씹는 행위는 얼굴의 미용과 잇몸의 건강, 나아가서는 사고력에까지 영향을 미치는 것이다.

미인의 기본 조건은 얼굴이 좌우대칭을 이루어야 한다는 것이다. 얼굴 골격이 흐트러지면, 잇달아 전신 골격도 흐트러지고, 이것 때문에 척추나 무릎에 아주 심한 통증이 올 수도 있다. 양쪽으로 잘 씹는 것이 온몸의 뼈를 지키는 길이기도 하고, 뼈가 건강하면 면역력도 좋아진다고 한다.

자신의 씹는 습관을 되돌아보자. 얼굴의 좌우대칭은 얼마나 일그러졌는지, 양쪽 귀는 같은 높이에 있는지 살펴보자. 대개는 씹는 습관에 따라 얼굴 모양이 조금은 균형이 무너져 있을 것이다. 나도 한쪽으로만 씹는데, 이것은 다른 쪽 이가 망가지면서 생긴 버릇이다.

균형이 필요한 것은 이뿐만이 아니다. 우리는 오른손잡이거나 왼손잡이 둘 중 하나인데, 이렇게 한쪽으로 치우치는 것은 바람직하지 않다. 오른손잡이는 물건을 들 때나 뒤를 돌아볼 때 왼손으로 들고 왼쪽으로 돌아보는 습관을 들여야 한다. 차에 탈 때도 창밖을 바라보는 자세가 평소 자세를 교정할 수 있는 쪽을 골라야 한다.

똑바로 누워서 잔다　니시하라는 낮은 베개를 베고 똑바로 누워서 위를 보고 자라고 권한다. 이런 자세로 잠을 자는 것은 인간밖에 없지만, 그 밖의 어떤 자세도 똑바로 눕는 것보다 편안함을 주지 못하는 것을 보면, 이미 인간의 몸은 똑바로 누워 자는 것에 맞추어져 있는 것이다.

똑바로 누워 자고 싶어도 자기도 모르게 한쪽으로 오그라져서 자고 마는 것은 어쩔 수가 없다. 확실히 옆으로 자는 자세에서는 등뼈가 모양이 나지 않는다. 깨어 있을 때는 위아래로 눌리느라 죽을 고생을 했다가, 잠이 들어서는 좌우로 늘어지는 힘을 받느라 쉬지를 못한다. 엎드려 자는 자세는 등뼈는 물론이고 배까지 눌러 혈액순환을 방해하므로, 모로 누워 자는 것보다 더 해롭다.

똑바로 누워 잔다고 해도 바닥이 푹신해서는 곤란하다. 척추가 중력의 영향을 덜 받으려면 중력이 미치는 힘을 온몸으로 흩어 놓는 것이 필요하다. 푹신한 침대는 중력의 영향을 어느 한쪽으로 집중시킨다. 딱딱한 나무 판 위에서 자는 것이 가장 확실하게 중력의 영향을 분산시키는 방법이다.

건강의 열쇠는 미토콘드리아에 있다　건강의 열쇠는 우리 몸의 세포 가운데서도 중핵中核이라 할 수 있는 미토콘드리아에 있다. 미토콘드리아는 삶의 활력 그 자체이다. 아이들은 힘이 팔팔 솟아나서 잠시도 가만히 있지를 못한다. 그만큼 미토콘드리아가 활발하기 때문이다. 나이를 먹어 가만히 기다릴 줄 알고 차분해지는 것은 경험과 인내를 쌓은 덕이라기보다 미토콘드리아가 늘어 빠져서 제 기능을 못 하게 되기 때문이다.

니시하라는 "모든 길은 미토콘드리아로 통한다."고 말할 정도로 미토콘드리아의 중요성을 강조한다. 미토콘드리아가 제대로 움직이려면 충분한 영양과 산소가 있어야 한다. 숨 쉬기만 어렵지 않다면 '충분한 산소'는 큰 문제가 되지 않는다. 그런데 '충분한 영양'이란 것은 말만 쉽다. 많이 먹어도, 이것저것 여러 가지를 먹어도, 간단히 해결되지 않는다. '충분한 영양'이라는 게 그리 간단하게 설명할 수 있는 주제가 아닌 까닭에 이 책이 이렇게나 두꺼워졌다.

니시하라는 미토콘드리아를 활발하게 움직이게 하는 요소로 '적당한 온도'도 빼놓지 않는다. 너무 더워도 안 되고, 너무 추워도 안 된다는 것이다. 더울 때 몸이 축 처지는 것은 누구나 알고 있다. 추위도 미토콘드리아를 움츠리게 한다. 겨울에는 옷을 따뜻하게 입기 때문에 바깥 추위는 사실 큰 문제가 안 된다. 진짜 문제는 차가운 맥주나 청량음료를 마시거나 얼음과자를 먹어서 속이 차가워지는 것이다. 차가운 맥주를 마시는 순간, 위와 위 근처에 있는 미토콘드리아는 거의 얼어 버린다. 한참을 지나 다시 체온에 가깝게 데워졌을 때에야 비로소 미토콘드리아는 정신을 차린다.

깨어서 움직일 때는 근육에서 열이 나기 때문에 웬만큼 추워도 상관없지만 잠을 잘 때 추운 것은 그냥 넘어갈 일이 아니다. 낮에 쐬는 찬바람은 기분을 상쾌하게 해 주지만, 밤에 덜덜 떨면서 자는 것은 건강에 치명적이다. 또한 원적외선도 미토콘드리아를 활발하게 한다. 따뜻한 황토방은 여러 가지로 미토콘드리아를 즐겁게 한다.

니시하라 건강법의 한계

니시하라의 책은 어떤 것이든 읽어 볼 가치가 있다. 니시하라의 건강법은 마음만 먹으면 쉽게 실천할 수 있다. 다만 니시하라의 건강법은 좀 한가한 측면이 없지 않다. 암에 걸려 하루하루가 고비인 환자가 코로 숨 쉬고, 차가운 것을 안 먹는다고 암을 고칠 수는 없을 것이다. 그

래도 니시하라 건강법은 건강한 사람은 물론이거니와 중병 환자들한
테도 큰 도움이 된다.

5_4_6 지압과 마사지

지압은 기력이 쇠한 환자의 원기를 북돋울 수 있는 직접적인 수단이다. 지압할 때 필요한 것은 손가락, 약간의 시간, 애정만 있으면 된다. 지압은 내가 스무 해 넘게 투병을 하면서 위기를 겪을 때마다 넘어지지 않도록 한쪽 팔을 붙들어 준 최고의 버팀목이었다.

수직, 집중, 지속 — 지압의 3원칙

첫째, 힘을 수직으로 줘야 한다. 여기서 수직은 중력이 작용하는 방향이 아니라 근육 표면과 직각이 되는 방향을 말한다. 빨래를 주무르듯이 하는 스포츠 마사지 정도로는 몸속까지 영향을 줄 수 없다. 몸무게를 실어 수직으로 눌러야만 몸속 깊은 곳까지 자극이 돼 원기를 불러 일으킬 수 있다. 비스듬하게 누르거나 옆으로 누르면 근육의 신경을 건드려 아프기만 한다. 근육 깊은 데까지 자극을 주되 지압 받는 사람이 잠이 들 만큼 긴장이 풀릴 수 있어야 제대로 된 지압이다. 이러한 편안함은 수직으로 누르는 지압을 통해서만 가능하다. 처음 눌렀던 자리에서 조금이라도 밀리면 효과가 눈에 띄게 떨어진다. 수직으로 누르는 것은 주무르는 방법보다 힘이 더 많이 들어간다.

둘째, 한곳을 집중해서 눌러야 한다. 배는 손날을 세우거나 손바닥으로 깊이 누른다. 힘을 갑자기 주면 다칠 위험이 있으니, 서서히 압력을 높여 가며 누른다. 좀 숙달이 되면 배나 등은 발바닥으로 자근자근 밟아도 된다. 지압을 받는 사람은 눈을 감고 있으면 지압하는 사람이 밟고 있는지, 손으로 누르고 있는지 분간이 안 될 만큼 기분이 좋다. 다른 곳은 엄지손가락으로 꾹꾹 누른다. 대개 뼈마디 사이의 움푹 팬 곳을 찾아 누른다. 특히 목뼈에서 꼬리뼈에 이르는 등줄기 양쪽은 지압의 백미이다. 지압을 할 때 자꾸 아프기만 한 것은 수직으로 누르지 않기 때문이다. 수직으로 눌렀는데도 통증이 있다면 그 자리에 이상이 있다는 신호이므로 더 세심하게 눌러 줘야 한다. 집중해서 지압을 한다음에는 손바닥으로 골고루 풀어 준다.

셋째, 3초 동안 지긋이 눌렀다가 3초 쉬는 식으로 번갈아 힘을 준다. 1초에 한두 번씩 꾹꾹 눌러 대면 몸이 편안할 수가 없다. 압력을 받으면 피가 쥐어짜여 밀려 나갔다가, 손을 떼면 그 자리로 곧 신선한 피가 몰려든다. 이런 식으로 피가 잘 돌게 하기 위해서는 천천히 눌러서 압력을 유지했다가 뗄 때도 누를 때처럼 떼야 한다. 배를 잘 눌러 주면 배 전체의 압력은 높아지고 복부와 간肝 사이의 압력 차는 커진다. 그 결과 소장에서 영양소를 싣고 간으로 가는 문맥이 잘 순환하게 되고, 소화도 잘 이루어진다. 3초 동안 누르라는 것은 결국 눌렀다 떼는 시간이 한 번에 6초 정도로 가벼운 심호흡과 같아야 한다는 뜻이다.

이렇게 세 가지 원칙만 잘 지키면 몸의 어느 부위든 적절하게 지압을 할 수 있다. 가장 중요한 것은 '수직의 원칙'이다. 서투른 사람이더라도 이 원칙을 잘 지키면 지압 받는 사람을 잠들게 할 수 있다.

지압은 우리가 알지 못하는 정신세계에까지 영향을 준다. 몸을 푸는 것은 얽히고설킨 마음을 푸는 것과 같다. 몸을 어루만지는 것은 뒤틀린 마음을 어루만지는 것이다.

혼자 하는 지압 기구　이렇듯 탁월한 지압도 남의 힘을 빌리지 않으면 안 된다는 단점이 있다. 남에게 아쉬운 소리를 하거나 적지 않은 돈을 들여야 하는 것이다. 그래서 많은 사람들이 스스로 지압을 할 수 있는 길을 찾았다. '배푸리'라는 이름을 가진 나무 지압 기구는 느낌과 효능이 확실히 좋다. 말 그대로 배를 잘 풀어 주는 고마운 장난감이다. 익숙해지면 등뼈의 급소까지도 기분 좋게 자극할 수 있다. 이것 말고도 혼자서 지압하는 것을 돕는 지압 봉이 여럿 나와 있다.

마사지

지압은 엄지손가락 또는 손바닥으로 누르는 것이고, 마사지는 근육을 부드럽게 쓸어 주는 것이다. 지압이 더 효과가 좋기는 하지만, 손쉽게 하기로는 마사지가 더 낫다. 떡판 눌러 펴듯이, 빨래하듯이 주물러 대는 스포츠 마사지는 지압도 아니고 마사지도 아니다.

마사지는 냉수마찰의 '마찰'에 해당하는 것이다. 마찰의 기계적 에너지는 전기에너지로 바뀌어 우리 몸에 미묘한 자극을 준다. 마찰에는 냉수마찰, 건포마찰, 손바닥 마찰이 있다. 건포마찰은 피부에 상처를 남기므로 권할 만한 방법이 아니다.

'경락 마사지'라고 하는 것은 강한 압력으로 근육을 훑어 준다. 그냥 주물러 대는 스포츠 마사지보다는 훨씬 효과적인 방법이다. 경락의 흐름이나 위치를 몰라도 하다 보면 경락을 자극하게 마련이다.

세상에서 가장 뛰어난 화장품은 손바닥이고, 피부 가운데 가장 신경을 써야 할 곳은 얼굴이다. 손바닥을 비벼서 열을 낸 다음 얼굴을 감싸서 세수하듯 지긋이 쓸어내리기를 열 번 한다. 눈 주위, 콧등, 뺨을 지나 입술 주변, 턱, 목까지 정성껏 문지른다. 그 다음 손가락 끝으로 얼굴 곳곳을 꾹꾹 눌러 준다. 이렇게 작은 정성을 들이는 것으로도 적어도 얼굴만큼은 우아하게 늙어 갈 수 있다. 남는 시간이 있으면 발바닥, 무릎, 허리, 배, 귀, 목덜미까지도 비벼 주면 더할 나위가 없다.

냉수마찰이나 손바닥 마찰로 온몸을 마사지하고 나면 오줌에서 독특한 냄새가 난다. 그냥 피부에만 좋은 것이 아니라 몸속 찌꺼기를 내보내는 데에도 효과가 좋다는 것을 알 수 있다.

복압 높이기

《아카혼》은 배호흡과 복부 마사지를 건강법의 기본으로 삼도록 권한다. 20대 초반, 이 책에 깊은 감동을 받고 배호흡이라는 것을 해 보았다. 배에 힘을 주고 숨을 쉬면 배의 압력이 높아진다. 복압이 높아지면 자연스레 소화, 흡수가 잘된다.

간, 심장, 폐는 갈비뼈 속에 감추어져 있는데, 위, 소장, 대장은 왜 갈비뼈에 둘러싸여 있지 않을까? 갈비뼈 속에 있는 기관은 빨아 당기는 힘, 즉 음압陰壓이 필요한 것들이다. 심장은 온몸에 있는 혈액을 받아들여야 하고, 폐는 바깥 공기를 받아들여야 한다.

간도 마찬가지로 빨아들인다. 소장에서 흡수된 영양소는 간과 연결된 문맥을 타고 간으로 흘러든다. 그래서 간 역시 갈비뼈 속에 들어가 있다. 우리 몸의 피는 대개 심장에서 나와 온몸을 돌아서는 모세혈관을 지나 심장으로 되돌아온다. 그러나 간과 소화관 사이를 오가는 문맥순환은 이것과 별개이다. 문맥의 출발점은 소화관의 모세혈관이라고 할 수 있는데, 문맥의 종착지 역시 모세혈관 덩어리인 간이다.

문맥의 피가 소화관에서 간으로 가는 힘은 간과 소화관의 압력 차이에서 생긴다. 갈비뼈 속에 있는 간의 압력이 소화관의 압력보다 낮기 때문에 피는 자연스레 압력이 높은 쪽에서 낮은 쪽으로 간다. 문맥의 흐름이 좋아야 흡수가 잘되고 소화관도 튼튼해지는데, 그러자면 간과 소화관의 압력 차이가 커야 한다. 간이 비어 있을수록, 즉 배가 고플수록(배가 고픈 것을 알려 주는 기관은 간이다.) 차이는 커 지고, 배를 적당히 누르는 배호흡은 소화관이 피를 밀어낼 수 있게 돕는다.

소화액이 분비될 때는 온몸의 피가 소화기관으로 쏠린다. 그러니 밥 먹고 난 다음 30분쯤은 꼭 쉬어야 한다. 예전에 모내기를 하는 날이면 점심을 배부르게 먹고 다들 논둑에서 한숨 잤다. 무언가를 먹고 몸이 노곤한 것은 자연의 이치이다. 이때 쉬지 않고 머리를 심하게 쓰면 소화불량이 오고 수영을 하다가는 심장이 멎을 수도 있다.

어느 정도 소화액이 나오고 나면 몸을 움직여 복부의 압력을 높여 주는 것이 좋다. 숨이 헉헉 찰 정도로 움직일 것까지는 없고, 배를 비틀어 주거나 적당히 눌릴 만큼 가볍게 움직이기만 해도 된다. 웬만한 운동은 모두 배의 압력을 높이는데, 늘 할 수 있는 운동 중에서는 가벼운 등산이나 절하기가 좋다. 비탈진 곳을 걸어 올라갈 때는 자연스럽게 배를 굽혔다 폈다 하게 되어 복압이 꽤 오른다.

이것도 저것도 할 기력이 없으면, 배 마사지라도 해야 한다. 배는 밖에서 많이 눌러 줄수록 좋아한다. 복부의 잠재력을 일깨우는 경지에까지 가려면 주무르는 정도를 넘어 심층 지압을 해야 한다. 갑자기 내리누르지는 말고 아주 서서히 압력을 높여 간다. 아무리 운동을 열심히 하는 사람도, 배 마사지를 한번 받아 보면 문맥을 활발하게 순환시키고 구석구석 막혀 있는 피를 돌게 하는 것이 얼마나 사람을 기분 좋게 하는지 느낄 수 있을 것이다.

발 마사지

귀, 발, 손, 눈동자와 같은 말단기관은 모두 우리 몸속 기관과 연결되어 있다. 동양에서는 전통적으로 눈은 간을, 귀는 신장을 나타내는 것으로 보고 있다. 그런데 수지침 이론이 잘 보여 주듯이, 말단기관 하나

하나마다 온몸이 연결되어 있다고 보는 것이 더 맞는 것 같다. 귀 하나만 제대로 풀어 주어도 몸 전체가 활력을 되찾을 수 있다. 손톱을 이용해 귀를 꾹꾹 눌러 주면 배가 꼬르륵 소리를 내면서 활발하게 움직이기 시작하는 것을 느낄 수 있다. 아플수록 더 세게 눌러서 풀어 주어야한다.

손은 평소에 자극을 많이 받기 때문에 지압을 한다고 해서 특별히 시원하다는 느낌이 들지는 않는다. 귀나 발처럼 평소에 잘 건드리지 않는 곳을 지압하면 상당한 변화가 생긴다. 발을 제대로 지압해 긴장이 완전히 풀리면 평소에는 도저히 맛볼 수 없는 편안한 느낌이 든다.

'발 마사지'라는 것이 막 나왔을 때만 해도 말세가 되어서 별짓들을 다 한다고 생각했는데, 나중에 우연히 한 번 받아 보고는 언제 그런 생각을 했냐는 듯 좋아하게 되었다. 별다른 기술이 없이도 정성껏 발을 주물러 주면 발이 감동을 한다. 그렇지만 역시나 전문가의 손길은 확실히 다르다. 특히 발가락을 주무를 때 차이가 난다. 발가락 깊은 곳까지 누르는 지압은 아픈 만큼 몸을 특별하게 깨운다.

남편이 아내에게, 아내가 남편에게, 미안해 할 일이 있는데 말로 하기 좀 뭐할 때는 발 마사지로 대신한다. 소통이 중요하다는 말에 쓸데없는 대화를 더 하다 보면 싸움으로 번지는 수가 있으니, 말은 줄이고 몸으로 때우는 것에 열을 내는 것이 좋다. 그럴 때 발 마사지만 한 것이 없다.

밭에서 일을 할 때는 신을 신지 않는다. 밭일을 해 본 사람은 흙이 발바닥을 간질일 때의 상쾌함을 기억할 것이다. 요즘은 맨발로 땅을 밟을 일이 거의 없다. 계곡을 옆에 끼고 산사山寺로 가는 흙길에서는 신발을 벗고 소리 없이 걸어 보자. 그리고 발바닥에 전해지는 촉촉한 흙의 감촉을 느껴 보자. 사람의 발이 말이나 소처럼 딱딱한 발굽으로 되어 있지 않다는 것이 얼마나 다행인지 모른다. 낮에 맨발로 발바닥이 얼얼해질 정도로 숲길을 걸으면, 밤에 잠도 잘 온다.

5_5 스스로를 지키는 몸

  병을 이겨내기 위해 '내가' 나서서 무언가를 하기 이전에 우리 몸은
스스로를 지키기 위해 늘 애쓰고 있다. 평소에는 몸을 축내기 위해 작
정한 듯 살다가, 생각나면 한 번씩 건강에 좋은 것이라며 호들갑을 떠
는 일 따위도 하지 않는다.
  환자는 면역계에 고장이 붙었거나, 적어도 면역계가 지쳐서 힘을 못
쓰는 형편이기 쉽다. 어쨌든 면역계뿐 아니라 우리 몸이 건강하게 살기
위해 무엇을 하고 있는지 완벽하게 알 수는 없다. 그 오묘하고 정교한
구조는 우리가 머리를 써서 알아낼 수 있는 것이 아니다. 다만 이런 것
의 윤곽이라도 짚고 있으면, 몸을 추스리고 병에서 벗어나는 데 큰 도
움이 될 수 있다.

5_5_1 면역계, 우리 몸의 파수꾼

면역免疫은 좁게는 "한 번 걸린 질병에는 두 번 다시 걸리지 않는다."는 뜻이고, 넓게는 우리 몸이 스스로를 지키는 모든 것을 통틀어 이르는 말이다. 지금도 면역이라고 하면 감염이라든가, 전염병을 물리치는 힘 정도로 여기는 사람이 많은데, 면역계는 쉬지 않고 몸 구석구석을 살피면서 더러운 것이나 침입자를 치우고, 망가진 기관이나 세포를 바로잡는다.

면역력이 약해지면 건강할 때는 아무것도 아니었던 세균이나 바이러스에도 쉽게 감염되어 몸이 망가진다. 이들과 힘겹게 싸우다 보면 건강은 더 나빠지고, 점점 더 침입자에 약한 몸이 되고 만다. 몸이 늘 찌뿌듯하고 피곤한 것도, 면역이 부실해서일 때가 많다.

면역계가 하는 첫 번째 일은 '나'와 '나 아닌 것'을 구분하는 일이다. 그런데 이게 간단하지 않다. 나 아닌 것을 나로 착각하면 암세포나 바이러스나 세균 따위가 몸 안에 있어도 그냥 내버려 두게 되고, 반대일 때는 멀쩡하게 잘 있는 건강한 세포를 공격해서 류머티즘이나 소아 당뇨병이 생긴다. 천식이나 알레르기 같은 것은 더 복잡하다. 나 아닌 것이라 할지라도 음식이나 꽃가루 같이 독성이 없는 것은 적당히 무시하고, 독성이 좀 있더라도 느긋하게 처리해야 하는데, 이것을 생사가 걸린 문제로 오인하고 폭풍우 치듯 면역반응을 일으킨다. 이런 식으로 면역계가 틀어져 있으면 복숭아 하나로 죽음에 이를 수도 있다.

면역계의 갈래

관대한 면역과 엄격한 면역 우리가 건강하게 살기 위해서는 적당히 하고 넘어가야 하는 것이 있고, 한 치도 틀림이 없어야 하는 것이 있다. 나와 나 아닌 것을 가리는 면역도 마찬가지다. 구분에 엄격해야 할 때가 있고, 느슨해도 되고, 또 느슨해야만 하는 때가 있다.

관대한 면역과 엄격한 면역은 대개 장소에 따른 구분과 맞아떨어진다. 몸을 머리와 몸통, 팔다리로 나누는 식이 아니라 '나 아닌 것'과 얼마나 많이 맞닿아 있는가에 따라 '몸 바깥'과 '몸 안'으로 구분하는 것이다. 당연히 살 거죽이 바깥이고, 콧구멍 속이나, 입속도 몸 바깥이다. 공기라든가 음식물은 나 아닌 것이기 때문이다. 이런 식으로 따지면 위를 지나 소장 대장에 이르는 소화관도 몸 바깥이라는 것을 알 수 있다.

심장이나 간하고는 다르게 소화관이나 호흡기와 같은 기관은 언제나 나 아닌 것을 맞닥뜨리면서 지낸다. 음식물과 공기가 몸속을 지나는 통로는 면역계의 기준에서는 몸 바깥인 셈이다. 일본의 면역학자 타다 토미오는 이것을 "안(內)이면서 바깥(外)인 것 — 관管으로서의 인간"이라고 표현한다. 하여간 외부와 직접 접촉하는 곳은 아직 몸 내부가 아니므로 여유를 부릴 수 있다. 특히 소화관은 나 아닌 음식물을 받아 몸속으로 들여보내야 하기 때문에 몸 안과는 전혀 다른 방식으로 면역이 이루어진다. 호흡기 또한 마찬가지여서, 만약 완전한 청결이 목표라면 열 일 제쳐 두고 면역에만 매달려야 할 것이다. 피부에도 세균이 득실거리지만, 놔두어도 상관없다. 특별히 문제를 일으키지만 않는다면 살갗에 무엇이 붙어 있든 내버려 두는 것이다.

몸 안쪽은 피부와 점막의 경계를 넘어선 안쪽을 말한다. 몸 안쪽에서는 엄격한 면역 시스템이 작동해서 나 아닌 것은 조금도 남김없이 없애기 위해 노력한다. 의심스러운 것을 그대로 봐줬다가는 중병에 걸리거나 자칫하면 목숨이 날아갈 수도 있기 때문이다.

몸 안의 면역은 백혈구의 면역 세포를 중심으로 엄격하게 이루어진다. 이 세포들은 몸속으로 들어온 병원체를 잡아먹거나, 병든 체세포를 없애는 일을 한다. 이들은 해로운 균을 하나도 남김없이 발본색원拔本塞源하는 것을 목표로 삼는다. 이렇듯 몸 바깥에서는 관대한 면역이, 몸 안에서는 엄격한 면역이 이루어진다.

세포 면역과 체액 면역 1890년쯤, 피에서 세포를 걸러 내고 남은 순수한 혈청(체액)에서 면역 물질을 발견하면서 체액 면역이라는 말이 생겨났다. 그 후 1960년대 들어, 림프구가 발견되고 이들의 역할이 밝혀지면서 세포 면역이라는 개념도 정립되었다. 이것은 면역을 담당하는 물질이 세포(백혈구)인지 면역글로불린인지에 따라 나눈 것이다.

흔히 세포 면역이 체액 면역보다 낫다고 생각하는 경향이 있는데, 꼭 그런 것은 아니다. 병원체를 해치우려면 두 가지 면역이 동시에 일어나야 한다. 굳이 둘로 나눈 것은 쉽게 이해하려고 그런 것이고, 면역계는 이런 분류를 잘 모른다. 대개 언제든 둘이 동시에 일어난다.

내재 면역과 적응 면역 면역 세포 가운데는 처음부터 나와 나 아닌 것을 구분할 수 있는 능력을 갖춘 것이 있고, 다른 면역 세포의 도움을 받아서 병원체를 알아챘을 때에야 비로소 그것을 공격하는 것이 있다. 전자를 내재 면역이라고 하고, 후자를 적응 면역이라고 한다. 내재 면역을 선천면역, 자연면역으로 번역하는 사람도 있다. 그리고 모든 비자기非自

리에 면역을 일으킨다는 뜻에서 불특정 면역이라 하고, 적응 면역은 특정 병원체에 대해서만 면역을 일으킨다는 뜻에서 특정 면역이라고도 한다. 대식세포나 자연살생세포는 전자에 속하고, T세포나 B세포 같은 것이 후자이다.

돌려 말하면, 내재 면역계는 모든 질병을 다 다루는 일반 의사이고 적응 면역계는 특정 질병만 다루는 전공 의사라고 할 수 있다. 내재 면역계는 모든 생물에 다 있지만, 적응 면역계는 턱이 있는 척추동물한테만 있다. 이러한 적응 면역계 덕분에 척추동물은 특정한 병원체를 기억하고 있다가 다시 감염되었을 때 가볍게 물리칠 수 있는 능력을 지니게 되었다.

적응 면역계는 처음에는 나 아닌 것을 가려낼 수 없다고 했다. 그러면 어떻게 항원을 식별할 수 있게 될까? 내재 면역계는 스스로 병원체를 걸러 내기도 하지만, 그와 동시에, 적응 면역계에 병원체를 알려 주는 일도 한다. 내재 면역계의 도움으로 병원체의 정체를 알게 되면 적응 면역계는 그것들만 찾아다니면서 골라 없애는 것이다.

우리는 적응 면역계 덕분에 하등동물보다 월등한 시스템을 갖추게 되었다. 하지만 세상에 좋기만 한 것은 없다. 면역계가 정교하다 보니 탈이 나기도 쉽다. 류머티즘, 루프스, 다발경화증, 소아 당뇨병 같은 수많은 자가면역질환들은 체세포 자체에 문제가 있는 경우보다, 내재 면역계와 적응 면역계에 문제가 있거나 이 둘 사이의 의사소통이 틀어진 경우가 많다.

겹겹이 둘러친 그물망

면역의 첫째 단계 — 소화관의 점막 우리 몸이 외부와 접하는 곳은 피부와 점막이다. 점막은 맛을 느끼고 냄새를 맡고 영양물질을 흡수하고 독성 물질을 내보내고, 점액을 내뿜어서 미끈미끈하게 만들어 거죽이

다치지 않게 한다. 소화기 전체, 호흡기의 입구, 비뇨기에 점막이 있다. 이 기관들은 늘 몸 바깥의 나 아닌 것과 부대끼며 살아간다.

점막은 성질이 아주 나쁜 놈만 아니라면 그냥 같이 살게 해 주는 관대한 면역 체계이고, 이 일을 하는 면역 물질은 면역글로불린A와 인터류킨-12이다. 이 둘이 점막을 지키는 기둥이라고 할 수 있다. 점막의 분비액에는 면역글로불린A가 넉넉히 섞여 있는데, 해로운 항원(병원체)을 중화시키고 세균이 너무 판을 치지 않도록 한다. 세균을 완전히 몰아내는 것을 목표로 하지 않고 해로워 보이는 것을 적당히 걸러 내는 것에 만족한다. 인터류킨-12는 병원체를 직접 죽이는 것이 아니라 적응 면역계의 일꾼인 '세포독성 T세포'를 불러오는 심부름꾼이다. 점막에 있는 세포독성 T세포는 바이러스에 감염된 세포를 없앤다.

보통 성인의 소화관 표면적은 400㎡로 피부 표면적 2㎡에 견주어 2백 배쯤 넓다. 점막에서 병원체를 걸러 내는 면역의 80%쯤은 소화관에서 이루어진다고 보면 된다.

소화관의 점막은 정교하기 이를 데 없는 필터로, 영양소는 들여보내고 쓸모없는 음식 분해물은 밀쳐 낸다. 중성지방과 단백질은 여기에서 일단 몸집이 작은 지방산과 아미노산으로 분해되어 흡수된 다음 다시 중성지방과 단백질로 합성된다. 굳이 이렇게 하는 것은, 단백질을 그대로 통과시키면, 이것과 덩치가 비슷한 바이러스까지 쉽사리 통과하기 때문이다. 그러니까 소화관의 점막은 외부인을 걸러서 들여보내는 검색대라고 할 수 있다.

그런데 이 점막이 헐거워지면, 몸집이 큰 병원균과 음식 찌꺼기가 몸 안으로 쏟아져 들어간다. 또한, 세균, 기생충, 칸디다 같은 것들이 점막의 안팎에서 또아리를 틀고 번지기 시작했을 때도 점막에 구멍이 뚫린다. 이 구멍을 통해 몸 안으로 들어간 물질들은 곧바로 엄격한 면역 체계를 자극한다. 소화관의 안팎은 관대한 면역과 엄격한 면역이 전혀 다른 방식으로 작동하고 있기 때문에, 소화관 안에서는 별 탈 없이 지내던 병원균이나 찌꺼기들이 소화관에 구멍이 뚫려 몸 안으로 들어가면 면역계에 큰 짐이 된다.

이런 상태를 장이 줄줄 새고 있다는 뜻으로 장 투수 증후군LGS, Leaky Gut Syndrome이라고 한다. 이때는 장을 튼튼하게 하지 않으면 백약이 무효다. 점막이 건강하지 않으면 면역력을 회복시킬 방도가 없다. 점막에 면역글로불린A와 세포독성 T세포가 충분하면 점막이 바이러스나 박테리아를 물리치는 힘이 세진다. 호흡기의 점막이 튼튼하면 감기를 초기에 잡을 수 있다. 내부가 튼튼해도 점막이 부실하면 바이러스와 세균이 쉽게 몸 안으로 침투해 들어갈 것이다.

소화관의 점막은 장내세균이 없으면 아예 만들어지지 않을 만큼 장내세균에 대한 의존도가 높다. 장 속에 좋은 유산균이 많이 살고 있으면 장점막이 두껍고 탄력이 있지만, 그 반대라면 장이 너덜너덜해진다. 상업용 요구르트는 소화관 점막을 건강하게 하는 데는 완전히 낙제감이다. 거기에 들어 있는 유산균은 오히려 장점막을 헐게 만든다. 장점막을 생각한다면 된장이 더 낫다.

면역의 둘째 단계 - 체액 일단 점막이라는 걸림돌을 넘어서 몸 내부인 체액으로(아직 세포 속까지 들어온 것은 아니다.) 들어온 병원체는 백혈구(내재 면역계)가 잡아낸다. 여기서 두 번째 단계의 면역이 시작된다.

몸이 이미 병원체를 이겨 낸 경험이 있어서 적응 면역계에 항체가 있을 때는 이들 항체가 체액으로 들어온 병원체를 간단히 없앤다. 이 일은 워낙 빨리 진행되기 때문에 병원체는 자리를 잡기도 전에 체액에서 모두 처리된다. 그리하여 만성 B형 간염 항체를 가진 사람은 여간해서는 다시 만성 B형 간염에 걸리지 않는 것이다.

그렇지 않고 낯선 병원체가 들어온 경우에는 내재 면역계가 동원된다. 내재 면역계 세포는 침입자는 금방 가려내지만, 워낙에 폭넓게 방어하다 보니 특정 병원체를 효율적으로 처리하는 데는 아쉬운 구석이 있다. 그래서 내재 면역계는 낯선 병원체를 만나면 일단 그것을 집어삼킨 다음, 거의 동시에 적응 면역계에 병원체의 정체를 알린다. 이것을 항원 제시라고 한다. 가장 먼저 적을 발견한 순찰병이 몽타주를 그려서 면역계에 널리 알리는 것이다.

항원 제시는 효율이 낮은 내재 면역계가 전문화된 적응 면역계에 정보를 전달하는 수단이면서 면역계가 본격적으로 싸움에 나서게 되는 신호탄이다. 이것이 제대로 이루어지지 않으면 적응 면역계는 무슨 일이 일어나는지도 모르고 계속해서 잠만 자고, 내재 면역계는 자신의 힘만으로는 침입자를 물리치지 못하고 내내 밀리는 싸움만 하게 된다.

아데노신 3인산ATP과 글루타치온이 모자라면 항원 제시가 제대로 이뤄지지 않는다. ATP를 충분하게 하기란 어렵지만 모자라게 하는 것은 아주 쉽다. 냉장고에 있는 차가운 물을 벌컥벌컥 마셔서 몸을 차갑게 해 주기만 해도 된다.

내재 면역계는 항원의 침입을 알린 뒤 적응 면역계에 비상을 걸어 놓고 싸움을 계속한다. 적응 면역계가 싸울 태세를 갖추고 본격적으로 싸움터에 투입되는 데는 보통 이삼일이 걸리고 적응 면역계가 최고조에 이르는 것은 1주일 후의 일이다. 내재 면역계는 적응 면역계가 본격적으로 일하기 전까지 병원체가 더 늘어나거나 기승을 부리지 않도록 한다.

면역의 셋째 단계 — 체액과 세포 항원 제시가 이루어진 다음에는 적응 면역계가 달라붙어 항체를 만들어 낸다. 면역계 전체가 활기를 띠게 되고 내재 면역계의 세포들도 평소보다 많은 에너지를 받고 저마다 맡은 일을 한다. 후천성면역결핍증AIDS은 면역계 전체를 관장한다고 할 수 있는 면역계의 중심 세포가 바이러스에 감염되어 제 기능을 잃어버린 상태이다. 그래서 온몸의 면역 기능이 어디 하나 성한 데가 없게 된다.

이 세 번째 단계의 면역 작용은 적응 면역계가 전면에 나서서 일을 하는 단계라고 할 수 있다. 암을 비롯해 만성 감염성 질환 같은 질병을 치료하는 것이 이 단계에서 이루어진다.

암세포를 솎아 내는 면역

우리가 병에 걸리는 것은 세균이나 바이러스 같은 침입자 때문일 때도 있지만, 병든 체세포 때문일 수도 있다. 암이나 만성 감염성 질환 따위가 그런 것이다. 면역계는 세균이나 바이러스 같은 병원체를 다룰 때와 병든 체세포를 다룰 때가 많이 다르다. 암이나 만성 감염성 질환을 앓고 있다면 이것을 간단히라도 알고 있어야 한다. 결국 병을 뿌리 뽑는 것은 면역계가 해내야 하는 일이다.

면역계는 '병든 체세포(감염된 체세포와 암세포)'와 '병원체'를 완전히 다른 방식으로 다룬다고 했는데, 병든 체세포는 세포벽도 튼튼하고 크기도 세균의 열 배가 넘을 뿐더러, 미우나 고우나 여전히 우리 몸의 일부이다. 반면에 바이러스나 세균 같은 병원체는 크기도 작으며, 어딜 보나 확실한 남이다.

건강한 체세포에는 '나'라는 표지가 어김없이 걸려 있다. 백혈구는 이 표지를 보고 '나 아닌 것'을 가려낸다. 병든 체세포는 이 표지에 문제가 생기기 마련이다. 이것을 알아차린 면역 세포는 병든 체세포를 재빨리 잡아먹어서 없앤다. 병든 세포, 특히 암세포는 이런 식으로 잡혀 먹힐까 봐 아예 표지를 없애는 수작을 부린다.

암과 만성 B형 간염의 공통점 감염에는 세포 안 감염과 세포 밖 감염이 있다. 바이러스는 크기가 아주 작아서 세포 안 감염을 일으키고, 크기가 작고 유연해서 세포막을 통과할 수 있는 일부 세균도 세포 안 감염을 일으킨다. 그러나, 세균은 보통 크기가 커서 세포막을 뚫을 수 없으므로 세포 바깥, 즉 체액에서 감염을 일으킨다.

세포 밖 감염은 항생제를 써서 쉽게 물리칠 수 있으나 세포 안의 바이러스나 세균 감염은 간단하지 않다. 바깥에서 주입하는 약재가 세포 속으로 들어가기도 힘들고 항바이러스 제제는 일단 들어간다 해도 별로 효과가 없다. 가장 분명한 방법은 병든 세포를 죽이는 것이다.

암세포는 세포 자체가 거대한 병원체로 둔갑한 경우이므로, 두말 할 것도 없이 세포 자체를 없애는 방법으로만 해치울 수 있다. 만성 B형 간염은 B형 간염 바이러스가 간세포 속에 들어가 기생하고 있는 전형적인 세포 안 감염이다. 암세포와 B형 간염 바이러스에 감염된 간세포는 '병든 세포'의 표본이다.

'병든 체세포'에 대한 면역계의 대처   체세포는 병원체에 비하면 세포벽도 엄청나게 튼튼하고 크기도 몇 배나 된다. 병원체를 공격하는 것이 적군 한 명을 없애는 것이라면 병든 체세포를 공격하는 것은 장갑차 하나를 물리치는 것과 같다.

'자연살생세포Natural Killer Cell'는 원래부터 나 아닌 것을 구별할 수 있는 능력이 있는 내재 면역계의 일꾼이다. 자연살생세포는 병든 세포를 발견하고 사멸시키거나 녹인다. 하지만 나 아닌 모든 것을 처리하느라, '나 아닌 어떤 하나'만 공격하는 적응 면역계보다는 효율이 낮을 수밖에 없다.

그래서 자연살생세포만으로는 완전 박멸이 어렵다. 자연살생세포의 면역 작용은 후방에 있는 전문화된 부대가 전투 준비를 할 동안 잠시 적을 막고 있는 것에 비유할 수 있다.

모든 체세포는 '나'라는 표시를 한다고 했다. 이게 있어야 면역계의 공격을 받지 않는다. 그래서 암세포는 살아남기 위해 아예 이 표시를 지워 버린다. 표지에 문제가 있는 체세포를 공격하는 세포독성 T세포는 이 때문에 암세포를 눈 앞에 두고도 아무 일도 하지 못한다. 이렇게 '병든 체세포'가 항원 제시를 하지 않으면 어떻게 될까? 그럴 때는 자연살생세포의 공격을 받는다. 자연살생세포는 항원 제시와 상관없이 나 아닌 것을 찾아내어 병원체를 공격할 수 있기 때문이다.

암세포가 자신의 표지를 감추는 데 성공을 하면 자연살생세포가 나서서 암세포를 공격하고, 암세포가 실수로 자신의 표지를 드러낼 때는 세포독성 T세포가 암세포에게 무자비한 공격을 퍼붓는다. 이로서 세포독성 T세포와 자연살생세포는 서로 단점을 보완하면서 병든 세포를 없애 나간다.

면역의 정상화　건강한 면역계는 필요에 따라 움직인다. 쓰레기 음식을 먹으면 항체를 생산하는 쪽으로 힘을 기울일 것이고, 병원균이 침입해 들어오면 전체 면역계가 동시에 동원될 것이고, 또 병든 세포가 생기면 특별히 자연살생세포와 세포독성 T세포가 활발하게 움직인다.

그런데 면역계는 전체가 하나의 시스템으로 움직이는 것이라서 특별히 자연살생세포나 세포독성 T세포의 기운을 북돋우는 약이나 건강식품이 없다. 면역계 자체를 건강하게 해야 하는 것이다. 어떤 건강식품은 세포 면역 기능을 끌어올린다고도 한다. 하지만 그것은 그 건강식품이 면역계를 건강하게 만든 결과에 지나지 않는다. 세포 면역이 상승한 것은 건강해진 면역계가 필요에 따라 반응한 것일 뿐이다. 인터류킨-2를 약으로 먹으면 자연살생세포와 세포독성 T세포도 자극을 받고 활력을 얻는다. 그런데 이것은 일시적인 현상에 불과하다. 나름대로 효과는 있을 것이나, 면역계가 건강해져서 생긴 현상이라고 볼 수는 없다.

어떻든지 암과 만성간염 치료는 세포 면역, 그중에서도 자연살생세포와 세포독성 T세포가 얼마나 잘 움직이느냐에 달려 있고, 이것은 면역계 자체를 건강하게 하는 것으로 풀어야 한다. 암을 이기려면 특정 면역 세포를 골라서 지원하는 것이 아니라, 면역계가 두루 건강해져야 한다. 따라서 암 치유를 위한 면역력 회복 방법은 일반적인 면역 건강법과 다르지 않다.

면역 시스템의 균형

면역 세포의 능력에는 한계가 있어서 어느 한쪽 면역계가 너무 활발해지면 다른 쪽은 상대적으로 움츠러든다.

암세포를 솎아 내기 위해서는 세포 면역을 담당하는 면역계가 충분히 일을 할 수 있어야 한다. 하지만 화학물질, 알레르기 물질이 몸속에 많이 들어오게 되면 이들을 제거하기 위해 체액 면역 쪽이 활발하게 움직이고 그만큼 세포 면역은 위축된다. 땅따먹기 놀이와 같아서 어느 한쪽이 성盛하면 다른 한쪽이 쇠衰하는 것이다.

세포 면역이 무너지는 이유는 만성병으로 몸이 쇠약해진 탓일 수도 있고 면역계가 과로한 때문일 수도 있다. 그런데 독성 물질이 많아진 요즘에는 체액 면역이 쉴 틈이 없다. 온갖 잡다한 것들을 체액에서 늘상 거르고 있어야 하는 것이다. 이것은 몸에 독성 물질을 넣지 않음으로써 해결할 수 있다. 체액 면역을 자꾸 건드리지 않는다면, 세포 면역은 잘 돌아간다. 우선 체액 면역이 필요한 상황이 일어나지 않도록 생활 습성을 바로잡아야 한다.

세포 면역이 지쳐 버린 것은 만성병 때문이고, 만성병을 이기지 못하는 것은 세포 면역이 약하기 때문이다. 만성병과 세포 면역은 이런 식으로 물고 물린다. 그래서 만성병에서 벗어나려면 세포 면역이 튼튼해야 하고 세포 면역이 튼튼하려면 만성병이 없어야 한다.

체액 면역을 자극하는 것 장벽이 부실하여 장 투수 증후군이 있는 데다 소화작용도 불량하면, 소화가 덜 된 단백질이나 음식 찌꺼기가 거대 분자 상태로 흡수된다. 이러한 것들이 몸 안으로 들어오면, 몸은 병원체가 쏟아져 들어오는 줄 알고 면역글로불린G, 면역글로불린E 같은 항체를 더 늘린다.

앞에서도 말했듯 소화관은 몸속에 있기는 해도 점막이 있는 몸 바깥에 해당하는 곳이다. 여기에는 많은 병원균과 소화되지 않은 음식 찌꺼기가 득시글거린다. 썩어서 냄새 나는 똥을 자루에 넣어 다니고 있는데, 그 자루에 구멍이 숭숭 뚫려 있어서 똥 찌꺼기와 독가스가 구멍을 통해 몸속으로 들어간다고 상상해 보라. 건강한 사람은 악취를 풍기는 똥에서 나오는 독성 물질을 다 분해하고 처리할 수 있지만, 만성병에 걸린 환자는 그렇지 않아도 힘거운 판에 짐을 또 하나 지는 꼴이 된다. 이러한 사태를 막으려면 소화가 잘되도록 하고, 이로운 세균이 많이 살 수 있는 장을 만들어야 한다. 점막 건강도 중요하다.

혈당이 높으면 면역계는 괴롭다. 밥을 먹고 난 뒤 치솟은 혈당은 한두 시간 내에 정상으로 돌아오긴 하지만 이로 인해 면역계가 받은 충격은 쉽사리 가시지 않는다. 고혈당이 계속되면 백혈구의 기능이 떨어져서 면역계는 초죽음이 된다. 설상가상으로, 당에서 에너지를 얻는 병균은 풍년이 들었다고 좋아하면서 활개를 친다. 이래서 고혈당 상태는 이중의 위험을 부른다. 순간적으로 혈당이 치솟아 면역계가 충격을 받게 되면 대개 여섯 시간쯤은 간다고 한다. 흰 쌀밥이나, 흰 밀가루를 주식으로 삼고 있거나 간식으로 설탕이 든 음료를 마시면, 면역계는 단 한 시도 맑은 정신으로 있을 수 없다.

쓰레기 식품은 몸에 들어오자마자 면역계를 두들긴다. 트랜스 지방은 세포벽에 구조적인 문제를 일으킬 뿐 아니라, 면역계의 기운을 쏙 빼 놓고, 우리 몸의 모든 세포막 조직을 망가뜨린다. 동맥경화도 일으킨다. 트랜스 지방이 가장 많이 들어 있는 것은 마가린과 쇼트닝 같은 것들이다.

유산균의 일종인 스트렙토코쿠스 써모필루스Streptococcus Thermophilus는 시중에 팔리는 모든 요구르트에 들어 있다. 이와 더불어 락토바실러스 불가리스Lactobacillus Bulgaris와 비피도박테리엄 비피덤Bifidobacterium Bifidum도 체액 면역을 자꾸 자극해서 세포 면역의 힘을 뺀다.

이 밖에도 석면, 납, 수은 같은 중금속과 술, 합성세제, 머리 염색약, 합성 향수, 샴푸, 살충제 따위를 멀리해야 한다.

세포 면역을 북돋우는 것 오메가3 지방산이나 비타민A는 세포 면역을 활발하게 한다. 올레산도 마찬가지인데, 올레산은 올리브유에 많이 들어 있지만, 되도록 견과류나 아보카도처럼 가공하지 않은 자연식품에서 섭취하는 것이 낫다.

유산균 가운데 락토바실러스 플란타룸Lactobacillus Plantarum과 락토바실러스 카제이Lactobacillus Casei는 인터류킨-12와 감마인터페론을 증가시킨다. 그러면 세포 안의 바이러스 감염에 맞서 싸우는 세포독성 T세포가 늘어난다. 어린아이한테 항생제를 너무 많이 써서 설사를 할 때에도 효과가 있다고 한다. 클로렐라도 이 같은 일을 한다. 클로렐라는 면역계에 놀라운 작용을 하는 건강식품이다.

마늘은 자연살생세포의 기능을 높이고 인터류킨-2를 증가시킨다. 생마늘은 곰팡이, 결핵균과 여러 다른 박테리아들을 죽인다. 후천성면역결핍증에 걸린 사람들에게 6주 동안 하루 5g씩 마늘을 먹였더니 자연살생세포가 정상으로 돌아왔다고 한다.

글루타치온은 항산화제로서 활성산소를 없애고 세포 안에 있는 독성 물질을 제거하며, 항원 제시를 돕고 세포 면역계를 활성화한다. N-아세틸시스테인, 리포산, 셀레늄, 시스틴, 저온 살균한 유기농 우유는 글루타치온을 늘린다. 여기에는 비타민B 복합체가 필수적이다.

베타글루칸 같은 당 영양소나 토양균, 소화효소 따위도 비슷한 일을 한다.

알 수 없는 면역의 세계

스트레스, 운동 부족, 물 부족, 부정적인 마음가짐, 불면증, 저체온, 면역 억제제, 고혈당 같은 것들은 면역계를 마구잡이로 망가뜨린다. 이런 것은 무조건 피해야 한다.

몸에 좋다는 건강식품이나 한약을 꾸준히 먹어서 면역력을 한껏 강하게 만들면 어떨까? 이것도 피해야 한다. 몸의 면역계가 활발해지고 에너지를 가져다 쓰는 것은 몸이 위험할 때만 그런 것이다. 면역계가 과격해지면 자기 몸도 상할 수밖에 없다. 질병에 걸렸는데도 이러한 반응이 일어나지 않을 때에는 약을 먹어도 괜찮지만, 아픈 데도 없는데 몸에 좋답시고 약을 음식처럼 먹으면 면역계가 지친다.

뜸도 가끔 생각날 때 떠야지, 너무 자주 뜨면 면역계에 부담이 된다. 면역계도 충분히 쉬어야 건강해진다. 생약 중에는 밑도 끝도 없이 면역력을 끌어올리는 것이 있다. 이것을 '면역 자극Immunestimulation'이라고 한다. 면역 자극은 양날의 칼이다. 단기적인 조치로는 괜찮으나 늘 그래서는 안 된다.

어떤 사람에게는 몸에 좋은 것이 다른 사람에게는 독이 되기도 한다. 뭔가를 먹고 병이 나은 사람은 기분이 좋아서 동네방네 소문을 내고, 악화된 사람은 잠자코 있는 법이다. 한 사람은 효과를 보고, 아홉은 그저 그렇거나 나빠졌다 해도, 효과를 보았다는 소문만 탄력을 받아 멀리 퍼져 나간다.

건강식품이나 한약을 먹고 건강이 나빠지는 일은 드물지 않다. 인삼을 예로 들면, 만성병 환자들이 인삼을 오래 복용하면 대개 병이 더 악화된다. 원래 인삼은 일시적으로 면역을 자극할 필요가 있는 급성 질병을 다스리는 생약이다.

한약이 만성병 치료에 걸림돌이 되는 경우도 흔하다. 팔아먹을 게 없고 돈이 안 되는 연구는 아무도 하지 않기 때문에 한약의 부작용이나 위험성을 밝히는 실험과 통계는 찾아보기 어렵다. 온갖 먹을거리와 공기, 물이 오염돼 걸린 만성병은 원칙적으로 그 원인을 없애지 않으면 안 된다. 이럴 때 면역계를 자극하는 한약을 처방하는 것은 엉뚱한 짓이라고 할 수 있다.

락토페린, 클로렐라, 맥주 효모 같은 것들은 거의 영양 식품에 가까운 것으로서 면역계가 균형을 이루도록 조절한다. 늘 먹는다고 해도 큰 부담이 없고 자잘하게 앓고 있던 면역 질환이 며칠 만에 기적같이 좋아지기도 한다. 하지만 근본적으로는 뒤틀린 면역계를 바로잡는 일에 힘을 써야 한다.

스트레스와 면역

현대 면역학은 면역이 신경계, 내분비계와 밀접하게 연결되어 있다는 것을 알아냈다. 자율신경계는 아드레날린이 자극하는 교감신경계와 아세틸콜린이 자극하는 부교감신경계로 나뉜다. 면역학자 아보 도오루는 교감신경이 지나치게 긴장해서 부교감신경을 자꾸 억누르기 때문에 면역이 나빠지는 것이라고 주장한다. 그는 마음을 밝게 가꾸면 암이라는 무서운 질병에서도 벗어날 길이 열린다고 말한다.

아주 오랜 옛날에는 스트레스 상황이란 게 치고받고 싸우거나 도망가거나 둘 중 하나였다. 이러한 위기 상황을 맞아 교감신경계가 긴장하는 것은 지극히 정상이다. 그러나 현대사회의 은근한 정신적 스트레스는 사람을 잡는다. 차라리 교감신경이 화끈하게 긴장했다가 풀어지는 편이 낫지, 긴장한 듯 만 듯 뜨뜻미지근한 상황이 하루 내내 이어지는 것은 아주 불길하다. 그러다 보니 부교감신경계가 자꾸 움츠러들고 암 세포를 감시해야 할 면역력은 약해진다. 암에 걸리기 좋은 상황이 되는 것이다.

과격한 운동이나 공격 본능과 방어 본능을 일으키는 스트레스는 정 교한 면역계의 균형을 무너뜨리는 주된 요인이다. 캘리포니아 대학의 노먼 커즌스 박사는 이를 실험으로 증명해 보였다. 그는 먼저 자기 몸 에서 혈액을 채취한 다음, 5분 동안 즐거웠던 일을 떠올린 후 또 피를 뽑았다. 결과는 즐거운 이미지를 생각하고 있을 때, 면역 세포들도 활 기를 띠는 것으로 나왔다. 긴장을 풀고, 편안하게 웃고 기뻐하면 면역 계가 건강해진다. 아보 도오루는 느긋한 마음가짐, 올바른 식생활, 바 른 호흡, 걷기 운동, 몸을 따뜻하게 하는 것 따위를 권한다. 특히 언제나 몸을 따뜻하게 하라는 조언은 깊이 새겨들어야 한다. 냉장고에서 막 꺼 낸 생수, 우유, 맥주, 수박은 환자를 쇠약한 상태로 몰고 가는 주범이다.

현대사회에서 텔레비전이 제공하는 오락 프로그램이 없다면 아마도 사람들 면역력이 지금보다 낮아질 것이다. 그런데 텔레비전을 열심히 봐서 암을 고쳤다는 이야기가 없는 것을 보니, 이것도 신통치 않은 모 양이다. 까닭인즉, 텔레비전은 약도 주고 병도 주기 때문이다. 연속극은 눈과 귀를 피곤하게 하고, 톱뉴스의 태반은 속을 뒤집어 놓거나 가슴 을 철렁하게 하는 것들에다가, 뻔질나게 얼굴을 내미는 정치가는 불가 사의할 정도로 천박한 인물들이다.

아무리 전문가 시대라지만, 휴식과 웃음마저 전문가들의 힘을 빌린 대서야 말이 되겠는가? 전 국민을 동시에 웃게 만드는 기술로는 나 자 신을 진정으로 쉬게 할 수 없다. 바보같이 키득거리며 웃는 것과 마음 속 깊은 곳에서 우러나오는 희열은 다른 것이다. 숲 속을 어슬렁거리면 서 산책하는 것, 좋은 노랫소리와 공감할 수 있는 이야기를 나누는 것 은 상상으로나마 우리를 친숙한 과거로 이끌어 '평화로운 휴식'으로 안

내할 것이다.

근본적인 대책은 멀리 있다

면역을 자극하는 물질은 병사들의 사기를 돋우고, 좋은 무기를 쥐여 주는 것과 같다. 그런데 피죽 한 그릇 못 얻어먹어 기운이 없고, 정신이 흐리멍덩해진 병사라면 이야기가 달라진다. 아무리 북을 치고 난리 법석을 피워 봐야 이런 병사들은 제대로 싸울 수 없다.

이미 면역 질환에 걸린 사람은 면역 세포를 감동시키는 특수한 건강 식품이나 물질을 찾아야 한다. 그러나 이것도 세포 자체를 건강하게 만든 뒤의 이야기다.

세포 차원의 건강 백혈구도 체세포와 같은 구조로 되어 있다. 각종 식세포, T세포, B세포처럼 면역을 담당하는 모든 백혈구 세포는 핵막으로 둘러싸인 핵이 있고 미토콘드리아를 통해서 에너지를 얻는다. 따라서 체세포에 활력을 주는 것은 마찬가지로 백혈구에도 활력을 준다.

백혈구도 일단 힘이 있어야 뭘 할 수 있으니 ATP가 필수다. 몸이 무거워 엉덩이가 땅에서 잘 안 떨어지는 사람은 백혈구 역시 굼뜨게 마련이다. 백혈구가 세균을 잡아먹기 시작하면, 세균은 걸음아 날 살려라 도망가고 백혈구는 열심히 쫓아간다. 이때 세균보다 느림보라면 세균을 잡을 수 없다. 다른 면역 세포 역시 일단 팔팔해야 맡은 일을 제대로 해낼 수 있을 것이다. 항원 제시에도 ATP가 필요하다. 그런데 체온이 낮으면 미토콘드리아가 맥을 못 추고, ATP를 잘 만들어 낼 수 없게 되어서, 백혈구는 지쳐 누울 자리만 찾을 것이다.

대식세포는 집어삼킨 병원체에 활성산소를 쏘아서 죽이거나 소화 효소를 내놓아 녹여 없앤다. 병원체를 발견해서 잡아먹었다 해도 대식 세포가 튼실하지 않으면 소화불량에 걸려 빌빌거릴 수 있다. 그러므로 면역 세포가 생화학 무기로 쓸 수 있도록 소화효소도 충분해야 한다.

몸을 너무 많이 쓰면 근육이 피곤한 것처럼 면역 세포들도 열심히 일을 하다 보면 지친다. 따라서 근육의 피로를 풀어 주듯이 백혈구의 피로를 풀어 주어야 한다. 상큼한 과일이나 구연산, 식초 같은 것은 지친 백혈구에게 활기를 되찾아 준다.

면역 세포가 좋아하는 환경 세균이 맥을 못 추게 하려면, 면역력을 따지기 이전에 혈당을 낮추는 것이 먼저다. 혈당을 낮추어야만 세균의 에너지원을 끊고, 세균이 늘어나는 것을 막을 수 있다. 혈당이 높으면 면역력이 아무리 높아도 세균성 질환에 속수무책일 수밖에 없다.

똥은 면역계의 상태를 가늠해 볼 수 있는 좋은 지표이다. 소화관에 면역 세포가 많이 몰려 있기 때문이다. 음식이 잘 발효되어 소화관이 깨끗하면 그만큼 면역계는 짐이 줄어든다. 똥이 향기로우면 피도 맑아진다. 면역계에 똥같이 중요한 것이 없다. 좋은 공기도 꼭 필요하다. 산소가 부족하면 면역 세포도 하품을 한다.

근본적인 대책은 먼 데 있는 법이다. 면역을 정상으로 되돌리려면 이상한 것에 눈독 들이지 말고, 면역에서 멀리 떨어져 있으나 가장 기본이 되는 것, 즉 혈당 낮추기와 영양에서부터 시작해야 한다. 면역력을 높이는 건강법과 약재가 무궁무진하지만, 이 방면에서도 역시 푸른 채소를 능가하는 것은 없다.

5_5_2 똥 건강학

앞서 면역을 다루면서 살펴보았듯, 피부는 상처가 나지 않는 한 특별히 면역계가 할 일은 없다. 피부로는 땀과 얼마 안 되는 가스만 내보내면 되고 바깥에서 들어오는 것은 거의 없기 때문이다. 반면, 소화관 점막은 사정이 다르다. 바깥에서 쏟아져 들어오는 음식물에는 무엇이 함께 딸려 들어올지 모른다. 게다가 음식물에서 영양소를 취해야 하기 때문에 피부처럼 닫힌 구조가 아니고 열려 있어야 한다. 받아들일 것과 걸러 낼 것을 가리느라 소화관은 늘 바쁘다.

음식물에서 영양소를 흡수하려다 보면 영양소 말고 세균이나 우리 몸을 탈 나게 하는 것들이 따라 들어올 수 있다. 우리 몸은 이런 모순적 상황을 이렇게 풀어 왔다. 별 해가 없는 세균들을 데려다가 소화관에서 살게 하고, 이들로 하여금 나쁜 세균을 물리치게 하는 것이다. 이렇게 하면 면역계가 느슨한 상태에서도 건강을 지킬 수 있다. 다만, 음식물이 곧바로 쏟아져 들어오는 위장관은 소화관 가운데서도 위험한 곳이라 위산으로 음식물을 씻고, 면역 세포가 몰려 있어서 늘 경계를 늦추지 않는다.

위에서는 위산 때문에 음식물이 썩지 않고, 소장은 금세 지나가 버려서 음식이 썩을 새가 없다. 그런데 대장에 오면 음식물은 말 그대로 똥이 된다. 그래서 대장에는 착한 세균들이 많이 살고 있어야 한다. 나쁜 균들이 활개를 치기 시작하면 그때부터 음식물과 함께 들어온 독이 그대로 몸을 괴롭힌다.

대장에 좋은 세균이 없으면 똥에서는 고약한 냄새가 나고 그야말로 시궁창 냄새가 나는 똥이 나온다. 이런 상황에서 가장 애를 먹는 것은 면역계이다. 좋은 세균이 했어야 하는 일까지 떠안는 것이다. 원래 자기 일이 아니니 서툴기도 하고 효율적으로 대처하지도 못한다. 면역계가 하루 이틀도 아니고 몇 년씩 이런 상태를 견딘다는 것은 보통 일이 아니다. 이것을 그대로 두고는 건강해질 수가 없다.

새콤한 똥

옛날 시골에서는 사람과 소가 같은 지붕 아래에 살았다. 소는 자기가 서 있는 곳이 곧 변소다. 그런데도 소똥 냄새는 견딜 만했다. 젖을 먹는 갓난아이의 똥은 새콤하고 향기롭다. 예전에 기저귀 천이 귀할 때에는 이만한 아이한테 밑이 뚫린 옷을 입힐 때가 많았다. 아이가 집 여기저기에 똥을 누어도 냄새가 거슬리지 않았다. 그런데 어른 똥은 보통 악취를 풍긴다. 우리는 똥에서 똥 냄새가 나는 것을 당연하게 여긴다. 그러나 건강해 보이는 사람이 눈 똥이라고 다 건강한 똥은 아니다. 특히 만성병에 걸린 환자라면 건강한 똥을 누기 위해 애쓸 필요가 있다.

똥이 새콤할 때와 똥이 악취를 풍길 때, 몸 상태가 어떻게 다른지 살펴본다. 기분이 몹시 좋지 않거나 과식을 했을 때 똥 냄새는 어떤지 살펴본다. 건강하면 똥이 새콤하고, 아프면 똥에서 악취가 난다. 거꾸로, 똥을 새콤하게 만들면 몸이 건강해지고 똥을 시궁창으로 만들면 몸이 병든다.

향기로운 똥은 건강의 토대다. 좋은 냄새가 난다는 것은 우선 독소가 없다는 뜻이고, 똥에 독소가 없으면 면역계는 충분히 쉴 수 있다. 이로운 균(유익균)이 잘 자라고 있으면 똥이 새콤해져 미네랄을 흡수하기 쉬운 상태로 되고, 섬유질이 젖산, 지방산으로 바뀌어 우리 몸에서 에너지로 쓰이게 된다.

똥 건강학

똥과 세균 대장의 주인은 대장균이 아니라 여러 가지 이로운 균이다. 대장균은 대장에 있는 균들을 대표해서가 아니고 대장에서 가장 먼저 발견되는 바람에 그런 이름을 얻었다. 이로운 균은 대장에서 살아가는 균들 가운데 절대다수이다. 그것은 우리 몸에 기생하는 것에 그치지 않고, 밀접한 공생 관계를 맺는다. 우리 몸의 세포와 서로 교신을 하면서 우리 몸에 필요한 것을 공급해 주기까지 한다. 비타민B 복합체를 만들고, 미네랄이 잘 흡수되도록 하고, 락토페린이나 인터페론 같은 면역 물질과 그 밖에 각종 생리 활성 물질을 내놓아 주인을 건강하게 함으로써 자신의 삶터를 지킨다. 대장균은 특별히 도움되는 일을 하지는 않지만, 잡균이 자라지 못하도록 한다는 점에서는 괜찮은 녀석이라고 할 수 있다.

무균 환경에서 사육된 동물은 소화관 점막이 허술하다. 면역계도 도무지 제대로 자리를 잡지 못한다. 뿐만 아니라 소화관이 생긴 모양 자체가 정상적인 동물하고는 차이가 난다. 대장에 사는 이로운 균이 점막을 튼튼하게 하고 모양새도 잡아 주는 것이다.

세균성 설사를 할 때 항생제를 먹으면 즉시 낫는다. 그런데 항생제는 이로운 균까지 모조리 없애 버린다. 잘하면 대장 안을 세균 없는 세상으로 만들 수도 있다. 이렇게 되면 오히려 몸에는 해롭다. 세균 때문에 못 자라던 각종 곰팡이들이 이로운 균이 없어진 틈을 타서 기승을 부린다. 대부분의 항생제는 곰팡이에 듣지 않으므로, 대장은 곰팡이 세상이 된다. 이것을 칸디다증이라고 한다. 똥은 알칼리성으로 변하는데, 항생제를 끊어도 칸디다증은 남는다. 똥이 계속해서 알칼리 상태에 있는 한, 이로운 균이 설 자리가 없다. 산성 환경에서 잘 자라기 때문이다.

이로운 균은 스스로 산성 물질을 만든다. 대장을 자신이 살기 좋은 환경으로 만드는 것이다. 산성을 좋아하는 균은, 대개 우리 몸에 좋은 균이다. 똥이 산성으로 기울면 이로운 균은 더욱 잘 자라서 해로운 균이 못 자라도록 항생물질까지 내놓는다. 이로운 균은 감칠맛 나는 향기를, 해로운 균은 구역질 나는 악취를 풍긴다. 이로운 균은 글루코스를 먹고 이산화탄소, 수소, 메탄가스를 내놓는다. 이것들은 냄새가 없다.

냄새가 심한 방귀는 소리도 나지 않고 꿉꿉한 것이, 삐져나올 때부터 경쾌한 방귀와는 다르다. 해로운 균이 대장을 점령하고 있다는 신호다. 이로운 균, 산성 물질, 향기롭고 경쾌한 방귀는 항상 같이 다닌다. 똥이 건강한지 그렇지 않은지는 pH 값을 재어서 간단하게 알아볼 수 있다. 물론 pH까지 끌어오지 않아도, 새콤한 냄새로 바로 알 수 있지만 말이다.

똥의 산성도　건강한 사람의 똥은 대개 pH6.8쯤이라고 한다. (pH7이 중성이다.) 그런데 이 정도로는 새콤한 냄새가 나지 않는다. 건강한 사람은 여기서 조금만 노력하면 금세 똥이 새콤하게 변한다. 새콤하게 되는 만큼 몸은 더 상쾌해진다. 그런데 환자들은 먹는 것을 가려 먹고 이것저것 조심을 해도 속절없이 똥이 썩는다.

환자는 똥이 pH6이 넘지 않도록 해야 한다. 어쩌다 가끔 pH6 아래로 내려가는 것은 별 소용이 없고, 치료 효과가 있는 것으로 알려진 pH5.5~pH6 상태를 몇 달, 몇 년 동안 이어 가야 한다. 이 정도 산성도라면 똥을 눌 때 느낌만으로도 시큼한 똥이라는 것을 알 수 있다.

몸 여기저기에서 탈을 일으키는 바이러스가 대장에다가 베이스캠프를 차리고 증식을 한다는 가설도 있다. 그런데 똥의 산성도를 pH6 아래로 낮추면 나쁜 세균이나 바이러스 대부분이 자라지 못한다. 실제로 대장의 산성도를 최대한 낮춤으로써, 즉 산성으로 기울게 함으로써 에이즈 바이러스를 줄일 수 있다는 연구 결과도 있다. 이것은, 대장에 있는 유해한 세균이 온몸을 돌면서 병을 일으키기 때문에 이를 막으려면 대장이 건강해야 하고, 절대 대장을 차갑게 해서는 안 된다고 하는 니시하라 가츠나리의 주장과 일치한다.

숙변과 장세척   요즘 한의사들 가운데 장세척을 팔아먹는 자들이 있다. 장세척은 수압이 높은 물을 항문으로 흘려보내 대장을 강제로 씻어 내리는 것, 즉 창자를 물세탁하는 것이다. 그들 주장의 핵심은 대장의 주름 사이에는 몇 년, 몇십 년 묵은 똥, 즉 숙변宿便이란 게 있는데, 이것이 만병의 원인이며 장세척을 해 이것을 없애면 건강해진다는 것이다.

만병의 원인이 된다는 숙변이라는 게 정말로 있을까? 그리고 그 숙변을 없애 버리면 몸이 기적처럼 좋아질까? 똥이 돌로 되어 있는 것도 아닌데, 대장의 주름 속에서 수십 년이나 자리잡고 있으면서 독소나 해로운 균을 내놓는다는 것은 생각할 수 없는 일이다.

대장은 유리창을 닦듯이 닦아 낼 수 있는 것이 아니다. 똥이 제때 나오지 못하고 대장의 주름에 끼어 있는 정도의 숙변은 있을 수 있다. 이때도 근본적인 원인은 대장이 건강하지 못한 것이지, 물로 닦아 낼 일이 아닌 것이다. 상처에 딱지 앉았다고 박박 씻으라는 말과 다를 게 없다. 아무리 잘 씻어 내도, 바로 다음 날부터 대장에는 악취 나는 똥이 차기 시작한다.

대장의 점막은 늘 독소와 맞닿아 있어서 헐기 쉽다. 여기다 대장의 점막을 이루는 영양소까지 모자라게 되면, 해지기 일보 직전의 누더기 꼴이 된다. 이럴 때 근본 대책은, 있지도 않은 숙변을 없앤다며 물세탁을 하는 것이 아니라 고른 영양 섭취로 대장을 실하게 하고, 섬유질을 많이 먹어서 똥을 건강하게 하는 것이다.

사람들은 평소에 잘하던 사람이 한 번 잘못하면 아주 원망을 하고, 평소에 못 해 주다가 가끔 특별한 방법으로 잘해 주면 "야, 그 사람 다시 봤다."고 하면서 되레 감동한다. 그러나 이런 것이야 기억력 나쁜 우리들 사이에서나 가능한 일이고, 몸에는 이런 방식이 안 통한다. 평소에 잘해야지 어쩌다 가끔 잘하는 것으로 우리 몸을 속일 수 없다. 평소에 닥치는 대로 주워 먹다가, 가끔씩 빨래하듯이 씻어 내려 창자를 깨끗하게 하겠다는 것은 허황된 욕심이다. 있는지 없는지도 모르는 숙변에 집착하지 말고, 날마다 먹는 밥과 날마다 누는 똥을 잘 모셔야 한다.

똥의 독소를 없애고, 똥을 재활용한다 대장은 소화되지 않은 음식물을 재활용하는 공간이다. 채소의 섬유질은 위나 소장에서 소화되지 않은 채 대장까지 그대로 내려간다. 이로운 균은 이 섬유질을 먹고 살아간다. 이로운 균들이 잘 먹고 잘살아야 몸이 건강해진다. 우리 몸에는 체세포가 60조 개쯤 있다고 하지만 세균이나 원생동물은 그 열 배라고 한다. 어찌 보면 우리는 몸속의 세균과 원생동물을 먹여 살리기 위해서 살고 있다고도 할 수 있다. 사실이 이러하다 보니 몸속에 살고 있는 세균이라면 모름지기 우리 몸과 서로 사이좋게 지낼 수 있는 녀석들이어야 한다.

악취 풍기는 하수구는 장 속에 사는 이로운 균도 싫어한다. 그들도 자기 집터를 깨끗하게 해 보겠다고 온갖 애를 쓴다. 음식물에서 다른 것은 모두 소화가 되고, 섬유질만 대장까지 내려오기를 바란다. 그러면 섬유질을 싹 먹어 치운 뒤 유기산을 배설해 저희들이 살기 좋도록 장 속을 산성으로 만든다. 장 속에 사는 세균이 유기산을 내놓는 것은 그들에게는 이를테면 집안 청소이고, 우리한테는 한없이 고마운 일이다.

섬유질을 얼마나 먹는가가 대장의 건강을 좌우한다고 할 수 있다. 이로운 균은 거처할 곳과 먹을 것을 얻는 대신, 고등동물이 스스로 풀지 못한 일, 즉 섬유소를 분해해 재활용하는 일을 아주 간단하게 해결한다. 그래서 그들은 우리 몸에 필요한 영양소를 만들어 준다. 밝혀진 것만 해도, 비타민B 복합체, 초산, 부티르산, 락토페린, 항생 물질, 인터페론 같은 면역 물질 들이 있다. 채소범벅에 많이 들어 있는 섬유질 찌꺼기가 이런 물질로 변한다는 것은 신비스럽다. 똥이 깨끗하면 미네랄도 흡수되기 좋은 상태로 바뀐다.

비타민B2는 노란색을 띤다. 이 비타민을 영양제로 아주 조금만 먹어도 오줌은 노랗게 변한다. 그런데 장 속에 세균이 잘 자라고 있으면 비타민B 복합체가 충분히 만들어진다. 대장이 건강하면 오줌도 엷은 노란 빛을 띠는 것이다. 채소범벅을 먹고 나면 오줌이 노랗게 되는 것도 이 때문이다.

똥 띄우기, 몸 살리기 똥 가운데 가장 좋은 것은 물에 뜨면서 좋은 냄새가 나는 똥이다. 이로운 균은 섬유질을 분해해 에너지를 만들면서 아세트산이나 부티르산 같은 지방산을 내놓는다. 부티르산은 지방산이기 때문에 당연히 물보다 가볍다. 이로운 균이 이러한 지방산을 많이 내놓으면, 똥은 비중이 낮아져 물에 뜬다. 다만 채소범벅을 많이 먹었을 때는 똥이 워낙 부드럽고 물러서 잘 뜨지 않는다.

'물 따로 밥 따로' 건강법이라는 것에서도, 건강해지고 있다는 징표로 물에 뜨는 똥을 꼽는다. 건강하고 모범적인 식생활을 하고 있는 사람들은 대개 진짜로 똥이 물에 뜬다. 변기 물을 내린 뒤 다 내려간 줄 알았던 똥 덩어리가 다시 올라와 물을 또 내려야 하는 일도 생긴다. '향기로운 똥'까지는 쉬운 편이지만, '뜨는 똥'은 어렵다. 환자가 건강을 다지기 위해 내딛는 첫걸음은 '곱게 삭힌 똥', '뜨는 똥'을 만드는 것이다.

이로운 균이 좋아하는 먹이

똥을 향기롭게 하기 위한 최고의 방법은 세균의 먹이를 통제하는 것이다. 즉 이로운 균이 좋아하는 먹이를 많이 먹고, 해로운 균이 발을 붙이지 못하도록 소화불량을 막고 과식을 피하는 것이다. 채소범벅만으로 한 끼를 먹으면 두어 시간 뒤에는 경쾌한 방귀를 쏟아 내느라 바빠진다. 머리가 맑고 기분이 좋아지는 것은 말할 것도 없다.

이로운 균은 이것저것 가리지 않고 잘 먹지만, 해로운 균은 섬유질, 올리고당, 젖당 같은 것은 별로 좋아하지 않는다. 따라서 이런 음식은 이로운 균에게 절대적으로 유리하다.

섬유질 식이 섬유에는 물에 녹는 것과 물에 녹지 않는 것이 있다. 표면적이 넓은 섬유질일수록 이로운 균이 잘 먹는다. 수용성 식이 섬유는 물에 녹아서 쉽게 입자가 작아지고 그만큼 표면적이 넓어진다. 소화기관이 건강하다면 수용성, 불용성을 가리지 않고 섬유질을 많이 먹으면 되지만, 소화기관이 허약한 환자는 섬유질이 많으면 부담이 되므로, 되도록 수용성 섬유질을 섭취할 필요가 있다.

수용성 섬유질 중 대표적인 것은 펙틴이다. 펙틴 같은 수용성 섬유는 아주 조금만 먹어도 유산균이 잘 자란다. 펙틴은 사과, 딸기, 자몽에 많이 들어 있다. 하지만 쌀과 채소를 주식으로 하는 우리가 쌀과 채소에 있는 멀쩡한 섬유질은 애써서 버리고, 따로 펙틴을 챙겨 먹는 것은 부자연스러운 일이다. 불과 얼마 전까지만 해도 식이 섬유가 따로 신경을 써서 보태야 할 것은 아니었다.

가장 좋은 것은 채소를 날것 그대로 많이 먹는 것이다. 대장은 타고 나기를 생채소를 많이 먹는 것에 맞추어져 있다. 그러니 풀을 많이 먹으면 영양 섭취와 건강한 똥이라는 두 마리 토끼를 한꺼번에 잡을 수 있다. 소화 기능이 떨어져 생채소를 많이 먹을 수 없는 환자는 그 대신 녹즙기에 갈아 낸 채소를 찌꺼기와 함께 먹어야 한다. 녹즙만 먹지 말고 채소범벅으로 먹으라는 말이다. 채소의 섬유질은 불용성이지만, 생것이기만 하면 섬유질 분해 효소의 도움으로 잘 발효된다. 코코넛 가루도 대안이 될 수 있겠으나 이것은 혈당 조절에 적합한 것일 뿐, 똥을 건강하게 하는 데는 신통치 않다. 다만 식이 섬유를 많이 먹을 때는 식이 섬유가 배 속에서 불어나는 것을 염두에 두어 적당히 늘려 가야 한다.

올리고당 올리고당도 장 건강에 도움이 된다. 슈퍼마켓에서 파는 올리고당은 설탕이나 옥수수에 효소를 넣어 만든 것이다. 이것은 올리고당 함량이 50%에도 못 미친다. 그 나머지는 설탕이다.

올리고당이 많이 든 식품에는 치커리, 야콘, 양파, 우엉 따위가 있다. 야콘은 맛도 괜찮고 대장을 정화하는 효능이 뛰어나다. 저장성이 좋지 않아서 늦가을 한때만 먹을 수 있는 것이 아쉽다. 건강식품으로 먹으려면 숙성시키지 말고 거둔 즉시 곧바로 즙을 내서 보관한다. 숙성시키면 올리고당이 단순한 당으로 변해 약효를 잃는다.

젖당 모유, 우유, 산양유에 들어 있는 젖당은 대장에서 유산균의 좋은 먹이가 된다. 젖산은 그 말에서 알 수 있듯이, 미생물이 젖을 먹고 분비한 산酸이다. 젖당을 분해하는 효소가 없어 젖당을 소화시키지 못하는 것을 젖당분해 효소결핍증이라고 하는데, 이런 사람은 우유를 마시면 설사를 한다. 그런데 이 설사는 세균성 설사와는 달리 대장에 산이 너무 많아져서 일어난 현상이므로 그것을 적당히 활용할 수 있다. 우유를 조금 마셔서 대장의 발효를 부추기는 것이다. 젖당분해 효소결핍증이 없는 사람은 우유를 꽤나 마셔야 이런 효과를 볼 수 있다. 젖당분해 효소결핍증은 알레르기처럼 병적인 것이 아니므로, 우유 한 모금으로 똥을 다스려도 좋다.

탄수화물 줄이기 탄수화물을 줄이면 혈당이 안정될 뿐 아니라 똥이 건강해지기 때문에 온몸에 골고루 도움이 된다. 우리 몸의 체세포는 지방을 에너지로 이용할 수도 있지만, 세균이나 암세포는 오로지 탄수화물만 쓸 수 있다. 그래서 탄수화물을 줄이면 이들을 굶겨 죽일 수 있다. 다만, 탄수화물을 줄이거나 끊는 것도 정도껏 해야 한다. 탄수화물을 줄이라는 것은 설탕, 정제 곡물, 과일을 과식하지 말라는 정도로 이해해야 한다.

우리가 탄수화물을 피하는 첫 번째 이유는, 혈당이 급작스럽게 오르내리는 것을 막고자 함이다. 잎채소에 들어 있는 탄수화물은 혈당을 올리지 않는다. 탄수화물을 적게 먹을수록, 제대로 소화되지 않은 채 대장으로 가는 탄수화물이 줄어든다. 이것은 해로운 균의 먹이가 줄어드는 것을 의미한다.

정제 곡물, 설탕, 과일에 든 탄수화물을 대신할 열량 공급원은 지방과 단백질이다. 지방은 자연산 생선이나 코코넛으로 섭취하고, 단백질은 채소로 채운다. 탄수화물을 줄이고, 식이 섬유를 많이 먹는 건강법이 곧 채소범벅 건강법이다.

건강한 소화 환자는 많이 먹지 않는데도 똥 냄새가 지독하다. 이것은 적은 음식마저도 다 소화시키지 못하고 대장에 이르기 때문이다. 몸에서는 영양소를 흡수하고 싶어도 소화가 덜 되었기 때문에 할 수가 없다. 이럴 때는 소화제라도 먹어야 한다.

밥 먹고 잠시 쉰 뒤에는 가볍게 움직여 복압을 높여야 한다. 다만 심한 운동은 안 된다. 어떤 사람들은 소화시킨다고 짧은 점심시간을 쪼개 운동을 하기도 하는데, 이런 운동은 오전에 받은 스트레스를 푸는 데는 도움이 될지 몰라도 소화기관에는 상당한 스트레스가 된다.

위장의 혈액순환은 복압에 달려 있다. 밥을 먹은 뒤에는 위액과 소화액이 잘 나와서 섞이도록 30분쯤 쉬고, 그런 다음에는 복압을 걸어 주어 위장관이 본격적으로 움직이도록 해야 한다. 배를 주무르면 좋은데 남 보기에도 좋지 않고 기분도 떨떠름하다. 이럴 때 하면 좋은 운동이 배를 굽혔다 폈다 하는 굴신운동이다.

팽이질, 장작 패기, 가파른 길 걸어 오르기, 춤추기 따위는 아주 좋은 굴신운동이지만, 쉽게 할 수 없다. 이런저런 것을 따져 볼 때 절하기만 한 것이 없다.

산성 똥 만들기

이로운 균은 보통 산성 환경을 좋아한다. 유산균은 스스로 젖산을 내놓아 주위를 산성으로 만든다. 그러나 해로운 균은 산성 환경을 싫어한다. 이로운 균은 자기가 내놓은 산성 물질 때문에 더 힘을 얻고, 해로운 균이 살아남을 수 없게 훼방을 놓는다.

식초, 유산균, 비타민C 먹기　식초를 마신 뒤 가장 먼저 달라지는 것은 방귀가 잦아진다는 것이다. 비타민C를 처음 먹을 때도 방귀가 붕붕 나온다. 식초나 비타민C가 만들어 내는 방귀는 강력하다. 그것이 나올 때 반동을 이용해 두어 계단쯤은 거저 오를 것 같은 느낌이 들 정도다. 며칠은 이렇게 방귀가 잘 나오다가 얼마 뒤 시들해진다. 이것은 소화관의 점막이 식초나 비타민C의 산성 물질에 적응해서 대장까지 내려보내는 식초나 비타민C의 양이 줄어들기 때문이다. 이때에는 식초나 비타민C의 양을 늘리면 다시 방귀가 나오기 시작한다.

그렇다고 한정 없이 먹는 양을 늘릴 수는 없다. 잠에서 깨자마자 식초를 마시거나, 같은 방법으로 물 한 컵에 비타민C 서너 알을 먹으면 된다. 이렇게 먹은 것은 고스란히 대장까지 내려간다. 변비가 심할 때도 이 방법을 쓰면 완벽하게 다스릴 수 있다.

식초 물을 마시고 30분이 지나면, 배가 기분 좋게 뽀글거린다. 그새 대장에 있는 유산균이 식초를 만나서는 기분이 좋아져 힘을 내는 소리이다.

채소의 섬유질을 충분히 먹고 소화가 잘되도록 배려를 하고 있다면 굳이 이런 방법까지 쓰지 않아도 된다. 역으로 이런 방법까지 동원해야 하는 상황이라면, 몸을 근본부터 제대로 돌보아야 한다는 반증이다.

물 수돗물을 마실 때는 충분히 끓여서 염소를 없애야 한다. 수돗물 불소화가 된 곳에서는 웬만하면 역삼투압 정수기를 설치하는 것이 좋다. 투병 중이라면, 이온수, 파동수, 파이워터와 같은 기능성 물을 마시는 수고를 아끼지 않아야 한다. 정수기는 다른 건강법보다 초기 비용이 많이 들기는 하지만, 길게 보면 수지맞는 장사다. 좋은 물을 마시는 그 자체가 기분 좋은 건강법이다. 물은 음식의 맛과 똥의 품질을 결정한다.

관장 관장灌腸과 설사는 소나기 같은 똥을 쏟아 내는 공통점이 있으나, 관장은 전해질 손상이 그다지 크지 않으므로 며칠 동안 계속해도 문제가 없는 반면, 설사는 소장에서 전해질을 흡수할 틈도 없이 쏟아져 나오므로 멎지 않고 계속될 때는 위험한 지경에 이를 수 있다.

썩은 똥을 배 속에 가지고 다니는 것보다는 관장을 해서라도 빼내는 것이 낫다. 물론 이것은 숙변을 제거한다는 장세척과는 다른 것이다. 연달아 관장을 할 때는 전해질 손실이라는 위험을 고려해야 하나, 내 경험에 비추어 보면 걱정할 만한 수준은 아닌 것 같다.

관장용 물에 신맛이 날까 말까 하는 정도로 식초를 타면 식초 관장이 된다. 효과가 갑절이다. 식초 물로 해로운 균이 득시글대는 대장을 씻어 내면, 잠시 후 경쾌한 방귀가 나온다. 유산균을 좀 타서 관장을 해도 좋다.

식초 물의 농도는 여러 번 해 보아 자신에게 가장 맞는 것을 찾는다. 물 200ml쯤이면 관장 효과를 내기에 충분하다. 똥을 한 번 눈 다음에, 관장을 하는 것이 편하고 좋다. 다만 식초 관장은 대장을 산성으로 만들기는 해도 잠깐이므로 근본적인 대책이라고는 할 수 없다.

이로운 균 챙겨 먹기

이로운 균은 따로 섭취하지 않아도 공기 중에 있던 것들이 음식에 붙어 있다가 우리 몸속으로 들어간다. 우리가 나고 자란 곳의 공기와 흙 속에는 우리와 친숙한 이로운 균들이 곳곳에 있다. 팔팔 끓여 멸균한 음식만 먹는다면, 이로운 균이 우리 몸속으로 들어갈 일이 거의 없어진다. 건강한 사람이야 굳이 이로운 균을 먹어 똥을 건강하게 할 필요가 없지만, 만성병 환자에게는 필수다.

이로운 균 가운데 대표적인 것이 락토바실러스^{Lactobicillus} 계열 유산균이다. 유산균은 대사산물로 젖산을 내놓아 대장을 산성으로 만들어 면역력을 높인다. 그런데 같은 산도에서는, 젖산보다 아세트산(초산)의 살균력이 훨씬 크다. 비피도박테리움 롱검^{Bifidobacterium Longum}이라는 유산균은 대사산물로 초산을 내놓아 살균력을 높이고 대장점막을 튼튼하게 한다.

유산균을 챙겨 먹겠답시고 가장 많이 집어 드는 것이 요구르트이다.

우리가 슈퍼마켓에서 흔히 사 먹는 요구르트에는 스트렙토코쿠스 써모필루스가 들어 있다. 이것은 해로운 균의 번식을 막기는 하지만, 면역계의 균형을 깬다. 더욱이 몹쓸 우유로 만들어지는 데다가 설탕도 듬뿍 들어 있으니 새콤한 맛을 즐기고 싶을 때 맛이나 보는 정도로 먹는 것이 좋겠다.

모유, 김치, 된장, 생막걸리 아기가 엄마 젖을 먹는 동안에는 젖에 들어 있는 면역 물질로 제 몸을 지킨다. 대개 그 기간이 생후 8개월까지라고 하는데, 이때 면역 물질 말고도 엄마로부터 세균과 미생물도 전해 받는다. 이렇게 받은 미생물은 평생 같이 살아가는 친구가 된다. 이것을 면역관용이라고 한다. 몸은 이 세균들을 적으로 여기지 않고 몸의 일부로 생각한다. 평생 식구 대접을 하는 것이다. 이들이 건강하게 아이 몸에 자리를 잡으려면 태어난 순간에는 곧바로 엄마와 살을 맞대고 있어야 한다. 이 순간에 아이의 몸으로 건너간 세균들은 평생 터줏대감 노릇을 하기 때문이다. 그리고 한동안 엄마 젖을 직접 빨려야 한다. 유산균은 엄마의 젖꼭지 가까운 유관乳管에 살다가 아이의 대장으로 옮겨가 자리를 잡는다.

한곳에 뿌리내리고 살고 있는 사람은 오랜 세월에 걸쳐 특정 미생물과 공생 관계를 맺는다. 우리나라 사람들은 김치, 된장, 고추장에 들어 있는 것, 밭 흙에 사는 토양균과 긴밀한 공생 관계를 맺고 살아 왔다. 이러한 미생물들은 그 지역 풍토에 맞게 진화를 거듭해 왔다. 이것을 토착 미생물이라고 하는데, 자기가 살아가는 지역에서 발효, 숙성시킨 유기농 김치, 된장, 채소 발효액은 최고의 유산균 제제다.

자기가 사는 지역의 것을 구하기 힘들면 최소한 우리나라에서 난 것을 구해야 한다. 그래야만 이것들이 배 속에 들어가서 잘 적응하고 번성한다. 다른 나라에서 기른 것은 우리 대장 속에서 잘 살아간다는 보장이 없다.

김치의 맛과 효능을 좌우하는 핵심은 채소다. 유기농 김치는 '생명력'이라는 기준으로 봐야 한다. 김치에 풋고추와 마늘을 듬뿍 넣으면 발효가 더 잘 되고, 밥을 좀 넣으면 유산균이 잘 자라는 데 도움이 된다.

김치는 한국인의 건강을 지켜 온 일등 공신이다. 건강한 김치를 많이 먹을수록 똥도 건강해진다. 다만 소금을 많이 먹게 되는 것은 경계해야 한다. 김치는 똥을 깨끗하게 함으로써 대장뿐 아니라 온몸의 건강을 지켜 주지만, 소금이 많아서 신장을 괴롭히는 주범이 되고 있다.

된장은 바실러스 섭틸리스Bacillus Subtilis가 발효시키는 것이다. 바실러스 섭틸리스는 토양균의 핵심인데, 그 작용이 무궁무진하다. 재래식 된장에 들어 있는 토양균은 수천 년 동안 우리 조상들과 함께 살아왔다. 옛날에는, 웬만한 병은 된장으로 다스렸다. 개 이빨 자국이 선명할 정도로 깊은 상처에도 생된장을 발라 놓으면 '치료 끝'이었고, 설사할 때도 생된장을 물에 풀어 마시면 그만이었다.

똥을 깨끗하게 하는 음식으로, 생生막걸리를 빼놓을 수 없다. 살균하지 않은 생막걸리는 알코올로 기분을 좋게 하고, 젖산, 구연산, 사과산, 주석산 같은 유기산으로 피로를 풀어 준다. 그 속에 살아 있는 효모는 대장을 청소한다. 건강한 사람은 생막걸리 마시기를 건강법의 기본으로 삼아도 좋다. 막걸리는 확실하게 똥을 황금색으로 바꾸어 준다.

마늘과 식초는 이로운 균을 잘 자라게 할 뿐만 아니라, 해로운 균을 억제하고 대장점막에 붙어사는 바이러스를 직접 공격한다. 이런 목적으로 마늘을 먹을 때는, 자잘하게 토막을 내서 꿀꺽 삼켜야 한다. 그래야 마늘 성분이 대장까지 내려갈 수 있기 때문이다. 대장까지 내려간 마늘과 식초는 대장점막 깊숙한 곳에 기생하는 바이러스가 힘을 못 쓰게 만든다.

자기가 나고 자란 곳에서 살고 있는 토착 미생물이 대장 속에서 뿌리를 내리도록 하는 것이 여의치 않을 때는 토양균이나 '올리비올' 같은 것을 따로 챙겨 먹을 수밖에 없다. 어느 유산균이든 대장에서 잘만 자라면 똥은 새콤해진다. 다만 유산균마다 독특한 작용이 있으므로, 되도록 여러 유산균을 하나하나 먹어 보는 것이 좋다. 자신에게 맞는 유산균을 찾았다 싶으면, 설사를 일으키기 직전까지 많이 먹어 보라. 그러면 뜻밖의 효과를 볼 수도 있다.

채소 발효액

요즘 건강식품으로 흔히 '효소'나 '엑기스'라고 하는 발효액이 인기를 끌고 있다. 하지만 효소의 원래 뜻은 우리 몸에서 화학반응을 돕는 화합물을 가리키는 말이다. 발효액에는 효소가 없다. 그런데도 이름을 이렇게 짓고 나니, 자꾸 사람들이 헷갈린다. 흔히 효소라고 부르는 이것들은 채소 발효액이나 설탕 발효액이라고 하는 것이 정확하겠다.

채소 발효액은 설탕에다가 채소나 야생초를 재 놓았다가 걸러 낸 것이다. 매실이나 다른 과일로 많이 담그기도 하는데, 채소로 담근 것이 아무래도 낫다. 채소에 붙어 있던 자연 상태의 효모와 유산균은 채소의 영양분과 설탕을 먹고 자라나서 생리 활성 물질, 젖산 같은 것을 내놓는다.

효능 채소 발효액은 무엇보다 똥을 향기롭게 한다. 이 효능은 당연히 효모와 유산균에서 나온 것이다. 유산균 제제는 몇 가지 유산균을 따로 모아 기른 것이고, 채소 발효액은 자연 상태의 유산균을 자연 상태로 배양한 것이다. 사실 채소 발효액에 들어 있는 효모와 유산균의 수는 미미한 편이다. 유산균 숫자로 따지자면 다른 제품에 견주어 1/100이 채 안 되기도 한다. 그런데 장을 깨끗이 한다는 측면에서는 유산균 제제보다 뛰어나다.

채소 발효액에 든 유산균과 효모는 그 정체가 명확하게 알려져 있지는 않으나, 우리가 나서 자란 바로 그곳에서 살고 있으므로 아무래도 우리 몸과 친화성이 높을 것이다. 채소 발효액이 일정한 산도에 이르면, 발효는 멈추고 유산균과 효모의 증식도 멈춘다. 유산균과 효모의 효과를 제대로 보자면 대개 발효가 끝나는 두어 달 즈음에 곧바로 먹는 것이 가장 좋다. 채소 발효액이 아주 적은 유산균으로도 뛰어난 효능을 보이는 것은 그것이 자연 상태의 토종 유산균이기 때문이다.

채소 발효액의 두 번째 중요한 효능은 몸의 신진대사를 조율해 준다는 것이다. 나는 한참이나 단식에 빠져든 적이 있다. 물만 마시면서 모든 음식을 끊는 단식은 건강한 사람에게도 굉장히 힘든 일이고 환자에게는 위험하기까지 하다. 그래도 단식에는 비장미悲壯美라는 게 있어서, 특별히 할 게 없던 상황에서 단식을 시작한 것이다. 처음에는 물을 마시면서 했는데, 채소 발효액을 조금 마시면서 단식을 해 보니, 단식 중에 몸이 너무 편한 것이 아닌가 할 정도로 효과가 있었다. 냄새부터 그윽한 채소 발효액은 단식 중에 신진대사가 틀어지는 것을 얼마쯤 막아 주는 것이 분명하다.

이런 효과는 어디에서 오는 것일까? 단식 중에는 어차피 대장에 똥이 없기 때문에 채소 발효액에 들어 있는 효모와 유산균이 대장을 정화해 편안해진 것은 아니다. 결국 단식 중에 느낄 수 있는 발효액의 효능은, 효모와 이로운 균의 대사산물, 잘 숙성된 생리 활성 물질 같은 것들이 두루 작용한 결과일 것이다.

몸이 피곤할 때, 채소 발효액을 한 컵 타서 마시면 탁하던 목소리가 순식간에 낭랑해진다. 식초나 비타민C를 먹을 때도 이러한 효과가 있기는 한데, 채소 발효액의 효과가 특히 돋보인다.

마시는 법 몸에 좋은 김치, 된장은 소금 때문에 머리가 아프고, 채소 발효액은 설탕 때문에 골치가 아프다. 채소 발효액은 대략 절반이 설탕으로 되어 있는데, 이 점이 채소 발효액의 결정적인 흠이다. 설탕이 없는 채소 발효액은 생각할 수도 없으니, 조심스럽게 복용하는 수밖에 없다. 발효액은 최대한 묽게 타서 마시고, 되도록 식사 직후에 마신다. 녹즙이나 채소범벅에 발효액을 조금 섞어서 마셔도 좋다.

빈속일 때 채소 발효액을 자주 마시면 혈당이 치솟고 내리기를 반복하므로 조심해야 한다. 설탕은 발효 과정에서 글루코스와 과당으로 바뀐다. 설탕이 분해되어 유익한 성분으로 바뀌었으니 당뇨병 환자가 먹어도 좋다고 하는 사람도 있는데, 이것은 참말로 한심한 생각이다. 설탕이 발효하는 과정에서 좋은 성분이 생기는 것이지, 설탕 자체가 무해한 성분으로 바뀌는 것은 아니다. 글루코스와 과당은 갑자기 흡수되면 독이다. 당뇨병을 앓는 사람이 빈속일 때 거리낌 없이 채소 발효액을 들이마시는 것은 자해 행위이다.

채소 발효액도 포도주처럼 오래될수록 좋다고들 하는데, 맛은 더 좋아질지 몰라도 몸에 더 좋은 것은 아니다. 숙성은 발효액이 그윽하고 깊은 맛을 내는 정도면 충분하고 3년이나 5년까지 묵힐 필요는 없다.

유자청도 채소 발효액의 일종이다. 유자 껍질은 귀한 약재이고 항산화제이므로 유자청은 다른 발효액보다 더 쳐주어야 한다. 유자청이든 발효액이든 너무 뜨거운 물에 타서 마시는 것은 효능을 절반쯤 포기하는 것이다.

집에서 직접 발효액을 만들 때는, 마늘, 생강, 솔잎, 솔가지, 탱자 껍질처럼 맛과 향이 진한 것을 듬뿍 넣는다. 생것으로 먹기에 부담스러운 것도 발효를 시키면 맛이 한층 부드러워진다. 오래 묵힐 것도 없이 발효된 즉시 먹으면 된다.

5_5_3 이로운 균의 대표 주자, 토양균

야생에 사는 초식동물은 풀을 먹으면서 자연스럽게 흙을 꽤 먹는다. 흙 속에는 미생물이 많이 살고 있다. 음식 찌꺼기를 아무 데나 내버려 두면 썩어서 악취를 풍기지만 꽃밭에 음식 찌꺼기를 놓고 흙으로 살짝 덮어 놓으면 상큼한 냄새가 난다. 이것은 흙 속에 있는 미생물이 음식 찌꺼기를 먹어 치워 발효가 되었기 때문이다.

바실러스 섭틸리스 이야기

2차대전 때, 나치 독일이 북아프리카에서 전투를 벌이고 있었는데, 승리를 눈앞에 둔 어느 날 갑자기 수백 명의 병사가 설사병에 걸려 죽어 나갔다. 아프리카의 음식과 물에 든 병원성 세균 때문이었다. 그때는 이러한 설사를 다스릴 항생제도 없었다. 이대로 가다가는 설사 때문에 패배할 수밖에 없는 형편이었다.

그런데 같은 처지였던 수백 만 아랍인들은 설사로 죽는 사람이 아무도 없었다. 독일 조사단은 아랍인들한테서 해답을 찾고자 했다. 살펴보니, 아랍 사람들은 설사를 한다 싶으면 낙타나 말이 똥을 눌 때까지 뒤를 따라다니다가, 그 녀석들이 막 눈 따끈한 똥을 집어서 꿀꺽 삼키는 것이었다. 아랍 사람들은 그저 조상들이 해 오던 대로 할 뿐이라고, 똥이 따끈하고 신선하기만 하면 언제나 잘 듣는다고 말했다.

낙타 똥을 먹는 아랍인들을 보고 놀란 독일인들은 그 똥을 연구하기 시작했다. 연구진은 똥 속에 아주 강력한 미생물이 들어 있다는 사실을 발견했다. 나중에 이 미생물에는 바실러스 섭틸리스라는 이름이 붙었다. 설사를 일으킨 세균을 비롯한 거의 모든 해로운 미생물을 싹 없앨 만큼 힘이 센 미생물이었다. 독일은 곧 바실러스 섭틸리스를 수 톤이나 배양해 병사들에게 먹였다. 설사는 완전히 멎었고 설사로 죽어 나가는 병사는 더 이상 없었다.

그로부터 몇 년이 지난 뒤, 바실러스 섭틸리스 배양물은 설사병 치료제로 전 세계에 팔려 나가기 시작했다. 이 약은 1950년대 후반에 항생제가 등장하면서 잊혀졌지만, 오랜 세월이 흐른 지금도 건강에 도움을 주고 면역을 강화하는 영약으로 그 맥을 이어오고 있다. 바실러스 섭틸리스의 세포벽 성분이 해로운 바이러스, 곰팡이, 세균을 막는 면역글로불린M, 면역글로불린G, 면역글로불린A를 활성화하기 때문이다.

바실러스 섭틸리스는 독일, 프랑스, 이스라엘에서 지금도 널리 사용되고 있다. 값도 비싸고 무시무시한 부작용을 달고 다니는 합성 의약품보다 안전하고 효과적인 천연 치료약을 찾는 사람들이 많다는 증거다.

된장, 청국장   바실러스 섭틸리스는 된장과 청국장의 주인공이다. 된장이나 청국장을 띄울 때는 짚(고초枯草)을 깔아 두는데, 그렇게 하면 그냥 둘 때보다 메주를 더 잘 띄울 수 있다. 바실러스 섭틸리스는 고초균枯草菌이라고도 한다.

환자는 강력한 미생물을 일부러라도 섭취해야 한다. 대장을 유익한 미생물로 가득 채우면, 장 속에는 금세 그것들이 전해 주는 건강한 파동이 들어찬다. 환자는 자신의 배 속을 땅으로 알고 유기농법으로 대장 농사를 지어야 한다. 유기농 채소와 된장만으로 입맛을 돋우는 쌈밥 같은 음식이 아주 좋을 것이다. 다만 사 먹는 것이라면 싸구려 합성된장은 피하는 것이 좋다.

옛날에는 된장을 항생제로 썼다. 이집트 사람들이 말똥을 먹어 설사를 고친 것처럼, 우리 조상들은 된장을 바르고 마셔서 병을 다스렸다. 된장의 항균력이 항생제와 맞먹을 수는 없지만, 된장은 항생제가 듣지 않는 곳에서 효능을 발휘하기도 한다. 그것은 바로 대장을 건강하게 하는 것이다. 비피더스 유산균으로 아토피를 줄였다는 연구 결과가 최근에 보도된 바 있다. 멀리 비피더스 유산균까지 갈 필요도 없이 조상들의 건강을 지키는 대들보 노릇을 해 온 장독대로 가는 것이 더 낫다.

토양균의 기능

토양균은 만성 퇴행성 질병이나 위중한 질병을 극적으로 치료한다. 감기나 유행성 독감은 남의 일이 되고, 소화 기능이 튼튼해진다. 변비가 사라지고 신진대사가 왕성해져 활력이 붙는다. 상처가 빨리 나을 뿐 아니라 정신이 맑아진다.

장에 자리를 잡고 살기 시작한 토양균은 영양소가 잘 흡수될 수 있도록 돕고, 나쁜 균이나 썩어서 독을 뿜는 것들을 없앤다. 오랫동안 대장을 차지하고 몸에 부담을 주며 살던 것들을 먹어 치운다.

면역력을 높인다 토양균은 병을 일으킬 만한 효모, 곰팡이, 바이러스 따위를 잡아먹어서 면역계의 일을 덜어 준다. 소화관에 자리를 잡은 다음에는 항원으로 작용하는 단백질도 만들어 낸다. 토양균이 만들어 내는 단백질은 우리 몸의 면역 작용이 재빠르고 효율적으로 이루어지도록 돕는다.

알파인터페론을 만든다 알파인터페론Alpha-interferon은 면역반응을 조절하는 주요한 인자이다. 알파인터페론의 경이적인 효능에 압도된 과학자들은 이것으로 많은 질병을 치료할 수 있을 것으로 믿고 알파인터페론을 만들려고 했지만 아직은 기대에 못 미치고 있다.

의료용 알파인터페론은 아직 쓸모가 몇 안 되고 효과도 보잘것없다. 면역이 눈에 띄게 좋아지려면 엄청난 양을 써야 하는데, 문제는 외부에서 투여하는 알파인터페론을 이렇게 늘렸다가는 곧바로 우리 몸에 독이 된다는 사실이다. 또한 인공적으로 만들어진 알파인터페론은 값이 터무니없이 비싸고 종류도 단순하다. 천연 알파인터페론에는 20여 가지가 있다. 우리 몸이 수십 가지 알파인터페론을 만들어 내는 것은 저마다 다른 바이러스나 항원에 맞서기 위해서이다. 몇 가지 단순한 인터페론만으로는 수많은 병원균들로부터 우리 몸을 잘 지켜낼 수 없다.

허약한 몸일수록 알파인터페론은 더 많이 필요하다. 이럴 때 토양균은 장에서 우리 몸이 만들어 내는 알파인터페론과 똑같은 알파인터페론을 만든다. 토양균은 지금까지 알려진 알파인터페론 중 열여섯 가지를 만들어 낸다고 한다. 이러한 작용 때문에 토양균은 만성피로 증후군, 바이러스성 헤르페스, B형·C형 만성간염, 유행성 독감에 탁월한 효과를 보인다.

락토페린을 만든다 락토페린에 대한 것이라면 앞서 길고도 넉넉한 설명을 달아 놓았다. 토양균이 락토페린까지 만들어서 준다니, 사실 이것만으로도 더 따질 것이 없겠다.

세포가 스스로 낫도록 돕는다 토양균은 여러 종류의 DNA와 RNA도 만든다. 이 DNA와 RNA는 우리 몸에 아주 바람직한 것이어서 이 속에는 문제가 생긴 세포가 스스로를 고치는 데 필요한 명령이 암호로 저장되어 있다. 덕분에 중증 화상, 궤양, 수술로 인한 상처, 감염된 상처를 치유하는 데 놀라운 효과를 보인다.

우리 몸은 DNA와 RNA가 당장에 쓰이지 않을 때는 저장해 놓았다가 필요할 때 사용한다.

미네랄 흡수를 돕는다 토양균이 있으면 미네랄 흡수도 훨씬 잘된다. "미네랄 결핍이라는 말이, 꼭 먹는 음식에 미네랄이 부족하다는 것을 의미하지는 않는다."고 말한 학자가 있다. 영양제를 한 줌씩 집어 먹어도 제대로 흡수되지 않으면 무용지물이다. 똑같은 음식을 먹고도 어떤 사람은 건강하게 지내는 반면에 어떤 사람은 영양부족이 되는 것은 소화력과 흡수력의 차이 때문이다.

나이가 들고 병이 깊어 갈수록, 몸은 미네랄을 흡수하는 데 어려움을 겪는다. 이럴 때는 흡수가 잘되도록 해야지, 미네랄을 더 집어삼키는 것은 아무 도움이 되지 않는다. 좋다는 미네랄 약품을 찾느라 허우적거리지 말고 토양균을 집어 들어야 하는 것이다.

효소를 만든다 고도의 지적 능력을 갖춘 인간의 몸도 결국은 눈에 보이지 않는 세포 하나하나의 판단과 기능에 기대고 있다. 그러므로 장 속에 있는 미생물을 단세포생물이라고 쉽게 봐서는 안 된다.

이로운 균이 우리 몸에 필요한 소화효소를 만들어 낸다는 것은 이로운 균과 우리 몸 사이에 어떤 의사소통이 이루어지고 있다는 뜻이다. 이로운 균은 우리 몸이 건강하기를 원한다. 그래야 저희도 마음 편하게 살 수 있기 때문이다.

세균과 우리 몸의 공생

우리는 태어나자마자, 어머니와 지역 풍토로부터 여러 가지 세균을 받아들인다. 이것을 상주균常住菌이라 하는데, 면역계는 이들을 우리 몸의 일부로 보고 공격하지 않는다. 이 세균들은 한 지역에서 오랜 세월 공생해 온 것들이라서 우리 몸속에서도 자연스럽게 공생共生을 이어 간다. 심지어 해로운 균도 그 수레에 올라탄다. 이로운 것이든 해로운 것이든 모두 아울러서 장내 미생물상이라고 한다. 이것들이 없으면 대장의 생태계가 무너져서 머리는 혼미하고 기력은 쇠잔해진다. 우리가 이러한 상주균을 돕는 방법은 이런 친구들이 기를 펼 수 있도록 식초, 구연산, 비타민C 같은 것으로 좋은 장 속 환경을 만드는 것이다.

허나 균주의 종류까지 통제하려 드는 것은 옳지 않다. 객관적으로는 아무리 좋은 균이라도 우리 몸에는 침입자로 비칠 수 있고 또한 이 균주가 이미 터를 잡고 있는 균과 잘 지내는 데 실패할 수도 있다. 세균들도 다른 세균한테는 적대적인 태도를 보이는 것이 보통이기 때문이다. 결국, 자기가 태어난 집에서 담근 생된장, 김치, 고추장이나 가까이에서 난 채소로 담근 발효액으로 이 균들을 주기적으로 보강해 주는 것이 좋다.

5_6 자연에 맡기기

오래전 인류는 숲에 살면서 연한 풀이나 나무 열매를 먹었다. 그러다가 숲을 떠나 벌판으로 나와 농사를 짓기 시작했다. 안정된 생활로 수명은 대폭 늘어났지만, 풀과 나무 열매 대신 곡식을 먹게 되면서 몸에는 이런저런 문제가 생겼다. 산업사회가 오고 석유를 캐내 쓰기 시작하면서부터는 좀처럼 움직이지를 않고 낮이나 밤이나 실내에 머무르게 되었다. 사람들은 바람과 멀어지고 햇빛과도 멀어졌다.

놀라운 문명의 이기利器들은 되레 사람 잡는 덫이 되어 우리 삶을 위협하고 있다. 다시 옛 어른들의 지혜로 돌아가는 것, 겸손하게 자연의 순리를 따르는 것이야말로 잃어버린 건강을 되찾는 지름길이 아닐까?

5_6_1 끼니를 끊으면 몸이 깨어난다

　단식斷食은 돈 안 드는 치료법이다. 돈 있다고 할 수 있는 것도 아니고, 남들이 쉽게 따라할 수도 없는 것이라서 조금쯤 위세를 부리면서 할 수 있는 치료법이기도 하다. 효능으로 따져 보아도 '칼을 대지 않는 수술'이라는 말이 어울릴 정도이다.

　적게 먹어야 좋다는 것은 누구나 알고 있다. 하지만 이게 보통 어려운 게 아니다. 무턱대고 적게 먹으면 좋을 줄 알고 오랫동안 그리했다가는 골다공증, 빈혈이나 단백질 부족 같은 영양실조에 걸릴 수 있다.

　배부르게 먹는 것은 기분 좋은 일이다. 건강한 밥상을 물리고 난 뒤 찾아오는 포만감은 '너그러움'의 바탕이 된다. 그렇다면 적게 먹는 것은 이와 반대로 가자는 것일까? 그것은 아니다. 기분 좋은 배고픔은 먹는 재미를 북돋운다. 포만감과 배고픔이 알맞게 반복되는 것이야 말로, 먹는 즐거움의 원천인 것이다.

단식, 몸의 다른 차원을 여는 지름길

　단식이 어느 정도 진행되면 몸은 목숨을 위협하는 사태에 맞닥뜨렸다고 느끼고, 남은 힘을 모두 끌어모아 신진대사를 이어 간다. 이렇게 하는 중에, 평소에는 조금 부족해서 마치지 못했던 치유의 과정을 단숨에 완성하는 수가 있다.

미국의 발터 롱고 박사는 단식과 암 치료 사이에 어떤 관계가 있나 연구했는데, 단식을 한 실험 쥐나 체세포는 항암제 저항력이 매우 높아졌다고 한다. 항암제를 투여하면 체세포는 스트레스를 받기 마련인데, 단식 중인 체세포는 평소보다 스트레스가 훨씬 적었다는 것이다. 단식에는 상식으로는 헤아릴 수 없는 불가해不可解한 영역이 있는 것이 분명하다.

단식의 효능이 어디에서 오는가를 두고 숙변을 제거하고, 소화기관을 쉬게 하며, 미처 못 빠져나간 노폐물을 내보낸다는 따위로 여러 가지 설명이 나오고 있다. 물론 이 가운데 앞서 본 바와 같이 숙변에 대한 이야기는 믿을 게 아니다. 다른 설명도 명쾌한 것은 없다. 단식을 하면 소화기관이 쉬어서, 또는 소화에 드는 에너지를 다른 곳으로 돌릴 수 있어서 몸이 좋아지는 것일까? 음식을 안 먹고 정맥주사로 영양을 공급하는 경우에는 단식 비슷한 효과도 나타나지 않는다. 소화기관이 쉬는 것과 단식의 효과는 아무 상관이 없는 것이다. 밥을 먹지 않는다고 해서 소화기관이 쉬는 것은 아니다. 오히려 제 살을 덜어 내어 에너지로 써야 하기 때문에 소화에서부터 에너지를 만들어 내는 과정에 이르는 몸의 시스템은 더 큰 부담을 지게 된다.

단식의 효능은 다름 아닌 '단식' 그 자체에서 오는 것으로 보인다. 몸은 '음식이 끊긴 것'을 목숨이 위험한 비상사태로 알고 스스로 모든 능력을 총동원한다. 우선 에너지를 얻기 위해 제 살을 깎아 내는데, 여러 조직 가운데 신체 기능에 덜 필수적인 것부터 덜어 내어 쓰기 시작한다. 아무거나 썼다가는 다시 정상으로 되돌이키기 어려운 것도 있으므로, 몸의 식별 능력이 어느 때보다 높아진다. 덩달아 노폐물도 몸 밖으로 내보내고, 내분비계도 활발하게 움직인다. 우리 뇌가 잡생각 따위 하지 않고, 오로지 몸을 돌보는 데에 집중하기 때문이다. 생명력을 주관하는 내분비선으로 알려진 송과선松科腺이 탈바꿈하는 수준까지 다 들어지는 것이 아닌가 하는 추측도 있다.

몸무게 90kg인 사람이 단식을 했을 때와 60kg인 사람이 단식을 했을 때는 큰 차이가 난다. 90kg인 사람은 그저 비곗덩어리나 태우는 다이어트에 불과하겠지만, 60kg인 사람에게는 몸을 조금씩 덜어 낼 때마다 죽음에 더 가까워지므로 더 정교한 식별력을 발휘한다. 단식 중에 온몸의 감각이 상상을 초월할 정도로 예민해지는 것도 이런 이유 때문이다. 몸의 치유력이 높아지는 것도 바로 이러한 한계 상황에서 비롯되는 것이다. 죽음에 가까워질수록 치유 가능성이 높아진다.

단식은 100% 육식을 하는 상태라고 할 수 있다. 모든 에너지의 공급원이 내 몸이기 때문이다. 그래서 쌓아 두었던 지방을 태워서 에너지를 얻는다. 이때 연소가 잘되지 않으면 케톤체라는 것이 나온다. 이것은 글루코스가 공급되지 않는 비상시에 글루코스를 대신한다. 뇌에서도 이것을 글루코스 대신 사용한다. 그래서 단식 중에는 혈당이 50 이하로 떨어져도 저혈당으로 졸도하는 일은 없다.

케톤체가 너무 많아지면 케토시스Ketosis라는 상태가 되기도 하는데, 그러면 죽음의 날개에 가볍게 스치는 것 같은 느낌이 든다. 기분이 가라앉고 일종의 관조觀照 상태에 이르러 세상사를 보는 각도가 달라진다. 고질이 된 욕구불만이나 스트레스도 밥을 굶는 데 이르러서는 사소한 것이 되어 잊히거나 사라진다. 몸의 고통이 정신을 튼튼하게 하는 것이다.

이 상태에서 하루에 당분을 50g 정도 먹으면 케토시스 상태는 사라진다. 채소 발효액 단식은 이러한 원리를 이용한 것이다. 채소 발효액 100ml에는 대략 당분이 50g 정도 들어 있다. 채소 발효액을 조금 먹으면서 단식을 하면 단식을 하고 있는 건지 아닌지 분간이 안 갈 정도로 심신이 편안하다.

물 단식과 채소 발효액 단식은 장단점이 다르기 때문에 어느 것이 더 좋다고 말하기 어렵다. 다만 채소 발효액 단식을 할 때는, 너무 많이 마셔서 단식이라고 할 수 없는 사태에 이르지 않도록 한다. 하루에 200ml(약 400kcal) 넘게 마시면 단식 효과도 떨어지고 길게는 영양 불균형을 일으킬 가능성이 높다.

비타민, 미네랄을 충분히 공급하면서 하는 단식도 주목할 가치가 있다. 녹즙과 미네랄 용액을 조금씩 마시는 것이다. 영양으로 치면 녹즙이 채소 발효액보다 더 낫다. 녹즙은 하루에 500ml를 마셔도 칼로리는 200kcal에 못 미치기 때문에, 비타민과 미네랄을 충분히 공급하면서도 단식을 한다는 목적에 잘 들어맞는다. 어느 쪽이든, 회복식 첫날에는 채소범벅을 먹기 시작해 차차 늘려 나간다. 실천하기는 힘들지만, 니시가 주창한 채소범벅 단식법이 가장 이상적인 단식법이 아닐까 싶다.

단식은 쇠를 담금질하는 것과 같다. 담금질을 너무 많이 하면 쇠가 상하듯이 단식도 지나치면 몸이 상한다. 단식은 영양실조의 위험을 무릅쓰고서 하는 것이므로, 반드시 영양실조가 오기 직전에 그만두어야 한다. 단식이 유효한 것은 치유 효과가 영양불량을 압도하는 한도 내에서이다.

중병에 맞닥뜨려 자연요법에 온몸을 맡길 때, 단식은 장엄한 통과의례의 기능을 수행할 수 있다. 식사를 끊음으로써, 과거의 모든 악습과 절연하고, 내 몸의 독소를 모조리 내보내고, 음식과 몸과 마음이 서로 이야기를 나누는 새로운 세상으로 여행을 떠난다고 생각하는 것이다. 물 단식보다는 채소 발효액 단식이나 녹즙 단식이 장점이 많아 보이지만, 단식이라는 것은 마음을 움직이는 것도 염두에 두어야 한다. 그런 점에서는 통과의례로서 과감하게 물만 마시면서 하는 완전 단식으로 고통을 체험하는 것이 좋을 수도 있다.

물 단식을 하면 평소와 전혀 다른 정신세계로 들어간다. 배가 고파 죽을 것 같다든지 손가락 하나 까딱할 수 없을 것 같은 극단의 상황에서는 아무리 무거운 마음의 짐도 한낱 귀찮은 것으로 느껴진다. 짜증 내고 화내는 것도 조금이나마 에너지가 있을 때 이야기이고, 기운이 바닥나면 무의식에 남아 있던 욕구불만까지 사라진다. 이렇게 청정한 경지에 이른 자아는 고정관념을 깨고 여실如實하게 세상을 바라볼 수 있다. 예로부터 단식이 신앙생활의 한 부분으로 자리 잡은 것도 이러한 특성 때문이다.

이런 정신 상태는 단식이 끝나고도 한참 지속된다. 단식에 정신과 육체를 온전하게 원위치로 되돌리는 힘이 있는 것이다. 나는 20대 초반에 단식이 회춘의 비결이라는 말을 듣고, 제정신이 아닌 상태에서 단식에 뛰어들었다. 그때는 달리 회춘할 것도 없을 때라 단식의 위력을 잘 몰랐는데, 회춘이라는 말이 솔깃한 나이가 되어 단식을 해 보니 확실히 달랐다. 육체적으로도 활력이 생길 뿐 아니라, 정신이 맑아지는 것을 또렷이 알 수 있었다. 게다가 단식은 만성병 치유에도 탁효가 있다.

그래도 단식은 어디까지나 통과해서 지나갈 역이지, 머무를 곳이 아니다. 단식이 나날의 섭생을 능가할 수는 없다. 평소에 무절제하게 살다가 단식으로 한번 반짝 정신을 차려 보는 식이라면 상태는 점점 나빠진다. 또한 그저 그런 의지를 가진 사람에게 단식은 그리 만만한 것이 아니다. 굶는 것은 누구나 할 수 있지만, 회복하는 과정에서 치솟는 식욕을 억제하지 못하면 몸을 망쳐 놓는 수가 있다.

조심할 것 단식원에 들어가서 단식을 하겠다고 벼르다 보면 평생 단식을 못 할 수도 있으므로, 혼자 힘으로 시작해 보자. 단식이 위험하고 복잡한 것처럼 적은 책도 있는데, 그런 것에 얽매일 필요가 없다. 몇 가지 원칙만 지키면 집에서도 안전하게 할 수 있다.

- 단식을 시작할 때 밥을 줄여 가면서 시작하라고 권할 때가 많은 데, 이렇게 하는 것은 꽤 힘들다. 시작도 전에 힘을 뺄 필요는 없으니 이런 것은 생략하고 곧바로 시작하는 것이 좋다. 한참 굶다가 갑자기 먹어 대면 죽을 수도 있지만, 갑자기 굶는다고 탈이 나지는 않는다.
- 시작하기 전에 회충약을 먹고, 관장을 물로 확실하게 해야 한다. 안 그러면 대장에 남아 있는 똥이 굳어서 낭패를 볼 수 있다.
- 채소 발효액을 마시면서 단식을 할 때는 하루에 200ml 넘게 마셔서는 안 된다.
- 단식을 하면서는 기분 좋게 움직일 수 있는 만큼만 움직이면 된다. 혈압이 많이 내려가는 경우에는 일어설 때 현기증이 일어나지 않도록 조심해야 한다.
- 다시 음식을 먹기 시작할 때는 녹즙이나 과일즙으로 시작하는 것이 안전하다. 단식을 하면서 위험한 순간은 바로 이때다. 단식하는 것보다 음식을 서서히 늘려 가는 것이 훨씬 힘들기 때문에 정신을 바짝 차려야 한다. 정해진 것은 없으나, 닷새 단식을 했으면 닷새 동안 서서히 평소 수준에 이르도록 하면 된다.

소식 건강법

적게 먹어야 건강하다는 것은 그 내용을 규정하기 어려운 말이다. 여기서 '적게'라는 것은 정확히 얼마나 되는 양을 말하는 것일까? 적게 먹고도 많이 움직이는 사람이 있을까? 에너지는 쓰는 만큼 채워야 한다. 아무리 흡수를 잘하고 먹은 만큼 오롯이 에너지로 바꾼다 하더라도 말이다.

적게 먹는다는 것은 배부르게 먹지 않는다는 뜻이 아니다. 배가 볼록해지도록 녹즙 1L를 마시는 것은 소식小食이지만, 간식으로 떡 몇 조각을 꿀에 담갔다가 먹는 것은 과식過食이다. 배가 부르기 전에 수저를 놓는다는 말은 여기서 말하는 소식이 아니다.

소식 건강법을 실천하면 날씬해진다. 그런데 살이 빠지는 것은 부수적인 것이다. 만약 10년 동안 한쪽은 실컷 먹게 하고 한쪽은 적게 먹게 하면, 적게 먹은 쪽이 날씬하겠지만, 10년 동안 먹은 밥량 차이에 비하면 아무것도 아니다. 결국 소식과 대식의 본질적인 차이는 몸무게에 있는 것이 아니다. 그것은 대장의 건강, 즉 똥의 건강에 있다. 소식을 하면 먹은 만큼 완전히 소화되어 흡수가 쉽다. 자연히 탄수화물이나 글루코스가 대장까지 안 내려가게 마련이고 건강한 똥을 눈다. 똥이 건강해지면 자연스레 비타민이나 미네랄도 모자라지 않게 된다

과식을 하면 비타민C, 식초, 유산균을 다 동원해도 똥 품질이 나빠지는 것을 피할 수 없다. 물론 과식을 했을 때는 이러한 방법으로라도 똥이 썩는 것을 막아야 한다. 어쨌든 소식으로 건강에 도움을 주겠다는 것은 대장을 깨끗하게 해 활력을 돋우는 방식인 것이다.

이와는 달리, 섭취량과 흡수량을 동시에 절대적으로 줄이는 소식 건강법이 있다. 이러한 의미의 소식 건강법을 최초로 유행시킨 이는 15세기 사람인 루이지 코르나로이다. 하루에 달걀 하나만 먹고도 거의 백 년을 살았던 코르나로는 '적게 먹는 것'이 건강 장수법의 핵심이라고 주장했다. 그의 저서 《오래 사는 법》은 당대를 휘어잡았다.

이런 방법은 아직도 그럴싸한 장수법으로 통한다. 장수하는 사람들 가운데 소식小食하는 사람이 많은 것은 사실인 듯하다. 그런데 여기에는 결정적인 맹점이 있다. 그들이 장수를 누린 것은 정말 소식을 했기 때문일까? 혹시 그저 소식 체질이었던 것은 아닐까? 활동량이 적거나 몸집이 작아 소비하는 에너지가 적었고 그 때문에 적게 먹은 것은 아

닌지, 또한 젊어서 활발하게 움직일 때조차 적게 먹었는지도 살펴봐야
한다. 코르나로처럼 아주 적은 식사로도 버틸 수 있는 체질은 희귀하
다. 그렇다면 그들의 장수 요인은 '적게 움직이는 것'이거나 '특이체질'이
지, 결코 '적게 먹는 것'이 아니다.

　어떤 사람이 활동량은 그대로 두고 오래 살기 위해 쫄쫄 굶는다면
오래 살기는커녕 영양실조로 일찍 죽고 말 것이다. 최소한 활동량에 맞
먹는 양은 먹어야 살아갈 수 있다. 활동량을 늘리면 자연히 먹는 양을
늘려야 한다. 몸은 활동량에 걸맞는 에너지가 바깥에서 들어와야 한
다. 소식 건강법은 필요한 에너지만큼만 먹어서 똥이 썩지 않게 하고
군살이 들러붙지 않게 한다는 선에서 이해해야 한다.

　늘 배고픈 상태로 지내면 몸만 고달프다. 적당히 움직이고 적당히 먹
되, 미리 당겨 먹거나 폭식을 하지 않으면 된다. 즉, 핵심은 몸에 필요한
양만큼 먹어야 한다는 것이다. 배고플 만큼 적게 먹는 것이 필요한 순
간은 그런 식으로 먹어서 몸이 필요로 하는 양이 얼만큼인지 확실히
알아야 할 때뿐이다. 요즘 우리들은 누구나 넘치게 먹으면서 지내기 때
문이다.

　'규칙적인 식생활'을 해야 한다면서, 아침, 점심, 저녁을 정해 놓은 시
간에 늘 같은 양을 먹는 사람들이 있다. 배고프면 먹고 배부르면 밥상
을 물리는 것이 자연의 섭리인데, 사람들은 이상하게도 배가 고프거나
말거나 상관없이 낮 12시에 일제히 점심을 먹는다. 절실하게 배가 고픈
것도 아닌데 습관적으로 먹는 밥은 반드시 썩는다. "위장에 8할만 채우
면 의사가 필요 없다."는 말은 한참 틀린 말이다. 배가 고프지 않을 때
는 1할만 채워도 과식이다.

　짐승은 먹을 때 맛을 음미하지 않는다. 개나 돼지가 먹는 것을 보면,
고픈 배를 채우기 위해 먹을 것을 꿀꺽 삼킨다. 새가 물고기를 잡아먹
을 때는 더 심하다. 이들은 혀끝이 아니라 잔뜩 부른 배에서 쾌락을 느

낀다. 유독 사람만이 맛의 쾌감에 빠져 몸이 요구하지 않을 때도 꾸역꾸역 먹어 댄다.

사람은 워낙에 미각이 발달한 탓에 적당하게 먹는 것이 쉽지 않다. 육체 노동자는 배가 고플 때까지 일에 몰두하다가 허기가 지면 배를 채운다. 이에 비해 온갖 잡념에 시달리는 사무직 노동자와 하루 종일 어디에도 몰두할 수 없는 환자들은 먹는 것에 대한 욕구에 시달리기 일쑤다. 이런 상황에서 세 끼를 꼬박꼬박 먹으면, 몸에 필요한 양과 먹는 양이 늘상 어긋난다.

배가 고플 때 과식을 하는 것보다 밥 생각이 별로 없는데도 끼니때라는 이유로 무조건 챙겨 먹는 것이 더 나쁘다. 배가 고플 때만 활발해지는 생리 기능이 있기 때문이다. 특히 소화액은 배가 고플 때에만 분비된다. 배가 고픈 느낌은 위장이 비었을 때가 아니라 간이 비었을 때 온다. 간에 저장된 영양소(주로 글리코겐)가 바닥이 나면 비로소 배가 고파 오는 것이다. 아침에 일어나서 바로 배가 고프지 않은 것은 간에 아직 영양소가 남아 있기 때문이다. 사무직 노동자들이 점심시간에 배가 고파 오는 것은 대개 습관에 따라 몸이 반응하는 것이다. 이것은 진정한 공복空腹이 아니다.

간이 비어 있을 때에만 소화기관에서 영양소를 흡수할 수 있다. 옛말에 "간에 기별도 안 간다."고 하는 것은 배고픔과 배부름에 관한 한 아주 정확한 말이다.

아침 굶기

고전적인 건강법에 아침밥을 먹지 않는 것이 있다. 자연 건강법을 신봉하는 사람으로서 아침을 굶어 보지 않은 사람은 거의 없을 것이다. 니시 건강법에서는 아침 굶기를 건강법의 기초로 삼는다. 간디는 영국에 있을 때 아침을 굶는 게 좋다는 주장을 듣고 바로 조식을 폐지했다.

며칠 동안은 좀 힘들었지만 두통이 씻은 듯이 가셨다. 간디 같은 현자賢者도 필요보다 많이 먹고 있었던 것이다.

저녁 늦게 밥상을 물리고 잠자리에 들었다가 아침에 단지 속을 채우기 위해 뭔가를 먹고 출근을 해 왔다면, 아침을 끊는 순간 해방감을 느낄 것이다. 입에 먹을 것을 달고 살아서 속이 편할 날이 없었던 사람도 아침을 굶는 즉시 공복의 즐거움을 맛볼 것이다.

그런데 정말로 오전 중에 촐촐한 배를 움켜쥐면서 아침을 굶고 있는 사람은 아침을 계속 굶음으로써 더 건강해질 수 있을까? 이것은 쉽게 판단할 문제가 아니다.

적게 먹어서 먹은 것을 모두 흡수하고 똥을 깨끗하게 하기 위한 방편으로써, 아침을 굶는다면 백번 옳다. 그런데 다음과 같은 생리적 근거를 대면서 아침밥을 독毒으로 여기는 것은 문제가 있다.

첫째는 사람의 생리 기능이 밤에는 소화와 흡수를, 낮에는 연소와 배설을 주로 하도록 만들어져 있다는 것이다. 이러한 주장은 지금까지 알려진 생리학 지식에 비추어 볼 때 적절하지 않다.

음식물을 소화시키는 중에는 몸을 격렬하게 움직이면 안 된다. "배 좀 꺼지면 움직여라."는 말은 소화가 되고 있을 때는 교감신경을 흥분시키지 말라는 뜻이다. 배가 덜 꺼졌을 때 신경을 쓰면 소화불량이 되고, 격렬한 운동을 하면 아예 배가 아파서 뒹굴게 된다. 밥 먹고 화학적 소화(소화액 분비)가 이루어지는 30분에서 한 시간 정도는 쉬어야 한다.

이 단계가 끝나고 나면 적당히 움직여 배에 자연스레 힘이 들어가게 하는 것 말고는 의식적으로 노력할 것은 없다. 소화, 흡수, 연소, 배설과 같은 일은 밥 먹는 것에 따라서 순서대로 우리 몸이 하는 일이지 밤낮을 가리는 일은 아니다.

둘째는 아침을 굶으면 독이 더 많이 빠져나간다는 것이다. 아침을 굶는 사람의 오줌에 들어 있는 독소의 양을 100이라고 치면, 점심을 굶는 사람은 66, 세 끼 먹는 사람은 75, 하루에 한 끼 먹는 사람은 127이라고 한다. 이따위 실험은 터무니없는 것이다. 이 실험 결과가 옳다면, 점심을 굶는 사람은 필경 온몸에 독소가 차서 죽어야 할 것이다.

20대 초반부터 나는 아침은 건너뛰고 점심은 과일만 먹고 저녁에는 생쌀 불린 것이나 싹 틔운 것을 주식으로 삼고 스무 해 가까이 살아왔다. '1일 1식'은 뭔가 대단한 것을 하고 있다는 느낌을 주었다. 참 바보 같은 짓이었다.

당시 식단 그대로 먹고 혈당을 재 보았다. 식후 250까지 치솟았다가 속이 완전히 빈 뒤에야 가까스로 100 가까이 내려왔다. 혈당 조절 시스템을 고문하는 식사 습관을 어처구니없게도 최상의 식이요법으로 믿고 20년을 보낸 것이다.

아침을 굶을 때는 다음과 같은 점을 유념해야 한다.

아침 굶기는 목적이 아닌 수단이다 하루에 두 끼만 먹는 것은 쓸데없이 넘치게 먹는 것을 줄이기 위한 것이다. 필요 이상으로 넘치던 음식을 줄이면 소화와 흡수는 훨씬 잘 이루어지고, 결과적으로 똥이 새콤해진다. 똥이 새콤한 것, 소화와 흡수가 잘 되는 것, 과식을 하지 않는 것은 같은 사건을 다른 측면에서 바라본 것이다. 아침을 굶은 만큼 점심과 저녁을 늘리게 되면 오히려 몸에 더 부담이 된다.

밥은 배가 충분히 고플 때만 먹어야 한다. 활동량이 많지도 않으면서 세 끼를 먹다 보면 배가 고파서 먹는 게 아니라 습관에 따라서 먹게 되어서 하루 종일 배가 고픈 듯 만 듯 하는 수가 있으므로, 두 끼로 줄여 확실히 빈속을 만들라는 것이다. 따라서 아침 굶기는 '배가 고플 때만 먹을 것', '에너지로 쓴 만큼만 먹을 것'이라는 목표에 도달하기 위한 방편이다. 세 끼를 먹더라도 적당히 먹어서 완전 소화, 완전 흡수를 하고 있는 사람은 구태여 아침을 굶을 필요가 없다.

아침을 굶어 먹는 양이 줄어든다고 영양실조에 빠지는 것은 아니다. 적게 먹으면 소화가 잘되고 똥 품질이 개선돼 많이 먹을 때보다 오히려 영양 상태가 좋아진다. 영양실조로 이어지는 '기아'와는 차원이 다른 것이다. 단, 아침을 굶을 때 영양실조가 올 가능성이 전혀 없지는 않으니, 채소범벅을 챙겨 먹는 것이 좋다.

곡식을 줄이고 채소는 늘린다　아침 굶기 건강법을 실행할 때는 되도록 곡물을 줄이고 채소를 많이 먹어서 혈당이 치솟지 않도록 해야 한다. 저녁 식사 때는 특히 채소를 많이 먹도록 하고 지방도 늘린다. 흰쌀밥이나 빵을 먹으면서 아침을 굶는 것은 몸을 학대하는 것이다.

날마다 아침을 굶으면 저녁을 과식하기 쉽다. 다음 날 아침에 굶을 것을 예상하고 미리 저장해 두고자 하는 본능이 발동하기 때문이다. 점심은 완전 공복 상태에서 먹게 되므로 다소 많이 먹어도 상관이 없다. 그런데 저녁까지 과식을 하는 것은 치명적이다. 탄수화물을 많이 먹으면 혈당이 치솟을 것이고, 밤이라서 운동으로 혈당을 낮출 수도 없어 밤새 혈당을 낮추느라고 췌장이 혹사를 당할 것이다. 이런 식습관은 오기 싫다는 당뇨병더러 '꼭 한 번 들려 주십사.' 하고 초대하는 것과 다르지 않다. 이것이 바로 아침을 거르고 학교에 가는 대부분의 학생들 식생활이다. 우리나라가 청소년기의 학생들을 얼마나 학대하는가에 대한 이야기는 이 책 두께만큼 따로 풀어 쓸 이야기이므로 그만두자. 이상한 것을 이상한 방법으로 먹는 요즘 아이들이 점점 멍청이가 되어 가는 것은 하나도 이상한 일이 아니다.

교조에 매이지 말라　오전에 무엇을 먹으면 안 된다는 법칙은 없다. 우리 몸은 밥을 한꺼번에 몽땅 먹고 이것을 지방으로 저장했다가 다시 꺼내 쓰는 과정을 되풀이하도록 설계되지 않았다. 이것은 인체 기관을 비효율적으로 사용하는 것이다. 탄수화물을 주식으로 삼고 있는 한, 한 꺼번에 몰아서 먹는 것은 몸에 부담을 주게 되어 있다.

저녁밥이 그 다음 날 아침부터 낮에 움직일 에너지까지 걱정하는 것은 자기 책임 밖이다. 해질녘에 저녁을 적당히 먹었다면, 저장된 글리코겐으로는 그 다음 날 아침을 넘어 정오까지 버티기 어렵다. 아침을 거르고도 활기 있게 움직이는 사람은 그 전날 먹은 탄수화물이 글리코겐이나 중성지방 형태로 남아 있다는 뜻이다. 이러한 현상은 아침 굶기 덕분이 아니라, 저녁 과식 때문이다.

아침 굶기 건강법을 실천하는 사람은 소화·흡수와 연소·배설을 칼같이 나누고, 독소가 빠져나가고 있다는 환상을 머릿속에 그리면서 굶주린 배를 의지로 억누르다가 마침내 점심, 저녁을 폭식하고 마는 교조주의적 아침 굶기에 미혹당해서는 안 된다. 글루코스는 번거롭게 글루코겐이나 중성지방으로 바뀌지 않고, 소비되는 속도만큼 흡수되어 글루코스인 채로 연소되는 것이 이상적이다.

저녁 굶기

아침을 굶는 것이 건강에 유익한 이유가 세 끼를 두 끼로 줄인 데 있다면, 저녁을 굶어도 마찬가지가 아닐까? 저녁을 굶어야 건강에 좋다는 주장을 하는 사람도 있다. 어느 나라에는 "아침은 왕처럼, 점심은 왕자처럼, 저녁은 거지처럼 먹어라."라는 속담이 있다고 한다.

저녁을 많이 먹고 자면 다음 날 몸이 무겁다는 것은 누구나 느낄 수 있다. 잠자고 있는 동안에는 움직임이 없으니 소화관을 적당히 자극할 수가 없다. "잘 밤에 많이 먹지 말아라."는 어른들 말씀은 백번 옳은 지혜이다. 아침을 굶어서 기분이 좋은 것은 혹 지난밤 불편한 잠자리를 대가로 치르고 받은 선물이 아닌지 모르겠다.

그래서 나는 아침과 점심을 먹고, 저녁을 한동안 굶어 보았다. 그랬더니 도무지 밤중에 배가 고파서 잠을 잘 수가 없었다. 깨어서 움직이면 배고픈 것이 덜 느껴지는데, 가만 누워 있으면 배가 더 고파 온다. 아침을 굶으면 하루에 먹는 끼니의 절반이 저녁이다. 야행성이 아닌 사람이 이렇게 먹는 것은 분명 자연의 섭리에 어긋난다. 반대로 굶주린 배를 움켜쥐고 잠을 청하는 것 역시 억지스럽긴 매한가지다.

초식동물을 한번 보자. 초식동물은 하루 종일 풀을 뜯어 먹는다. 초식동물이 해질녘까지 풀을 뜯으면, 잠자리에 들 때는 적어도 빈속은 아니다. 사람이 낮 12시에 점심을 먹고, 저녁을 먹지 않고 잔다면 완전 공복 상태에서 잠에 들게 된다. 이렇게 하면, 자다가 배가 고파서 깨어나지 않을 수 없을 것이다.

'잘 밤에 많이 먹는 것'은 옳지 않다. 또한 빈속으로 잠을 자는 것도 옳지 않다. 그렇다면 적당히 먹고 자는 것이 좋다는 것인데, 이것은 결국 옛날 어른들 말씀으로 돌아가자는 것이다.

5_6_2 햇빛 쐬기

햇빛은 너무 흔해서 부족해지기 쉬운 영양소다. 햇빛을 팔러 다니는 사람도 없고, 당장에 햇빛을 며칠 받지 않는다고 햇빛이 고파서 죽는 것도 아니어서, 당최 햇빛이 중요하다는 사실을 모른 채 살아가는 수가 있다. 알게 모르게, 햇빛을 못 받아 생겼거나 악화된 병이 한두 가지가 아니다. 햇빛이 부족해서 생긴 병은 햇빛으로만 고칠 수 있다.

햇빛의 작용

햇살에는 파장이 다른 무수한 광선이 섞여 있다. 무지개에서 보듯 색이 다른 것도 파장이 다르기 때문이다. 무지갯빛으로 보이는 것을 가시광선이라고 하고, 무지개의 빨간 띠 너머에 있는 선을 적외선, 보라색 너머에 있는 선을 자외선이라고 한다. 자외선 쪽으로 갈수록 파장이 짧고, 주파수는 높다. 적외선 쪽으로 갈수록 파장이 길고, 주파수는 낮다. 파장과 색만 다른 것이 아니다. 적외선 쪽은 따뜻하고, 자외선 쪽에서는 화학작용이 활발하게 일어난다. 그래서 적외선은 열선, 자외선은 화학선이라고도 한다.

가시광선　가시광선은 식물들이 광합성을 하는 데 쓰인다. 우리가 음식을 먹고 내는 힘은 모두 가시광선에서 온 것이다. 햇빛의 치료 효과를 이야기할 때는 자외선이 만들어 내는 비타민D를 떠올리고 마는데, 가시광선도 놀라운 치유력을 지니고 있다.

한때 탄소 광선치료가 유행한 적이 있다. 탄소 막대 두 개를 닿을락 말락하게 가까이 붙여 놓고 전기를 통하게 하면 스파크가 일어난다. 이때 나오는 빛을 환부에 쏘이는 것인데, 이 빛이 햇빛의 가시광선과 같다고 한다. 말하자면, 탄소 광선치료는 햇빛을 어느 한곳에만 쐬는 것이다. 한곳에만 빛을 쏘이면 다른 부위와 압력 차이가 있어서 몸속 깊숙이 파고 들어갈 수 있다고 한다. 검정색 천에 구멍을 뚫어 원하는 부위에만 햇빛이 닿게 일광욕을 하면 탄소 광선치료와 똑같은 효과를 거둘 수 있을 것이다. 더 치열하게 하자면, 커다란 돋보기로 햇빛을 모아서 환부에 쏟아붓는 방법이 있다. 너무 강하면 피부가 놀랄 수 있으므로 적당하게 한다.

자외선　자외선은 조금 더 자세히 살펴볼 필요가 있다. 자외선은 보라색 가시광선 바깥쪽에 있다. 가시광선보다 파장이 짧은데, 자외선 가운데에서도 가시광선 가까이에 있는 것을 자외선A라고 하고, 그보다 파장이 짧아서 가시광선에서 더 멀리 있는 것을 자외선B라고 한다. (이보다 더 짧은 자외선C도 있는데, 자외선C는 지표면까지 오지 않는다.) 이 중에서 비타민D를 만들고 세균을 죽이는 것은 자외선B이다. 살을 태우는 작용은 둘 다 있지만 자외선B쪽이 훨씬 강하다. 빨래를 소독하는 살균 능력도 자외선B가 뛰어나다.

피부는 자외선B에서 에너지를 받아 콜레스테롤을 비타민D로 바꾼다. 비타민C가 모자라면 괴혈병, 비타민D가 부족하면 구루병에 걸린다. 하지만 비타민C가 괴혈병만 막는 게 아니듯, 비타민D도 하는 일이 많다. 비타민D가 부족하면 암과 뇌졸중에 두 배나 더 잘 걸린다.

결핵을 고치는 데에도 중요한 역할을 한다. 결핵에 걸리면 우리 몸은 칼슘과 실리콘으로 감염된 곳을 틀어막는다. 비타민D는 구루병을 막는 데서 알 수 있듯, 칼슘과 밀접한 관계가 있다. 칼슘이 잘 흡수되고 뼈에 잘 쌓이도록 하는 것이다. 항생제가 나오기 전 결핵 치료법은 높은 산에 올라가 요양하는 것이었다. 이런 요양법이 효과가 있었던 것은 산 위의 좋은 공기 덕일 수도 있지만, 강한 자외선(높은 산으로 올라갈수록 자외선이 강해진다.)에 힘입은 것일 수도 있다. 최근에는 비타민D가 결핵 균을 직접 죽인다는 사실도 알려졌다.

적외선 적외선은 붉은색 건너편에 있는데, 가시광선에서 더 멀리 있는 것을 일러 원遠적외선이라고 한다. 이것은 피부 깊숙이 뚫고 들어와 세포를 활성화시킨다고 하여 생육 광선이라고도 한다. 황토방이 좋다고 하는 것도 황토가 열을 받아 내놓는 원적외선이 우리 몸을 편안하게 하기 때문이다.

햇빛에서 나오는 열기의 60%는 적외선이 나른다. 건강에 좋은 원적외선은 햇빛에는 거의 없다. 원적외선은 뜨거운 모래나 흙에서 나온다.

원적외선만 보면 황토방이 햇빛보다 백배나 좋을 것이고, 비타민D는 알약으로 먹는 것이 나을 것이며, 가시광선은 탄소 광선요법이 더 효과적일 것이다. 하지만 이것들을 다 합해도 햇빛은 될 수 없다. 햇빛은 땅 위의 모든 생명을 살리는 원천이다. 햇볕의 따사로움이 주는 아늑한 기분은 다른 무엇에 비길 것이 아니다.

햇빛은 우리 몸에서 물질이 된다

햇빛을 쬐는 것은 자연에 몸을 맡기는 첫 번째 일이다. 어떤 의학자는 "1주일에 사흘, 하루에 10분씩 몸의 1/4쯤을 내놓고 햇빛을 쬐면 인체에 필요한 비타민D를 충분히 합성할 수 있다."고 말한다. 조금 있다가 보겠지만, '10분'이나 '1/4'은 구체적인 근거도 없이 그냥 어림잡아 해보는 소리에 불과하다.

현대인들, 특히 사무직 종사자는 겨울철은 물론이고 여름에도 햇빛을 거의 못 쬔다. 해가 중천에 떠 있을 때는 사무실에 있고, 사무실 바깥에 있는 것은 해 뜨기 전이나 후이다. 햇빛 볼 일이 거의 없는 것이다.

그래서 다른 영양소는 넘쳐 나고 있는데, 유독 비타민D 결핍이 유행병처럼 번지고 있다. 요즘은 아이들마저 햇빛을 안 보기로는 사무직 종사자와 앞을 다툰다. 뼈가 한창 커 나가는 성장기에 비타민D가 모자라면 뼈가 마치 생기다 만 달걀 껍질처럼 흐느적거리기도 한다. 이른바 구루병에 걸려 척추나 뼈가 단단한 형태를 갖추지 못하는 것이다. 옛날에는 햇빛을 많이 쬐었어도 다른 영양소가 부족해 구루병이 생겼다. 그런데 요즘 들어 생기는 구루병은 순전히 햇빛 부족, 즉 비타민D 결핍 때문이다.

비타민D를 만들어 내는 자외선B는 살균·탈색·화학 작용을 한다. 그러니까 피부가 자외선 폭격에 시달리지 않으면서 비타민D만 만들어 낼 수는 없게 되어 있다.

자외선A가 1cm 두께의 유리를 투과하는 비율은 약 60% 정도이다. 자외선B는 이 유리를 전혀 투과하지 못한다. 이보다 얇은 공중전화 박스의 유리도 뚫지 못한다. 더 얇은 유리도 마찬가지다. 흰색 셔츠 한 장을 뚫고 지나가지도 못했다. 그러나 비닐하우스에 쓰이는 비닐은 80% 이상 투과한다.

한낮이 될수록 자외선의 양도 많아진다. 춘분 무렵 맑은 날이라면 아침 8시와 정오의 차이는 열네 배에 이른다. 저녁 대여섯 시가 되면 아침 8시와 비슷해진다. 이른 아침과 늦은 오후의 햇살에 든 자외선은 공기층을 비스듬히 뚫고 들어오느라 중간에 막히는 것이 많아서 그렇다.

그늘이라고 해도 햇볕이 내리쬐는 곳 옆이라면 햇볕을 직접 받는 것의 절반 가까이 된다. 결국 햇빛의 은총을 입으려면 가능한 한 한낮에 맨살을 내놓고 밖에서 놀아야 한다는 얘기이다.

정리하면, 자외선B의 양은 하루에도 태양의 위치에 따라 엄청나게 달라지고, 바깥에는 그늘이라도 꽤 많은 자외선B가 있으며, 심지어 이슬비가 내리는 날에도 대낮에는 비타민D를 합성할 수 있을 만큼 자외선B가 있다. 유리문으로 갇혀 있다면 자외선B가 들어올 구멍은 없다. 말하자면 베란다 유리문 안으로 들어온 햇빛으로는 빨래나 기저귀를 살균, 소독할 수 없다는 이야기이다.

혈중 비타민D 수준을 철따라 조사해 보면, 겨울이 가장 낮고 여름에 높아진다. 입는 옷에 따라 몸 안의 비타민D 양이 달라지고, 바깥에 얼마나 나가는가 하는 것에서도 차이가 난다.

여름에는 해가 길고 팔다리를 드러내고 살기 마련이어서 특별히 신경 쓰지 않아도 비타민D를 충분히 합성할 수 있다. 그런데 사람들은 굳이 여름에 햇빛을 쬐겠다고 난리들이다. 한여름에는 바캉스를 가더라도 굳이 햇빛에 몸을 드러낼 필요는 없다.

정말 문제는 겨울철이다. 기름진 생선에 비타민D가 많다고는 하나, 그 양이 충분한지 어떤지도 모르고, 그것마저 먹을 기회가 없는 사람들은 겨우내 비타민D 없이 살아가게 된다. 인간은 열대지방에서 진화해 왔다고 한다. 이제 열대지방을 떠나, 햇빛은 모자라고 날씨는 추운 겨울을 나야 하는 우리는 좀 더 현명해질 필요가 있다.

나는 자외선이 유리창을 통과할 수 있을까 하는 의문도 품지 않고, 겨울이면 사무실에서 웃통을 벗고 지성으로 여기저기에 햇빛을 쏘였다. 하느님이 이 꼴을 봤다면, '저것 참 웃기는 녀석이야.' 했을 것이다. 유리 건물 속에는 자외선이 없다는 것을 알고 난 후에, 어떻게든 햇빛을 좀 쬐려고 연구를 해 봤지만, 무슨 방법이 없었다. 그렇다고 남의 비닐하우스에 들어가 웃통을 벗고 있을 수도 없는 일 아닌가. 결국 겨울철에는 먹는 것으로밖에는 비타민D를 얻을 수가 없는데, 문제는 이것만으로는 비타민D가 충분하지 않다는 것이다. 겨울에 밖에서 놀 일이 없는 아이들도 문제고, 혹시나 겨울에 아이를 낳아 젖을 먹이는 산모 역시 비타민D 결핍증을 떨쳐 버릴 수 없다.

산업혁명 초기, 영국의 공장 지대는 매연이 햇빛을 차단하는 바람에 낮에도 어두컴컴할 정도였다고 한다. 이 때문에 뼈가 단단해지지 않아 곱사등이가 된 아이들이 많았다. 정도는 덜하지만, 지금도 햇빛이 부족해서 뼈가 부실한 아이들이 많다. 부드러워야 할 것이 따로 있지, 뼈대가 부드러우면 사람 구실을 어떻게 하겠는가? 아이들은 햇살 가득한 운동장과 벌판에서 바람을 맞으며 뛰어놀아야 한다. 암이나 결핵으로 투병하고 있는 사람일수록 겨울철에는 한사코 햇빛을 받아서 시커멓게 되도록 해야 한다. 창 하나에 자외선 투과 유리를 끼우거나, 바깥에 비닐을 대고라도 창문을 자주 열어야 한다.

인종마다 피부색이 다른 것은 각자 살고 있는 곳의 자외선 양이 다르기 때문이다. 자외선을 많이 쏘이는 적도 지방 사람들은 넘치는 자외선을 막기 위해 피부에 검정색 커튼을 쳤고, 극지방 사람들은 부족한 자외선을 조금이라도 더 받아들이기 위해 하얗다 못해 투명할 정도의 피부를 가지고 있다. 적도 지방 사람들이 추운 곳으로 옮겨 가서 살면 비타민D 결핍증에 걸리기 쉽고, 반대로 고위도 사람이 열대지방에 가서 살면 자외선을 많이 쬐게 되어서 피부암에 걸리기 쉽다.

햇빛 피하기

"봄볕엔 며느리 내보내고, 가을볕엔 딸 내보낸다."는 말이 있다. 바람이 살랑살랑 부는 봄철에 햇빛이 살에 와 닿으면 따사롭기 그지없다. 이런 날 햇빛 아래서 멋모르고 한나절 놀았다가는 얼굴이 벌겋게 타고 만다. 4월 태양의 입사각(햇빛이 지면에 닿는 각도)은 8월 입사각과 맞먹기 때문이다. 봄철에 소풍을 갈 때는 얼굴이 타지 않도록 각별히 조심한다. 얼굴은 다른 일로 바쁘니까 챙이 넓은 모자를 쓰도록 하고, 비타민D를 합성하는 일은 딴 데다 맡길 일이다. 피부가 타는 것은 뜨거운 열기 때문이 아니고 자외선의 화학작용 때문이다. 만년설이 쌓인 설산 꼭대기에서는 동상과 화상을 동시에 입을 수 있다.

눈의 수정체는 유난히 자외선에 약하다. 눈꺼풀이 피부라면 수정체는 속살이다. 자외선에 잠깐만 닿아도 화학작용이 일어나 망가질 수 있다. 모래밭, 물가에는 모래와 물에서 반사된 자외선이 분분하다. 이런 곳을 오래 돌아다니면 눈동자가 자외선의 공격을 받아 힘들어진다. 안경잡이는 백 가지에서 불리하고 두어 가지가 유리한데, 그 유리한 것을 보면, 바람 부는 날 티끌이 눈에 들어갈 확률이 적다는 것과 눈 속 수정체가 자외선을 덜 쐬는 것이다. 자외선B는 안경을 투과하지 못하고, 자외선A도 좀 두꺼운 안경은 투과하지 못한다.

5_6_3 방사능, 근원을 뒤집어야 피할 수 있다

'방사放射'는 에너지를 가진 입자나 파동이 퍼져 나가는 현상을 뜻한다. 햇빛이나 전파도 방사선에 들어간다. 방사선 중에는 엑스선, 감마선처럼 파괴적인 것도 있는데, 이것을 '전리電離방사선'이라고 한다. 요즘에는 방사선 하면 보통 전리방사선만을 이른다. 이러한 방사선을 발생시키는 능력을 방사능이라 하고, 방사능을 띠는 물질을 방사성물질이라고 한다.

같은 힘이라도, 손바닥으로 지그시 누르는 것과 송곳으로 찌르는 것은 아주 다르다. 원적외선이 지압을 하는 것이라면, 엑스선과 감마선은 송곳으로 찌르는 것이다. 이들 방사선은 원자에서 전자를 영영 떼어 내 원자가 제구실을 못 하게 하고, 물 분자를 쪼개서 활성산소를 만들어 내기도 하고, 유전인자를 변형시켜 암을 일으키기도 한다.

현대 문명은 일부러 핵을 쪼개서 인공적인 방사선을 지구 위에 풀어 놓았다. 이 방사성물질은 단순히 건강을 해치는 문제로 그치지 않고, 인류와 모든 생명체의 목숨뿐 아니라 지구 전체의 존립을 위협한다. 문명이 무너지는 것은 '자살' 때문이라는데, 우리 문명도 그 정점에 있는 원자력으로 말미암아 끝을 보려고 기를 쓰고 있다.

생명을 파괴하는 방사능

알파선 알파선을 내놓는 방사성물질에는 우라늄, 토륨, 라듐 따위가 있다. 우라늄(원자번호 92, 원자량 235 또는 238)은 자연계에서 가장 무거운 원소이고, 토륨(원자번호 90, 원자량 232), 라듐(원자번호 88, 원자량 226)이 그 뒤를 잇는다. 인간은 우라늄에 핵분열이라는 재주를 부려 우라늄보다 더 무거운 플루토늄(원자번호 94, 원자량 238 또는 239)을 합성해 냈다.

이렇게 원자량이 무거운 원소의 핵에는 아주 비좁은 공간에 양성자와 중성자가 미어터질 정도로 빽빽이 들어서 있다. 그래서 가만두어도 쪼개지면서 핵에 들어 있는 양성자와 중성자를 방출한다. 이때 양성자와 중성자가 한몸을 이뤄 헬륨 형태로 나가는데, 워낙 입자가 크고 전기적 성질이 강해 공기 중에서는 불과 몇 cm밖에 나아가지 못한다. 살갗에 닿아도 죽은 세포층도 못 뚫고 주저앉는다. 그러니까 우라늄을 가지고 놀아도 최소한 알파선 때문에 피해를 입지는 않는다.

문제는 이것을 삼켰을 때이다. 우라늄이 몸속으로 흡수되면 우라늄과 마주치는 모든 세포는 그 자리에서 다 죽는다고 봐야 한다. 멀리 가지는 못하지만 워낙에 입자가 크고 무겁다 보니 세포들이 한 방씩 맞으면 그 자리에서 뻗어 버리는 것이다. 차라리 죽어 버리면 상관없는데, 반쯤 죽다 살아난 것들이 유전자에 심각한 상처를 입고, 조만간 암세포가 되어 몸 전체를 죽음으로 몰아가는 수가 있다.

플루토늄을 '죽음의 재'라고 부른다. 지구 상에서 가장 독성이 강한 원소로 알려져 있으며, 흡수된 후 일단 골수에 박히면 몸 밖으로 나오지 못하고 쌓인다. '플루토Pluto'는 죽음의 세계를 지배하는 신, 즉 '저승의 신'이니, 결과적으로 플루토늄이라는 이름은 유사 이래 최고의 작명이 되었다.

베타선 원자핵 속에 중성자가 너무 많이 들어 있으면 중성자가 전자를 내놓고 양성자로 되면서 안정을 찾는다. 이때 전자는 거의 빛의 속도에 가깝게 튕겨 나온다. 이것이 바로 베타선이다.

방사성 요오드를 예로 들어 살펴보자. 안정된 요오드는 원자번호 53, 원자량 127(양성자 53개, 중성자 74개)이다. 그런데 요오드131은 안정된 요오드보다 중성자가 네 개 더 있어서, (그래서 원자량이 131이 된다.) 원자핵이 불안한 상태다. 이때 중성자는 양성자로 바뀌어 안정을 찾으려 한다.

내쫓긴 전자는 빠른 속도로 튕겨 나가면서 닥치는 대로 상처를 입힌다. 전자는 헬륨보다 훨씬 작고 가벼우므로, 수 미터까지 나간다. 금속판은 못 뚫어도 종이는 뚫는다. 베타선을 내는 방사성물질은 멀리 떨어져 있을 때는 괜찮지만 몸속으로 들어가면 주변 세포에 심각한 피해를 입힌다.

핵분열 과정에서 생긴 방사성 요오드는, 꼴에 자기도 요오드라고 갑상선으로 몰려가는데, (갑상선에는 요오드 수용체가 있어서 핏속에 있는 요오드를 펌프질 해 갑상선 안으로 가지고 들어간다.) 가서 하는 짓이라고는 베타선으로 갑상선을 초토화하는 일밖에는 없다. 말하자면 방사성물질은 눈에 보이지 않을 만큼 작은 핵폭탄이라고 할 수 있다.

감마선 요오드131이 베타선을 내보냈다고 다 끝난 것이 아니다. 아직도 원자핵의 중성자들은 들떠 있어서 여전히 불안하다. 들뜬 중성자들은 넘치는 에너지를 빛으로 내놓고 비로소 완전히 안정된 상태가 되는데, 여기서 나오는 빛이 바로 감마선이다.

감마선은 순수한 '빛' 에너지로서 수백 미터까지 나아간다. 감마선은 엑스선보다 훨씬 파장이 짧고 에너지도 많아서 웬만한 납판까지도 뚫을 수 있을 정도로 강력하다.

알파선, 베타선, 감마선은 일단 몸속에 들어오면 세포를 쉴 새 없이 두들겨 생체 조직을 바스러뜨린다. 이것들에 대면, 활성산소, 전자파, 불소, 농약은 양반이다. 세균과 바이러스는 우리와 마찬가지로 생명을 가진 것들이니 오히려 친근감이 느껴진다고 해야 할 정도다. 방사능은 그 자체로 공포를 일으키는 충분조건이 된다. 알파선, 베타선, 감마선의 차이는 중요하지 않다. 방사성물질이 공기, 물, 음식을 통해 우리 몸속으로 들어오게 되면 목숨이 끊어질 때까지 우리 몸을 사정 보지 않고 두들겨 팬다는 것, 그것이 중요하다.

엑스선 촬영, 단층 촬영   엑스선은 두꺼운 책 한 권쯤은 우습게 뚫고 지나가고, 사람 몸뚱이도 부드러운 조직 사이로 투과한다. 몸속을 지나갈 때는 마주치는 세포들을 죽이거나 DNA를 파괴한다. 진단을 위해 촬영하는 엑스선은 안전하다고는 하지만, 즐겨 해서는 안 된다. 연간 인공 방사선 허용치는 1mSv인데, 흉부 엑스선을 한 번 촬영할 때의 피폭량은 0.1mSv~0.3mSv이다. 한번 찍으면 이리저리 몇 장씩 찍게 되고 병원을 옮길 때마다 새로 찍어야 한다. 이것저것 다 합치면 허용치마저 훌쩍 넘어 버린다. 위 투시 엑스선 촬영은 피폭량이 4mSv에 이른다. 사실 '방사선 허용치'라는 것은 원자력으로 거드름을 피우는 자들이 멋대로 만든 것으로 농약 허용치보다 자의적인 것이다. 방사능을 좀 더 안전하게 만들고 싶다면, 이참에 방사선 허용치를 열 배로 올리면 된다. 후쿠시마 핵 발전소에서 사고가 난 뒤에 일본 정부는 이와 비슷한 방식으로 방사능을 좀 더 안전한 것으로 만들어 주셨다.

단층CT Computed Tomography 촬영은 오이를 켜 썰듯 단면을 찍어 조밀한 간격으로 한꺼번에 수십 장의 엑스선을 촬영하는 것이다. 보통 7mSv~20mSv 가량 피폭된다고 한다. 내장 촬영은 피폭량이 특히 더 높다.

지하 암반과 지하수의 방사능 의외의 방사능 오염원이 있는데, 바로 농촌에 있는 마을 지하수이다. 대부분의 농촌 마을은 지하 100m~200m의 암반 속에 있는 물을 퍼 올려 마시고 있는데, 이것이 화강암 암반일 경우에는 라돈, 우라늄과 같은 방사성물질에 오염되어 있을 가능성이 높다. 2008년 환경부 조사 결과를 보면, 전국에서 수집한 화강암 암반수 백열일곱 개 표본 중에서 쉰일곱 개가 방사능에 오염되어 먹는 물로는 알맞지 않은 것으로 나타났다. 스위스의 한 과학자는, "지표를 흐르는 물, 또는 자연스럽게 지표로 솟아오르는 물만이 사람이 마실 수 있는 물이다."고 말한 바 있다.

방사선을 피하는 법 방사성 요오드에 노출되기 직전에 요오드를 먹어 두면 몸에 쌓이는 방사성 요오드를 줄일 수 있다. 갑상선에 요오드가 가득 차 있으면 그 다음에 들어오는 요오드는 배설되기 때문이다. 방사성 요오드는 반감기가 8일로 매우 짧기 때문에 그 양이 8일째에 1/2로, 16일 째에는 1/4로 하는 식으로 줄어든다. 그런데, 방사능 유출은 한 번으로 끝나지 않으며 방사성 요오드보다 끔찍한 방사성물질도 즐비하다. 세슘137의 반감기는 30년이고 스트론튬은 18년, 플루토늄은 2만 4천년, 우라늄235는 무려 7억 년이다.

방사성물질이 들어 있는 물은 역삼투압 정수기로 걸러 낼 수 있다. 방사성물질은 대개 분자량이 큰 미네랄이다. 따라서 역삼투압 정수기를 써서 그런 미네랄을 걸러 내면 거의 완벽하게 차단할 수 있다. 하지만, 공기 중의 방사능은 숨을 쉬지 않는 한 막을 방법이 없다. 방사능 비가 내린다고 농작물에 모조리 비닐을 덮을 수도 없다. 비닐하우스 안에 있더라도 방사성물질에 오염된 물을 빨아들이기는 마찬가지다.

음식에 딸려 들어온 방사성물질은 장에서 일부만 흡수된다. 흡수된 뒤에도 다른 중금속과 같은 방식으로 배설된다. 그러니까 최대한 빠른 시일 내에 배설시키는 것이 중요하다. 여기에는 식이 유황MSM, Methyl Sulfonyl Methane이나 글루타치온이 중요한 작용을 한다. 하지만, 플루토늄과 스트론튬같이 뼈에 쌓이는 것들은 일단 축적되면 죽을 때까지 안 나간다.

방사능에 오염되었을 때 좋은 약이 있기는 하다. 홍삼, 오가피같이 면역력을 끌어올리는 아답타겐Adaptagen 기능을 하는 생약제들인데, 이것도 항암 치료를 할 때 일시적으로 쓰는 방법에 불과하고, 일상적인 방사능 노출에는 어떻게 해 볼 도리가 없다. 후쿠시마나 체르노빌처럼 발전소가 터져 버리면 기도하는 것 말고는 달리 방법이 없는 것이다. 도대체 사고를 몇 번이나 더 당해 봐야 우리는 정신을 차리게 될까? 근심의 싹을 없애는 유일한 해결책은 늦었지만 지금이라도 핵 발전소를 폐쇄하는 것이다.

핵 발전

핵분열의 연쇄반응을 그대로 둔 것이 핵폭탄이고, 이것을 서서히 일어나게 만든 것이 핵 발전이다. 핵 발전은 1960년대에 이르러 미국에서 처음으로 상업화되었고, 1970년대에 본격적으로 가동되기 시작했다. 미국은 1979년 스리마일 원전 사고, 구소련은 1986년 체르노빌 원전 사고가 난 뒤로 새로운 핵 발전소 건설을 멈췄다.

그런데 한국, 일본, 중국 이 동아시아 세 나라 상황은 이상하게 돌아갔다. 일본은 1980년대에 핵 발전소를 스물한 기 건설했고, 우리나라는 1980년에 두 기를 시작으로 체르노빌 사고 이후 1996년까지 열한 기를 건설했다. 중국은 1990년대 중반에 본격적으로 핵 발전소를 짓기 시작했다. 그리고 2011년, 일본의 후쿠시마福島 핵 발전소가 인간의 자만을 비웃듯 사람의 통제를 벗어나 서서히 폭발하는 핵폭탄이 되고 말았다.

핵분열 후에 남는 물질은 죄다 방사성물질이다. 인간은 어린아이가 멋모르고 산불을 내듯이 핵을 깨뜨릴 줄만 알았지, 그 불을 끌 수가 없다. 사용한 핵연료는 화로에서 다 식어 버린 재가 아니라, 여전히 방사선을 뿜어내는 뜨거운 불덩어리이다. 핵 발전소가 터지면 이런 물질이 사방으로 흩어져 지구 전체 어디까지든 퍼져 나간다.

정말 무서운 것은 '죽음의 재'라고 불리는 플루토늄이다. '불길한 공장' 가까이에 사는 이들은 단 한 번의 사고만으로도 '죽음의 재'를 뒤집어쓸 수 있다. 핵 발전소가 가장 밀집된 곳이 바로 우리나라이다. 후쿠시마가 핵폭탄이 된 뒤 200km쯤 떨어진 도쿄가 방사능 위험에 맞닥뜨려 있는데, 우리나라는 어디에 살든 아무리 멀리 떨어지고 싶어도 이만한 거리에는 핵 발전소가 있다. 모든 국민이 '가까이에 사는 이들'이라는 말이다. 참화慘禍를 입기 전에, 우리도 구소련처럼 핵 발전소에 미련을 버리고 더 이상은 핵 발전소를 짓지 말아야 한다. 그리고 독일이 그랬던 것처럼 핵 발전소를 폐쇄하는 쪽으로 나아가야 한다. 독일은 똑똑한 핵물리학 전문가가 다 죽어 버렸거나, 하늘이 무너질까 걱정인 겁쟁이들만 사는 나라여서 핵 발전을 포기한 것이 아니다.

뤼크 한 과학자로서 생애에서 가장 끔찍했던 날은 언제입니까?

샤르가프 히로시마입니다. 히로시마는 과학이 살인과 뗄 수 없게 연결되어 있다는 것을 보여 주었습니다. 과학은 죽음입니다. 우리 모두에게 죄가 있습니다. 1961년에 나는 내가 가장 좋아하는 교황 요한 23세를 비공식적으로 배알했습니다. 나보다 한 줄 앞에 연미복 차림의 오토 한이 여든둘의 나이에 몹시 허약한 모습으로 서 있었지요. 그는 한동안 무릎을 꿇고 빌었습니다. 자책감으로 몹시 괴로워하면서요.

〈녹색평론〉 86호, '우리는 상상할 수조차 없는 끔찍한 사태에 익숙해져 버렸다'

히로시마와 나가사키에서 15만 명이 죽고 난 직후 오토 한은 핵분열을 발견한 공로로 1946년 노벨상 수상자가 되었다. 에르빈 샤르가프가 말한 오토 한이 바로 그 사람이다.

반핵 운동에 평생을 바친 일본의 시민 과학자, 다카기 진자부로는 원전을 "화장실 없는 아파트"라고 불렀다. 핵 발전소 노동자들이 입었던 옷, 장갑 같은 것들을 저준위 폐기물이라고 하는데, 3백 년은 흘러야 비로소 안정될 것이라고 한다. 그런데 이것들을 보관하는 곳, 즉 방사성폐기물 처리장(방폐장)은 어디에도 마땅한 자리가 없다. 우리 세대의 안전도 극히 염려스럽지만, 자손 대대에 이르기까지 '조상의 빛나는 방사선'을 유산으로 물려주는 것이다.

핵 발전은 핵분열에서 나오는 에너지로 물을 끓여서 터빈을 돌린다. 핵이 쪼개진 뒤 남는(생성되는) 물질도 거의 다 방사성물질이다. 예컨대 핵연료인 우라늄235 중 약 3%가 방사성 요오드가 되는 식이다. 고준위 폐기물이라고 불리는 '다 쓴 핵연료'는 몇만 년이 흘러야 안정이 된다고 한다. 핵 발전소가 문을 닫고 철거 단계로 들어갈 때는 이것을 누가 어디에다 어떤 방법으로 처리하겠다는 것인지 알 수 없다.

우리가 핵 발전에서 나오는 전력에 의지하게 된 것은 핵 발전이 생기고 나서부터였다. "필요는 발명의 어머니"라는 말은 틀렸다. 산업 문명은 대개 어쩌다 생겨난 것들이 스스로 필요를 창출해 왔다. 핵 발전소도 마찬가지다. 필요해서 생긴 것이 아니니, 일단 없애고 봐야 한다. 없으면 없는 대로 얼마든지 살아갈 수 있다. 그런데도 우리는 대안이 없다면서 틀림없이 닥칠 파국을 선택하고 있다. 에리히 프롬은 이것을 "생사의 문제에서 인간이 보여 주는 치명적인 수동성"이라고 했다.

보통 사람들은 '전문가들이 인류의 생존을 놓고 그렇게 위험한 게임을 할 리가 없다. 그 사람들이 얼마나 똑똑한 사람들인데 어련히 알아서 잘할까.' 하고 생각한다. 문외한들은, 얼른 보아서는 뭐가 뭔지 모르겠고 당장 현장에서 다리가 분질러지거나 하는 것도 아니니까 아예 관심이 없다. 사태를 파악할 수 없는 데서 생기는 열등감은 전문가를 향한 존경심과 신뢰감으로 뒤바뀐다. 아예 그런 사람들을 무시하는 더 좋은 방법이 있는데도, 전문가들을 함부로 다가설 수 없는 드높은 지위로 올려놓음으로써 자신의 무기력을 변명하는 쪽을 택하는 것이다.

이른바 전문가라는 작자들, 특히 악마적 호기심으로 가득 차 있는 몇몇 과학자들의 정신 건강은 정신병원에서 감정을 할 수 없는 차원에서 미쳐 있다. 그런 자들이 꼭 별것 아닌 지식으로 스스로를 지구 꼭대기에 앉혀 놓는다.

데이비드 흄은 "제 손끝에 상처가 나는 것보다 인류 전체가 파멸하는 쪽을 택하는 것은 인간의 이성에 어긋나지 않는다."고 했다. 세상 사람들이 다 자기 같은 줄로만 알고 '설마 그럴 리가.' 하는 순진한 사람은 인간성의 스펙트럼을 너무 좁게 보고 있는 것이다. 한 인간을 아는 것보다 인류를 아는 것이 더 쉽다고 한다. 인간은 자신의 존재 의의가 부정당할 것 같으면 스스로를 속여서라도 그 상황을 벗어나려고 하기 때문에, 상상할 수도 없는 일이 허다하게 일어나고 있는 것이다.

핵 발전으로 이득을 보는 사람은 이미 핵의 위험성을 인식할 수 없다. 핵 발전소가 위험하다는 것을 그들 스스로 인정하는 것은 멀쩡한 사람이 자기 집에 불을 지르는 것만큼이나 어려운 일이다. 핵 발전소를 폐쇄하면 그 전문가들도 폐쇄된다. 이들이 인류를 위해 없어져야 할 존재인 것은 분명하지만, 스스로 그렇게 하라는 것은 잔인한 짓일 뿐더러, 그들이 스스로 자신의 머릿속에 든 것이 사악한 것임을 인정하고 조용히 죽어 사라지는 것은 자연법칙을 거스르는 일이다. 이런 일이 저절로 일어나기를 기대해서는 안 된다. 우리 힘으로 그들의 존재 근거를 깨끗이 없애버려야 한다.

5_6_4 불소, 전자파, 중금속을 막아라

쥐약이 몸에 해롭다는 것은 굳이 장황하게 떠들 필요가 없다. 환경 호르몬, 유전자조작 식품, 식품첨가물 같은 것도 급성, 만성이라는 차이만 있을 뿐이지, 근본적으로 쥐약과 같은 차원에 있다. 이렇게 유해성을 말할 필요도 없는 것들이 있는가 하면, 괜찮겠지 하고 마음을 놓았다가 서서히 건강을 해치는 것들도 있다.

불소가 든 수돗물

불소Fluorine는 이 세상에 존재하는 거의 모든 원소와 결합해 화합물을 형성할 수 있을 만큼 반응력이 강하다. 그래서 불소는 근대 산업 문명을 떠받치고 있는 거의 모든 화학 공정에서 빼놓을 수 없는 물질이 되었다. 비료 공장에서는 불소의 강력한 반응력을 이용해 공기 중에 떠다니는 질소를 붙잡아 온다. 수돗물에 넣는 불소는 비료 공장에서 대량으로 나오는 부산물이다.

이를 튼튼하게 하고 충치를 예방한다며 불소를 수돗물에 풀어 넣어야 한다고 주장하는 사람들이 있다. 국민의 치아 건강이 걱정이 돼서

밤잠을 설치는 이들은 전문 지식을 빼면 자존심밖에 없는 사람들로, 그저 수돗물에 불소를 풀어 넣고 싶어서 환장이 나 있다.

우리나라 가가호호 모든 수돗물에 불소를 타려면 자그마치 하루 최대 25,000kg의 불소가 필요하다. (상수도 시설 용량 하루 2,500만t 중 1ppm이 차지하는 비율로 계산했다.) 충치를 예방하자고 한 해 동안 몇 천t이나 되는 불소를 온 산과 들에 풀어 놓는 것은 미친 짓이다.

이반 일리치는 미국이 자신의 문명과 생활 방식을 세계에 적극적으로 강요하는 모습을 두고 이렇게 말한 적이 있다. "미국의 권력 엘리트들은 다른 나라 사람들에게 폭탄을 퍼부어서라도 자신이 주는 선물을 받아들이도록 강요하지 않고는 못 배기는 '강박적 소명 의식'에 사로잡힌 사람들이 되어 버렸다."

우리나라 보건복지부 구강 보건팀이 국민들의 치아 건강을 위한다는 명목으로 수돗물에 불소를 넣으려는 것은 미국의 권력 엘리트들의 태도와 비슷하다. 그들 주장대로라면 지금 자연 상태의 물에는 불소 성분이 너무 적다는 것이다. 그래서 치과 의사 가운데 일부가 주동이 되어, "자연 상태에서 최적의 불소 농도는 1ppm이므로, 이것에 못 미치는 물에는 불소를 넣어서라도 1ppm으로 만들어 주어야 한다."고 선언한다. 그래서 불소화 사업이라고 하지 않고, '불소 농도 조정 사업'이라는 기묘한 이름을 붙였다.

어떤 물질에 독성이 없다는 것을 증명하기 위해서는 특별한 수고가 필요 없다. 그저 게으르면 된다. 이런저런 실험을 해 보았으나 나쁜 것이 없더라 하면 그만이다. 그들은 한 술 더 떠 수돗물 불소화가 왜 위험한지 그 증거를 대라고 윽박지른다. 말라리아모기를 퇴치한답시고 DDT를 뿌려 댈 때도 그랬다. 전문가들은 한때 트랜스 지방, 온실가스, 아말감, 석면에 대해서도 그렇게 말했다. 휴대폰 전자파, 유전자조작 식품, 광우병, 플라스틱, 환경호르몬에 대해서도 그렇게 말하고 있다.

원하지 않는 것을 거부할 수 있는 자유는 가장 기본적인 자유이다. 백번 양보해 수돗물에 불소를 넣어 몇몇 사람들의 충치를 예방할 수 있다고 해도, 이것은 형식부터 잘못된, 즉 예의에 어긋난 방법이다.

〈타임〉의 2005년 10월 16일 치 기사 한 토막을 보자. 이 기사는 워싱턴 주의 벨링검이라는 조그마한 자치단체에서 수돗물 불소화를 두고 벌어진 의견 대립에 관한 것이다.

　　미국 질병통제예방센터는 최근에 미국 아이들의 32%가 어떤 형태로든 치아 불소증(백색 또는 갈색의 반점치가 생긴다.)을 앓고 있다고 발표했다. 미국의 보건 관리들은 이것을 주로 치약을 잘못 삼켜서 생긴 미용상의 문제로 보고 있지만, 불소화를 비판하는 이들은 이것이 아이들 몸속에 불소가 지나치게 많이 쌓여 있음을 보여 주는 징표라고 말하고 있다.
　　요사이 충치율이 미국만큼 급격히 낮아지고 있는 서유럽에서는 스물한 개 나라 가운데 열일곱 나라가 수돗물 불소화를 거부하거나 중단했다.

치아에 반점이 생기면 치료하면 그만 아니냐고 반문하는 자들도 있다. 이가 변색될 정도라면, 우리 몸속 뼈는 어떻게 되어 있을까? 하기야 "몇십 년 연구해 보았더니, 충치는 설탕 소비량과는 아무런 관련이 없고 오히려 불소 섭취량과 반비례관계에 있다."고 주장하는, 불쌍할 정도로 얼이 완전히 나간 자도 있다.

불소는 효소와 갑상선의 기능을 떨어뜨려 건강에 치명적인 영향을 미친다. 대안 의학 연구가들은 불소가 든 치약을 써서도 안 된다고 주장한다. 수돗물 불소화 지역에 있는 수영장에도 가지 말고, 심지어 수돗물 불소화가 된 지역에 사는 환자는 녹즙 외에는 어떠한 물도 들이키지 말라는 극단적인 조언까지 한다.

누군가에게 기어코 뭘 해 주고 싶은 충동을 억누르지 못하는 것은 자제력이 부족한 탓이다. 어설픈 선행은 사람을 죽일 수도 있으니, 착한 일을 하려면 머리를 쓸 줄 알아야 한다.

20여 년 전 우리나라에서 최초로 수돗물에 불소를 타 넣었던 청주시는 2004년 1월 1일 불소화를 중단했다. 그 밖에 포항, 의왕, 과천도 불소화를 중단했다. 수돗물 불소화를 시행하고 있는 지역에 산다면 역삼투압 정수기를 써야 한다. 음식에 들어 있는 불소도 조심해야 한다. 녹차에는 불소가 특이하게 많이 들어 있다. 따뜻하게 우려내어 차로 마시는 경우에는 걱정할 정도는 아니지만, 녹차 가루를 직접 타 마시거나 음식에 넣어 먹는 짓은 1년에 한 번이면 족하다.

전자파

전자파電磁波는 전계(전기장)와 자계(자기장)를 통칭하는 용어다. 이 중 전계는 무시해도 되는 시시한 녀석이다. 전자파가 무서운 것은 자계 때문이다. 이것은 침투력이 강해서 몸에 큰 해를 끼친다. 멀리 떨어지는 것 말고는 피할 방법도 간단치 않다. 시중에 나온 전자파 차단용 상품은 대부분 건강에 별다른 해를 끼치지 않는 전계는 거의 차단하고, 나쁜 영향을 주는 자계는 완벽하게 통과시킨다.

자계 자계는 변동 자기장으로서 자석이 돌면서 주위의 코일에 유도 전기를 발생시킬 때 생긴다. 영구자석 같은 고정 자기장은 여기서 말하는 자계가 아니다.

모터 달린 가전제품(진공청소기, 면도기, 헤어드라이어, 전동 칫솔)이 그렇듯, 녹즙기도 엄청난 전자파를 발산하므로 녹즙기를 돌릴 때는 너무 달라붙어서 쓰지 않는 게 좋다. 거리가 멀어질수록 자계의 영향력은 급격하게 약해진다.

온몸을 대는 전기기구는 특히 조심해야 한다. 러닝머신 위를 걸을 때는 머리가 모터와 멀어서 안전한 편이지만, 강력한 전기모터 위에 몸을 뉘는 꼴인 롤링 베드나 안마 의자는 효과보다 해악이 더 많을 지도 모른다.

물론 모든 전기 제품 가운데 으뜸은 전기장판이다. 전기장판 같이 위험한 제품을 별다른 규제 없이 아무나 만들어 팔 수 있다는 것은 도무지 이해하기 어렵다. 효도한답시고 늙으신 부모님께 성능 좋은 전기장판을 사다 드리는 사람들이 많은데, 돈을 좀 더 들여서라도 반드시 자계를 차폐한 제품을 골라야 한다. 아이들은 특히 전자파에 민감하므로 어떠한 전기장판에도 뉘어서는 안 된다. 허약한 사람이 전기장판에서 자면, 잠을 설치는 것은 물론이고 다음 날 온몸이 찌뿌둥해지는 것을 바로 느낄 수 있다.

소음이나 다름없는 음악까지 각별히 애호하는 요즘 청소년들은 길을 걸을 때 스피커를 귀에다 쑤셔 넣고 풍악을 울린다. 이어폰에서 나오는 전자파는 극히 적지만, 귓속에 집어넣고 하루 내내 몸에 붙이고 다니는 것이라 마음이 놓이질 않는다. 소리가 커지면 전자파도 세지고, 난청 위험도 높아진다.

텔레비전의 전자파는 2m~3m만 떨어져 있어도 무시할 수 있는 수준으로 낮아진다. 그런데 컴퓨터 모니터는 멀리서는 아예 작업을 할 수가 없고 눈을 모니터에 들이대야 한다는 것이 문제다. 최대한 모니터는 멀리 두고 보는 것이 좋다. 팔을 쭉 뻗어서 닿지 않을 만큼만 되어도 전자파의 힘은 아주 약해진다.

휴대폰, 무선전화기의 마이크로파　휴대폰의 마이크로파는 고압선, 컴퓨터, 텔레비전보다 훨씬 무섭다. 휴대폰에서 나오는 전자파 대부분은 마이크로파Microwave인데, 이것은 전계나 자계와는 다른 것이다. 전자레인지에 사용되는 것이 이것이다. 거기에다 휴대폰은 자계도 넘치게 쏟아낸다. 이것들이 더더욱 위험한 이유는 머리에다 바짝 붙여서 사용한다는 데 있다. 휴대폰으로 전화를 하는 것은 전자레인지에 머리통을 넣고 가볍게 돌리는 것이나 다름없다. 자주 쓰다 보면 익숙해져서 아무렇지도 않겠지만, 사실은 이렇게 익숙해지는 것이 더 큰 재앙이다. 통증을 못 느끼는 것일 뿐, 전자파로 인한 뇌 손상이나 자극은 계속되기 때문이다.

휴대폰 기지국에서 나오는 마이크로파도 쉬지 않고 우리를 괴롭힌다. 지금은 휴대폰이 안 터지는 지역이 거의 없다시피 한데, 이것은 그만큼 골골이 휴대폰 기지국이 서 있다는 뜻이다. 주거지는 휴대폰 기지국과 적어도 300m 떨어진 거리에 있어야 한다는 주장도 있다. 휴대폰 기지국은 쓰레기 소각장이나 매립장보다 더 위험한 혐오 시설이다. 최근 우리나라를 비롯해서 전 세계적으로 꿀벌이 갑자기 집단으로 죽는 것도 휴대폰 때문이라는 주장이 있다.

그나마 다행인 것은 마이크로파는 알루미늄포일이나 은박지 같은 도체導體로 막으면 쉽게 차단할 수 있다는 것이다. 두꺼운 콘크리트 벽도 마이크로파를 차단한다. 이러한 사실은 엘리베이터 속이나 지하실에서는 휴대폰이 잘 터지지 않는 데서도 알 수 있다. 마이크로파는 유리를 통해서 건물로 들어온다. 기지국 근처에 살거나 아이를 가진 임신부는 돈이 좀 들더라도 집 유리창에 도체 필름을 바르는 것이 좋다.

휴대폰 전자파는 말이 많은 만큼 여러 가지 실험이 있었다. 특히 눈길을 끄는 것은 휴대폰 옆에 둔 씨앗을 싹 틔우는 실험이다. 물론 제대로 싹이 나지 않았다. 그냥 전원만 켜 놓았는데도 이런 결과가 나왔다. 휴대폰을 머리맡에 두고 알람 시계로 쓰는 습관도 좋지 않다.

독일의 한 연구팀은 휴대폰을 귀에다 대고 90초 사용하게 한 다음,

직후, 20분 뒤, 40분 뒤에 각각 모세혈관의 적혈구 상태를 살펴보았다. 통화가 끝난 뒤 곧바로 적혈구가 수십 개씩 뭉쳐 버렸고, 20분 뒤에도 마찬가지였다. 40분이 지나서야 겨우 본래 모습을 찾아 가는 것으로 나타났다.

이어폰은 휴대폰의 전자파를 차단하지 못한다. 유럽의 한 연구에 따르면, 어떨 때는 이어폰이 안테나 구실을 해 전자파를 세 배까지 높인다고 한다. 특히 임신부는 태아의 건강을 위해서, 시공時空을 가리지 않고 다른 사람과 이야기하고 싶은 충동을 억눌러야 한다.

가정용 무선전화기는 더 무섭다. 무선전화기는 휴대전화보다 전자파 강도가 쉰두 배나 높다는 연구 결과가 있다. 조금 덜 움직이려고 무선전화기를 쓰는 것은 무지와 게으름의 소치인 것 같다.

무선 인터넷을 쓰는 것도 마찬가지다. 프랑스의 몇몇 공립 도서관에서는 무선 인터넷이 철거되었다. 도서관에 무선 인터넷이 들어온 뒤부터 두통과 현기증에 시달리는 직원들이 생겼기 때문이다. 집에 무선 인터넷 공유기를 하나 들여 놓으면, 길거리에서 흔히 보는 이동통신 중계기를 집 안에 들여 놓은 것과 비슷한 전자파 효과를 누릴 수 있다.

중금속

중금속重金屬은 원래는 무거운 금속을 뜻하지만, 건강과 관련해서는 '건강에 해로운 금속'이라고 생각하면 된다. 금, 은같이 무거우면서도 해롭지 않은 것이 있는가 하면 알루미늄같이 가벼우면서도 몸에 해로운 것이 있다. 또한 망간, 구리, 크롬같이 필수 미네랄이면서도 약간이라도 넘치면 독성을 띠는 것도 있다. 납, 카드뮴, 비소, 수은 따위는 우리 몸에 조금도 이롭지 않으면서 중추신경, 신장, 간, 피부에 치명적인 손상을 끼친다. 이런 것은 안전한 양이 따로 없고 먹으면 먹은 만큼 해롭다.

땅속에 묻혀 있던 중금속이 인간이 건드리는 바람에 밖으로 나오게 되면, 동물은 물이나 먹이사슬을 통해 이것을 흡수한다. 산업 현장에서 일하는 노동자는 분진이나 증기 형태로 중금속을 직접 들이마셔 치명타를 입기도 한다.

알루미늄　우리나라 사람들이 가장 많이 노출되어 있는 중금속은 알루미늄이다. 알루미늄으로 만든 양은 냄비나 양은 솥은 예전보다는 덜하지만 지금도 많이 쓰인다. 내가 어렸을 때는 구멍 난 양은 냄비를 때워서 사용을 할 정도였으니, 얼마나 많은 알루미늄을 먹고 자랐겠는지 짐작할 수 있을 것이다. 알루미늄은 소금기에 약한데, 양은 냄비에 라면이나 김치찌개를 끓여 먹는 짓은 알루미늄을 찌개에 녹여 먹는 것과 다를 것이 없다. 집에서 흔히 쓰는 포일도 알루미늄으로 만든 것이므로 조심해야 한다.

수은　수은의 주된 오염 경로는 건전지, 체온계 따위다. 고대 의학에서 약으로 사용한 주사朱砂의 주성분도 수은이다. 주사의 효능을 보면, 정신을 안정시키고 어쩌고 되어 있는데 이런 따위를 믿는 것은 각자의 자유이다. 중금속을 재료로 한 한약에 관한 한, 법제를 잘하면 괜찮다고 하는 것은 실로 어처구니없는 주장이다. 수은은 수은일 뿐이며, 나쁜 것이 몸에 들어가서 좋은 열매를 맺을 턱도 없다. 나도 전에 주사를 먹은 적이 있다. 그때는 그 속에 수은이 들어 있는 줄 몰랐지만 색깔이 기분 나빠서 오래 먹지는 않았다. 생각해 보면 참 끔찍하다.

충치를 때울 때 쓰이는 아말감은 수은 50%, 은 35%, 기타 주석, 구리, 아연의 합금으로 되어 있다. 아말감은 극히 안정된 물질이라서 수은이 나오지 않는다는 속 편한 주장도 있지만, 아말감의 수은 독성은 여전히 논란거리다. 아말감의 안전성 여부를 몸소 확인해 보고 싶으면 치아에 그것을 붙인 채 살아도 될 것이다.

우리나라는 아이가 태어나면 바로 그날로 예방접종을 한다. 이 예방주사에 수은이 있다. 아주 적은 양이라고는 하지만, 갓난아기가 수은을 얼만큼이나 받아들일 수 있을지 알 수 없다. 수은은 자폐증을 일으키는 것으로 알려져 있는데, 미국에서는 예방접종이 확대되면서 자폐증도 늘어났다는 조사 결과가 있다. 많은 나라에서 예방접종이 꼭 필요한 경우라 할지라도 아이가 태어난 다음 적어도 몇 달은 기다린다.

납 납의 오염 경로는 땜납, 낚시 추, 배기가스 따위다. 고대에 비약으로 통했던 광명단光明丹의 주성분 역시 납이다. 납은 특히나 두뇌 작용을 방해하는 것으로 알려져 있다. 베토벤이 말년에 귀머거리가 된 것은 납중독 때문이라는 설이 있다. 최근에 그의 머리카락을 분석해 본 결과, 정상인의 서른 배에 가까운 납이 검출되었다고 한다. 당시에는 납이 일상용품에 폭넓게 쓰였다.

다른 중금속들 카드뮴 역시 고무, 잉크, 합성수지, 페인트, 직물, 도자기 따위에 널리 쓰이고 있다. 카드뮴은 신장에 치명적이다.

사실 중금속은 산업화 과정에서 나오는 필연적인 부산물로서 온 산천과 바다에 두루 퍼져 있다. 어느 특정 물질이나 음식만 조심한다고 중금속을 피할 수 있는 것은 아니라는 얘기다. 그래도 중금속 오염 가능성이 높은 것을 되도록 멀리해야 한다. 중금속 오염 가능성이 높은 것으로는 폐광 근처의 물이나 농작물, 공장 지대 근처나 도로 주변에서 생산된 농작물, 참치같이 덩치 큰 생선, 사료를 먹인 가축, 양식산 물고기 들이 있다.

저질 고춧가루에도 쇳가루가 상당히 들어 있다. 고춧가루를 먹기 전에 자석으로 휘저어서 쇳가루를 골라내고 먹어야 할 만큼인 것도 있다. 곱게 빻은 고춧가루일수록 쇳가루가 많다.

칼슘, 마그네슘, 비타민C 같은 영양물질은 중금속의 흡수를 막고 몸속에 있는 중금속을 내보내는 데 도움을 준다. 글루타치온은 중금속을 해독하고 배설하는 데 필수이다. 중금속 배출에 두드러진 효과를 보이는 건강식품으로는 클로렐라가 있다. 대안 의학에서는 20년 전부터 머리카락을 분석해 중금속 오염 여부를 진단해 왔는데, 지금은 어지간한 병원에서도 머리카락 분석을 한다.

수맥

수맥水脈이 정말로 건강에 큰 해를 미칠까? 수맥을 탐지한다는 막대기〔L-rod〕는 정말로 수맥에 반응하는 것일까? 병명도 없이 아파서 생사를 오락가락하고 있을 때, 혹시나 수맥 때문에 그런 것은 아닌가 하고 생각해 보았다. 아무리 수맥파가 파괴적이라 한들 그런 중병을 만들어 내지 못할 것이 뻔한데도, 혹시나 하는 생각에 열심히 수맥 탐지봉을 잡고 연구를 했던 것이다. 수맥의 정체를 확인하는 데는 실패했으니 할 말이 없고, 대신 수맥에 대한 오해를 하나 짚고자 한다.

수맥 연구가들은 수맥이 물이 흐를 때 생기는 에너지 장場이라고 말한다. 그러나 수맥 속에 있는 물은 콸콸 흐르는 것이 아니다. 이것이 샘으로 연결되어 있어 압력 차가 있다면야 잠깐은 그렇게 흐르겠지만, 보통은 정지 상태나 다름없을 정도로 천천히 움직인다. 따라서 수맥은 물의 흐름이 아닌 물 그 자체로 해를 끼치는 것으로 보아야 한다.

그런데 수상 가옥에서 아무 탈 없이 잘 자는 사람들도 많다. 이것을 보면 수맥이 문제 되는 것은 물이 부분적으로만 있을 때라는 것을 알 수 있다. 물이 이런 식으로 있으면 전위차가 생긴다. 아예 물 위에서 자는 것은 괜찮지만, 어느 한곳에만 물이 있어서는 안 된다는 것이다.

그렇다면 온돌 시스템의 온수 파이프 속을 흐르는 물은 괜찮을까? 보일러가 놓인 방에서 자는 것과 구들이 놓인 방에서 자는 것은 확실히 다르다. 처음에는 보일러 방은 바닥 온도 변화가 심해서 그런가 보다 했는데, 이보다는 온수 파이프 속을 흐르는 물 또는 온수 파이프 그 자체 때문인 것 같다. 설령 동 파이프가 물의 파장을 해소한다고 해도, 동 파이프 역시 부분적인 전위차를 만들기 때문에 물 만큼이나 해롭다고 볼 수 있다. 아파트 바닥에 들어 있는 철근도 같은 영향을 줄 것이다.

수맥은 사람이 누워 있는 부분의 전위차를 없애 주면 쉽게 막을 수 있다고 한다. 은박지 같은 것을 바닥에 펴 놓으면 그 아래에 있는 전위차는 은박지에 이르러 분산이 되고, 사람은 그 전위차에 영향을 받지 않는다는 것이다. 한때 '달마도'가 수맥을 중화한다는 이야기가 나돌기도 했는데, 이것이 수맥을 어떻게 차단하는지는 알 수 없는 일이다. 다만 해롭는 없을 것으로 본다.

세상을 포기해야 할 만큼 심각한 병이 아니라면 병을 돌보는 일도 미적지근할 수 있다. 그런데 암은 다르다. 그러니 외려 순리에 따라 비장하고 명쾌한 각오로 투병할 수 있다. 암은 도무지 어찌할 수 없는 무서운 병이라는 것은 과학적 진실이 아니라 사회적 확신에 불과하다. 우리가 기존의 습성을 하나도 바꾸지 않고 칼과 화학약품으로만 암을 제압하려고 할 때, 이 확신은 진실이 되고 만다.

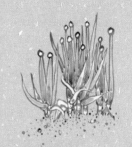

6. 만성병 다스리기

6_1 암

　현대인들은 서로 판박이처럼 닮았다. 그래서 아주 작은 차이라도 있으면 그것을 '개성'이라며 드러내고 서로서로 추켜세운다. 그런데 평소에는 남과 다르게 사는 것을 은근히 내세우던 사람도 암 환자라는 선고를 받는 순간 개성은 오간 데 없이 사라지고, 남과 하나도 다르지 않다는 것을 행동으로 증명한다. 암에 걸리면 "선고를 받았다."고들 말하는데, 그러면 그날로부터 사람이 아니라 마치 재활용을 위해 분리수거된 물건처럼 죽음과 별다를 것 없는 삶으로 하나씩 절차를 밟아 갈 뿐이다. 요즘은 암을 일찍 발견하겠답시고 6개월마다 진단을 받는 사람들이 부쩍 늘었다. 암 앞에서 담담한 태도를 잃지 않는 사람은 찾아보기 어렵다.

　우리는 자신의 일이든 혹은 가까운 사람의 일이든 암과 맞닥뜨리면 '암癌은 어찌할 도리 없는 불치병'이라는 확신에 사로잡혀 평소와는 전혀 다른 방식으로 생각하고 결정하고 행동한다. '컨베이어 벨트 위에 놓인 기계 부품'처럼 현대 의료의 처치 대상이 되어서 고분고분하게 병원 침대에 눕는 것이다. 심지어 암은 아직 생기기도 전에 예고편만으로도 우리의 건강한 삶을 왜소하고 비루하게 만든다.

설마 하다가 결국 암에 걸리면, 우리의 불안은 공포로 바뀐다. 이 불안과 공포하고 싸우는 일은 암과 싸우는 일보다 더 힘들다. 암세포, 암치료법, 암 치료에 쏟아붓는 돈, 이 모든 것이 다 무섭다. 제도권 의학이 암을 다루는 솜씨가 서툴기 짝이 없다 보니 돌팔이들의 활약도 눈에 띈다. 이자들의 사기술도 무섭다. 성공적으로 암을 치료하고 살아난 환자보다 암 치료법으로 생계를 유지하는 사람이 훨씬 많다. 이들에게 죽음의 공포에 시달리는 암 환자만큼 만만한 먹잇감은 없다.

옛날 전쟁에서는 장수가 죽거나 사로잡히는 쪽은 아무리 군사가 많아도 지는 것으로 끝났다. 암과 싸울 때도 몸의 장수격인 정신이 흐릿해지면 싸움다운 싸움 한 번 해 보지 못하고 지고 만다. 사실, 암세포는 정상 세포보다 모자란 놈이다. 우리가 자각하지도 못하는 사이에 생겨났다 사라지곤 하는 암세포는 늘 생존을 위해 몸부림을 친다. 공포에 휩싸여야 할 쪽은 저쪽이지 이쪽이 아니다.

그럼에도 암이 간단하지 않은 것만은 분명하다. 세상을 포기해야 할 만큼 심각한 병이 아니라면, 병을 돌보는 자세도 미적지근할 수 있다. 암은 다르다. 덕분에 자연의 원칙에 따라 비장하고 단순명쾌한 각오로 투병할 수 있다. 당장 회사를 집어치우든 산으로 들어가든 누구나 고개를 주억거린다.

겁을 집어먹을 필요도 없고 쓸데없는 희망을 품을 필요도 없다. 절망은 언제나 죽음을 부르는 법이다. 찰거머리처럼 한 번 붙으면 떨어질 줄 모르는 희망 역시 대개는 무익하다. 살아남으려는 집착은 초조함을 낳고, 초조함은 죽음을 재촉한다. 나는 이미 죽은 목숨이다 여기고, 남은 시간 동안 담담하게 건강법의 세계로 여행을 떠나 보는 것이 도리어 건강을 되찾기 위한 첫걸음이 될 수 있다.

암을 다스리는 원리

암을 이겨 내기 어려운 가장 큰 이유는 암세포가 우리 몸이 스스로 치유하는 힘을 망가뜨리기 때문이다. 심장병이나 고혈압은 당장 몸의 치유 기능에 문제를 일으키지는 않는다. 당뇨병 환자만 보더라도 절제만 잘하면 하루아침에 분위기가 싹 달라지기도 한다. 간장병도 마찬가지이고, 그 밖에 자잘한 질병들은 말할 것도 없다. 그런데 암은 어느 부위에 생긴 것이건 간에, 면역력을 떨어뜨리는 물질을 쏟아내 면역계에 치명타를 입힌다. 암이 생존을 뿌리째 흔드는 이유가 바로 이것이다.

다른 질병은 이론 같은 것은 알 필요도 없고 낫는다는 확신 같은 것도 필요 없다. 시간도 많고, 알맞은 치료법을 쓰면 효과도 빨리 나타나기 때문이다. 그런데 암은 거꾸로다. 치료할 수 있는 시간도 얼마 없고, 효과도 손에 잡히지 않는다. 우왕좌왕하다가 결국 곁길로 새고 만다.

그래서 암과 싸울 때는 이론적인 틀을 이해하는 것이 꼭 필요하다. 지금 내가 먹고 있는 이 약이나 음식이 어떤 방식으로 내 몸을 돕고 있는 것인지 철저히 이해해야 한다.

그렇다면 암세포는 정상 세포와 어떻게 다를까?

첫째, 암세포는 멈추지 않고 늘어나기만 한다. 그러다 보니 세포 하나하나는 부실하고 허약하다. 골조만 올라간 채 방치된, 부도난 아파트 같은 모양새라고 할 수 있다.

둘째, 암세포의 미토콘드리아는 부실하기 짝이 없어서 영양소에서 에너지를 만들어 내는 효율이 형편없다. 더 중요한 것은 글루코스만 에너지원으로 쓸 수 있고, 지방에는 손도 댈 수 없다는 것이다.

셋째, 항상 불안하고 초조한 상태에 놓여 있다. 자신이 암세포라는 것을 들키면 어떻게든 죽임을 당하는 처지이기 때문이다.

암세포를 다스리기 위해서는 이런 특성을 잘 활용해야 한다. 뒤에 정리한 일곱 가지 방법을 동시에 써 가며 암세포를 물리쳐야 한다.

① 혈당을 낮춰 암세포를 굶겨 죽인다.

② 철분을 줄여 암세포가 잘 자랄 수 없도록 한다.

③ 암세포를 길들여 온전한 세포로 바꾼다.

④ 소화효소로 암세포를 녹인다.

⑤ 면역 세포가 암세포를 잡아먹게 한다.

⑥ 핵산 음식을 먹는다.

⑦ 항암 물질로 암세포를 직접 괴롭힌다.

혈당을 낮춰 암세포를 굶긴다　암세포를 굶기려면 우선 혈당을 낮춰야 한다. 앞서 건강을 위한 첫걸음이 혈당 낮추기라고 했는데, 암 투병을 위한 첫걸음도 이와 같다.

암세포의 미토콘드리아는 에너지를 제대로 만들지 못한다. 즉 정상 세포가 에너지를 만드는 방법과 큰 차이가 있다. 온전한 세포는 글루코스(포도당)에서 에너지를 얻을 때 대부분 미토콘드리아의 도움을 받는다. 미토콘드리아가 만들어 내는 에너지가 세포질이 만들어 내는 것의 열여덟 배나 된다. 암세포는 미토콘드리아가 부실하니 정상 세포와 같은 에너지를 만들려면 글루코스가 그만큼 많이 필요해진다. 게다가 지방은 미토콘드리아 없이는 에너지로 전환될 수 없기 때문에 암세포에게는 그림의 떡이나 마찬가지다. 암세포를 굶긴다는 것은 이 차이를 이용하는 것이다. 암 투병의 첫째 원칙은 암세포의 먹이인 혈당을 최저 수준으로 낮추고 에너지원으로 지방의 비율을 높이는 것이다.

《암을 이기는 영양 요법》의 저자 패트릭 퀼린은 "나는 아직까지 음식으로 혈당을 조절하지 않고 암을 물리친 환자를 본 적이 없다."고 말했다. 흰쌀밥에 평소와 같은 끼니로 배를 채우면 혈당은 90~200 사이를 오르내린다. 혈당을 60~90 사이로 잡아 둘 수만 있다면, 암세포는 하나 둘 굶어 죽는다. 암 환자는 단맛 나는 음식을 먹어서는 안 된다.

꿀이나 유기농 설탕도 마찬가지다. 암에 좋다는 채소나 약재를 기껏 구해다가 꿀에 재어 먹거나, 설탕으로 버무려 발효액으로 담가 먹으면 안 먹느니만 못하다. 유기농으로 기른 것이라도 과일도 멀리해야 한다.

퀼린은 암 환자 식이요법에서 혈당 조절이 핵심이라고 강조한 것까지는 좋았는데, 아쉽게도 제대로 된 해결책을 내놓지는 못했다.

> 단 음식을 줄여라. 단것 그 자체만 먹어서는 절대 안 된다. 설탕
> 이 없다고 쓰여 있는 것보다는 과당, 스테비아, 꿀, 당밀, 빛깔이 다
> 채로운 신선한 과일이 들어 있는 것을 골라라.

혈당을 조절하는 가장 효율적인 방법은 지방 섭취를 늘리는 것인데도, 퀼린은 혈당과 설탕 사이의 관계에만 집착한 나머지 엉터리 조언을 하고 말았다.

〈타임〉 2007년 7월호에는 흥미로운 기사가 하나 실렸다. 독일에서 가장 큰 산부인과 병원에서 달리 치료할 방법이 없는 말기 암 환자에게 지방식을 시키는 실험을 감행했다. 워낙에 환자들 상태가 좋지 않아 순조롭게 진행되지는 않았으나, 어쨌든 다섯 사람이 석 달 동안 탄수화물을 전혀 입에 대지 않았는데 결과는 놀라웠다. 암 덩어리는 더디 자라거나 그대로였으며, 심지어는 줄어들기도 했다. 이 환자들이 몸을 더 망치기 전에 이러한 식이요법을 했다면 훨씬 더 긍정적인 효과를 볼 수 있지 않았을까?

핵심은 지방을 많이 먹는다기보다 혈당을 낮추는 데 있다. 이러한 식사법을 케톤 식이요법Ketonic diet이라고 하는데, 글루코스를 줄이고 지방을 늘리면, 혈당량은 곤두박질치고, 지방산에서 만들어진 케톤체가 이 자리를 대신한다. 정상 세포는 글루코스 대신 케톤체를 쓸 수 있지만, 암세포는 그렇게 하지 못한다.

암세포를 굶기기 위해 더 해야 할 일 암세포를 굶기기 위해 두 번째로 할 일은 암세포가 문어발처럼 혈관을 뻗지 않게 막는 것이다. 순한 암 덩어리가 괴물로 넘어가는 문지방이 바로 혈관을 새로 뻗는 것이다. 암 덩어리가 어느 정도 자라면 원래 있던 혈관만으로는 더 이상 자라기 어렵게 된다. 이 때 암세포는 스스로 동맥에 이르는 혈관을 따로 만들어서 영양과 산소를 얻는데, 이것을 혈관 신생Angiogenesis이라고 한다. 따라서 혈관 신생을 잘 막을 수만 있다면 암 덩어리가 더 자라지 못하도록 하거나 없앨 수 있다. 암은 어디에 생겼는지에 따라 성질이 사뭇 다르지만, 이런 가운데 공통점을 찾으라 하면 첫째는 무한 증식이고, 둘째는 바로 이 혈관 신생이다.

이것을 막아 암세포를 굶기는 것이 혈관 신생 억제 요법이다. 이것은 제도권 의료계에서도 무척 공을 들이고 있는 치료법이다. 한국방송의 '생로병사의 비밀'은 2007년 1월 23일 방송에서 하버드 대학 주다 포크먼 박사가 고안한 '표적標的 치료'에 대해서 방영했다. 이 표적 치료는 암세포가 생기고 자랄 때 약점을 찾아내 그것만 공격하는 치료 물질을 집어넣는 것이다.

혈관 생성을 억제해 암의 성장을 막는 생약은 무척 많다. 상어 연골, 토코트리에놀, 겨우살이, 녹즙, 락토페린, 계피, 푸코이단, 비타민D가 있다. 그중 으뜸은 역시 녹즙이다.

혈당을 낮추고 혈관 신생도 막았다면, 암세포는 굶주려 죽기 직전이다. 글루코스가 한참 모자라기 때문이다. 그렇다면 이제, 암세포가 어렵사리 손에 쥔 글루코스마저 잘 발효되지 않도록 해야 한다.

아보카도는 당분은 1%도 안 들어 있는 대신 지방 성분이 15%나 되는 특이한 과일이다. 아보카도를 배부르게 먹으면 혈당이 도리어 낮아진다. 게다가 아보카도에는 글루코스가 잘 흡수, 분해되지 않도록 하는 성분이 들어 있다.

영국 옥스퍼드 대학 생화학부 연구자들은 정제된 아보카도 추출물인 만노헵튤루스Mannoheptulose를 시험관 속 암세포에 넣자 암세포의 당 흡수율이 25%~75% 가량 줄었다는 연구 결과를 발표했다. 아보카도 추출물이 당 분해 과정에 필수적인 글루코키나제Glucokinase라는 효소의 작용을 억제한다는 것이다. 또, 실험 동물에게 몸무게 1g당 만노헵토튤루스 1.7mg을 5일 동안 주었더니 종양이 65%~79%나 줄어들었다고 한다.

철분을 줄여 암세포가 잘 자랄 수 없도록 한다 곧 나을 것 같던 다래끼나 뾰루지도 고기를 먹으면 덧난다. 고기에 많이 들어 있는 철분 때문이다. 암세포 역시 세균과 마찬가지로 철분이 있어야만 자랄 수 있다. 철분이 가장 많이 들어 있는 음식은 녹즙이다. 그런데도 녹즙 때문에 화농성 질환이 도졌다거나 암이 악화되었다는 이야기는 없다. 이것은 고기에 들어 있는 철과 녹즙에 들어 있는 철이 형태가 다르기 때문이다.

철분 흡수를 촉진한다는 비타민C 역시 조심해야 하는 것 아닐까? 다행히도 이런 걱정은 할 필요가 없다. 비타민C는 암세포가 철분을 흡수하지 못하게 해서 암세포의 '세포 자살'을 유도할 뿐 아니라, 하루 10g 씩 먹으면 암세포가 늘어나는 것을 막기 때문이다.

락토페린은 그 무엇보다 강력하게 철과 결합한다. 락토페린이 한 번 지나가면 암세포는 철분 근처에도 가지 못할 뿐더러 이미 가지고 있던 철분까지 빼앗기고 말아서 더 자랄 수가 없게 된다.

암세포를 길들여 온전한 세포로 바꾼다 암세포는 아직 제 기능이 뚜렷이 정해지지 않았다는 점에서 줄기세포와 비슷하다. 간암 세포는 생기다 만 간세포이고, 위암 세포는 생기다 만 위 세포라고 할 수 있다. 천지가 창조되기 전의 혼돈混沌이 줄기세포이고 암세포라면, 천지를 창조해 질서를 세우는 행위를 분화分化라고 할 수 있다.

혼돈 상태에 있는 세포를 어떻게 하면 온전한 세포로 분화시킬 수 있을까? 부티르산과 레티노이드가 이 일을 잘하는 것으로 알려져 있다. 게다가 부티르산은 암세포를 직접 죽이기도 한다. 자연계에서 부티르산이 가장 많이 든 음식은 버터이다. 버터는 우유에서 지방을 농축한 것이므로, 최고의 부티르산 공급원은 우유인 셈이다. 부티르산은 장내 미생물이 만들어 낸다. 우유에 부티르산이 많은 것도 젖소의 소화관에서 풀의 섬유질이 발효했기 때문이다. 사람의 소화관에서도 마찬가지 발효 작용이 일어난다.

우리와 공생하는 장 속 세균은 밥을 거저 얻어먹지 않는다. 그들은 사람이 소화할 수 없는 섬유질이나 흡수되지 않은 탄수화물을 분해해 부티르산으로 바꿔 준다. 섬유질을 많이 먹어서 똥만 깨끗하게 만들어 놓으면 부티르산 섭취는 따로 신경 쓸 것이 없다.

비타민A가 변형된 레티노이드는 베타카로틴을 많이 먹는 것으로 충분하다. 다만 생합성 기능이 떨어져 있는 환자는 레티노이드를 보충하기 위해 생선의 간(주로 대구)에서 추출한 천연 비타민A를 따로 챙겨 먹을 필요가 있다.

소화효소로 암세포를 녹인다 소화효소(소화제)는 꺼져 가는 건강을 되살리는 불씨이다. 소화효소는 음식을 분해하는 데 촉매 역할을 할 뿐 아니라 암세포를 억제하는 데도 탁월한 효과가 있다.

1902년 스코틀랜드 애딘버러 대학의 존 비어드가 내세운 '영양막 이론'을 살펴보자.

암세포는 임신 초기에 정상적으로 나타나는 전前배아 세포와 아무런 차이가 없다. 임신했을 때 나타나는 영양막은 암세포의 고전적인 특성을 모두 보여 준다. 그것은 태아가 어머니의 보호와 자양분을 받기 위해 자궁벽에 자리 잡을 때까지 자라난다.

영양막 세포는 상처 치유 과정에서도 나타난다. 영양막 세포는 상처가 다 나을 때까지 계속 자란다. 즉, 상처가 다 나으면 증식을 멈추어야 하는데도 계속 자라기만 하는 세포가 바로 암세포이다.

그런데 트립신과 키모트립신 같은 췌장의 단백질 분해 효소는 암세포를 둘러싸고 있는 단백질 막을 말끔히 녹여서 증식을 막는다. 췌장의 단백질 분해 효소는 최전선에서 암을 막는 일꾼인 셈이다.

트립신과 키모트립신은 동물성 단백질을 소화시키는 데도 많이 필요하다. 그래서 동물성 단백질을 많이 먹는 사람은 단백질 분해 효소가 소화에만 다 쓰여서 암을 막는 일까지 해낼 여력이 없게 된다.

얼른 수긍이 안 가는 이론이지만, 소화제가 암을 고치는 데 도움을 준다는 사실은 실험으로 확인되었다. 1998년에 나온 〈라이프 사이언스〉에 실린 소화제와 암에 관한 실험 결과는 아래와 같다.

첫 번째 실험군	두 번째 실험군	세 번째 실험군	네 번째 실험군
암세포만 이식시키고 소화효소는 안 주었다.	암세포를 이식시킨 뒤 소화효소를 주었다.	암세포 이식 엿새 전에 효소를 미리 주었다.	암세포를 이식할 때 효소를 함께 주었다.
18일 만에 90%의 쥐가 죽었다.	25일이 지났을 때 30%의 쥐가 죽었다.	15일 만에 10%의 쥐가 암에 걸렸다.	암세포가 전이되는 현상이 없었다.
100일 후 모두 죽었다.	100일 후 40%가 죽었다.	100일 후 10%가 죽었다.	한 마리도 죽지 않았다.

보통 약국에서 파는 소화제는 소의 췌장에서 추출한 것이다. 소화만 위한 것이라면 식물성 소화제인 생청국장이나 브로멜라인Bromelain을 먹는 것이 낫지만, 암 투병 중에는, 어느 구름에 비가 들어 있는지 모를 일이므로 트립신과 키모트립신 같은 동물성 소화제도 같이 쓰는 것이 좋다. 소화제를 암 치료용으로 쓸 때는 반드시 빈속에 먹어야 한다.

면역 세포가 암세포를 잡아먹게 한다　면역을 다루면서 보았듯이 암세포는 원래 우리 몸의 일부였던 것이라 면역계가 정상 세포와 암세포를 구별하는 데 애를 먹는다. 게다가 암세포가 면역계를 속이기 위해 갖은 노력을 기울이다 보니 면역계를 통해서 암세포를 다스리는 것은 지지부진하다. 암 환자가 면역력을 되찾아 암세포를 물리치기 위해서는 먼저 암세포가 없어져야 하는 모순에 부딪힌다.

아무리 구석진 곳에 자리를 튼 암세포라고 해도, 온몸의 면역이 정상으로 돌아오지 않으면 물리치기 힘들다. 암은 부분적이고 사소한 세포 손상이 쌓이고 쌓여 생기는 것이지만, 일단 생기고 난 뒤에는 부분적이고 사소한 방법으로는 암을 이길 수 없다.

암이 커지는 데 오랜 세월이 필요한 것처럼 다시 건강한 몸으로 돌아오는 데도 그만큼 시간이 걸리므로, 조급해 하거나 서두르지 않아야 한다. 환자들은 면역력을 키우려면 몸에 좋다는 것, 그것도 아주 비싼 것을 먹어야 한다는 강박관념을 가지고 있다. 어떻게든 돈을 많이 들여서 한꺼번에 확 효과를 보려고 한다. 그러나 채소범벅이나 야생초처럼 흔하고 값싸면서 효능이 뛰어난 것도 얼마든지 있다.

베타글루칸은 면역계를 일깨우는 확실한 수단이다. 맥주 효모, 약용 버섯, 귀리, 보리에 있는데, 특히 AHCC^Active Hexose Correlated Compound는 따로 눈여겨봐야 한다. 나는 값비싼 건강식품일수록 효과가 시원찮기를 간절히 바라는데, AHCC는 이러한 기대를 여지없이 무너뜨린다. 면역력뿐만 아니라 우리 몸을 두루 건강하게 하는 불가사의한 약이다. 차가^Chaga 버섯의 주성분도 베타글루칸이다.

현미 싹에 든 아라비녹실란^Arabinoxylan 역시 깜짝 놀랄 만한 효과가 있다. 치료용으로 먹을 때는 현미를 싹 틔워 먹는 것으로는 턱없이 부족하고 쌀겨를 발효시켜 만든 제품을 사서 먹어야 한다.

지지부진한 면역계 가운데서 암세포를 찾아내 없앨 수 있는 것은 자연살생세포Natural Killer Cell가 거의 유일하다. 어떻게 하면 자연살생세포를 똑똑하고 튼튼하게 만들 수 있을까? 우리가 면역계에 힘을 불어넣을 수 있는 방법은 영양과 기분인데, 자연살생세포는 이 중에서 뒷쪽에 더 큰 영향을 받는 기분파이다. 천하에 없는 좋은 것을 먹더라도, 스트레스를 받으면 자연살생세포는 완전히 녹초가 된다. 분노는 자연살생세포를 분개시키고, 실의는 자연살생세포의 의욕도 꺾어 버리고 만다. 멀쩡하던 사람이 극심한 스트레스를 겪고 난 다음에 갑자기 암에 걸리는 것은 자연살생세포와 관련이 있다.

핵산 음식을 먹는다 암세포가 자라는 데도 정상 세포와 마찬가지로 DNA 복제와 RNA 단백질 합성이 필요하다. 우리 몸에 필요한 핵산은 간이 만들어 낸다. 한데 핵산이 많이 든 음식을 먹으면 꼭 간이 아니더라도 세포들이 저마다 핵산을 만들어 내서 쓰게 되고, 그만큼 간은 쉰다. 중요한 것은 암세포는 핵산이 든 음식을 먹어도 이것으로 핵산을 만들어 쓸 줄 모른다는 사실이다. 따라서 간에서 나오는 핵산이 줄어들면 암세포는 핵산이 부족해 제대로 자랄 수 없다. 핵산 음식을 충분히 먹으면 암세포를 궁지로 몰게 되는 것이다.

더구나 암세포는 정상 세포의 DNA가 망가져 생겨난다는 것이 현재의 정설이고 보면, 핵산 음식은 손상된 DNA를 복구하는 데도 도움을 줄 수 있다. 핵산은 영양소로도 중요한 것이어서 부록에 자세히 설명해 두었다.

암세포를 괴롭히는 음식 세균은 처음부터 우리 몸이 아니었고 생리도 우리 세포와 다르다. 크기나 생김새나 분명히 다르니 일단 가려내는 것이 어렵지 않다. 그래서 우리 몸에 나쁘지 않으면서 세균에 치명타가 되는 수단을 찾는 것은 비교적 쉽다. 하지만 암세포는 원래 정상 세포였던 녀석이다. 이것들은 겉보기에 비슷하니 가려내기도 쉽지 않은 데다가, 우리 몸에 좋은 것은 이들에게도 좋고, 우리 몸에 나쁜 것은 이들에게도 나쁘다. 우리 몸에는 해롭지 않은데 암세포한테만 아주 나쁜 것이 있다면, 그것은 항암 특효약이 되겠지만, 실망스럽게도 그런 물질은 없다.

암 치료에 쓰이는 항암제는 독성 물질이다. 독성 물질의 본질은 반응력이 높은 활성산소이다. 암세포도 항암제가 내뿜는 강력한 활성산소에 붙잡히면 살아날 방도가 없다. 항암제는 암세포를 죽이는 위력을 발휘하지만 멀쩡한 세포도 초주검에 이르게 한다. 암세포를 괴롭히려다 자기 몸만 괴롭혀 도리어 생명을 단축시킬 수도 있다.

식물에도 항암 물질이 들어 있다. '파이토케미컬Phytochemical'이라고 불리는 화학물질은 암세포가 자라나는 것을 어느 정도 막아 준다. 빛깔이 선명한 채소, 향기가 강한 양념류에 많이 들어 있다.

① 비트 뿌리와 시금치 ｜ 암을 치료하기 위해서 채소범벅을 만들 때는 무엇보다 비트 뿌리를 빠뜨리지 않아야 한다. 비트는 예로부터 암, 간장병에 특효가 있다고 알려져 있다. 에이즈와 만성피로 중후군, 칸디다증에도 효과가 있다. 베타인이 많이 들어 있기 때문인데, 이것은 시금치에도 적지 않다.

② 겨우살이와 다른 식물 약재 ｜ 생약 중에는 암세포의 혈관 신생을 막는 것이 많다. 특히 겨우살이(미슬토Mistletoe, 뽕나무에 붙어사는 겨우살이는 뽕나무 상촉을 붙여 상기생이라고 한다. 겨우살이는 겨울과 관계 있는 말이 아니고 빌붙어 산다는 뜻이다.)는 항암 요법에서 빼놓을 수 없는 생약이다. 겨우살이는 면역계를 자극하고 암세포가 죽어 가도록 이끈다. 그리고, 암세포로 가는 혈관이 새로 생기지 않도록 막는다.

겨우살이는 주사제로 개발되어 대안 의료를 내세우는 병원에서 활발하게 사용되고 있다. 루돌프 슈타이너 또한 인지학적 관점에서 겨우살이 요법의 가치를 높이 평가했다. 우리나라에서도 겨우살이 요법을 시행하고 있는 병원이 상당수 있다. 또한 주사 요법의 폐단을 보완하고자 먹는 미슬토 제품도 나왔다. 최근 겨우살이는 암을 넘어 만병통치약으로 인식되기에 이르렀다.

바위솔, 어성초, 참빗나무, 느릅나무 뿌리, 꾸지뽕나무, 옻 같은 것들도 암 치료에 도움을 준다. 바위솔(와송 瓦松)은 오래된 기와지붕이나 바위 위에서 잘 자란다. 어성초는 비릿한 냄새만 맡아도 대단한 효과가 있을 것 같은 느낌이 든다. 느릅나무 뿌리도 좋기는 한데, 요즘 마구 캐내는 바람에 귀해졌다고 한다. 옻은 아주 친숙한 민간 약재다. 위장병에 특효가 있다고 해 속이 좋지 않은 사람들은 옻이 오르는 위험을 무릅쓰고 옻 농축액을 들이마시기도 한다.

③ 살구씨 │ 살구씨와 비파 잎은 암 치료에 쓰이는 민간 약재이다. 여기에는 아미그달린Amygdalin이라는 사이안화물(청산가리) 성분이 들어 있다. 청산가리는 맹독성 물질이지만, 이들 식품에는 비교적 안전한 형태로 들어 있다. 비교적 안전하다는 것은 독성 물질이 전혀 없다는 뜻이 아니고 조금 먹어서는 심각한 해가 되지 않는다는 의미이다. 암세포를 괴롭히는 약은 멀쩡한 세포까지 힘들게 하는데, 살구씨도 마찬가지다. 암세포와 정상 세포는 기본적으로 생리 구조가 같기 때문에 암세포만 골라서 치명타를 입히는 약은 없다. 다만 암세포가 멀쩡한 세포보다 허약하기 때문에 독성 물질의 공격에 먼저 무너지는 것이다.

살구씨가 약효를 보이는 것은 조금 먹었을 때 이야기이다. 괴상한 맛에서 알 수 있듯이 살구씨는 독성이 있는 식품이기 때문에 밥 먹듯 먹어서는 안 된다. 사과나 배처럼 씨앗이 희한한 맛을 내는 것은 대충 씹어 넘겨서 똥으로 내보내라는 신호이다. 복숭아, 자두, 매실의 씨에도 청산 화합물이 들어 있다. 효과는 살구씨와 비슷하다.

그런데 이 독이 암세포를 꽤나 못살게 구는 모양이다. 살구씨는 살짝 볶아서 사용한다. 날것 그대로 먹으면 암세포나 정상 세포나 가리지 않고 괴롭힌다.

하루에 살구씨를 10g~30g 정도 먹는 것은 그리 어려운 일이 아닐 터이니, 큰 기대 걸지 말고 가벼운 마음으로 먹는다. 다만 갑상선 기능을 떨어뜨릴 수 있어서 몸의 반응을 잘 관찰해야 한다.

④ 조 │ 조粟가 주식 대접을 받던 시절도 있었다. 조에는 아미그달린뿐만 아니라, 결합 조직을 이루는 실리카(이산화규소)가 100g당 500mg이나 들어 있다. 하루에 조 20g만 먹으면 하루 실리카 필요량을 채울 수 있다. 건축 재료인 실리콘이 틈새를 막고 메꾸는 데 쓰이는 것처럼, 실리카는 결합조직, 즉 콜라겐의 주요한 성분이다. 실리카는 멀쩡한 조직에서 아픈 곳을 떼어 낸 다음 둘러쳐 막는다. 이런 식으로 암과 결핵을 다스린다. 실리카가 많이 들어 있는 다른 음식은 감자, 쇠뜨기, 귀리, 통곡식 껍질 따위이다. 실리콘에 대해서는 부록에서 다룬 것을 들여다볼 필요가 있다. 피부를 아름답게 가꾸고 암을 예방하려면, 쌀이나 밀로만 배를 채워야 한다는 고정관념에서 벗어나 감자와 조를 주식 가운데 하나로 삼아야 한다.

암 치료를 돕는 다양한 방법들

암을 치료하는 데 채소범벅은 선택이 아닌 필수다. 채소범벅만 배부르게 먹고 있으면 웬만한 암은 기가 죽어 꼼짝하지 못한다. 아래에 다루는 것들은 채소범벅이라는 비단 위에 얹는 꽃이라고 보면 되겠다.

셀레늄 셀레늄은 치료 효과가 큰 만큼 독성도 강하기는 하지만, 암 치료에 셀레늄을 쓸 때는 하루에 적어도 1mg은 먹어야 한다. 우리나라 혈액 검사 기관이 정한 안전한 셀레늄 농도는 95ng/ml~165ng/ml인데, 이러한 수치는 건강할 때 이야기이고, 암을 치료하려면 이보다는 한참 높아야 한다. 셀레늄을 과잉 복용하면 큰일 날 것처럼 겁을 먹는 암 환자도 있는데, 그러기엔 갈 길이 멀고 남아 있는 시간도 그리 많지 않다.

다행히 셀레늄은 되돌이킬 수 없을 만한 부작용을 일으키기 전에 마늘 냄새를 풍겨 경고를 한다. 나는 하루 1mg씩 1주일쯤 먹었을 때 냄새가 났다. 알려진 것보다 훨씬 낮은 용량이다. 그래도 셀레늄 독성에 지나치게 민감할 필요는 없다. 생선을 많이 먹는 그린란드 사람들이나 일본인은 평소에도 하루에 0.6mg~1.3mg에 이르는 셀레늄을 먹는다고 한다. 약으로 만든 것은 브로콜리에서 추출한 셀레노시스테인 Selenocysteine 같은 것이 좋다.

체온 올리기 암은 차가운 병이다. 암 환자의 체온은 대개 35℃ 안팎에 머무르고 36℃를 넘는 일이 별로 없다. 암은 이미 열을 낼 수 없을 만큼 몸이 망가진 상태에서 생긴다. 열을 낼 수 있었다면 진즉 암을 물리쳤을 것이다. 체온을 올리는 것이 암 치료에 도움이 되는 것은, 그 열로써 직접 암세포를 어떻게 한다기보다, 신진대사에 알맞은 체온을 유지해 면역력을 기를 수 있기 때문이다. 반신욕은 떨어진 체온을 끌어올려 신진대사를 활발하게 한다. 몸속에 쌓인 독소를 없애고 면역이 제 기능을 할 수 있도록 돕는 것이다. 게다가 체온이 올라가면 암세포는 빌빌거린다.

자연 항암제 비타민D 최근에 비타민D가 모자랄 때 암이 더 잘 생긴다는 연구 결과가 잇따라 발표되고 있다. 비타민D가 어떻게 암을 예방하고 암 환자의 생존율을 높이는지는 아직까지 확실히 밝혀지지 않았지만, 암 환자는 모두 혈중 비타민D 농도가 확실히 낮다. 이것은 암세포와 싸우는 데 비타민D가 많이 쓰이기 때문일 것이다.

암 환자는 쏟아지는 햇빛 속에서 비타민D를 얻어야 한다. '자외선을 많이 쐬면 피부암에 걸린다는데' 하는 한가한 걱정을 하고 있을 때가 아니다. 발등의 불을 꺼야 하는 암 환자라면 피부가 시커멓게 되도록 마구 햇빛을 쐬어야 한다. 이것이 여의치 않으면 비타민D 제제라도 먹는다.

소금 끊기 소금에 대해서는 앞에서 따로 이야기를 했다. 소금은 암이든 세균이든 부추기고 퍼뜨린다. 암 환자는 소금을 완전히 끊거나, 할 수 있는 한 줄여야 한다. 먹는 양이 널을 뛰게 두어서도 안 된다.

부항—발포 요법 문명은 독약에 쉽게 맞설 수 있는 이기利器를 선사하기도 했다. 부항附缸과 녹즙기 같은 것이 그것이다. 요즘 시중에서 쉽게 살 수 있는 부항은 플라스틱 재질로 된 컵과 공기를 빼내 음압을 만들어 주는 펌프로 되어 있다. 음압陰壓을 이용한다는 뜻에서 기준성 선생은 부항 요법을 네거티브 요법이라고 부르고 있다.

사혈침瀉血針으로 환부를 톡톡 쫀 후에 부항을 붙이면 상처에 강력한 음압이 작용해 피가 쏟아져 나온다. 이것은 심천 사혈 요법이라고 하는데 아주 위험한 민간요법이다. 수혈을 한 뒤나, 피를 빼낸 다음 몸이 가뿐해졌다고 하는 사람도 있는데 이것은 빠져나간 적혈구, 백혈구, 혈소판을 다시 채우기 위해 온몸에 비상이 걸린 덕분이다. 이때 면역계도 같이 자극을 받아 활기를 띤다. 비상사태를 맞아 몸이 잠시 가속페달을 밟아 속도를 높인 것이다. 사혈 요법을 했더니 감기가 싹 나았다는 이야기도 이와 아주 비슷하다. 그런 점에서 분명히 어떤 효과가 있기는 할 것이나, 편안하게 걸어갈 수 있는 길을 두고 굳이 피투성이가 되면서까지 고생을 사서할 필요는 없다. 이 사혈법은 근대 의학이 싹트기 전 서양에서는 가장 중요한 치료법이었다. 오죽 답답했으면 피를 뽑아 나쁜 기운(邪氣)을 내쫓으려 했을까마는, 아닌 것은 아닌 것이다.

물집이 잡힐 때까지 부항을 붙여 두는 발포發泡 요법은 사혈 요법과 달리 아무런 위험이 없다. 부항을 붙이면 중환자는 곧바로 물집이 잡힌다. 이보다 덜한 환자는 몇십 분 걸린다. 물집은 터뜨리지 않아도 저절로 흡수되어 사라지지만 시간이 꽤 걸린다. 터뜨려도 곪거나 하는 일은 없으므로 빨리 터뜨려 상처를 아물게 하는 것이 낫다.

집 떠나기 흔히들 집을 떠나 요양하는 것을 산이나 바닷가로 가서 풍경이나 공기를 바꾸는 것쯤으로 여기는데, 그보다는 오히려 생각을 바꾼다는 쪽이 더 중요하겠다.

사람은 환경의 산물이다. 찬찬히 돌이켜 보면 뭔가를 '생각하는' 쪽보다는 '생각나는' 쪽이 더 많다. 대상이 눈에 보이지 않으면 생각이 잘 나지 않는다. 우리가 매일 보는 산, 건물, 사람들의 얼굴에는 우리의 생각이 깃들어 있다.

암은 다른 질병과 달리 마음속에 응어리가 있는 경우가 많다. 마음의 응어리는 호르몬에 영향을 주어 암을 일으키고, 면역력을 망가뜨려 암이 빠르게 번지도록 돕는다. 마음의 응어리는 암을 남기고는 홀연히 사라질 수도 있다. 암이란 게 워낙에 압도적인 힘을 가지고 있는 까닭에 마음속 응어리 같은 것은 별것 아닌 문제로 밀려나는 것이다. 그래도 대개는 마음의 응어리가 끈질기게 달라붙어 있는 경우가 많다. 여기에 미래에 대한 불안, 죽음에 대한 공포까지 덮치면, 성한 사람이라도 암이 생기고 말 정도로 몸과 마음이 피폐해진다.

생각을 바꾸라는데 그게 어디 말처럼 쉬운 일인가? 아무리 생각을 바꾸려고 해도 날마다 같은 얼굴, 같은 산, 같은 풍경을 보면 도저히 우울한 생각에서 벗어날 수가 없다. 이럴 때는 훌훌 털고 떠나야 한다. 사람 그림자만 봐도 반가운 마음이 들 만큼 인적 드문 깊은 산속이면 더욱 좋다.

공간은 시간보다 더 강력하게 우리를 망각으로 이끈다. 시간이 지나면 다 잊혀진다고들 하지만 그것은 공간을 바꿀 형편이 안 되기 때문에 하는 말이다. 공간을 바꾸는 것은 과거와 인연을 끊는 것이다. 이렇게 해도 마음의 응어리가 지워지지 않는다면, 너무 가까운 데로 갔거나 보기 드물게 기억력이 뛰어나거나 둘 중 하나일 것이다. 공간 이동은 심기일전心機一轉을 돕는데, 심리적인 면에서 이것보다 강력한 투병 에너지는 없다. 새로운 공간에서는 죽음에 대한 공포도 눈 녹듯 사라진다.

언젠가는 시골로 들어가 농사를 짓고 싶었던 사람이라면 귀농을 앞당기는 것도 좋은 방법이 될 것이다. 채소범벅으로 완벽한 영양을 얻고, 숲 속의 맑은 공기와 물, 노동으로 몸과 마음을 정화시킬 수 있다면 더 무엇이 필요하겠는가.

그 밖의 방법들　채소범벅부터 락토페린, 토양균, 전해 환원수에 이르기까지 이 책에서 언급하고 있는 거의 모든 방법이 암 투병에 도움이 된다. 세균 살상력이 있는 은 용액은 암세포가 자라는 것도 막는 것으로 알려져 있다. 산양유도 암 치료제로 생각해 볼 만하다. 봄부터 늦가을까지 신선한 야생초를 먹은 산양의 젖은, 원기를 잃은 만성병 환자에게 보약이다. 산양유는 건강한 산양의 에너지를 잠시 빌리는 수단이다.

암은 한정된 시간과의 싸움이기 때문에 초기에 확실하게 투자한 다음, 몸이 좋아짐에 따라 차츰 가벼운 방법을 써야 한다. 대개 사람들은 처음에는 가볍게 하다가 점점 위중해질수록 투병 강도를 높인다. 그래서 항상 밀리는 싸움만 하다가 실패한다.

예방이 중요하다

암은 우리 몸의 세포가 물리·화학적 자극을 끊임없이 받다가 스트레스를 견디지 못하고 유전자가 미쳐 버린 것이다. 대부분 발암물질은 DNA를 직접 공격한다. 염증이 잦은 곳에도 암이 쉽게 생긴다. 자꾸 상처가 나고 그것을 치료하면서 세포도 자주 바뀌게 되는 과정에서 DNA의 변이가 일어나는 것이다. 석면 때문에 폐암에 걸리는 것도, 석면의 독성 때문이 아니라 우리 몸이 석면을 없애려고 애쓰다가 석면은 제거하지 못하고 줄곧 염증만 일으키기 때문이라고 한다.

심리적 스트레스는 면역계를 흩트려 놓아 암세포가 창궐하도록 길을 닦는다. 암 환자는 암에 걸리기 직전 엄청난 스트레스에 시달린 경우가 많다. 보통 때라면 면역력이 암을 일으키는 인자를 억제했을 테지만, 면역력이 계속 떨어지게 되면 스트레스는 끝내 정상 세포를 암세포로 바꾸어 놓는다.

헬리코박터 파일로리(위암), B·C형 간염바이러스(간암), 인간 파필로마 바이러스(자궁암), 독주(식도암, 위암), 뜨거운 음식(구강암, 식도암), 담배 연기·배기가스·석면(폐암), 사카린(방광암), 이가 썩어 생기는 자극·담배(설암, 구강암), 장 속에서 썩어 버린 고기(대장암), 여성호르몬(유방암), 자외선(피부암)처럼 현대 의학은 이런저런 연구를 통해 암의 원인을 꽤 많이 밝혀 놓았다.

일단 암에 걸리고 나서 뒤늦게 원인을 없애 본들 암이 나을 리가 없다. 불이 났으면 불을 꺼야지, 불씨를 찾아 없앨 일이 아닌 것이다. 극심한 스트레스 때문에 암이 생기면 그 스트레스는 없어지고 암 덩어리가 그 자리를 대신한다. 때는 뒤늦게 마음의 평온을 찾아도 큰 효과를 볼 수 없다. 그러니 혼자 감당할 수 없는 스트레스가 닥쳐오면 비상사태라는 것을 인식하고 비상非常한 방법으로 삶을 관조하는 지혜를 발휘해야 한다. 살면서 쌓아 놓은 우정의 힘을 확인할 순간도 바로 이때이다.

암 예방법은 치료법이 될 수 없고, 또 암 치료법이 예방법이 될 수도 없다. 일단 암에 걸리고 나면 암세포는 제멋대로 자라고 퍼진다. 그만큼 예방이 중요하다.

투병의 원칙

시인 로버트 프로스트는 "삶이란 숲으로 난 두 갈래 길 가운데 어느한 길을 선택하는 것"이라고 했다. 사람들은 가지 못한 길을 아쉬워하며 나중을 위해 이 길을 남겨 두지만, 길은 언제나 또 다른 길로 이어지는 법이라 누구나 처음으로 다시 돌아오기는 어렵다. 그저 자기가 선택한 길이 더 나은 길이길 바라며 숲으로 계속 걸어갈 뿐이다. 그리고 그결과 모든 것은 달라진다.

가지 않은 길에는 언제나 미련이 남는다. 투병의 갈림길 앞에 선 환자에게는 한 번의 실수도 용납되지 않는다. 백척간두에 선 셈이다. 그럴수록 환자는 어느 쪽도 선택하지 못하고, 여러 갈래 길을 다 가고 싶어한다.

《정의의 길로 비틀거리며 가다》에서, 리 호이나키는 암 진단을 받고선택을 해야 할 처지에 놓인 친구 피터를 보면서 이렇게 말한다.

이 순간 피터에게는 진정한 자유를 누릴 수 있는 축복이 주어졌다. 선택은 그 앞에 놓여 있었다. 하나는 기술적 전문가가 제시한것이었고, 다른 하나는 전문가의 견해에 비판적인 친구가 암시하는 길이었다. 그는 아직 자기 삶의 주인이었다. 그는 자신이 가야할 방향, 자기 인생의 성격을 정할 수 있는 결정권을 갖고 있었다. 돌이킬 수 없는 선택을 한 다음에는 되돌아간다는 것은 불가능한것이었다. 한쪽 길로 일단 발을 들여놓으면 그는 지금껏 그가 열손가락이나 근시近視로 살아온 것처럼 그의 혹 덩어리와 같이 사는 것을 배워야 할 것이었다. 누구나 그래야 하듯이 — 아마도 다른 사람들보다는 좀 더 일찍 — 그는 고통을 견디는 법을 배우지 않으면 안 될 것이었다. 그러나 다른 길을 선택한다면, 그는 지금 주어진 최선의 의학 지식과 장비에 단순히 자신을 맡기면 되는 것이었다. 그래서 그 결과는?

제도권 의료를 버리고 대안 의료의 길로 들어섰다고 해도 산 넘어 산이다. 몇 걸음도 못 가 길은 수십 갈래 갈라진다. 저마다 '비방秘方'임을 내세우는 온갖 깃발이 나부낀다. 흡사 무림의 세계에 들어온 것 같은 착각이 들 정도다. 그렇잖아도 마음이 어지러운데, 여기서 어떻게 제대로 된 길을 찾는단 말인가. 자기 논리 없이 소문만 믿고 아무것에나 절박하게 매달리는 것만큼 위험한 것은 없다. 암 환자에겐 자신의 실패를 거울삼을 여유조차 없다.

사고로 죽은 노년층의 사망 원인을 밝히기 위해 부검을 해 보면 뜻밖에 암 덩어리가 자주 발견된다고 한다. 암 덩어리가 있다고 곧바로 죽는 것은 아니라는 얘기다. 그러니 몸에 생긴 암 덩어리를 발본색원拔本塞源하겠다는 태도는 바람직하지 않다. 암 덩어리는 일부러 달고 다닐 필요도 없지만, 그것이 미쳐서 날뛰지만 않는다면 그냥 달고 다녀도 그만이다.

암은 말만 들어도 소름이 끼칠 만큼 무서운 병이라는 것은 과학적 진실이 아니라 사회적 확신에 불과하다. 우리가 기존의 습성을 하나도 바꾸지 않고서 칼과 화학약품으로만 암을 제압하려고 할 때, 이 확신은 진실이 되고 만다. 그러지 않고 자신의 삶을 뿌리째 바꾼다면 이 확신은 무너진다.

환자는 가뜩이나 주눅이 들어 있는 데다가 주위 사람들의 넘치는 관심과 압력 때문에라도 기존 시스템을 벗어나기가 어렵다. 암 환자에게 당장 필요한 것은 사회적 편견에서 벗어나 발상을 바꾸고 자신감을 되찾는 일이다. 절박할수록 더 단순하게 대처해야 한다. 적당히(때로는 힘에 부친다 싶게) 몸을 움직여 일을 하면서 채소범벅이나 녹즙을 넉넉히 들이키는 것 말고 다른 잡다한 요법은 암 환자에게 도리어 짐만 될 수도 있다. 사회적 확신의 노예가 되지 않기 위해서는, 살던 곳을 떠나 조용히 지내면서 채소범벅에 기대는 수밖에 없다.

돋보기로 햇빛을 모을 때, 초점이 흐린 상태에서는 아무리 오래 쬐어도 불이 붙지 않는다. 아무리 정성스럽게 지펴도 성냥불로는 가마솥의 물을 끓일 수 없다. 수술을 하거나 방사선 치료를 받으면서 항암제를 먹는 일도 얼렁뚱땅하게 되면 도리어 하지 않음만 못한 것처럼, 대안 의료도 하려면 제대로 해야 한다. 자연의 이치를 깨달았다면 그 이치에 목숨을 걸어야 한다.

《간암 간장병 이렇게 하면 산다》 신동환 프로듀서는 2001년 한국방송 〈일요스페셜〉에서 2부작으로 방영된 '간암 전쟁 15인의 6개월'을 만든 뒤, 그 환자들을 2년 동안 더 따라다니며 취재한 결과를 《간암 간장병 이렇게 하면 산다》라는 책으로 내놓았다. 관찰자의 균형 잡힌 시각으로 암 환자들의 투병 과정을 치밀하게 그렸다. 이 책의 가장 큰 특색은 이미 완치된 사람들을 찾아서 성공담을 받아 적은 것이 아니라 처음부터 그다지 살아날 가능성이 없는 말기 간암 환자 열다섯 사람의 투병 과정과 회복 과정을 숨김없이 전달한 데 있다. 중간에 식이요법을 그만둔 다섯 사람은 죽고 식이요법을 철저히 따른 나머지 열 사람은 책이 나오기까지 모두 건강하게 살고 있었다. 이 책에 나오는 방법은 단지 간암과 간장병 치료법에 머무르는 것이 아니라, 거의 모든 암에 적용된다. 이 책은 우리나라 대안 의학의 금자탑이라고 해도 과언이 아닐 만큼 중요한 기록이다.

6_2 뇌졸중과 심장병

　뇌졸중과 심장병은 콜레스테롤이나 포화지방산 덩어리 따위가 혈관을 떠돌아다니다가 어느 날 갑자기 혈관을 막아서 생기는 것이 아니다. 줄곧 꾸준하게 쌓여 온 문제가 어느 순간 임계치를 넘으면서 강둑이 터지듯 발병하는 것이 혈관 질환이다. 게다가 콜레스테롤이나 포화지방산이 병의 주범이라고 여기는 것은 한참 헛다리를 짚는 꼴이다. 결국은 먹고 사는 방식을 밑바닥부터 돌아보아야 하겠지만, 지표로서 눈여겨보아야 한다면 호모시스테인과 지방단백질을 살피는 것이 맞다.

혈관 질환이 생기는 과정

　성城이 튼튼하지 않거나, 성이 튼튼하더라도 적의 세력이 너무 강하면 성은 무너진다. 혈관 질환에 걸리는 까닭을 안팎으로 살펴보면 다음과 같다.

　시원찮은 혈관　혈관은 새거나 막히지 않아야 하고 신축성이 좋아야한다. 혈관이 막히면 심근경색이나 뇌경색에 걸릴 공산이 크고, 혈관이 새면 뇌출혈이 일어나기 쉽다. 언뜻 보면 피가 문제인 것 같으나, 근본적으로는 혈관이 문제다. 혈관을 수도관에 비겨 보면 더 쉽게 알 수 있다. 동맥경화는 단순히 수도관에 물때가 낀 것이 아니라 수도관이 녹슬어 울퉁불퉁해진 것이다. 그러다가 혈관에 붙어 있던 덩어리가 떨어져 나와서 혈관을 막거나 찢으면 출혈이 생긴다. 고무장갑이 삭으면 조그마한 충격에도 찢어져 물이 새 들어오듯이, 혈관이 삭으면 그렇게 된다.

괴혈병은 온몸의 혈관이 해진 옷처럼 터져 혈액이 조직 사이로 새 들어가 썩는 병이다. 폴링을 비롯한 과학자들은 심장 혈관에서 진행되는 괴혈병이 바로 심장병이라고 주장해 왔다. 비타민C는 결합조직을 이루는 콜라겐을 만드는 데 꼭 필요하다. 콜라겐이 없으면 우리 몸은 하나로 붙어 있을 수가 없다. 혈관도 콜라겐이 모자라게 되면 탄력이 떨어진다.

바깥의 적들 혈관이 그 자체로는 아무리 건강하다 해도 밖에서 끊임없이 물리적, 화학적으로 공격을 해 대면 끝내는 무너진다. 오랜 세월 무거운 자동차들이 지나다니다 보면 어느새인가 도로는 울퉁불퉁해진다. 마찬가지로 혈관도 세월을 이길 수 없다.

물리적 자극은 피가 흐르면서 혈관 벽을 칠 때 생기는 자극이다. 이것은 물살이 강둑을 쓸어내리며 허무는 것과 같다. 심장에 가까운 동맥일수록 더 센 자극을 받는다. 이 자극을 버틸 만큼 몸이 건강하지 못하면, 혈관은 상처가 생겼다가 아물기를 반복하면서 신축성을 잃고 딱딱해진다. 그러면 혈압은 그만큼 더 올라가고, 올라간 혈압은 혈관 벽에 또 상처를 내어 더 딱딱하게 만드는 악순환이 시작된다. 고혈압과 동맥경화가 돌고 돌며 심해지는 것이다.

병이 잘 나는 곳은 무엇보다 심장동맥(관상동맥)이다. 스물네 시간 내내 빨래를 쥐어짜듯 가장 격렬하게 일하는 심장근육에 피를 보내기 때문이다. 심장이 일하는 만큼 심장동맥은 물리적인 충격을 받는다. 특히 동맥이 가지를 치고 갈라지는 곳은 피가 여울처럼 쏟아져 부딪힌다.

혈관을 삭게 하는 화학적 자극으로는 스트레스, 고혈당, 호모시스테인, 활성산소, 세균 감염으로 인한 염증 따위가 있다.

스트레스는 끼어들지 않는 데가 없다. 단번에 사람을 쓰러뜨리는 엄청난 스트레스도 더러 있지만, 대개는 자잘한 스트레스가 쌓여 서서히 혈관을 좀먹는다. 스트레스는 혈관을 오그라들게 만들고 염증을 일으키며 활성산소를 많이 발생시킨다.

혈당이 높으면 특히 모세혈관이 확실하게 망가진다. 고혈당 사태가 오래가면 굵은 혈관도 삭고 부실해져서, 뇌혈관이나 심장동맥이 언제 막히거나 터질지 모른다.

호모시스테인은 혈관 벽을 변질시켜서 외부 자극을 이길 수 없도록 만든다. 혈관 질환 발병률과 호모시스테인 수치는 엇비슷하게 올라간다. 활성산소도 혈관을 괴롭힌다. 심장은 한순간도 멈추지 않고 온몸에 피를 돌리는 중노동을 하기 때문에 당연히 산소 소비량이 가장 많다. 따라서 활성산소에 노출될 가능성 역시 가장 높다. 흔히 혈관 질환에 치명적이라고 여기는 콜레스테롤이나 포화지방산은 다 차린 밥상에 수저 한 벌 얹어 놓는 것이라고 봐야 한다.

혈관 벽에 난 상처 상처를 입은 혈관 벽은 곧바로 고쳐야 한다. 그대로 둔다면 혈관 밖으로 새 나간 피가 썩어 목숨이 위태로워지기 때문이다. 고친다 해도, 처음처럼 멀끔하게 돌아가지는 않는다. 피부에 난 상처가 나으면 흉터가 남는 것처럼 혈관의 상처도 굳은살을 남긴다.

혈관의 상처가 나으려면 콜레스테롤, 칼슘, 혈소판 따위가 필요하다. 상처가 자꾸 나면 혈관 벽에 붙은 굳은살은 단단하게 뒤엉켜 수술용 가위나 칼로도 쉽게 떼어 낼 수 없을 정도가 된다. 그 지경이 되면 아무리 식이요법을 잘하더라도 원래대로 돌리기 힘들다.

　한 번이라도 상처가 났던 곳은 약한 고리가 되어서 다시 고장이 나기 쉽다. 붙어 있던 딱지가 떨어져 나가기라도 하면 목숨마저 위태로울 수 있다. 딱지가 떨어지면서 혈관에 구멍이 났을 때는 피가 새어 나가는 것을 막기 위해, 피를 굳히는 물질이 한꺼번에 모여든다. 피가 흐르면서 응급처치를 하는 것이라 자칫 난장판이 되는데, 그러다 덜컥 혈관이 통째로 막히는 수가 있다. 심근경색이 바로 이렇게 온다. 떨어져 나간 딱지는 그것대로 돌아다니다가 뇌혈관을 막기도 한다.

　스트레스　스트레스는 생각이나 느낌으로 시작되지만, 심장으로 전해질 때는 여러 가지 화학물질로 바뀌어서 간다. 가까운 사람과 심하게 싸운 것이나, 깊은 산에서 호랑이를 만난 것이나, 몸이 보여 주는 반응은 엇비슷하다. 위기가 닥쳤으니 몸은 비상사태로 돌입한다. 위험에서 벗어나기 위해 공격과 방어에만 온 힘을 쏟는 사이, 몸의 생화학 회로는 엉망으로 뒤엉킨다. 비상사태를 해결하기 위해 쏟아져 나온 호르몬은 여기저기 염증을 일으킨다. 이런 위기 상황은 심장마비로 이어질 수도 있다.

　관상동맥과 뇌혈관 질환은 다른 질환과는 달리 한순간이 중요하다. 그 순간만 피해 갔어도 아무 탈이 나지 않을 수 있는데, 도를 넘는 충격 한 번에 모든 것이 무너진다. 고무줄은 끊어지기 전까지는 어지간히 늘려도 원래대로 돌아온다. 단 한순간 끊어지면 그걸로 끝이다. 혈관도 이와 비슷하다.

건강한 핏줄

　콜레스테롤을 낮추고 아스피린과 혈압 약을 챙겨 먹고, 정기검진을 잘 받는 것은 혈관 질환을 막는 근본 대책과는 거리가 멀다. 중요한 것은 건강한 혈관을 만드는 것이다.

호모시스테인과 비타민B 복합체   앞서 비타민B 복합체에 대해서 적으면서 심장마비와 중요한 관련이 있는 것은 콜레스테롤이 아니라 호모시스테인이라고 했다. 얼마나 관련이 있는가 수치로 보면 마흔 배쯤 차이가 난다고 한다. 그만큼 호모시스테인은 혈관에 치명적이고, 콜레스테롤은 중요한 인자가 아니라는 말이다.

호모시스테인을 낮추기 위해서는 무엇보다 비타민B 복합체와 메틸기를 공급하는 물질이 넉넉한 시금치나 달걀 따위를 충분히 먹어야 한다. 이것은 심장병뿐만 아니라 암, 뇌출혈, 당뇨도 예방하는 비책이다.

고혈당   건강을 지키는 첫걸음이 혈당을 낮추는 것이라고 했다. 고혈당은 머리끝에서 발끝까지 온몸을 병들게 하는데, 그중에 모세혈관을 가장 먼저 망가뜨린다. 신장, 눈, 남자의 성기에는 모세혈관이 많이 모여 있다. 그래서 당뇨병 환자는 신장이 망가져 단 오줌이 나오고, 눈도 나빠진다. 남자는 성 기능에도 곧바로 문제가 생긴다. 고혈당을 그냥 두면 더 굵은 혈관까지 망가진다. 결국은 심장과 뇌의 동맥까지 상해서 뇌졸중과 심장병 직전에 이른다.

고혈당이 심장병을 일으키는 과정을 밝힌 마티아스 라스의 설명이 흥미롭다. 비타민C의 구조는 글루코스와 비슷한데, 혈관 벽에 있는 생물학적 펌프(수용체)는 글루코스와 비타민C를 구분할 만큼 정교하지 않다. 수용체는 이 둘을 필요한 만큼 골라 가며 퍼 들이지 못하고 되는 대로 받아들인다. 이때 글루코스가 너무 많으면 상대적으로 비타민C가 모자라게 된다는 것이다. 만약 혈당이 정상치보다 세 배가 높다면, 비타민C 농도도 세 배가 되어야 수용체가 받아들이는 비타민C의 양이 모자라지 않게 된다. 이왕재 교수가 당뇨병 환자에게 비타민C를 많이 먹여 시력을 다시 회복시켰다는 이야기도 이런 맥락에서 보면 쉽게 이해할 수 있다.

비타민C 동맥 플라크란 약해진 혈관을 보강하기 위해 급하게 땜질을 해 놓은 것이다. 플라크가 없다면 약해진 혈관이 이내 터져 내출혈(內出血)로 죽어 갈 것이다. 이것이 바로 오래전 뱃사람들을 벌벌 떨게 했던 괴혈병이다. 그런데 플라크는 혈관을 건강하게 되돌려 놓는 것이 아니라 임시방편일 뿐이다. 플라크가 낀 동맥은 탄력을 잃고, 더는 넓어지지 않기 때문에 혈전으로 막히기 쉽다. 플라크 때문에 일어나는 심장병은 괴혈병의 슬로 버전인 셈이다.

라스는 죽은 사람들을 부검해서 동맥경화를 일으킨 플라크가 LDL 콜레스테롤이 아닌 지방단백질Lp(a)로 이루어져 있다는 것을 발견했다. 주류 의학도 1989년 이후로는 이 사실을 인정했다.

라스는 지방단백질과 비타민C의 관계를 연구하고자 라이너스 폴링 연구소에 합류했다. 두 과학자는 비타민C가 모자라면 혈관이 부실해지며, 이것을 땜질로나마 보강하기 위해서 접착성 지방단백질이 늘어난다는 이론을 내놓았다.

사고는 접착성 지방단백질 밀도가 터무니없이 높을 때 생긴다. 작은 상처에도 너무 많은 지방단백질이 몰려들어 뒤엉키는 바람에 상처를 그대로 두는 것만 못하게 되는 것이다.

폴링과 라스는 우선 비타민C를 충분히 섭취하고, 지방단백질이 혈관에 달라붙는 것을 줄이기 위해 라이신Lysine과 프롤라민Prolamin을 복용하라고 조언한다. 라이신이나 프롤라민은 지방단백질의 접착력을 떨어뜨린다. 마치 테이프에 먼지가 많이 달라붙으면 테이프에서 끈끈함이 사라지는 것과 같다.

혈관 질환에 대한 오해들

콜레스테롤 과다한 콜레스테롤이 심장병을 일으킨다는 가설은 상식처럼 굳어졌다. 사람들은 혈관 속을 흐르던 콜레스테롤이 켜켜이 쌓여 혈관을 막는 것으로 생각한다. 그렇다면 정맥에서는 피가 더 천천히 흐르니 더 쉽게 막혀야 하는 것 아닌가? 하지만 정맥은 굳지 않는다.

무엇이 진실인가 아닌가를 따질 때에 전문가들이 다수결로 결정을 한다면, 콜레스테롤이 문제라는 것은 명백한 진실이다. 합리적이고 명확한 반증이 있어도, 일단 상식으로 굳어진 것은 쉽게 바뀌지 않는다. 이런 잘못된 상식은 의료계 도처에 널려 있고, 그 피해자 가운데 하나가 콜레스테롤이다. 니콜라스 샘프시디스는 우리 몸이 공연히 콜레스테롤 수치를 높은 상태로 유지할 리 없으며, 그것이 정말 위험하다면 만들어 내는 양을 줄이는 식으로 간단히 대처할 수 있는데도 그러지 않는 것을 보면, 콜레스테롤은 심장병의 원인이 아니라 관련 인자에 불과하다고 말한다.

콜레스테롤은 화재 현장에서 일어난 교통 체증 때문에 발이 묶인 자동차이거나 심지어 소방차일 가능성도 빼놓을 수 없다. 즉, 심장병은 혈관에 난 상처 때문에 생기는 것이고, 켜켜이 쌓인 콜레스테롤은 그 결과이거나 관련 인자에 불과할 가능성이 있는 것이다.

일본 도카이대 연구팀은 고지혈증이 있는 사람이 뇌졸중에 걸릴 위험성이 가장 낮고, 고지혈증을 치료해 억지로 콜레스테롤 수치를 낮춘 사람이 뇌졸중에 걸릴 위험이 가장 높다는 조사 결과를 발표했다. 이것은 뇌졸중에 관한 연구 결과라 심장병은 사정이 다를 수 있다. 어찌 됐건 심장병을 예방한답시고, 몸이 알아서 하고 있는 것에 함부로 끼어들 일은 아닌 것이다.

콜레스테롤이 심장병의 원인이고 이를 예방하려면 콜레스테롤이 많은 음식은 피해야 한다고 말할 수 있으려면, 우선 콜레스테롤이 많은 음식을 먹으면 혈중 콜레스테롤이 상승해야 하고, 다음으로 콜레스테롤 수치가 높으면 심장병에 걸린다는 것이 모두 입증되어야 한다.

첫 번째 의문은 앞서 달걀에 대한 글에서 다루었다. 음식에 든 콜레스테롤은 혈중 콜레스테롤과 상관이 없고, 특히 아이들에게는 꼭 필요한 것이다. 두 번째 문제는 어느 누구도 확실한 답을 내놓을 수 없는 형편이다. 다만, 콜레스테롤 수준이 높아서 걱정이 되면 섬유질을 많이 먹고 운동을 꾸준히 해서 자연스럽게 정상으로 되돌려 놓으면 된다. 절대 약을 써서 강제로 떨어뜨리면 안 된다. 이렇게 하면 뇌졸중 발생률이 오히려 높아진다고 하지 않는가.

콜레스테롤은 일단 만들어지면 다시 분해되지 않는다. 덩치가 커서 오줌으로도 나갈 수 없어서, 쓸개즙을 통해 똥으로 나간다. 이때 똥에 섬유질이 부족하면, 버리려던 콜레스테롤이 다시 흡수되는 사태가 벌어진다. 섬유질을 왕창 먹으면 이 문제는 하루아침에 풀린다. 원래 사람은 풀을 먹도록 되어 있다. 풀에 든 섬유질은 콜레스테롤을 한 번 붙잡으면 놓아주지 않고 똥이 되어 밖으로 나갈 수 있게 한다. 따라서 샘프시디스의 말은 사람이 원래 생겨먹은 대로 풀을 통째로 많이 먹어야만 참이 될 수 있다.

프랑스 사람들은 주변 나라 사람들보다 콜레스테롤 수준이 높으면서도 심장병 발생률은 오히려 낮다. 콜레스테롤이 심장병과 아주 관계가 없는 것은 아니지만, 프랑스의 경우에서 보듯, 심장병을 일으키는 핵심 원인은 아니다. 콜레스테롤 이론의 가장 큰 문제점은 그것으로 심장병의 너무 많은 부분을 간단하게 설명하려 든다는 것과, 더 중요한 다른 원인들을 보지 못하게 한다는 것이다.

중성지방 지방을 전혀 먹지 않아도 우리 몸은 글루코스로 중성지방을 만들어 낸다. 이것은 그대로 저장되기도 하고 심장의 에너지원으로도 쓰인다. 혈당이 높으면 중성지방은 당연히 많아진다. 지방질을 많이 먹었을 때도 중성지방이 늘어날까? 만약 지방질이 한꺼번에 소화된다면 중성지방도 따라서 확 늘겠지만, 지방질은 위에 머무르는 시간이 길어서 서서히 흡수된다. 조금씩 흡수되는 사이에 에너지로 쓰이기 때문에 중성지방 수치는 올라가지 않는다. 더구나 코코넛 오일은 아예 중성지방으로 합성되기도 전에 연소돼 버려, 코코넛 오일로 만들어진 중성지방은 전혀 찾아볼 수 없다. 코코넛 오일을 먹으면 도리어 중성지방 수치가 현저히 떨어진다. 중성지방 수치가 높아지는 것은 흰쌀밥이나 설탕 따위 정제 탄수화물을 잔뜩 먹을 때이다.

요즘에는 중성지방 수치가 오르는 것을 경계해야 한다는 목소리가 높다. 하지만 중성지방이 어떻게 작용해 심혈관계 질환을 일으키는지에 대해서는 설명이 없다. 물론 중성지방 수치가 높아서 좋을 것은 없지만, 혈당을 낮게 관리하고만 있다면 중성지방에 대한 걱정은 따로 하지 않아도 괜찮다.

산화질소 산화질소가 혈관을 확장시켜 피가 잘 흐르도록 한다는 것이 밝혀졌다. 건강한 혈관은 필요한 만큼 산화질소를 만들어 낸다. 남자 성기의 혈관에는 산화질소를 생성하는 세포가 밀집해 있다.

관상동맥이 혈전으로 막히더라도, 심하지만 않다면 산화질소가 혈관을 느슨하게 만들어 위기를 넘길 수 있다. 이럴 때 산화질소를 만들어 내는 힘이 부족하면 영영 혈관이 막히는 수가 있다. 때로는 산화질소라는 작은 차이가 생사生死를 가르기도 한다.

산화질소는 L-아르기닌L-Arginine이라는 아미노산에서 만들어진다. L-아르기닌은 필요에 따라 우리 몸이 만들어 낼 수 있는 아미노산이지만, 단백질 섭취가 너무 적어지면 모자랄 수도 있다.

L-아르기닌이 충분해도 혈관이 튼튼하지 못하면 산화질소가 잘 생

기지 않는다. 결국 혈관이 건강해지도록 해야 하는데, 여기에 대한 해답은 '운동'이다. 운동으로 피가 빨리 흐르면서 혈관 내막을 적절히 자극하면 산화질소를 만들어 내는 힘이 커진다.

비아그라Viagra가 발기부전을 치료하는 것도, 산화질소의 혈관 확장 기능과 관련이 있다. 원래 비아그라는 혈관을 넓혀 협심증이나 폐고혈압 증상 따위를 줄이기 위한 약이다. 그런데 이 약을 먹은 사람들 중에 발기부전이 낫는 이들이 생겨났다. 이 반가운 부작용 덕분에 비아그라는 본디 약효는 잊혀지고 이제는 발기부전 치료제로 인식되기에 이르렀다.

L—아르기닌을 심장병을 예방하고 발기부전을 치료하는 건강식품으로 여기는 사람도 있지만, 이것은 근본적인 대책이 아니다. 심장병이나 발기부전을 치유하려면 우선 혈관이 튼튼해야 하고 운동을 꾸준히 해야 한다. L—아르기닌은 부차적인 것이므로, 주객이 바뀌는 일이 없어야겠다.

최근에는 산화질소가 암, 당뇨병, 성치 않은 면역 따위에 효과가 있다는 주장이 나오고 있다. 그러나 산화질소는 시계의 바늘에 불과한 것이다. 산소가 부족하면 산화질소가 혈관을 넓혀 혈류량을 늘리는데, 이것은 몸이 알아서 하는 일이다. 산화질소를 늘리기 위해 노력하는 것은 시곗바늘을 손으로 돌리려는 것과 같다. 산화질소가 늘어나면 혈압이 떨어지고 미토콘드리아가 힘이 빠져서 인슐린 분비를 자극하는 부작용이 있다.

혈관을 넓히려고 한다면 산화질소나 L—아르기닌에 매달릴 것이 아니라 운동을 꾸준히 하고 부추나 마늘 같은 음식을 챙겨 먹는 것이 좋다. 부추나 마늘에 든 황 화합물이 산화질소처럼 혈관을 넓히는 작용을 한다.

뇌졸중과 심장병을 예방하려면

뇌혈관 질환에는 뇌혈관이 터지는 것과 막히는 것 두 가지가 있는데, 이를 모두 일러 뇌졸중腦卒中이라고 한다. 뇌출혈은 뇌혈관이 압력을 못 이기고 터져서 피가 뇌 조직 사이로 새 들어가는 것이다. 뇌경색은 좁아진 혈관 때문에 피가 잘 돌지 못하고 엉겨 붙어 혈관을 막거나(뇌 혈전), 뇌가 아닌 다른 기관에서 만들어진 혈전이 뇌로 들어가 뇌혈관을 막아 버리는 것(뇌색전)이다. 뇌출혈과 뇌 혈전은 뇌혈관이 시원찮아 생기는 것이고, 뇌색전은 1차 원인이 다른 기관에 있다.

뇌졸중과 심장병의 원인은 뭉뚱그려 설명되는 것이 보통인데, 뇌출혈은 있어도 심장 출혈은 없는 것을 보면, 이 둘 사이에는 분명한 차이가 있다. 심장의 관상동맥이 주로 심한 근육 운동이라는 물리적 자극을 받고 있다면, 뇌 동맥은 독성을 띤 호모시스테인, 산화된 다가 불포화지방산과 같은 화학적 스트레스에 시달린다.

뇌혈관은 영양이 부족할 때에도 금세 표가 난다. 예전에 뇌출혈이 잦았던 것은 영양실조 탓이라고 할 수 있다. 겨우내 부실하게 먹다 보니 혈관을 이루는 단백질이나 필수지방산이 모자라, 봄이 되면서 뇌출혈을 일으켰던 것이다. 너무 잘 먹고 운동을 안 하는 요즘은 뇌경색 발병률이 뇌출혈보다 네 배 이상 높다.

심장의 관상동맥은 기계나 사람 손으로 처치할 수 있을 정도로 구조가 단순하다. 그래서 종합병원 옆에 붙어 살기만 하면 심장병으로 죽는 일은 막을 수 있다. 그런데 뇌졸중은 종합병원에서 숙식을 한다 해도, 걸렸다 하면 죽거나 돌이킬 수 없는 장애로 이어진다.

요사이는 건강검진을 할 때 호모시스테인 수치를 잰다. 몸이 좋지 않거나 뇌졸중 가족력이 있는 사람은 호모시스테인의 혈중 수준이 높지 않은지 신경 써야 한다. 또한 뇌에서 항산화작용을 하는 리포산을 눈여겨볼 필요가 있다.

혈관을 막는 것은 혈전이므로 우선 급한 대로 혈전을 녹이는 약을 먹으면 위기를 넘길 수 있다. 아스피린은 원래 해열제로 개발되었다. 그런데 이 약을 먹은 사람들이 심장 발작을 덜 일으키는 것을 알고 연구를 한 결과, 아스피린이 피가 굳지 않도록 돕는다는 사실을 밝혀냈다. 아스피린은 값싸고 효과가 좋아 그런대로 권할 만하다. 하지만 아스피린은 혈전이 생기는 것을 막아 줄 뿐 혈관을 튼튼하게 하지는 않는다.

유전적 요인, 호모시스테인, 식물성기름, 스트레스, 혈전, 고혈압, 지방단백질, 중성지방, 콜레스테롤, 트랜스 지방산, 포화지방산, 세균 감염, 만성 염증……. 뇌졸중과 심장병의 원인이라며 지금껏 밝혀진 것만 해도 헤아릴 수가 없다. 심혈관계 질환을 간명하게 설명을 하는 일은 영원히 불가능할 것이다. 그만큼 심혈관계 질환은 복잡하기 그지없는 세계다.

어떤 새로운 이론이 나오든, 예방책은 '채소'로 모일 수밖에 없다. 모든 동물은 풀에서 나왔다는 단순한 사실 말고는 이러한 주장을 뒷받침할 만한 근거는 없다. 그러나 이것만큼 분명하고 강력한 근거도 없다. 고기를 먹어서라기보다는 신선한 채소를 충분히 먹지 않아서 심장병이 온다. 육식을 끊고 심장병이 나아졌다면 그것은 신선한 채소를 더 많이 먹었기 때문이다. 심혈관 질환에 걸리지 않으려면, 먼저 혈관이 튼튼해야 한다. 신선한 채소와 비타민C만큼 혈관 건강에 이바지하는 음식은 없다.

다음으로, 혈관을 공격하는 위험 요소를 없애야 한다. 이상한 음식을 많이 먹고 자주 긴장하게 되면 혈관은 절로 망가진다. 그밖에도 활성산소가 혈관을 괴롭히지 못하도록 항산화제도 충분히 챙겨 먹어야 한다. 채소는 혈관을 건강하게 만들 뿐 아니라, 혈관이 산화되지 않도록 지켜 주기도 한다.

마지막으로, 느긋하게 살아야 한다. 화를 내면 혈압이 확 오르고 머리가 아프고 가슴이 답답해진다. 화는 길게 보면 혈관을 서서히 좀먹고, 때로는 단번에 혈관을 터트리거나 막는다. 쉽게 분노하는 사람은 오래 못 산다. 오래오래 살려면 불의를 보고도 노여워해서는 안 된다. 몸을 상하지 않고 정의로울 수 있는 방법은 없는 것 같다.

6_3 당뇨병

당뇨병糖尿病은 '단 오줌을 누는 병'이라는 뜻으로 여러 증상 가운데 특이하고 인상적인 것 하나만 들어서 지은 이름이다. 서양의학의 'Diabetes Mellitus'를 그대로 번역한 것인데, 한자를 잘 모른다면 당최 어떤 증상인지도 모를 이름이다. 뜻을 알아도 문제가 생긴 곳이나 아픈 곳을 알 길은 없다. 병 이름이 단지 증상만으로 붙인 것이기 때문이다.

당뇨병은 몸에서 탄수화물대사가 제대로 되지 않는 병이므로, '탄수화물 조절 불능 병' 같은 이름이 더 어울린다. 그래야 환자들이 가늠 없이 탄수화물을 집어 먹으려고 할 때마다 경각심을 일깨울 수 있다.

당뇨병의 역사

기원전 15세기 것으로 짐작되는 이집트의 파피루스에 벌써 당뇨병으로 보이는 증상이 씌어 있다고 한다. 인도에서는 기원전 6세기에, 명의로 알려진 스슐타가 당뇨병을 두 가지로 분류했다. 그는 오줌이 늘고 오줌에 단맛이 나는 증상을 발견해 '꿀 오줌'이라는 이름을 붙이고, 당뇨병 치료 약으로 가가이 모과Gymnema Sylvestre(당살초)를 쓰면 좋다는 기록을 남겼다.

산스크리트어 문헌에는 "당뇨병은 주로 부유한 사람들이 많이 걸리며, 쌀, 밀, 설탕 따위를 지나치게 먹어서 생긴다."라고 적혀 있다. 또한 "당뇨병 환자들은 몸이 약하고 몸무게가 줄며, 자주 목이 마르고, 오줌이 는다. 당뇨병 환자의 오줌에는 개미가 꼬이고 피부에 종기가 자주 난다."고 해 당뇨병의 원인과 증상을 비교적 정확하게 짚고 있다.

우리나라 의서에 소갈병 환자의 오줌이 달다는 기록이 처음 나오는 것은 1433년에 간행된 《향약집성방》이고 유럽 사람들이 당뇨병 환자의 오줌이 달다는 것을 알게 된 것은 1675년쯤이다.

소박한 식이요법으로 당뇨병을 다스리고자 했던 고대 사람들의 방법부터 현대의 인슐린 치료법까지 당뇨병 치료법의 역사를 훑어보자.

- 고대 인도 사람들은 당뇨병 환자의 밥상에 쌀이나 밀, 설탕 대신 우유, 고기, 채소를 더 많이 올려야 한다는 것을 알고 있었다.
- 1798년 존 롤로는 당뇨병에 탄수화물을 줄이는 식이요법을 처방해 제법 효과를 거뒀다. 아침은 우유와 버터 바른 빵, 점심은 돼지 피나 기름을 넣은 검은 순대, 저녁은 고기, 밤참은 아침과 같게 먹었다. 그는 위장관의 움직임이 지나치게 활발한 사람이 탄수화물이 풍부한 식품을 먹게 되면 당분이 많이 만들어져서 당뇨병에 걸린다고 설명했다. 그 이전에는 당뇨병을 콩팥 질병으로 여겼다. (《동의보감》도 당뇨병을 콩팥 문제로 보았다.)
- 1848년 클라우드 버나드는 모든 당분은 식물성 물질에서 만들어진다고 함으로써 곡물을 많이 먹어서 당뇨병이 온다는 것을 인식했다. 그는 당분은 간에서 만들어진다고 했다.

모두들 원인 규명은 빗나갔으나, 처방은 대체로 옳았다.

1869년에는 파울 랑게르한스가 쓸모없는 장기로 여기던 췌장에서 섬처럼 생긴 특이한 세포를 발견했다. 이 세포는 훗날, 인슐린을 분비하는 것으로 밝혀져 랑게르한스섬이라고 불리게 되었다.

스무 해 뒤에 본 메링, 오스카 민코브스키, 버나드 나우닌은 췌장을 잘라 낸 개들이 목마름에 시달리고 오줌을 자주 눈다는 것을 알아냈다. 오줌에 당분이 많아서, 이것을 보고 췌장의 기능과 당뇨병의 원인을 알 수 있게 되었다.

이어 1921년 프레드릭 반팅이 췌장 추출물로 개의 당뇨병을 고쳤다. 같은 해 그는 당뇨병 환자를 인슐린으로 치료하는 데 성공함으로써 인슐린 시대를 열었다.

한편 인슐린이 등장할 무렵, 세계의 식품 산업은 당뇨병을 일으키기 좋은 환경을 만들어 가기 시작했다. 흰쌀과 흰 밀가루를 많이 먹고, 기계화 때문에 운동이 부족해지면서 당뇨병은 오히려 인슐린 치료법을 발견하기 전보다 훨씬 늘었다. 인슐린 치료법이 널리 퍼진 지금도 당뇨병과 그 합병증으로 일생을 망치거나 목숨을 잃는 환자가 부지기수에 이르고 있다.

당뇨병의 원인

당뇨병은 소아형(I형)과 성인형(II형)으로 나뉜다. 소아형 당뇨병은 인슐린을 분비하는 췌장이 유전적 요인이나, 세균 감염 또는 자가면역 때문에 파괴되어 더 이상 인슐린을 분비할 수 없는 상태에 이른 것이고, 성인형 당뇨병은 인슐린은 충분히 나오지만 체세포가 인슐린에 잘 반응하지 못해 고혈당이 지속되는 것이다. 일반적으로 당뇨라고 할 때는 성인형을 말한다.

소아형 당뇨는 분명한 공격 인자가 있어 병이 급격히 진행되고 췌장이 돌이킬 수 없이 망가진다는 점에서 성인형 당뇨와는 확실히 다르다.

그런데 성인형 당뇨 역시, 처음에는 인슐린 양이 문제가 아니었어도 결국에는 인슐린 생산을 담당하는 췌장의 베타 세포가 망가져서 소아형 당뇨와 같은 상태가 된다. 결국 소아형과 성인형의 차이는 베타 세포가 급격히 망가지는가, 아니면 서서히 망가지는가 하는 것이다.

쓰면 쓸수록 발달하고, 쓰지 않고 내버려 두면 퇴화한다는 용불용用 不用의 법칙이란 게 있다. 그런데 이 법칙이 이따금 안 들어맞기도 한다. 우리 몸의 어느 한 부위를 '혹사'시키면 처음에는 그런대로 굴러가는 듯하다가 어느새 망가져 버린다. 오늘날처럼 탄수화물을 마구 먹어 대는 식생활은 췌장을 늘 혹사시킨다. 췌장의 미토콘드리아는 밤낮없이 일을 해야 하니 산소를 더 많이 쓸 것이고, 췌장은 이때 나오는 활성산소 때문에 지친다.

정제된 탄수화물(흰쌀·흰 밀가루·설탕), 운동 부족, 낮아진 인슐린 감응성, 스트레스 따위는 췌장에 짐을 차곡차곡 보탠다. 이 모든 것을 짊어진 사무직 노동자들은 육체 노동자보다 10년에서 20년 일찍 당뇨에 걸리기 십상이다. 손은 아직 쓸 만한데 췌장이 쓸 만하지 않으니, 온몸이 말을 듣지 않게 된다.

당뇨병은 어떻게 진행되는가

과일이나 탄수화물, 특히 정제된 곡물을 많이 먹으면, 이들은 모두 글루코스로 바뀌어 대사되므로 인슐린이 꼭 필요하다. 인슐린은 글루코스가 연소되기 위해 세포 속으로 들어갈 때 한 번, 글루코스를 저장형인 글리코겐으로 바꿀 때 또 한 번 필요하다. 탄수화물 위주의 식사는 글루코스를 갑작스럽게 몸 안에 쏟아붓는다. 건강한 사람도 대처하기가 만만치 않다. 끼니마다 일종의 비상사태를 치르는 셈이다. 글루코스를 제때 처리하지 못하면 핏속에 글루코스가 넘치게 되고, 이 상태가 곧 당뇨병의 시작이다.

우리 몸에 흐르는 피를 5L쯤이라고 할 때, 혈당 80이 정상이라면 글루코스 4g이 핏속에 있게 된다. 어른 숟가락 반 절쯤이다. 여기다 꿀이나 포도당을 10g만 먹더라도 혈당은 순간적으로 200 넘게 치솟는다.

혈당량, 즉 핏속에 있는 글루코스의 양은 인슐린이라는 즉각적인 조정 장치로 좁은 범위 안에서 유지된다. 글루코스가 너무 많아지면 우리 몸의 조직이 쉽게 산화되고, 세균이나 암세포가 잘 자라게 돼 면역계가 너무 큰 부담을 떠안는다. 혈당치가 높을수록 인체의 생화학적 작용은 총체적으로 무너진다.

첫 단계—일시적인 고혈당   건강한 사람이라도 단 과일이나 흰밥을 실컷 먹으면, 갑자기 핏속에 글루코스가 늘어난다. 이것은 인과적 현상일 뿐 질병은 아니다. 하지만, 병은 여기에서 시작된다.

둘째 단계—너무 많은 인슐린   혈당이 올라가면 몸은 글루코스를 글리코겐으로 바꾸기 위해 인슐린을 많이 내놓는다. 핏속에 인슐린이 많아지면, 세포는 인슐린의 도움으로 글리코겐을 만들어 혈당을 뚝 떨어뜨린다. 어린이들이 단것을 아무리 많이 먹어도 고혈당에 시달리지 않는 것은 세포와 인슐린의 협동 작용이 잘되기 때문이다.

그러나 인슐린은 어쨌든 독성을 띠는 물질이다. 처음에는 인슐린을 잘 받아들이던 세포도 인슐린이 너무 많아지면 스스로 인슐린을 막아서 멀리한다. 그러면 인슐린이 늘어나도 무용지물이 되고, 혈당은 떨어지지 않는다.

인슐린이 너무 많아질 때도 인슐린을 받아들이는 데 문제가 생기지만, 세포의 인슐린 수용체가 잘 움직이도록 돕는 영양소, 즉 크롬이나 아연 같은 미네랄이 모자라도 세포는 인슐린을 받아들이는 데에 어려움을 겪는다.

셋째 단계—망가지는 췌장 혈당이 급격하게 오르내리고, 덩달아 인슐린도 쏟아져 나왔다가 줄었다가 하는 상황이 반복되면, 세포가 인슐린을 받아들이는 능력이 떨어지고, 고혈당(가벼운 당뇨병)이 뒤따른다.

고혈당의 원인으로 인슐린 저항성을 들먹인다는 것은 인슐린 자체는 충분히 분비된다는 것을 전제로 하고 있다. 그러나 인슐린을 내놓느라 혹사당한 췌장이 망가지면 인슐린이 잘 나오지 않게 되고, 혈당은 걷잡을 수 없이 치솟는다. 이때는 바깥에서라도 인슐린을 넣어 주지 않으면 온몸이 빠르게 파탄으로 치닫는다. 성인형 당뇨는 이 지점에서 소아형 당뇨와 만난다. 그 뒤 병이 악화되는 과정은 소아형 당뇨와 같다.

요사이는 당뇨병 환자에게 혈당강하제와 인슐린 주사를 쓴다. 혈당강하제에는 인슐린이 잘 만들어지도록 돕는 것, 글루코스 흡수 속도를 늦추는 것, 탄수화물 소화를 억제하는 것이 있다. 췌장에서 분비되는 인슐린의 절대량이 부족할 때는 인슐린 주사를 쓴다. 당뇨병 환자가 인슐린 주사로 혈당을 조절하는 것은 막다른 골목에 이른 것이다. 인슐린을 너무 많이 쓰는 바람에 인슐린 저항성이 생겨 결국 당뇨가 왔는데, 그 사태를 다시 인슐린으로 해결하려는 것은 모순이다.

먹을거리와 먹는 방식을 완전히 바꿔 소화관에서부터 글루코스를 충분히 줄이고 인슐린 필요량을 낮춰야 하는데, 혈당강하제와 인슐린 주사 요법은 모두 이 핵심을 비켜 가고 있다.

소아형 당뇨병

유전, 자가면역, 감염 따위로 췌장의 베타 세포가 파괴되어 인슐린을 만들어 낼 수 없게 된 것을 소아형 당뇨병이라고 한다. 콩으로 만든 유아식을 먹고 자란 아이들이 소아형 당뇨병에 잘 걸린다는 연구 결과도 있다. 소아형 당뇨병은 인슐린이 분비되지 않으므로 인슐린 주사가 필수다. 이 경우에도 기본적으로 탄수화물대사는 보통 사람과 조금도 다를 바가 없으므로, 몸에 필요한 인슐린을 되도록 줄이려는 노력을 함께해야 한다. 소아형 당뇨병 환자가 인슐린만 믿고 탄수화물을 마구 먹게 되면 성인형 당뇨도 온다. 이것이 이중 당뇨이다. 소아형, 성인형을 막론하고, 지방과 섬유질을 적당히 먹어 혈당을 안정시키는 것이 중요하다.

당뇨병에서 벗어나기

섬유질은 늘리고 탄수화물은 줄이고 섬유질을 많이 먹고, 탄수화물을 줄이는 식사는 글루코스를 소화에서부터 통제하는 것으로 혈당을 잡는 가장 근본적인 방법이다. 혈당을 낮추고 이로써 췌장의 부담을 덜어 준다. 건강을 지키는 차원이라면 현미밥도 꽤 훌륭한 음식으로 쳐줄 수 있지만, 위중한 당뇨병 환자는 현미밥도 피해야 한다. 과일로 치솟은 혈당은 금세 내려오기라도 하는데, 현미밥으로 배를 채우면 한 끼를 굶어야만 혈당이 정상으로 돌아온다.

채소범벅을 배부르게 먹고 난 뒤에는 탄수화물을 먹어도 혈당이 잘 오르지 않는다. 소화관에서 탄수화물이 한꺼번에 흡수되지 않게 섬유질이 조절하기 때문이다. 당뇨병에서 벗어나기 위한 핵심은 채소범벅이다. 모든 방법들이 채소범벅으로 모인다라고 할 수 있다.

코코넛 가루를 같이 먹는 것도 좋다. 코코넛 가루는 값도 싸다. 매끼 두어 숟가락씩 먹는다. 코코넛 가루를 밀가루처럼 여겨 많이 먹으면 속에서 부풀어 올라 배가 터질 위험이 있으므로 조심해야 한다.

지방을 늘릴 것 일부 몰지각한 전문가들, 그러니까 자격증만 있고 실력은 하나도 없는 자들 가운데, 당뇨병의 원인이 고지방, 고단백의 서구화된 밥상에 있다고 주장하는 자들이 있다. 나는 여태껏 당뇨에 걸린 육식동물이 있다는 소리를 들어 보지 못했다. 물론 사람은 본디 초식동물이기 때문에 육식만 하면 어딘가에 탈이 나겠지만, 지금 유행하고 있는 당뇨병은 인간이 육식을 해서 생긴 병이 아니다.

당뇨병 환자가 지방을 늘리고 탄수화물을 줄이면 혈당을 충분히 낮출 수 있다. 조심할 것은 전체 열량에서 지방의 비중이 커질수록, 미네랄, 비타민 같은 영양소 섭취에 신경을 써야 한다는 것이다. 이 문제는 채소범벅을 대량으로 복용함으로써 해결할 수 있다.

① 코코넛 크림 │ 어지간한 당뇨병은 코코넛 크림만으로도 치료할 수 있다. 우유를 마시듯 코코넛 밀크(코코넛 크림을 따뜻한 물에 녹이면 코코넛 밀크가 된다.)를 밥 먹기 직전에 한 컵쯤 마신다. 코코넛 크림이 없을 때는 삶은 땅콩을 조금씩 먹어도 된다. 올리브유도 혈당을 조절하는 데 꽤 괜찮은 재료이다.

② 오메가3 지방산(들깨, 생선 기름, 아마씨기름) │ 오메가3 지방산은 인슐린의 작용을 돕고 세포의 인슐린 저항성을 낮춘다. 오메가3 지방산을 이러한 목적으로 쓸 때는 들깨로 하루 세 숟가락 정도면 충분하다. 식사 때 들깨나 호두를 듬뿍 먹으면 혈당을 확 낮출 수 있지만, 혈당만 보고 오메가3 지방산을 가늠 없이 먹는 것은 다른 문제를 일으킨다. 다만 혈당이 아주 높아 심각한 상황일 때는 위험을 좀 무릅쓰고라도 오메가3 지방산을 많이 먹을 필요가 있다. 들깨에는 섬유질까지 어마어마하게 들어 있다.

③ 단일 불포화지방산(견과류) │ 단일 불포화지방산은 이것만 너무 많이 먹었을 때 영양실조에 빠지는 것 말고는 큰 탈이 없기 때문에 당뇨병 환자가 탄수화물 대신 먹을 수 있는 에너지원으로서 제격이다. 견과류는 단일 불포화지방산이 많이 들어 있으면서도 영양이 풍부하다.

너무 많이 먹으면 오메가6 지방산이 넘칠 수 있으니 조심해야 하지만, 그러나 당뇨병 환자는 이런 위험을 무시하고라도 견과류를 많이 먹을 필요가 있다.

④ 우유, 산양유, 요구르트 | 우유나 산양유에는 지방이 많이 들어 있어서 빈속에 실컷 마셔도 혈당은 그다지 오르지 않는다. 길게 보면 우유는 인슐린 저항성을 일으키므로 당뇨병에 썩 좋은 처방은 아니다.

대기업에서 만들어 파는 요구르트에는 설탕이 꽤 많이 들어 있어서 혈당이 치솟기 딱 좋다. 원래 플레인 요구르트라고 하면 아무것도 넣지 않아야 하는데, 우리나라에서는 설탕이 5%나 들어 있는 것도 플레인 요구르트라고 부르고 있다. 혈당을 올리는 데는 이만한 설탕으로도 충분하다.

움직여서 혈당 낮추기 혈당을 떨어뜨리려면, 흡수되는 만큼 글루코스를 써 버리는 것도 방법이다. 몸을 격렬하게 움직일수록 혈당은 많이 떨어진다. 흡수되는 만큼 글루코스를 써 버리면 혈당이 오를 까닭이 없다. 그런데 우리가 보통 먹는 정제된 곡식이나 단 음식의 혈당량은 상상 이상이다. 운동 강도도 그만큼 세야 한다. 이쯤 되면 본말전도本末顚倒라고 할 수 있다. 빵 한 조각을 더 먹자고 뙤약볕에서 뜀박질을 하는 것은 기괴한 노릇이다.

운동을 하면 혈당이 정상으로 돌아오지만, 끝내고 난 뒤 출출한 배를 좀 채우고 사지를 축 늘어뜨리고 있으면 혈당은 다시 확 오른다. 그러니 목표는 격렬한 운동이 아니라 활동량과 시간을 늘리는 것이어야 한다. 가까운 거리는 걸어 다니고 계단도 올라 다니고, 걸레질이나 빨래도 손수 하고, 숲길을 거니는 습관을 길러야 한다.

운동이 당뇨병에 좋다니까 시간을 정해 놓고 운동을 하는 사람이 많은데, 혈당을 조절하기 위해서라면 꾸준히 자주 움직이는 것이 좋다. 움직일 때는 우리 몸이 혈당 스트레스를 거의 받지 않는다. 꼭 정해진 시간에 운동을 해야 할 것 같으면 밥을 먹고 30분쯤 지난 뒤가 가장 좋다. 빈속에는 죽어라고 운동을 해 보았자 혈당 조절에는 별 도움이 안 된다. 밥을 배불리 먹고 몸이 혈당 스트레스에 몇 시간 시달리고 나서야, 어슬렁어슬렁 몸을 움직이기 시작하는 것은 때늦은 짓이다. 어쩌다 한 번씩이 아니라 운동하는 것보다는 평소 활동량을 늘리는 것, 작정하고 운동을 하는 것보다는 기계에 의존하는 생활양식을 바꾸는 것이 당뇨병을 고치는 핵심 처방이다.

흡수된 글루코스를 글리코겐으로 바꾸어 저장하는 힘을 기르는 것도 한 방법이랄 수는 있다. 글리코겐을 저장하는 기관은 간과 근육인데, 간은 우리 마음대로 키울 수 없지만, 근육은 단련하면 할수록 커진다. 근육세포가 많아지면 더 많은 글리코겐을 저장할 수 있어서 혈당을 낮게 유지하는 데 도움이 된다.

밥을 먹고 나서 바로 책상머리에 들러붙어 머리를 써야 하는 사무직 노동자들은 당뇨병에 관한 한, 불쌍한 존재다. 몸을 쓰는 일을 해 온 세대가 환갑이 지나 당뇨에 걸렸다면 책상머리에 앉아 일하는 자식 세대는 마흔에도 당뇨가 올 수 있다. 게다가 탄수화물투성이 식사를 한다면 당뇨병에 걸려 보겠다고 몸살을 하는 꼴이다. 거기다 스트레스까지 받으면 걷잡을 수 없다. 낮에는 교실이라는 사육 틀에 갇혀 지내고, 밤에는 컴퓨터에 붙들려 세월을 보내는 요즘 아이들도 일찌감치 당뇨 예비 환자 명단에 이름을 올려놓은 셈이다.

치료를 위해 함께 먹을 것

베타글루칸 ― 차가 버섯　차가 버섯은 암과 당뇨에 특효약으로 통하고 있다. 차가 버섯의 주성분도 다른 약용 버섯과 마찬가지로 베타글루칸이다. 각종 버섯의 균사체도 베타글루칸이 들어 있어서 혈당을 낮추는데 효능이 있다. 맥주 효모, 귀리, 보리 또한 마찬가지다. 베타글루칸의 주된 기능은 면역을 두루 개선하는 것이라 당뇨 치료 효과는 부차적인 것에 지나지 않는데도, 차가 버섯은 오히려 혈당 저하 효과가 주된 것이 아닌가 싶을 정도로 '대단한' 효능을 보여 준다. (나는 '탁월하다'는 것만으로는 부족할 때 '대단하다'고 한다.)

항산화제 당뇨병은 탄수화물을 많이 먹어서 혈당이 치솟았다가 내리기를 반복해 인슐린 저항성이 커지면서 시작된다. 나중에는 췌장이 아무 일도 못하고 파탄나면서 끝을 맺는다. 췌장은 일을 많이 한 만큼 활성산소에 시달린다. 그래서 한편으로는 항산화제를 듬뿍 먹어 췌장이 잘 버틸 수 있도록 도와주는 것이 필요하다.

뽕잎과 계피 뽕잎Mulberry Leaf은 탄수화물 소화를 막아 혈당을 낮추고, 계피Cinnamon는 핏속에 있는 글루코스가 세포 속으로 들어가 글리코겐으로 잘 바뀌게 해서 혈당을 낮춘다.

뽕잎은 당뇨병 환자들이 즐겨 찾는 민간 약재다. 뽕잎에는 탄수화물 소화효소가 잘 작용할 수 없도록 하는 물질인 모라놀린Moranoline이 있다. 뽕잎을 먹은 누에도 마찬가지 효능을 보인다.

뽕잎 추출물로 빈속일 때 혈당을 27%나 떨어뜨렸다는 실험 결과도 있다. 감잎차를 만들 듯 뽕잎을 쪄서 말려 놓으면 오래 보관할 수 있다. 오디는 혈당 조절 효과가 거의 없어서 당뇨병에 좋은 약재로 고려할 것은 아니다.

뽕과에 속하는 꾸지뽕도 당뇨병에 뛰어난 효과가 있다. 반드시 밥 먹을 때 같이 먹어야 하며 설탕 발효액이나 잼으로 먹는 것은 오히려 독이 된다.

인터넷에서 '계피'라고 치기만 해도 당뇨병 관련 자료가 와르르 쏟아진다. 계피는 항산화작용이 놀랄만큼 뛰어나고, 혈전이 생기지 않도록 돕는다. 염증을 다스리고, 항생 작용도 한다. 또 혈당을 조절하고, 콜레스테롤을 떨어뜨리며, 뇌 기능을 북돋운다. 그윽한 계피 향을 맡으면 기분이 좋아지고, 오감이 깨어나면 신경은 누그러진다.

계피의 효능 가운데 가장 두드러진 것은 혈당 정상화 작용이다. 10년 전쯤, 미국 농무부 연구자들은 혈당을 확 올릴 것 같은 애플파이가 실제로는 그렇지 않다는 것을 알게 되었다. 무엇 때문일까 궁금히 여긴 사람들이 애플파이의 원료를 하나씩 빼 가면서 조사해 보았더니, 혈당을 조절한 것은 다름 아닌 계피였다.

하루에 계핏가루 1g을 먹은 사람들은 혈당이 20%나 떨어졌다. 계피는 인슐린의 작용을 스무 배나 높인다고 한다. 계피가 세포의 인슐린 수용체를 자극하고 인슐린 수용체를 방해하는 효소의 작용을 억제하기 때문이다.

계핏가루에 독성이 있다고는 하지만 인도 사람들이 늘 먹는 카레에 계핏가루가 들어 있는 것을 보면 독성이 아주 심한 것 같지는 않다. 어쨌든 다행히도, 이 독성 물질은 지용성이고 혈당을 떨어뜨리는 성분은 수용성이므로, 계피를 차로 우려서 마시는 것은 괜찮다.

크롬과 마그네슘과 아연 크롬은 세포가 인슐린을 잘 받아들이도록 돕는 미네랄이다. 크롬은 글루코스와 인슐린에 얽힌 모든 질환, 즉 내당능耐糖能 장애 환자, 당뇨병 환자, 저혈당증 환자에게 큰 도움을 준다.

맥주 효모에는 내당능 인자GTF, Glucose Tolerance Factor가 있다. GTF는 크롬에 몇 가지 아미노산이 결합한 복합 물질로 인슐린을 도와 혈당을 조절한다. 크롬이 부족하면 GTF도 잘 만들어지지 않아 인슐린이 제대로 작용하지 않기 때문에, 더 많은 인슐린이 필요하게 된다. 인슐린의 효율을 높이면 인슐린 필요량은 줄어든다.

1997년 크롬이 인슐린 저항성에 얼마나 효과가 있는지 알아보기 위한 실험이 이루어졌다. 성인형 당뇨병 환자 180명을 두 집단으로 나누어 크롬을 하루 0.2mg과 1mg씩 먹게 하고 두 달마다 결과를 관찰했다. 0.2mg씩 먹은 사람들은 빈속일 때와 식후 두 시간이 지났을 때 인슐린 양은 줄었지만 혈당을 낮추는 데는 아무런 소용이 없었다. 1mg씩 먹은 사람들은 넉 달 뒤 글루코스와 인슐린 수준이 거의 정상으로 돌아왔다. 크롬의 하루 복용 권장량은 0.2mg～0.4mg인데 당뇨병 환자는 이보다 더 먹어야 한다.

마그네슘은 탄수화물과 단백질 대사 효소가 작용하는 데 꼭 필요하다. 마그네슘이 부족하면 탄수화물대사가 순조롭지 못하고, 탄수화물대사가 순조롭지 않으면 마그네슘이 더 부족해진다. 마그네슘은 채소와 현미, 아몬드에 많이 들어 있다.

칼슘과 마그네슘은 서로 경쟁하는 사이다. 칼슘을 지나치게 먹게 되면 마그네슘이 부족해진다. 칼슘이 넘쳐 나는 요즘에는 오히려 마그네슘 섭취에 더 신경을 써야 한다.

아연은 췌장이 인슐린을 잘 만들어 내도록 돕고, 인슐린이 더 효율적으로 작용하게 하며, 세포에 있는 인슐린 수용체를 보호한다. 아연이 부족하면 췌장이 인슐린을 충분히 만들어 내지 못한다. 또, 일단 분비된 인슐린도 제대로 작동하지 않는다. 이렇게 되면 세포 속으로 들어가서 글리코겐으로 바뀌어야 할 혈당이 세포 바깥에서 맴돌기 때문에 고혈당이 계속된다.

비타민C 고혈당이 오래 지속되면 온몸의 미세한 혈관부터 썩어 들어가서 나중에는 관상동맥까지 상하게 된다. 그러면 망막 이상으로 실명하거나, 성 기능 장애가 오고, 콩팥의 모세혈관에 문제가 생겨 신장병이 생기고, 관상동맥 이상으로 심장병에 걸린다. 당뇨는 동맥, 신장, 말초신경, 잇몸 할 것 없이 온몸에 합병증을 일으킨다.

앞에 뇌졸중과 심장병을 다룰 때 고혈당이 어떻게 혈관 질환을 일으키는지 말하면서 비타민C와 글루코스에 대해서도 짚었다. 합병증을 막자면 당뇨병 환자는 우선 급한 대로 비타민C를 엄청나게 먹어서 혈중 글루코스에 대한 비타민C 비율을 건강한 사람보다 더 높은 수준으로 유지해야만 한다.

21세기의 재앙, 당뇨병

최근 30년 사이에 당뇨병 환자는 다섯 배로 늘었다. 어른 열 사람 가운데 한 사람이 당뇨병 환자라고 하니, 기가 막힐 노릇이다. 이런 기사에는 으레, "혈당 점검으로 조기 발견이 최우선"이라는 처방이 뒤따른다. 또 다른 기사를 보면 더 암울하다. "한국 당뇨병 환자 2030년에 337만 명 예상"

당뇨의 원인은 한 마디로 '산업사회의 생활 방식'이다. 부모가 아무 생각 없이 아이들에게 과자와 빵을 주는 것은 과실치상에 맞먹는 범죄행위다. 《과자, 내 아이를 해치는 달콤한 유혹》에서 저자는 아이들에게 과자를 먹이느니 차라리 담배를 피우게 하는 것이 낫다고 일침을 놓는다. 이런 음식을 먹고 자란 아이들이 당뇨에 걸리는 것은 시간 문제이다. 특히 당뇨병에 가장 안 좋은 음식은 몸에 좋은 줄 알고 아무 거리낌 없이 먹는 것들이다. 달달하고 시원한 식혜, 보약 대접을 받는 꿀, 많이 먹을수록 좋다고 생각하는 과일 따위 말이다. 젊은이들은 부모 세대의 당뇨병을 걱정하고 있을 때가 아니다. 당뇨병은 제 발등에 떨어진 불이 되었다.

자연 상태에서 감각을 풍요롭게 했던 '단맛을 느끼는 돌기'는 이제 사람 잡는 덫으로 바뀌었다. 전문가들은 운동 부족 때문에 당뇨에 걸리는 것이라고 요란을 떠는데, 운동 부족이라는 말은 '기계 문명', '동물성動物性 상실'이라는 말로 바꾸어야 한다.

당뇨는 곧 죽는 병이 아니라서 자칫 소홀히 대처하기 쉽다. 당뇨병 환자라면 눈 딱 감고 열흘만이라도 곡식, 설탕, 과일, 고구마 같은 탄수화물 식품을 끊어 보자. 세상에는 운명으로 알고 받아들일 수밖에 없는 무서운 질병도 많지만, 당뇨병은 혀끝의 덫에서 벗어나기만 하면 당장이라도 인연을 끊어 버릴 수 있는 만만한 질병이다.

6_4 이와 잇몸 건강

    야생동물은 이빨이 상하면 단 며칠도 살 수 없다. 문명 이전에는 사람도 마찬가지였다. 지금이야 이가 없어도 주스, 죽 같은 것을 먹으며 목숨을 이어 갈 수 있지만, 불을 발견하기 전에는 건강한 이가 없이는 살아남을 도리가 없었다.

    지리산에 방사된 반달곰 중 한 마리가 홀로서기에 실패하고 동물원으로 다시 돌아왔다. 충치 때문이었다. 반달곰은 사람들이 던져 주는 과자 부스러기며 과일을 받아먹다가 이빨이 썩어 결국은 녹아 없어지고 말았다. 먹이를 제대로 먹을 수가 없게 된 터라, 그대로 두었다면 그 곰은 얼마 못 가 죽고 말았을 것이다.

    문명 생활로 접어든 지 만 년 가까이 되었지만 우리 몸의 기본적인 생리 구조는 풀, 나무 열매, 고기를 주식으로 삼았던 때와 크게 달라지지 않았다. 몸은 이러한데 날마다 곡식류만 먹어 대고 있으니 이가 오래 버텨 줄 리 없다. 게다가 달콤한 음료를 시도 때도 없이 들이키고 있는 지금 어린 세대는 40대를 넘기기 전에 가짜 이를 끼고 살아야 할 판이다.

이가 썩는 이유

밥을 먹고 양치질을 한 뒤에도 탄수화물과 섬유질이 남았다면 입속 세균이 곧바로 분해해 산酸으로 만든다. 이 산은 산성을 띤 빗물이 석회암을 녹이듯 이의 사기질을 서서히 녹인다. 사기질로 된 보호막이 무너지면 그 안쪽에 있는 상아질은 순식간에 사라진다.

어렸을 적, 벌에 쏘이면 잇몸에 낀 누런 이끼(치태齒苔)를 긁어내서 벌에 쏘인 자리에다 발랐다. 치태는 우리 몸이 젖산을 중화하기 위해 분비하는 알칼리성 물질이고 벌침의 독은 산성이라는 것을 나중에 알게 되었다. 양치질로 치태를 없애고 나면 이러한 자연적 방어 체계가 힘을 쓸 수 없게 된다.

그렇다고 이를 보호하기 위해 누런 치태를 지저분하게 달고 다닐 수도 없는 노릇이다. 게다가 치태와 같은 타고난 충치 방어 장치만으로는 요즘과 같은 비틀린 식생활을 할 때 생기는 충치를 막을 수 없다. 그래서 역설적으로, 이를 지킬 수 있는 길은 자연 방어책인 치태를 말끔히 없앨 수 있도록 양치질을 완벽하게 하는 것 말고는 없다.

양치질은 이 표면을 갈고 닦기 위한 것이 아니라, 입속에 남은 탄수화물 찌꺼기를 털어 내기 위한 것이다. 그런데도 사람들은 이를 타일 바닥 청소하듯 박박 문질러 대고는 양치질을 잘했다고 여긴다. 이래서는 이 사이에 낀 탄수화물 찌꺼기를 말끔하게 없앨 수 없다. 양치질을 '열심히' 하는데도 이가 계속 썩어 들어가고 잇몸이 벌겋게 부어 있는 것은 양치질을 '제대로' 하지 않기 때문이다. 사람들은 구두를 닦는 데는 전문가까지 동원하면서, 치약은 아무거나 쓰고 이는 마구잡이로 닦는다. 양치질 시간부터 시기, 칫솔과 치약의 품질, 칫솔질 방법에 이르기까지 모든 것을 다시 돌아봐야 한다.

사람들은 하루 세 번, 밥을 먹고 난 뒤에 양치질을 하면 충분하다고 여긴다. 이것은 잘못된 생각이다. 매끼를 먹고 난 뒤 3분 안에, 3분 동안 양치질을 정성스럽게 한다고 해도, 끼니 사이에 설탕 넣은 커피나 단 음료를 한 잔 마시고 양치질을 거르면 말짱 헛일이다.

충치는 대부분 밥을 먹고 난 뒤 한 시간 안에 생긴다. 이 사이에 끼인 탄수화물이 발효하면서 생긴 젖산 가운데 일부는 입 안의 침으로 중화되지만 미처 중화되지 않은 젖산은 이를 부식시킨다. 이 과정은 식사가 끝나자마자 곧바로 시작된다. 그래서 양치질은 수저를 놓고 3분 안에 해야 한다.

침 속에는 락토페린, 글로불린 같은 항균 물질이 있어서 충치 균이 살 수 없도록 한다. 밤에는 침이 잘 나오지 않으니 이가 썩어 들어가기에 안성맞춤이다. 비염이 있어서 코로 숨 쉬기가 힘든 사람은 얼른 비염을 고쳐야 한다. 입으로 숨을 쉬는 것은 폐 건강에도 나쁘다. 입으로 숨을 쉬면 입 안이 말라서 침의 항균 효과도 없어진다.

자기 전에 단것을 먹고 양치질을 하지 않은 채 잠이 들면, 젖산은 침으로 중화될 틈도 없이 모두 이를 녹여 내는 데만 쓰인다. 야식을 먹고 양치질도 안 하고, 입을 벌리고 잠을 자는 것은 아주 잘하는 짓이다.

이가 썩지 않게 하려면

충치를 막으려면 이를 철저히 닦고, 단것을 멀리 해야 한다. 당뇨병, 면역 질환, 심장병 같은 다른 질환까지 있다면 당장에 혈당을 철저하게 통제하는 식생활로 바꾸어야 한다.

물에 녹아 이 틈새 곳곳까지 스며들 수 있는 설탕은 이와 잇몸 건강을 위협하는 최대의 적이다. 설탕은 단 1g도 허용해서는 안 된다. 탄수화물을 먹은 뒤에는 곧바로 양치질을 한다. 신 과일을 먹은 뒤에는 물로 당분과 유기산을 헹궈 낸다. 매실이나 식초를 그냥 먹으면 금세 이 표면이 까칠해진 것을 느낄 수 있다. 이때 무작정 곧바로 양치질을 하면 이가 상한다. 물로 헹구는 것이 먼저다.

간식은 혈당을 올리고 이를 썩게 만들 뿐 아니라, 마음의 안정까지 해친다. 아이들이 심심하다며 뭔가를 집어 먹는 것은 '새참'이 아니라 주전부리다. 주전부리를 우아하게 '간식'이라고 부르면, 먹어도 되는 것처럼 들린다. 이름을 잘못 붙여 놓으면 사람의 판단력이 흐려진다. 부모가 정성 들여 아이들 간식을 준비하는 것은 공들여 아이들에게 못된 습성 하나를 보태 주는 것이다.

주전부리로 과자 한 입을 먹었든, 설탕 커피 한 잔을 마셨든 양치질만은 한 상 가득 밥을 먹었을 때와 똑같이 해야 한다. 물에 한 번 들어가나 열 번 들어가나 옷이 젖는 것은 매한가지다. 양치질을 제대로 하자면 5분이나 걸리니, 커피 한 잔의 여유를 즐긴답시고 설탕 커피를 생각 없이 들이키는 것은 그리 수지 맞는 장사가 아니다.

다행히 침의 중화 작용은 충치를 막는 데 꽤 도움이 된다. 몸 밖으로 버려지는 오줌은 산성도가 들쭉날쭉하지만, 침은 거의 일정하다. 침의 이상적인 산성도는 pH6.4이다. 침 속에 들어 있는 락토페린은 충치 균이 번식하지 못하게 한다. 이러한 작용도 침의 산성도가 알맞을 때 원활하게 이루어진다. 침의 산성도를 약알칼리성으로 지키기 위해서는, 채소범벅을 많이 먹고, 말할 때와 먹을 때 말고는 입을 다물어 입 안이 마르지 않게 해야 한다.

자일리톨로 충치 균을 못살게 구는 것도 아주 좋은 방법이다. 껌은 그 자체로 충치를 예방하고, 잇몸 뼈를 튼튼하게 하는 데 이바지한다. 자일리톨이 오래 머무르게 하려면 자일리톨 가루를 살짝 머금는 것이 좋다.

계피도 입 안에서 항생 작용을 해서 충치 균이 퍼지는 것을 막는 데에 큰 효과가 있다. 계피는 혈당을 조절하기도 하므로, 밥을 먹고 난 뒤에는 커피 대신 계피를 차로 마시는 것이 나을 것 같다. 요도염에 좋다는 크랜베리도 충치 균이 이에 달라붙지 못하게 돕는다.

스케일링은 필수다

탄수화물을 줄이고 몸을 열심히 꼼지락거리면 당뇨병 같은 것은 걱정하지 않아도 된다. 하루에 채소범벅 두어 컵만 들이켜도 심장병 같은 것은 걸리기 어려운 몸이 된다.

그런데 이 정도로는 이가 망가지는 것까지 막을 수는 없다. 우리가 문명 속에서 사는 한, 치과 질환은 피할 수 없다. 다른 질환에는 저마다 그 상황에 맞는 삶의 방법도 있으나, 이가 망가진 데는 그에 걸맞는 적당한 삶이 있을 수 없다. 이의 존재를 느끼는 매 순간이 고통이기 때문이다.

따뜻한 물을 부은 냄비에 개구리 한 마리를 넣고 약한 불로 아주 서서히 온도를 높이면 개구리는 자기가 삶아진다는 것도 모르고 기분 좋게 잠을 자면서 죽어 간다고 한다. 처음에는 현대 문명 속 인류를 빗댄 우화겠거니 했는데 실제로 프랑스에는 이런 개구리 요리가 있다고 한다. 당장의 편안함을 즐기던 개구리가 죽음이 다가오고 있다는 걸 못 알아채는 것처럼, 무감각하게 소중한 것들을 하나 둘 곁에서 떠나보내고 있는 우리 역시 이 지구라는 커다란 냄비 속에 웅크린 개구리와 하나도 다를 바가 없다.

치아 건강을 대하는 태도도 마찬가지다. 우선 아프지 않으니까, 당장에는 음식을 씹는 데 문제가 없으니까 함부로 대하다가 어느 날 갑자기 이가 몹시 아프고 흔들리기 시작한다.

모르는 사이에 건강을 해치다, 명성을 몰래 무너뜨리다라는 뜻의 영어 낱말 'undermine'은 '무언가의 밑을 파다.'라는 말에서 왔다. 건물이 서 있는 기둥 바로 아래를 조금씩 파 들어가면 그 건물은 어느 순간에 와르르 무너진다. 파 들어가는 만큼 서서히 건물이 기울어지는 것이 아니니 건물이 무너지기 직전까지 사람들은 기둥 아래에서 무슨 일이 일어나고 있는지 알 수가 없고, 알아챘을 때는 이미 늦다. 문명이 인간

생존을 위협하고, 잘못된 식습관이 건강을 망치고, 무관심이 잇몸 **뼈**를 무너뜨려 이를 뽑게 만드는 것이 모두 'undermine'의 본보기이다. 치과 질환을 예방하는 데는 '더 늦기 전에'라는 말보다 적절한 것은 없는 것 같다.

스케일링Scaling은 비늘을 벗겨 낸다는 뜻이다. 치과에서는 치석을 벗겨 내는 것을 스케일링이라고 한다. 치석은 세균과 음식 찌꺼기, 미네랄 따위가 한데 모여 이룬 세균의 둥지다. 치석을 그대로 두면 잇몸과 에나멜질 사이에 있는 홈을 타고 깊숙한 곳까지 들어가 잇몸과 잇몸 **뼈**를 갈라놓는다. 치석을 없애면 잇몸 병에서 그런대로 해방될 수 있다.

이렇게 치과 질환에 대한 근본적인 대책이 있는데도 사람들은 왜 스케일링을 주저할까? 그것은 바로 냄비 속 개구리처럼 지금 잇몸에서 어떤 심각한 일이 벌어지는지 느끼지 못하기 때문이다.

지금 조그만 희생을 치러서 닥쳐올 파국을 막을 수 있는데도 우리는 기꺼이 먼 앞날에 닥칠 파국을 선택한다. 인간이란 이런 것이다. 지금 건강한 사람들에게 몇십 년 뒤를 생각해서 식생활과 생활 습관을 싹 바꾸라는 것은 힘든 요구일 수 있다. 이 경우 당장 희생은 크지만 닥쳐올 파국은 확실한 것이 아니기 때문이다. 하지만 스케일링은 그와 반대이다. 지금 스케일링이라는 사소한 희생을 치름으로써 나중에 반드시 닥칠 망가진 이와 잇몸이라는 파국을 막을 수 있다. 스케일링은 선택이 아니라 더 이상 말이 필요 없는 필수 사항이다.

지금껏 하던 칫솔질은 다 틀렸다

이가 건강하려면 무엇보다 이를 잘 닦아야 한다. 식후 3분 안에, 3분 동안, 하루 3회 닦으라는 3·3·3 원칙은 바꿀 필요가 있다. 이미 이가 상한 사람은 물론이고 이가 성한 사람도 3분 안에 양치질을 제대로 하기는 힘들다. 시간을 더 늘려야 한다. 충치가 있거나 잇몸이 상한 사람이라면 두 배쯤 걸린다. '하루 3회' 역시 세 끼뿐 아니라 커피나 간식을 먹은 뒤에도 반드시 양치질을 해야 한다고 바꾸어야 한다. 아침에 밥은 굶더라도 양치질은 해야 한다. 이를 닦는 가장 중요한 시간은 잠자기 전이다. 이때는 예술 작품을 빚어내는 정성을 기울여야 한다. 하루에 한 번 잠자기 직전에만 양치질을 한다는 사람도 있다. 맞다, 한 번밖에 못 할 처지라면 잠자기 전에 하는 것이 가장 좋다.

목욕탕에서 칫솔질을 하는 사람들을 가만히 살펴보면, 운동 부족을 보충이라도 하려는 듯 조악한 일회용 칫솔로 숨이 차도록 빠르게 문질러 댄다. 이런 짓은 차라리 안 하는 게 낫다.

칫솔 쥐는 법부터 바꾸자. 작은 붓이나 연필을 쥐듯이 엄지, 검지, 중지로 살며시 잡는다. 그리고 이와 잇몸, 이와 이 사이에 붓질로 정성 들여 그림을 그리듯 칫솔질로 음식 찌꺼기를 털어 낸다. 무겁지도 않은 칫솔을 다섯 손가락으로 부지깽이 잡듯 움켜쥐면 저도 모르게 칫솔질이 과격해진다. 잇몸과 이 사이는 음식물이 끼기 쉬운 곳이라 더 세심하게 닦아야 한다. 이때, 잇몸을 거꾸로 들뜨게 하는 방향으로 힘을 주지 않도록 조심해야 한다. 이름을 잘못 붙이면 판단력이 흐려진다고 했는데, '이를 닦는다'라는 말도 마찬가지다. 다시 말하지만 양치질은 이를 닦아서 광을 내고 하얗게 만드는 일이 아니라, 음식 찌꺼기를 털어 내는 일이다.

입 안 깊숙이 자리 잡고 있는 어금니는 아무리 신경을 쓴다 할지라도 잘 닦이지 않는 부분이 생긴다. 어금니와 오른쪽 앞니는 소홀히 여기기 쉬워서 사각지대로 남기 쉽다. 어금니의 안쪽과 바깥쪽, 앞니의 안쪽과 바깥쪽, 이의 윗면, 혓바닥 하는 식으로 공정을 나누어 세밀하게 닦아야 한다. 오른손잡이가 왼손으로 양치질을 하면 사각지대를 없앨 수 있다. 왼손 양치질은 처음에는 서투르고 어색하지만, 곧 익숙해진다.

칫솔은 천연 모(돼지 털, 말 털)를 가공해 만든 것이 좋다. 합성수지로 된 칫솔은 아무리 부드러워도 잇몸이 아프거나 불쾌해지기 쉬워서 칫솔질에 재미를 붙일 수 없다. 칫솔은 욕실에 두지 말고, 아예 베란다 창문 밖에 두어서 날마다 자연스레 햇빛을 쐬이는 것이 좋겠다. 이것이 불편하다면 이를 닦기 전후에 반드시 칫솔을 물로 깨끗이 씻어야 한다. 천연 모이든 합성 모이든 둘 다 마찬가지다. 그렇지 않으면 양치질을 할 때마다 세균을 입 안에 모셔 들이는 꼴이 된다.

치간 칫솔과 구강 세정기 잇몸 뼈가 망가지고 잇몸이 내려앉아 이 사이에 틈이 벌어진 상태라면 '치간 칫솔'을 사용한다. 치간 칫솔이 없을 때는 강아지풀 같은 풀의 대궁을 뽑아서 끝부분에 보푸라기를 내어서 쓴다. 나무로 된 이쑤시개는 잇몸에 상처를 내기 쉽고, 어금니에 끼인 음식물을 빼내는 데도 적당하지 않다. 치아 건강에 비상등이 들어온 사람은 치실을 써야 한다. 치실은 이 사이에 낀 음식 찌꺼기와 치석을 없앨 수 있다.

구강 세정기는 가느다란 호스를 통해 고압으로 물을 내뿜는 기구다. 치간 칫솔로는 치아 사이에 낀 음식물 찌꺼기를 말끔하게 제거할 수 없다. 이럴 때 구강 세정기가 한몫 톡톡히 한다. 치아가 건강한 사람도 재미로 쓸 만하다. 처음에는 잇몸이 아프고 피가 나는 수도 있으나 그럴수록 그 부분을 집중적으로 보살펴야 한다. 잇몸이 부실한 사람은 미지근한 물로 하는 것이 좋다. 적응이 되고 나면 물기둥이 잇몸을 때릴 때 기분이 좋아진다. 보철물을 많이 끼고 있는 사람은 자존심 내세우지 말고 구강 세정기의 도움을 받을 일이다.

30대에 잇몸 질환, 40대에 잇몸 뼈 질환
치주齒周는 치아 주위 조직 즉 잇몸(치은)과 잇몸 뼈(치조골)를 말한다.

대개 30대에는 잇몸 병이 시작되고 40대에는 잇몸 뼈 질환이 시작된다. 이를 손톱으로 탁탁 쳐 봐서 기분 나쁜 통증이 느껴진다면 잇몸 뼈가 건강하지 않은 것이다.

잇몸 질환은 치석에 있는 세균이 산을 내놓아 잇몸 뼈가 녹아내리고, 세균이 잇몸속까지 들어가 조직이 망가지는 질병이다. 충치 균은 잇몸과 잇몸 뼈 사이에 둥지를 틀고 살면서 잇몸 세포를 상하게 해 출혈을 일으키고, 잇몸속으로 들어가 핏속에 있는 글루코스를 먹고 살아간다. 잇몸속에 살고 있는 충치 균이 내놓는 산은 잇몸 뼈를 녹인다. 잇몸 염증이 오래되면 잇몸 뼈가 삭아 이를 받치고 있는 기초가 흔들리게 된다. 이것이 바로 충치와는 비교도 안 될 만큼 치명적인 잇몸 질환이다.

40대가 넘으면 잇몸 건강은 혈당에 민감하게 반응한다. 당뇨병으로 분류되지 않을 만큼 혈당이 살짝 높은 정도에서는 몸의 다른 곳은 별 이상을 못 느낄 수 있다. 하지만 잇몸에 염증을 일으키고 들쑤시기에는 충분하다. 이미 잇몸 병을 앓고 있는 사람은 투철한 양치질만으로는 원래대로 되돌리기 어렵다. 지금 일단 책을 덮고 치과부터 다녀와야 한다. 가서 잇몸과 잇몸 뼈 사이에 낀 치석을 없애는 잇몸 치료를 받아야 한다.

충치는 때우거나 씌우는 것으로 얼마쯤 치료할 수 있지만, 집터가 무너지는 것이나 다름없는 잇몸 질환은 일이 벌어지고 나면 뾰족한 수가 없다. 잇몸 질환이 시작되는 시기는 대략 내당능 장애가 생기기 시작하는 시기와 일치한다. 혈당이 높으면 나이와 관계없이 잇몸 병이 급속하게 진행된다. 잇몸 병과 고혈당은 뗄 수 없는 관계다.

허약한 사람은 혈당이 높을 때와 낮을 때 몸 상태가 무척 다르기 때문에 차이를 쉽게 느낄 수 있다. 건강한 사람도 혈당과 세균의 관계를 짐작할 수 있는 데가 하나 있는데, 그것이 바로 잇몸이다.

잇몸 병에 좋다고 선전하는 약들이 있다. '인사돌'의 주성분은 옥수수에서 추출한 베타—시토스테롤Beta-sitosterol이고, '이가탄'의 주성분은 피가 빨리 굳도록 하는 물질이다. 이 약들은 요란한 텔레비전 광고에 힘입어 순진한 사람들에게 잇몸 치료제로 각인되었다.

베타—시토스테롤은 현미의 눈, 참깨, 호박씨에 많다. 피스타치오, 아몬드, 호두에도 베타—시토스테롤이 198mg, 132mg, 103mg이나 들어 있다. 아보카도에는 76mg 들어 있는데, 열량당 함유량으로는 최고다. 인사돌 한 알에는 70mg도 아니고 7mg이 들어 있다. 피를 잘 굳게 하는 성분으로 잇몸 출혈을 막는 이가탄 같은 약이 번듯한 잇몸 치료제로 자리를 차지하고 있는 것에 대해서는 뭐라 할 말이 없다.

잇몸은 우리 몸이 얼마나 건강한지 보여 주는 단면이다. 면역 기능과 뼈와 점막 재생 기능이 완벽하게 조화를 이루어야만 탄탄하고 분홍빛 도는 잇몸을 지닐 수 있다. 채소범벅을 많이 먹으면, 자잘한 잇몸 질환은 며칠만에 낫는다. 혈당의 고삐를 단단히 쥐고 채소범벅을 많이 마시면 흔들리던 이도 제자리를 잡는다. 이는 너무나 소중한 것이므로 하는 데까지 해 보아야 한다. 이를 며칠 늦게 뽑는다고 해서 크게 후회할 일은 없다.

온몸으로 번지는 잇몸 질환 잇몸 질환은 관상동맥에 염증을 일으키거나 혈전을 만들어 심장병을 일으키기도 하고, 식도암이나 폐암, 뇌종양 같은 암 발병률을 높이는 것으로 보고되고 있다. 심하게는, 거의 모든 만성병은 염증성 질환이고 이러한 염증은 대부분 잇몸에서 시작된다는 극단적인 주장도 있다.

잇몸에 자리 잡은 세균은 우리 몸 어디로든 퍼질 수 있다. 입 안 상처를 통해 바깥의 세균과 바이러스가 끊임없이 몸 안으로 들어갈 수 있다. 잇몸은 세균과 바이러스가 우리 몸속으로 들어오기 가장 쉬운 곳이다. 우리 몸 어디 한 곳에라도 염증이 생기면 온몸의 면역 세포에 좋지 않은 영향을 준다. 잇몸의 염증 때문에 생긴 유해 물질은 피를 타고 온몸을 돌면서 염증을 일으키기도 한다. 치과 치료 후 잇몸이 세균에 감염되면, 그 세균은 혈류를 타고 심장까지 들어가 판막과 같은 조직에 급성 염증을 일으킬 수도 있기 때문에, 치과에서 받은 항생제는 착실히 먹어야 한다.

잇몸 병을 앓는 산모가 낳은 아이는 건강한 산모가 낳은 아이보다 몸무게가 적거나, 너무 일찍 태어날 확률이 일곱 배나 높다. 이것은 감염된 잇몸을 돌보느라 과민해진 면역 세포가, 태아를 못살게 굴기 때문이다.

치주 조직은 튼튼하게 지은 성벽과 같다. 그러나 난공불락의 성도 일단 한 번 무너지고 나면 그것으로 끝이다. 양치질을 할 때 피가 나는 것은 한시바삐 잇몸을 돌보라는 신호다. 웬만한 잇몸 질환은 잇몸 치료만으로도 극적으로 나아진다.

잇몸 질환이 더 나빠지지 않도록 올바른 식습관을 유지하는 것은 다른 중병을 예방하는 길이기도 하다. 잇몸 뼈가 시원찮은 사람은 채소범벅을 많이 먹은 다음 다시 이를 쳐 보아 잇몸 뼈가 얼마나 튼튼해졌는지 확인해 본다. 녹즙을 먹어서 잇몸이 낫고 잇몸 뼈가 튼튼해지는 것은 단지 잇몸과 잇몸 뼈에 그치는 효과가 아니라 보이지 않는 몸속 장기도 빠르게 회복되어 간다는 징표다.

'철저한 양치질, 혈당 낮추기, 채소범벅 많이 먹기'는 이와 잇몸 건강을 위한 3대 수칙이다. 한 가지만 더 보태자면, 양치질을 한 다음 검지로 잇몸 구석구석을 꾹꾹 눌러 주는 것이다. 둔한 통증이 느껴지는 곳이 있다면 지극정성으로 눌러야 한다.

자일리톨과 에리스리톨

자일리톨Xylitol은 발효가 잘 되지 않는 5탄당 알코올이다. 딸기, 귀리, 옥수수 겨, 버섯 같은 음식에 두루 들어 있으나 충치 예방용으로 쓰기 위해서는 순수 자일리톨 분말이어야 한다. 시중에 팔리는 것은 옥수수의 섬유질이나 자작나무에서 뽑아낸 것이다. 자일리톨이 충치를 예방하는 원리는 다음과 같다.

자일리톨은 대표적인 충치 균 무탄스Streptococcus Mutans만 골라서 괴롭힌다. 원래 글루코스 같은 6탄당을 발효시켜 에너지로 삼는 무탄스가 5탄당인 자일리톨을 6탄당으로 착각하고 먹는다. 그러면 자일리톨은 발효되어 에너지를 내기는커녕 도리어 독성을 띠는 자일리톨 5인산으로 바뀐다. 무탄스 균은 이 독성을 없애려고 자일리톨 5인산을 다시 분해하고, 그러면 자일리톨이 다시 나온다. 고맙게도, 자신이 뱉어 낸 자일리톨을 다시 먹고 뱉기를 반복하면서 무탄스 균은 점점 기진맥진해진다. 이것을 무익회로無益回路라고 하는데, 무탄스 균은 이짓을 계속하다가 결국 굶어 죽는다.

양치질을 한 다음 자일리톨을 1g~2g 머금으면 허기진 충치 균은 선택의 여지없이 자일리톨을 먹고 서서히 굶어 죽는다. 이때 자일리톨이 입 안 구석구석에 오래 머무르게 하는 것이 중요하다. 잠자기 전에 자일리톨을 조금 머금고 자면 잠자는 내내 이와 잇몸을 확실하게 지킬 수 있다. 자일리톨로 만든 치약도 있다. 나는 코코넛 오일 치약, 프로폴리스 치약, 죽염 치약, 은銀 치약 따위를 두루 써 보았는데 그중에서 자일리톨 치약이 가장 좋았다. 자일리톨 가루를 치약으로 써도 좋다. 이와 잇몸을 위해서라면 싸구려 치약을 듬뿍 짜서 쓰는 것보다 비싼 치약을 조금씩 자주 쓰는 것이 훨씬 낫다.

에리스리톨Erythritol은 버섯, 과일이나 와인, 된장, 치즈 같은 발효 식품에 많이 들어 있는 천연당이다. 산업용으로 쓰이는 에리스리톨은 글루코스를 발효시켜 얻는다. 에리스리톨도 입속에서 자일리톨과 같은 일을 한다. 열량이 아주 낮아서 당뇨병 환자가 감미료로 쓰기 알맞다. 설탕을 100으로 놓으면, 자일리톨은 60, 에리스리톨은 5 정도다.

에리스리톨은 소장에서 흡수되어 핏속을 돌다가 그대로 오줌으로 빠져나간다. 몸속에서 항균 작용을 하는지는 분명하지 않다. 자일리톨을 많이 먹으면 설사를 할 수도 있지만, 에리스리톨은 이런 부작용도 없다. 다만, 치아 건강을 위해 쓰기에는 자일리톨이 맛이나 청량감이 뛰어나고 효능도 한 수 위인 것 같다.

자일리톨이나 에리스리톨을 곱지 않은 눈으로 보는 사람도 있지만, 화학 공장에서 만들었다고 해서 몽땅 '화학물질'이라고 싸잡아서는 안 된다. 충치 예방을 위해 쓰는 양은 하루에 겨우 1g~2g에 불과하다. 설탕 대신 마구 쓰지만 않는다면 문제될 것이 없다.

껌 씹기

껌을 자주 씹으면 치아 건강에 큰 도움을 준다. 충치는 입 안이 메말라 있을 때 잘 생긴다. 침은 중성을 띠고 있어서 산성으로 기울어진 이 주변을 중화시켜 준다. 따라서 침만 잘 나와도 이가 잘 썩지 않는다.

음식을 씹는 면이 더 썩기 쉬운데도 우리는 이의 옆면만 닦고 씹는 면은 대충 넘어간다. 게다가 40% 가까운 성인이 한쪽 이로만 음식을 씹는다고 한다. 이렇게 한쪽 이만 자꾸 쓰게 되면 그쪽 이만 빨리 닳거나, 얼굴 균형이 일그러지게 되고, 언어장애, 음식을 못 삼키는 연하장애嚥下障碍 따위가 나타날 수 있다. 껌을 잘 씹으면 이런 걱정을 하지 않아도 된다.

껌을 씹는 것은 또한 잇몸 뼈를 자극해 튼튼하게 해 준다. 뼈는 쓰면 쓸수록 튼튼해지고 쓰지 않으면 퇴화한다. 껌을 씹어 아래윗니가 가볍게 탁탁 부딪히게 되면 잇몸 뼈가 튼튼해질 뿐만 아니라 뇌를 자극하고 얼굴 부위의 혈액순환을 촉진한다.

보통은 충치나 잇몸 병으로 나빠진 쪽을 포기하고 성한 쪽으로만 음식을 씹는다. 이럴 때에는 성치 않은 이를 써서 억지로 음식을 씹을 것이 아니라, 잘 안 쓰는 쪽으로 껌을 씹으면 된다. 니시하라도 이런 방법을 권하고 있다. 어느 쪽으로 치우쳐 있는지는 자기 자신이 가장 잘 알고 있을 것이다. 껌을 씹어서 충치도 예방하고 얼굴의 균형도 바로잡고 잇몸 뼈도 튼튼하게 하자. 사람들이 안 볼 때 운동 삼아서 교양 있게 껌을 씹는 것이다.

이는 인간의 혼이다

니시하라 가츠나리는 "이는 인간의 혼魂"이라고까지 했다. 이는 뇌 바로 아래에 있어서 치통은 시간이 흘러도 무뎌지지 않고 익숙해지지도 않는다. 있을 때는 대단찮아 보이지만, 잃고 나면 그것이 상상도 못 할 만큼 소중한 것이었음을 깨닫게 된다. 삶의 의미를 찾겠다며 멀고 높은 것에만 눈이 어두워 헤매지 말고, 이가 썩고 잇몸이 망가져 치통에 시달리거나 끝내 이를 뽑게 되어 삶이 단숨에 무너지는 일이 없도록 조심할 일이다.

임플란트 기술만 믿고 이를 제대로 돌보지 않으면 머잖아 멀쩡한 이를 임플란트 치아로, 임플란트 치아를 틀니로 바꿔 넣어야 할 날이 곧 온다. 임플란트 시술법이라는 기계문명 덕으로 한 번은 구제받을 수 있지만 두 번, 세 번은 안 된다.

배탈이 나거나 감기에 걸렸을 때는 굳이 병원에 안 가도 된다. 그런데 치과 신세를 지지 않고 살아가는 것은 거의 불가능하다. 사람이란 안 가도 되는 곳은 잘 가지고, 반드시 가야 할 곳으로는 걸음이 떨어지지 않는다. 그래도 버릇 들이기 나름이다. 이가 건강할 때 치과에 가지 않으면 나중에 아파서 꼭 가게 된다. 치과에 가는 횟수를 줄이기 위해서라도 치과에 자주 가는 '삶의 지혜'가 필요하다. 좋은 치과 의사를 만나는 것도 복이다.

이가 아프다고 느낄 때는 이미 큰일이 벌어진 뒤다. 다른 장기는 아팠다가 다시 좋아지기도 하지만 이는 한 번 무너지면 그만이다. 아직 치과 치료를 받아 본 적이 없다면 대단한 복을 누리고 있다는 것을 알아야 한다.

6_5 세균과 바이러스 질환

바이러스Virus는 핵산과 그것을 둘러싼 단백질로 되어 있다. 멀쩡한 다른 세포들과 달리 핵이나 세포막이 없는 데다가, 효소도 없어서 스스로 물질대사를 할 수 없다. 숙주에 빌붙어 살아야 하는 운명인 것이다. 그러니까 '생명 있는 단백질' 수준이라고 할 수 있다. 크기도 정상 세포는 물론 세균보다도 훨씬 작다. 바이러스는 살아 있는 세포 속에서만 자랄 수 있다. 간염, 인플루엔자, 감기, 소아마비 따위가 바이러스 때문에 걸리는 병이다.

세균Bacteria, 즉 원핵생물은 핵은 있지만 핵막이 없어서 염색체가 세포질에 퍼져 있는 단세포생물이다. 원핵 세포는 세포가 제대로 분화되지 못해 세포 속에 있어야 할 몇 가지 기관(특히, 미토콘드리아)이 없다. 세균은 우리 몸의 정상 세포보다는 작고 바이러스보다는 크다.

기생하는 것들이 지켜야 할 으뜸 수칙은 숙주와 공생共生까지는 못해도 절대 숙주의 목숨을 건드려서는 안 된다는 것이다. 어리석은 것들은 숙주를 죽음으로 몰아넣고 자신도 죽는다. 이런 것은 제대로 된 놈들이 아니다.

바이러스와 세균은 증식 방법이 완전히 다르다. 세균은 2분열 증식 즉, 한 개가 두 개로, 두 개가 네 개로 하는 식으로 그 수를 늘려 가고, 바이러스는 숙주세포가 단백질을 만들어 내는 시스템을 빌려 새끼를 왕창 치는 방식으로 수를 늘린다.

바이러스가 증식하는 첫 단계는 숙주세포에 착 달라붙는 것이다. 바이러스는 세포 표면의 수용체와 결합해 세포 안으로 침입하는데, 동물 바이러스는 대부분 세포의 식포食胞(세포 내 소화기관)로 들어간다. 그 뒤 바이러스는 껍데기를 벗고 세포질로 들어가고, 세포질에 들어온 바이러스의 핵산은 숙주세포의 효소와 만나 새끼 바이러스를 키운다. 다 자란 새끼 바이러스는 세포 밖으로 나와 다른 세포 안으로 들어가 똑같은 방법으로 새끼를 친다.

전염병의 역사

전염병이 눈에 보이지도 않는 작은 생명체 때문에 생긴다는 것을 알게 된 것은 백 년 남짓밖에 안 되었다. 중세 이전, 동양에서는 전염병의 원인을 사기邪氣라 했고, 서양에서는 악령惡靈이라고 했다. 19세기 서양에서는 전염병이 부패한 시신의 내장 속 어떤 성분 때문에 생긴다는 장기설臟器說이 지배적이었다. 1882년 로버트 코흐가 결핵균과 콜레라균을 발견하고 나서야 전염병의 실체가 알려졌다.

전염병은 한 국가의 운명을 바꾸어 놓을 만큼 무시무시하다. 14세기 유럽에서는 흑사병이 돌아 인구의 1/3이 숨졌다. 이 때문에 장원제를 기반으로 한 중세가 무너지기에 이르렀다. 전쟁과 기근 끝에는 어김없이 전염병이 돌아 영양실조에 걸린 사람들을 휩쓸고 갔다. 유럽 각국이 신대륙 '발견'에 나선 뒤, 아메리카 원주민은 스페인 군인들이 옮긴 천연두 같은 전염병에 추풍낙엽처럼 쓰러져 갔다. 살아남은 원주민은 4%~5%밖에 되지 않았다고 한다.

20세기에 들어서도, 1918년 스페인 인플루엔자가 돌기 시작해 이듬해까지 맹위를 떨쳤다. 인류 대부분이 걸린 데다가 2천만 명에 이르는 희생자를 낳았다. 우리나라에서도 740만 명이 걸려 14만 명이 죽었다고 한다. 그 뒤로 백신과 항생제가 보급되고, 위생에 힘을 쏟으면서 전염병 공포에서 거의 벗어나는 듯했다. 실제로 20세기는 스페인 인플루엔자 말고는 이렇다 할 대규모 전염병이 없었다.

그런데 "이제 감염의 시대는 끝났다."고 선언을 하기가 무섭게, 항생제를 이겨 내고 더욱 독해진 세균과 바이러스들이 나타나기 시작했다. 당장이야 항생제 덕분에 엄청난 사람들이 목숨을 건지고 있지만, 이 황금시대가 얼마나 오래갈지는 아무도 모른다. 나와 있는 항생제가 몽땅 듣지 않게 되는 무시무시한 사태가 코앞으로 다가왔다는 경고의 목소리가 높아 가고 있다.

우리는 먼 나라에서 신종 인플루엔자, 조류독감, 사스 같은 전염병이 돈다는 소식을 듣는다. 지레 겁을 집어먹고 호들갑을 떠는 것이 아닌가 싶을 수도 있지만, 이런 소란을 떠는 데는 다 까닭이 있다. 언제 스페인 인플루엔자 같은 것이 또 인류를 급습할지 모르는 것이다.

바이러스나 세균과 아무 상관이 없을 법한 질병들이 실은 바이러스나 세균에 감염되어 걸리는 것으로 밝혀지고 있다. 심지어 암(위암, 간암, 자궁암, 백혈병), 심장병이나 어떤 뇌졸중은 바이러스나 세균 때문에 발생한다고 한다. 꽤 많은 몸의 불균형도 바이러스나 세균 같은 기생체 때문에 생긴다.

감염이라 하면 보통은 세포 바깥, 즉 체액에서 일어나는 감염을 일컫는다. 이런 감염은 대부분 항생제로 물리칠 수 있다. 우리를 만성병으로 몰고 가는 것은 세포 속 감염이다. 항생제는 세포 속으로 잘 들어가지 못해 세포 속 감염은 항생제로도 완전히 치료하기가 힘들다.

그렇다고 감염이 늘 나쁜 것만은 아니다. 치명적이지 않은 세균과 바이러스에 이따금 시달리는 것은 우리의 면역계를 훈련시켜 건강한 체질로 만들어 준다. 산속 깨끗한 기운 속에서만 살던 사람이 갑자기 도시로 나가면, 곳곳에 득실거리는 온갖 감염원과 오염 물질에 꼼짝없이 당하는 수가 있다.

감기

감기는 인후, 콧구멍, 기관지 같은 상기도上氣道의 바이러스 감염을 두루 이르는 말이다. 감기를 일으키는 바이러스는 수십 가지나 된다. 무료한 일상이 지루하게 이어질 때 걸리는 감기는 뜻밖의 활력소가 될 수 있다. 쉬고 있는 면역계를 깨워 훈련시키는 좋은 기회가 되기도 한다. 평소에 너무 튼튼해서 사고의 폭이 좁아진 사람도 감기에 걸려 힘이 빠지면 생각에 잠기곤 한다. 가벼운 감기라면 좀 더 매력적인 목소리로 바뀌기도 한다.

그렇다고 감기에 너무 자주 걸리거나 몇 주씩 감기를 달고 다녀서는 곤란하다. 감기에 걸리지 않으려면 일단 상기도 점막이 튼튼해야 한다. 점막이 건강하면 엄격한 면역계를 동원하지 않고도 몸을 지킬 수 있기 때문이다. 비타민A나 비타민C 같은 영양소와 알로에 같은 약초를 먹으면 좋다.

감기가 막 시작될 때에는 목욕만 잘해도 아무렇지 않게 고비를 넘길 수 있다. 체온을 높이면 바이러스는 움직임이 무뎌지고 면역계는 깨어난다. 감기에 걸렸을 때 체온이 오르는 것은 바이러스를 물리치기 위해 불을 지피는 것이다. 바이러스에 감염된 부분은 목과 코다. 따라서 열을 올릴 때도 이 부분에 집중해야 한다. 감기에는 목을 목도리로 잘 감싸는 것보다 나은 처방이 없다. 잘 때에도 꼭 목을 따뜻하게 해야 한다. 그러면 너무 일찍 감기가 떨어져 조금 서운한 마음이 들 수도 있다.

감기에 걸렸을 때 소주에 고춧가루를 풀어서 한 잔 하고 땀을 빼는 민간 처방에는 과학적 근거가 있다. 체온을 올리는 것과 항바이러스 작용을 하는 고춧가루 처방은 감기를 쫓기에 적합하다. 감기에 걸리면 찬물에 세수도 못 하게 했던 옛 어른들의 지혜도 따르는 것이 좋다. 찬바람을 맞으며 병원에 왔다 갔다 하기보다는 되도록 감기가 나을 때까지 집구석에 틀어박혀 있는 것이 상책이다.

아예 굶어 버리는 것도 좋다. 단식을 하면 혈당은 심지어 50 이하로 내려가기도 한다. 이쯤 되면 세균은 굶어 죽기 직전이고 정상 세포도 숨만 겨우 내쉬는 동면 상태로 들어간다. 감염된 세포가 감기 바이러스를 만들어서 내보내는데, 그 세포가 배가 고파 힘을 못 쓰면 이런 일을 할 수 없다. 그런데 이렇게 아는 것이 많은 나도 정작 감기에 걸리면 도리어 먹는 것, 그것도 쓰레기 음식을 자꾸 찾는 걸 보면, 인간이란 참말로 대책이 없는 존재인 것 같다.

만성 B형 간염

B형 간염의 원인은 바이러스이다. 많은 사람들이 B형 간염을 치료하려면 면역력을 길러야 한다고 믿고 있는데, 한편으로는 맞는 말이다. 그런데 B형 간염 환자가 그렇지 않은 환자보다 반드시 면역력이 낮다고 단언할 수는 없다.

어른이 된 후에 B형 간염 바이러스와 맞닥뜨리면 자기도 모르게 가볍게 앓고 지나가거나 한두 달 고생한 뒤 완전히 회복되고, 만성간염으로 번지는 일은 거의 없다. 문제가 되는 것은 유아기, 즉 면역 체계가 형성되기 전에 감염된 경우다. 이때에는 면역 세포가 미처 B형 간염 바이러스를 나쁜 놈으로 인식하지 않고, 다른 이로운 균하고 비슷하게 취급한다. 그러다가 바이러스가 엄청나게 자라 간 기능에 장애가 생길 무렵에야 비로소 간세포 속에 도사리고 있는 바이러스를 공격하기 시작한다. 면역 세포는 간세포의 세포막을 찢고 그 속에 있는 바이러스를 죽인다. 간세포가 파괴되기 시작하면 바이러스의 수효는 점점 줄어들지만 몸은 전보다 나빠진다. 면역 세포가 간세포도 죽이는 셈이 되어 간이 나빠지기 때문이다.

이렇게 해서라도 바이러스를 근절根絶할 수 있으면 다행이지만, 싸움이 어느 정도 진행된 후 바이러스 수준이 낮아지면 면역 세포는 사태가 진정된 줄 알고 곧 공격을 멈춘다. 이것은 면역력이 약해서 그런 것이 아니라 유아기에 자리 잡은 바이러스에 대한 면역관용 때문이다. 이러한 상황은 간염 바이러스 자체를 물리치기 어렵게 만드는 원인이다. 또한 면역 세포의 대응 속도가 바이러스가 자라는 속도를 압도하지 못하면 일진일퇴를 거듭할 뿐, 바이러스를 끝내 없애지 못한다.

바이러스성 질환에 대해서, 제도권 의료에서는 항바이러스제를 처방하고 대안 의료에서는 면역력 증강에 초점을 맞춘다. 면역력이 강하면 감염 질환에 덜 걸리는 것은 확실하지만 그렇다고 면역력 강화에만 골몰해서는 안 된다. 면역력을 높여 바이러스를 퇴치하려는 것은 범죄의 온상이 되고 있는 환경은 그대로 둔 채 경찰력을 늘려 겉으로 드러난 문제만을 해결하려는 것과 같다. 무장한 경찰이 도처에 깔려 있는 사회가 바람직스럽지 않듯이, 감염을 물리치기 위해 면역 세포가 지나치게 온몸을 휘젓고 다니는 것도 경계해야 한다. 우리 몸이 바이러스를 물리칠 수 있는 방법은 다양하다. 면역이 바이러스를 물리치는 유일한 무기는 아닌 것이다.

세포 속 감염을 잡는 방법

면역학이 병을 고치는 메커니즘으로서 본격적으로 논의된 것은 요사이 일이다. 면역이 건강을 지키고 병을 고치는 일에서 차지하는 중요성은 아무리 강조해도 지나치지 않는다. 그런데 면역 기구는 우리가 이해할 수 있을 만큼 간단하지도 않고, 이해한다고 해도 그것을 어찌저

찌 마음먹은 대로 끌고 다닐 수는 없다.

감기에 걸렸을 때를 생각해 보자. 정작 바이러스가 점령한 부분은 목과 코인데도 피곤한 것은 온몸이다. 바이러스를 물리치기 위해 온몸의 면역 세포가 활발하게 움직이기 때문이다. 따라서 면역 세포가 되도록 긴장을 늦춘 상태에서 편안하게 방어할 수 있게 해야 한다.

면역 기구가 조화롭게 작동할 수 있도록 하는 것이 바람직한 방어 체계이다. 그러려면 면역계의 부담을 덜어 주어야 한다. 구들이 잘 놓인 온돌방은 불을 조금만 때도 온 방이 골고루 따뜻해진다. 그러나 서툴게 놓인 방은 장작을 가득 밀어 넣고 불을 지펴도 썰렁하기만 하다. 이때는 구들을 뜯어내고 새로 놓아야 한다. 그렇지 않고 불을 더 많이 때서 해결하려다가는 아랫목만 태우고 말 것이다. 면역 기구도 이와 같다.

면역 증강에 좋다는 약재나 건강식품은 터무니없이 비싼 가격에 팔린다. 상황버섯, 산삼, 버섯 균사체 같은 것들이 그것이다. 녹즙 같은 기본적인 처방은 나 몰라라 하고 면역을 기른다며 비싼 건강식품에 의지하는 것은 서툴게 놓인 구들은 그대로 두고, 아궁이에 장작만 집어넣는 꼴이다.

무엇보다 아래와 같은 방법으로 무거운 짐을 덜어 주어 면역계가 편안하게 쉴 수 있도록 해야 한다.

첫째, 몸이 건강해야 한다. 건강은 먹는 것에서 비롯된다. 우리 몸을 이루는 영양소와 태우는 영양소를 한 가지라도 빠뜨려서는 안 된다. 영양소의 균형이 무너진 상태에서는 값비싼 산삼이나 녹용도 마른 풀과 뿌리에 지나지 않는다. 비타민B가 모자라 못 걷는 환자에게 필요한 것은 산삼이 아니라 쌀겨다. 비타민C가 부족해 괴혈병에 걸린 사람에게는 십전대보탕이 아니라 살아 있는 풀 한 움큼이 보약이다. 구성 영양소, 태우는 영양소 할 것 없이, 모든 영양소를 아우를 수 있는 것은 채소범벅과 녹즙밖에 없다.

둘째, 감염원에 직접 작용하는 프로폴리스나 식초, 코코넛 오일 따위를 투여하는 것이다. 몸 자체가 부실해 바이러스가 쉽사리 새끼를 칠 수 있는 상태에서는 면역이 아무리 활발하더라도 그 힘만으로는 침입자를 물리칠 수 없다. '너희들은 마음대로 자라라. 우리는 너희가 자라는 속도보다 더 빠르게 너희들을 잡아먹겠다.'는 계획이 성공하면 다행이지만, 그렇지 않으면 2% 부족한 상태로 기약 없이 세월만 축낼 것이다. 바이러스, 세균과 속도 경쟁을 벌이는 것은 어리석은 짓이다.

이에 비해 병균을 직접 억제하는 물질은 면역 세포를 혹사시키지도 않고 몸에 상처를 내지도 않는다. 이때 허약해진 세균과 바이러스가 면역 세포의 공격을 받아, 단기간에 면역반응이 활발하게 일어나는 수도 있다. 이러한 면역 활성화는 병균을 뿌리 뽑을 날이 머지않았다는 것을 보여 준다.

셋째, 혈당 수준을 바닥까지 낮춰 세균을 굶기고, 면역계를 활발하게 한다. 혈당 수준은 세균과 바이러스 질환에 직접 영향을 미친다.

넷째, 체온을 올린다. 세균과 바이러스는 체온이 높으면 빌빌거린다. 면역계는 그 반대다.

위태로운 순간에는 털끝만 한 차이가 생사生死를 가른다. 따로따로야 큰 효과가 없을 수도 있지만, 한꺼번에 집중하게 되면 놀라운 결과를 얻을 수 있는 방법들을 소개한다. 항생제를 먹을 때에도 이러한 방법을 곁들이면 치료 기간을 줄일 수 있다.

프로폴리스 나무는 줄기에 상처가 나면 침입자를 막기 위해 송진과 같은 수지樹脂를 분비한다. 꿀벌은 수지를 모아다가 제 침과 효소를 섞어서 벌집의 틈새와 안쪽에 발라 놓는다. 이것이 바로 천연 항생제 프로폴리스Propolis이다. 감기가 들락 말락 할 때 프로폴리스를 충분히 먹으면 감기에 걸리지 않고 지나갈 수 있다. 프로폴리스에는 식물에서 얻을 수 있는 항산화물이 다 들어 있다.

락토페린 락토페린은 항바이러스·항균 작용을 하므로 허약한 환자가 먹기에 안성맞춤이다.

은 용액 은銀은 예로부터 해독하는 물질로 알려졌다. 은 그릇에 음식을 두면 그릇에서 살짝 녹아 나온 은이 미생물의 성장, 번식을 억제해 음식이 더디 상한다. 은그릇과 은수저를 통해 섭취한 은도 똑같은 작용을 한다. 은은 많은 바이러스와 세균의 증식을 저지하는 것으로 알려져 있다.

우리나라에 은 용액Colloid Silver 요법을 널리 알린 사람은 김재수 박사다. 캐나다에 출장을 갔다가 우연히 길거리에서 파는 은 용액 제조기를 보고 호기심이 발동해 하나 사 가지고 왔던 것이다. 돌아와서 감염성 질환에 걸린 주변 사람들에게 은 용액을 나누어 주었는데 믿기지 않을 정도로 큰 효과를 보았다고 한다.

상처 난 데 은 용액을 바른 거즈를 갖다 대면 덧나지 않고 잘 아문다. 금 용액도 은 용액과 비슷한 작용을 한다. 집에서 손수 만들어 먹는 은 용액은 비용은 적게 들지만 양을 정확히 잴 수 없고 입자 크기가 너무 크다는 점에서 선뜻 권할 수 없다. 입자가 큰 은 용액을 많이 먹게 되면 은 중독Argyria에 걸릴 수도 있다. 은 중독을 일으키는 양이 얼마인지는 정확하지 않지만, 일정량을 넘기면 거의 모든 은 용액 제품이 중독을 일으키는 것만은 확실한 것 같다.

은 용액은 입자 크기가 작을수록 좋고, 은 화합물보다는 입자 형태가, 입자 형태보다는 이온 형태가 더 안전하다. 은 용액이 몇 ppm이라는 것은 양을 나타내는 것에 불과하기 때문에 의미가 없다. 낮은 농도의 은 용액을 많이 먹든, 높은 농도의 은 용액을 적게 먹든, 중요한 것은 그 속에 들어 있는 은의 총량이다. 다만 100ppm을 넘는 초고농도 은 용액을 쓸 때는 자기도 모르게 과용할 수 있으니 각별히 조심해야 한다. 은 용액은 잠깐 상처에 바를 때는 별다른 제한이 없다. 먹을 때는 중병 환자가 투병 초기 몇 달 동안 일시적으로 쓰는 것이 안전하다.

글루타치온 글루타치온이 직접 항바이러스 작용을 하는 것 같지는 않다. 하지만 글루타치온은 산화를 막고, 면역력을 기르고, 해독을 도와 면역 시스템이 잘 작동할 수 있게 한다. 면역 세포의 성질을 건드리거나 자극하지 않고, 더 힘차게 움직일 수 있도록 돕는 것이다.

B형 간염이나 에이즈 같은 만성 바이러스 질환을 앓고 있는 사람은 글루타치온의 재료가 되는 아세틸시스테인을 꾸준히 먹어야 한다. 면역계가 허약한 사람은 면역계에 작용하는 약을 함부로 먹으면 안 되는데, 글루타치온만큼은 예외다.

셀레늄, 요오드 셀레늄과 요오드도 직접 항바이러스·항생 작용을 한다. 생식기는 정자를 보호해야 하므로 면역계가 활발해지면 안 되는 곳이다. 우리 몸은 면역 세포 대신에 셀레늄을 생식기에 몰아 놓아 병균을 억제하는 것으로 보인다. 철분을 뺀 미네랄 대부분은 은 용액이나 금 용액이 그렇듯이 세균의 성장을 막는다.

동물성 생약 지렁이는 항생 효과가 뛰어난 생약재로 알려져 있고, 간장병 환자가 즐겨 먹는 굼벵이 역시 항바이러스·항생 작용이 뛰어나다. 구더기 요법이라는 것도 있다. 상처 난 곳에 구더기를 놓아두면 구더기가 상처 찌꺼기를 먹고 항생물질을 내놓아 상처가 덧나지 않고 쉬 아물게 되는 방법이다.

식물성 생약 크랜베리는 요도염, 잇몸 질환, 심장병에 큰 효과가 있다고 한다. 올리브 잎 추출물은 지중해 연안에서 오랫동안 항생제로 쓰인 생약이다. 스피룰리나, 인동초 꽃(금은화), 딱주(잔대), 둥굴레(황정), 계피, 생강, 마늘, 어성초에도 항생 효과가 있다.

모든 풀에는 항바이러스·항생 물질이 들어 있다. 식물이 바이러스를 막기 위해 만들어 낸 물질은 우리 몸속에서도 항바이러스 작용을 한다. 그러니 다시 채소범벅과 녹즙으로 돌아갈 수밖에 없다.

이 밖에도 코코넛 오일이나 식초, 비타민C, 구연산도 바이러스를 막는데 도움을 준다. 고기를 많이 먹었다가는 낫고 있던 것도 덧난다.

면역과 임산부의 건강

아이를 배고 있는 기간은 임신기, 아이를 낳아 젖을 먹이는 기간은 수유기라고 한다. 그런데 아이를 밴 여자와 아이를 낳아 젖을 먹이는 여자는 임신부妊娠婦와 산부産婦로 나누지 않고 임산부라고 뭉뚱그려 부른다. 그러나 둘은 하늘과 땅 차이이다. 임신부와 산부가 몸을 돌보는 방식도 같을 수가 없다. 둘 중 더 신경을 써야 하는 시기는 임신기, 그중에서도 초기이다.

태아는 아버지의 유전인자도 가지고 있기 때문에 엄마 몸에 있는 면역계에서 보자면 침입자로 비칠 수 있다. 이때 엄마의 몸은 스스로 면역을 억눌러 이 문제를 해결한다. 그런데 임신부가 몸보신을 한답시고 면역을 돕는 음식이나 약재를 마구잡이로 먹으면, 애써 면역을 억눌러 놓은 수고가 헛것이 된다. 인삼같이 면역력을 기르는 각종 한약재, 버섯 균사체, 락토페린, 클로렐라, 스피룰리나 따위를 먹거나 뜸을 뜨게 되면 면역은 다시 활발해진다. 그러면 면역을 다시 낮추기 위해 임신부는 과로하게 된다. 임신 초기에 생기는 입덧은 아무 음식이나 먹다가는 면역계가 활발해져서 태아가 위험해질 수 있으니 먹을 것에 최대한 까탈을 부리거나 차라리 거의 먹지 말라는 대자연의 신호다.

감염이 되거나 상처가 났을 때에도 면역이 활기를 띤다. 그러므로 임신 중에는 상처가 나거나 감염되지 않도록 조심하고, 약처럼 생긴 것은 되도록 멀리해야 한다. 혹 감염이 되었다면 프로폴리스, 은 용액, 중쇄지방산, 식초같이 면역계를 통하지 않고 감염원을 직접 상대하는 것들을 먹어서 하루빨리 감염을 물리쳐야 한다.

배 속의 아이에게는 술 한 모금도 치명적일 수 있다. 알코올 분해 산물인 '아세트알데히드'는 활성산소의 일종이다. 이것은 태아의 발달에 치명적인 영향을 주고, 기형아 출산의 유력한 원인으로 꼽히고 있다. 임신부는 아이가 배 속에 있는 동안에는 술 냄새도 맡지 말아야 한다.

일단 아이를 낳고 난 뒤에는 그동안 억눌러 온 면역을 한껏 올려도 상관없다. 당연히 보약을 먹어도 된다. 임신 중에도 마찬가지지만 아이를 낳은 뒤 젖을 먹일 때는, 평소에 자주 먹던 채소를 위주로 만든 채소범벅을 많이 먹어야 한다. 풋내 나는 녹즙을 소화시켜 아이가 먹기 좋도록 다듬어 놓은 것이 바로 엄마 젖이다.

6_6 비만

　비만은 단순히 보기에 좋고 나쁜 문제가 아니라 되도록 빨리 떨쳐버려야 할 질병이다. 비만은 당장 심리적 위축, 체력 고갈이라는 직접적이고 현실적인 문제를 일으키고, 멀게는 고혈압, 심장병, 뇌졸중, 당뇨병의 원인이 된다. 특히 비만인 사람은 탄수화물대사가 제대로 이루어지지 않아 당뇨병에 걸리기 쉽다.

　사람들은 비만이 과식과 운동 부족 때문에 생기는 것으로 알고 있다. 그러나 과식을 하지 않으려고 며칠 동안 공들여 본들 단 한순간에 무너지기 쉽다. 많이 먹으면 분명 살이 찐다. 과식을 의지로 통제할 수 없다는 것은 수많은 다이어트가 실패하고 마는 것만 보아도 알 수 있다. 근본적인 해결책은 '왜 과식을 하게 되는지' 그 원인을 찾아 없애는 것이다.

몸무게가 늘어나는 원리

　음식으로 먹은 당(글루코스)이 남아돌게 되면 몸에 부담을 주기 때문에 우리 몸은 글루코스를 글리코겐이나 중성지방으로 바꿔 저장한다.

당에서 글리코겐, 중성지방으로 갈수록 안정성은 높아지고 순발력은 떨어진다. 현금(글루코스)은 당장 쓸 만큼만 있으면 되고 나머지는 쉽게 꺼내 쓸 수 있는 보통예금(글리코겐)에 넣고, 일부는 정기적금(중성지방)에 넣어 두는 것과 같다.

탄수화물이 일단 중성지방으로 바뀌고 나면 다시 탄수화물이 되는 법 없이, 그대로 있거나 지방산으로 연소된다. 탄수화물에서 지방산으로 가는 길은 마치 물고기가 통발 속으로 들어가는 것처럼 쉽지만, 반대로 빠져나오는 것은 그렇지가 않다.

다이어트가 한순간에 물거품이 되는 것은 통발로 들어가서 지방이 되려는 물고기(탄수화물)가 늘 기다리고 있기 때문이다. 딱 한 번 곁길로 새기만 해도 남는 칼로리는 제꺼덕 지방으로 바뀌어 저장된다. 이런 식으로 몸무게는 전진만 하고 후퇴는 하지 않는 미늘 톱니바퀴처럼 늘어간다.

혈당이 오르면 지방이 쌓인다 혈당이 오르면 우리 몸은 당을 좀 더 안전한 글리코겐이나, 이보다 훨씬 안전한 중성지방으로 바꾸어 저장한다. 글리코겐은 글루코스의 홍수를 조절하는 작은 저수지라고 할 수 있다. 글리코겐이라는 저수지에 물이 차오르면 그때는 넘치는 글루코스를 중성지방으로 바꾸어 저장한다. 탄수화물이 글루코스나 글리코겐 형태로 있을 때는 잘 타지만, 저장성 지방인 중성지방으로 바뀌면 잘 연소되지 않는다.

살이 찌고 싶다면 반찬 없이 떡이나 빵, 라면, 케이크처럼 혈당을 올리기 좋은 음식을 닥치는 대로 먹으면 된다. 이렇게 하면 몸은 좀 망가지더라도 살은 찔 것이다.

몸무게를 조절하는 비결은 혈당이 혈액 속으로 갑자기 쏟아져 들어가는 것을 막는 것이다. 홍수를 막기 위해서는 댐을 자꾸 만드는 것보다는 숲을 잘 가꾸어 빗물이 한 번에 쏟아져 흘러가지 않도록 하는 것이 현명하다. 혈당 조절도 이와 비슷하다. 즉, 섬유질과 지방을 적당히 곁들여 먹어서 소화관에서 글루코스가 한꺼번에 혈류 속으로 쏟아져 들어가는 것을 막는 것이다.

지방을 쓸 줄 모르는 몸 글루코스와는 달리 지방을 태워서 에너지로 쓰려면 L-카르니틴, 코엔자임Q10, 리파아제, 각종 미네랄 같은 수많은 영양소가 필요하다. 그런데 쓰레기 음식에는 이러한 영양소가 거의 없고, 또한 그런 음식을 먹어서는 이런 영양소를 제대로 만들지도 못한다. 어쩌다 찐 살이 좀처럼 빠지지 않는다면 지방을 분해해 에너지로 삼을 수 있는 길이 막힌 것은 아닌지 의심해 보아야 한다.

영양실조로 인한 과식 많이 먹고 싶은 욕구를 참을 수 없다면 영양이 부족한 것은 아닌지 살펴볼 필요가 있다. 쓰레기 음식을 오래 먹게 되면 여러 가지 필수영양소가 결핍된다. 그러면 우리 몸은 모자란 영양소를 기준으로 음식량을 늘린다. 쓰레기 음식에 티끌만큼 든 필수영양소를 긁어모으기 위해 몸을 내던지는 것이다.

제대로 먹어야 살이 빠진다

비만의 첫 번째 원인은 탄수화물대사가 제대로 되지 않는 것이다. 따라서 탄수화물을 줄이고 탄수화물을 먹는 방식도 바꿔야 한다. 쉽게 말하면 밥이나 빵만 많이 먹지 말고 '푸른 잎채소'를 많이 먹으라는 말이다. 이렇게 간단하고 분명한 길을 두고 어중이떠중이들이 만든 온갖 다이어트 수칙을 가훈으로 삼아 운동기구에 몸을 맡긴 채 살을 떨어내려는 것은 칼등으로 사과를 깎는 것이나 마찬가지다.

그러니 무작정 허기진 몸으로 이를 악물고 운동할 것이 아니라, '제대로 먹는 것'에 온 힘을 쏟아야 한다. 쓰레기 음식을 그대로 먹으면서 먹는 양만 줄이면 어떻게든 살은 빠진다. 하지만, 다음 길목에는 비만보다 불길한 영양실조가 떡하니 기다리고 있다. 쓰레기 음식만 먹으면서 양을 줄이면 비타민이나 미네랄 같은 미량영양소 결핍이 금세 찾아온다. 그러면 어떻게든 영양소를 확보하고자 식욕은 치솟고, 마구잡이로 먹다 보면 혈당이 널을 뛰고, 도로 살이 찐다. 그 다음에는 비만을 견디지 못해 다이어트를 되풀이한다. 이게 돌고 돈다. 그렇잖아도 부실한 몸으로 또 다이어트를 하게 되면, 미량영양소가 더 부족해지고 몸은 먹는 양을 늘려서라도 결핍을 채우려 든다. 다이어트쟁이들이 다이어트에 성공하면 곧 폭발적인 식욕에 시달린다. 이것은 살아남기 위한 본능에서 비롯된 것이다. 근본을 무시한 이러한 다이어트는 성공하면 영양실조, 실패하면 그대로 비만이다.

이것이 무턱대고 살 빼겠다고 덤비는 요즘 사람들 다이어트 행태이다. 이때 빼야 할 것은 '살'이 아니라, 쓰레기 음식 '중독'이다. 뒤틀린 욕구를 바로잡지 않으면 살을 뺐다가 다시 찌는 다이어트만 반복하다가 일생을 보내는 '다이어트쟁이'가 되고 만다.

고픈 배를 움켜쥐는 강인한 정신력만 있으면 살을 빼는 것은 식은 죽 먹기다. 그런데 대개는 정신력으로 버티는 데도 한계가 있어서, 잘하다가 하루아침에 도루묵이 되고 만다. 마치 다시 굴러떨어질 것을 뻔히 알면서도 무거운 바윗돌을 산꼭대기로 날라야 하는 시시포스^{Sisyphos}의 운명과 같은 것이다.

이러한 운명을 벗어나기 위해서는 먹을거리 종류와 질을 바꿔야 한다. 정제된 탄수화물은 입에 대지 않고, 좋은 탄수화물(유기농 통곡물)도 되도록 줄이고, 채소를 소처럼 먹고, 거기에 코코넛 오일을 곁들인다면, 어떻게 해도 비만이 되기 어렵다. 사실 몸무게를 줄일 목적이라면 이렇게 복잡하게 할 필요도 없다. 다른 것은 그대로 두고, 하루에 채소범벅 500ml만 마셔도 비만쯤은 가볍게 벗어날 수 있다.

코코넛 오일을 다루면서 적었듯이 중 사슬 지방산은 잘 마른 장작 같아서 쉽게 타고 아무것도 남기지 않는다. 몸의 신진대사가 활기를 띠게 되어, 잘 타지 않던 긴 사슬 지방산도 덩달아 쉽게 연소된다. 중 사슬 지방산인 코코넛 오일을 먹으면 활기가 돌고 체온이 오른다.

몸에 붙은 불청객을 떼어 버리기 위해 억지로 움직이는 것만큼 비참한 것은 없다. 신진대사가 더뎌져서 몸이 무겁고 그래서 안 움직이다 보니 살이 쪄 더 꼼짝도 하기 싫은 판에 자꾸 움직이라고 하니 고역도 이런 고역이 없는 것이다. 활력이 넘치느냐 그렇지 않느냐는 결국 세포가 만들어 내는 에너지의 양과 관련되어 있다. 에너지원의 10%~20% 정도를 코코넛 오일로 채우면 어느 단계에서도 막힘이 없이 대사가 순조롭게 이루어지고, 그만큼 우리 몸은 가벼워진다. 그러면 누가 시키지 않아도 좀이 쑤셔서 밖으로 나갈 것이다.

약간 서운하다 싶을 때 수저를 놓는 것이 건강에 좋다고는 하지만 그래서는 왠지 허전하다. 그런데 제대로 된 음식을 먹는다면 구태여 먹는 양을 억지로 줄일 필요가 없으니, 배가 덜 찼을 때 수저를 놓는 도력을 발휘할 필요가 없다.

6_7 아토피와 알레르기성비염

　'산업 문명은 바람직한 것인가?' 하는 질문에 대해서는 어느 누구도 딱 부러지게 대답할 수는 없을 것이다. 그런데 '어린이에게는 어떠한가?'로 질문의 범위를 좁히면 대답은 간단해진다. 배불리 먹을 수만 있다면 어린이에게는 산업사회 이전이 훨씬 살 만한 세상이다. 요즘 어린이들은 철들자마자 사육 틀에 갇혀야 하는 운명을 타고났다. 거기다 아토피에 시달리는 아이들 처지는 더욱 비참하다.

　'아토피Atopy'라는 말은 1920년대에 처음 나왔다. '벗어나 있음'이라는 뜻이다. 그때 그 연구자들이 뭘 알고 만들었는지는 모르겠지만, 결국 이 말은 병의 원인을 정확하게 짚은 셈이 되었다. 아토피는 면역이 정상에서 벗어나면서 생기는 엉뚱한 증상이기 때문이다.

　아토피는 면역항체 가운데 면역글로불린EImmunoglobulin E가 지나치게 설치는 바람에 생기는 증상, 즉 아토피성피부염뿐 아니라 만성 알레르기성비염, 천식 따위를 두루 이르는 말이다. 요즘은 주로 아토피성피부염을 이르는 말로만 쓰이고 있다. 우리 몸속 항체 가운데 면역글로불린 E가 차지하는 비중은 고작 1%에도 못 미치는데도, 이것이 넘치면 과민 반응을 일으킨다.

면역글로불린E는 무엇인가

우리 몸에 병균이 들어오면 면역글로불린E는 여러 가지 화학물질을 내놓는다. 그러면 이들 화학물질은 점액을 잔뜩 뿜어내고 염증을 일으켜 주변을 난장판으로 만든다. 점막을 통해 들어오려고 하는 병원균을 막아 내기 위해서다. 이것을 '알레르기 반응'이라고 부른다.

그런데 면역계에 굳이 이러한 알레르기 반응이 필요한 것일까? 콧속 점막에서는 병원균에 직접 작용하는 면역글로불린G Immunoglobulin G가 나서면 더 쉽게 막아 낼 수 있다. 알레르기 반응처럼 난장판을 만들지 않고도 깔끔하게 병원균을 내모는 것이다. 그런데 알레르기성비염 환자는 면역글로불린E가 나서서 난장판을 만들고, 일을 그르친다. 뭣 때문에 실력도 변변찮은 녀석이 나서서 일을 그르치는 것일까?

원래 면역글로불린E는 기생충을 물리치기 위한 항체다. 기생충이나 그 알은 죽이기가 쉽지 않다. 우리 몸의 항체가 상대하기에는 일단 덩치가 터무니없이 크다. 면역글로불린E는 성질이 난폭한 방어 물질들을 다 끌어 모은 뒤, 점액을 쏟아 내 호흡기에 들어온 기생충 알을 완전히 쓸어 낸다. 소화관에 침입했다면 설사를 해서 내보낸다. 유충이 살갗을 뚫고 들어오면 상처 언저리에 있는 모세혈관을 넓혀 피가 느리게 흐르도록 한 다음 활성산소를 내뿜어 죽인다. 이런 까닭에 면역글로불린E가 많은 사람은 알레르기 반응을 잘 일으키지만, 기생충에 잘 감염되지 않고, 면역글로불린E가 적은 사람은 이와 반대이다.

이렇게 기생충을 막는 데 힘쓰던 면역글로불린E가 지금은 왜 기생충 알도 없는 코와 피부, 기관지에서 날뛰게 되었을까? 호미로 막을 수 있는데 느닷없이 가래가 나서는 것은 왜일까?

아토피의 원인

아토피는 피부, 코의 점막, 상기도上氣道에 걸쳐 일어난다. 다음과 같은 것들이 아토피를 일으키는 원인으로 꼽히고 있다.

타고 난다 유전적으로 면역글로불린E가 많은 사람이 있다는 것이 정설이다. 서양 사람들 중에는 이런 사람들이 인구의 7%쯤 된다고 한다. 이것을 아토피 체질 또는 알레르기체질이라고 부를 수 있을 것이다.

너무 깨끗한 것도 탈이다 아토피 체질은 면역글로불린E가 많기 때문에 걸핏하면 알레르기를 일으킨다. 산업사회 들어와 아토피 환자가 눈에 띄게 늘고 있는 것은 유전적 소질만으로는 설명이 되지 않는다. 여기서 환경 때문이라고 보는 '위생 가설Hygiene Hypothesis'이 제기되었다. 위생 가설은 "요즘 너무들 깨끗하게 살다 보니 병원균에 감염될 일이 적어 면역계가 훈련될 기회가 줄었다. 결국 면역계가 균형을 잃어 면역글로불린E가 넘치게 되었다."는 것이다. 면역글로불린E는 무균상태에서 더 험하게 칼을 휘젓고 돌아다닌다.

다시 콧속 점막을 예로 들어 보자. 1980년대까지만 해도 초등학교에 들어가면서 가슴에 콧물을 닦는 손수건을 달고 다닌 기억이 있을 것이다. 그때는 누구나 한 번은 코흘리개 시절을 거쳤다. 겉보기에는 만성비염 비슷하지만 저도 모르는 사이에 진행되는 '조용한 면역반응'일 뿐 알레르기는 아니다. 무엇보다 전혀 고통스럽지가 않다.

흙을 만지거나 벌레를 가지고 놀던 손으로 코를 후비면, 코 점막에 세균들이 무더기로 달려들 것이다. 그러면 면역 세포는 세균에 맞서 면역글로불린G를 내놓는다. 이것은 염증은 일으키지 않고 점액, 즉 콧물만 쏟아 놓을 뿐이다. 면역글로불린G가 분비되면 면역글로불린E는 고개를 내밀 틈도 없다. 면역글로불린들은 마치 땅따먹기 놀이를 하듯 어느 하나가 세력을 넓히면 나머지는 자연히 수그러든다.

피부에 상처가 났다고 치자. 온갖 세균들이 득달같이 상처로 달려들 것이다. 면역글로불린G가 분비된다면 면역글로불린E는 자연히 한쪽 구석에 조용히 처박혀 있게 된다. 이런 면역반응을 자꾸 겪다 보면 면역글로불린E가 설쳐 대는 현상, 즉 아토피 현상은 사라지거나 누그러진다.

'아토피 어린이'는 별다른 치료를 하지 않아도 나이가 들면서 증상이 우선해지다가 어른이 되면 완전히 벗어나는 것이 보통이다. 아무래도 오래 살다 보면 감염될 일이 많아지고 그렇게 되면 면역글로불린E가 면역글로불린G에게 밀려나 본모습으로 돌아갈 공산이 크기 때문이다.

하지만 끈질긴 아토피 체질을 타고난 사람이라면 끝내 아토피에서 못 벗어나는 수가 있다. 이런 사람은 아무 죄도 없이 평생 당하는 것이니 억울할 일이다.

환경 독성 물질 환경적 요인 가운데 환경 독성 물질을 빼놓을 수 없다. 현대는 우리 면역계가 듣도 보도 못한 온갖 공해 물질, 식품첨가물, 트랜스 지방을 쏟아 놓았다. 면역계는 이것을 어떻게 처리할지 고민하고 있을 것이다. 면역글로불린E가 쉽게 활기를 띠는 체질인 사람은 이 상황을 면역글로불린E로 막아 보려 할 수 있다.

환경 독성 물질에 시달리게 되면 면역글로불린E가 많은 체질은 확실하게 아토피로 가고, 그렇지 않은 사람도 너무 많은 환경 독성 물질에 시달리다가 막다른 골목에 이르면 잠자고 있는 면역글로불린E를 불러낼 가능성이 있다.

꽃가루와 음식물 면역글로불린E는 꽃가루나 음식물에도 격렬하게 반응하는 수가 있다. 이것이 바로 식품 알레르기체질이다. 살아가는 데 꼭 필요한 음식물을 쫓아내려고 발악을 하고, 별로 해롭지도 않은 꽃가루를 없애려고 칼을 휘두르면서 제집을 엉망진창으로 만들어 놓는다. 면역글로불린E는 자신이 아니면 우리 몸을 지킬 자가 없다는 과대 망상증에 걸린 돈키호테 같은 녀석이다.

아토피 다스리기

요즘 아토피는 우리 의료계를 먹여 살리다시피 하면서 국민소득 창출에 크게 이바지하고 있다. 당장에 낫는 병은 아닌 데다가 대개는 어른이 되면 저절로 낫기 마련이라 때를 잘 만난 의사는 세월의 공로를 제 몫인양 차지한다. 병원 돈벌이에 이만한 것이 없다.

모유 먹이기 아이는 면역 체계가 덜 갖추어진 상태로 태어난다. 엄마의 몸은 음식물에서 아이한테 줄 만한 것들을 추려서 모유로 전해 준다. 엄마 젖은 갓난아이가 낯선 물과 음식에 서서히 길들게 하는 완충지대라고 할 수 있다. 그런데 아이가 모유를 얻어먹지 못하고, 갑자기 우유나 이유식 같은 것을 먹으면 준비가 안 된 면역계는 충격을 받고 헝클어진다. 음식 자체가 아토피를 일으키는 것은 아니지만, 젖 대신 곧바로 다른 음식을 먹으면 면역계는 평정을 잃고 아토피로 대응을 하게 되는 것이다.

환경 독성 물질 없애기 이제 초등학교 6학년이 된 어느 아이는 병원에서 태어나서 집으로 간다는 것이 하필이면 '새집'이었다. 곧 엄청난 환경 독성 물질이 젖먹이에게 들이닥쳤다. 세상이 어떻게 생겼는지도 모르는 황망한 상태에서 이놈들을 막아 내려다 보니, 그만 면역글로불린E를 불러내고 말았다. 그길로 아이는 아토피 어린이가 되었다. 새집에 오래 살면 그만큼 아토피 위험이 커지는 것은 뻔하다. 재수가 없으려면 딱 한 번 그런 곳에 머물렀더라도 아토피가 시작될 수 있다. 이것이 면역 질환의 특성이다.

라면을 좋아하는 아토피 어린이가 있다. 라면을 앞에 두고, "이거 먹고 며칠 긁어 댈 각오가 돼 있으면 먹고 아니면 포기해." 하면, 아이는 잠시 고민하다가 라면을 먹는다. 그러고는 이삼일 동안 피가 나도록 제 몸뚱이를 긁어 댄다. 라면이나 콜라 같은 인스턴트식품에 들어 있는 식품첨가물은 모두 환경 독성 물질로 아토피를 일으키고 악화시킨다.

환경 독성 물질이 알레르기를 일으키는 원인은 '독성'에 있기도 하고 그것이 '새로운 물질'이라는 데에도 있다. 미국인들이 콩에 쉽사리 알레르기를 일으키고 때로 외국에 갔던 사람이 알레르기 증상으로 느닷없이 죽기도 하는 것을 보면 말이다. 물론 공기 좋은 뉴질랜드로 갔더니 며칠 안 돼 아토피가 사라졌다는 얘기도 들리지만, 이것은 새로운 환경으로 갔기 때문이 아니라 우리나라에 있는 온갖 '신기한 물질'들을 피해서 태고 시절의 환경으로 돌아갔기 때문에 일어난 현상일 것이다.

원인이 '새로운 물질'과 '독성 물질' 어느 쪽에 있든지 간에, 환경 독성 물질은 철저히 피해야 한다. 사는 집이 환경 독성 물질에 오염되어 있다면 문제가 심각하다. 도시에 사는 아토피 어린이가 며칠 산골로 캠프를 갔을 뿐인데 그 며칠 사이 아토피가 사라지는 일도 많다. 물론 집으로 돌아오면 도로 그짝이긴 하지만 말이다. 요즘 산 좋고 물 맑은 곳에 들어선 '아토피 학교'는 아토피 어린이에게 큰 도움이 되고 있다고 한다.

식품에 든 환경 독성 물질을 피하려면 먹을거리를 몽땅 '유기농'으로 바꾸어야 한다. 아이가 알아서 과자나 라면 같은 쓰레기 음식을 포기할 것으로 믿는 사람은 없을 것이다. 어른이라 해도 중병 환자가 아닌 다음에야 제 한 몸 위해서 스스로 그렇게 하기는 쉽지 않다.

부모가 되려는 사람도 환경 독성 물질을 피해야 한다. 어른이 다 됐다고 해도 자꾸만 새로운 물질에 노출되다 보면 면역글로불린E를 자극하는 일이 많아져서 언제 과민체질로 바뀔지도 모른다. 그렇게 되면 아무리 공기 좋은 곳에 살아도 자식에게 이런 체질이 대물림될 수 있다. 엄마가 되려는 사람은 더욱 조심해야 한다. 배 속에 아이가 있을 때는 더더욱 화학조미료가 듬뿍 들어간 요상한 음식을 멀리하는 것이 좋겠다. 들이마시는 공기는 어쩔 수 없다 치더라도 먹는 것만큼은 신기한 것 하나 안 든 '구닥다리 음식'을 먹자. 우리가 쓰레기 음식으로 대뇌를 자극해 둥둥 뜬 기분을 즐기는 동안, 말 못 하는 우리 몸은 으드득으드득 이를 갈고 있다는 것을 잊지 말아야 한다.

아보 도오루의 알레르기 대책 아보 도오루는 요즘 어린이들이 건물에 갇혀 꼼짝 못 하고 지내면서 면역 체계가 비틀리게 되었다고 진단한다. 밖에서 바람을 맞고 햇볕을 쬐고 다치는 일이 잦아야 면역글로불린E가 많이 분비되는 것을 막을 수 있다는 것이다.

그는 또 아파트라는 특수한 환경에 문제가 많다고 여긴다. 아파트는 자연스럽게 환기가 안 되는 구조라 아토피 환자가 있는 집이라면 더욱 환기에 애를 써야 한다. 거실과 부엌이 같은 공간에 있다는 것도 아파트의 큰 취약점이다.

균형 잡힌 면역력 기르기

아토피 어린이는 자라면서 자연스레 아토피가 사라지는 일이 많다. 세월이 가면 낫는다는 것은 아픈 만큼 자란다는 이야기다. 할 일이 없는 사람은 남의 일에도 잘 끼어들 뿐 아니라 없는 일거리도 만들어 낸다. 면역계도 마찬가지다. 자주 앓다 보면 면역계가 바빠져서 면역글로불린E를 만들어 낼 틈이 없다. 무균실 같은 데서 크면 사람이 몸도 마음도 바보가 된다. 어서 어른이 되려면, 자주 다치고 아프고 그래야 한다. 우리 세대가 어렸을 때는 무릎에 상처가 아물 날이 없었다. 머릿속은 온통 부스럼 천지인 데다가 툭하면 여기저기 종기가 나기 일쑤여서 아예 이명래 고약을 사다가 집에 재 놓았다. 이것은 영양 상태가 나빠 면역이 약해진 탓이었지만, 한편으로 알레르기체질이 되는 것을 막아 주기도 했다.

요즘은 부러 이런 병에 걸리기도 어렵다. 그러니, 웬만한 상처는 그냥 내버려 두는 것으로 대신해 보자. 무릎이 까진 데 연고를 곧장 발라 주지 않아서 그만 죽어 버렸다는 이야기는 아직까지 못 들어 보았다. 가벼운 상처는 몸이 면역 세포를 동원해 제힘으로 다스릴 때까지 기다려 주자. 별것 아닌 상처에 버릇처럼 소독약 바르고 항생제 챙겨 먹고 하다 보면, 단련될 기회를 빼앗긴 면역계는 어른이 돼도 여전히 어른스럽지 못할 것이다.

유산균과 아토피　유산균은 아토피에도 좋다. 유산균은 하숙비를 치르는 셈으로 우리 몸에 좋은 일을 많이 한다. 그중에 하나는 우리 몸에 필요한 물질이 무엇인지 알아낸 다음 직접 그걸 만들어서 건네주는 일이다. 삼성의료원에서 아토피를 앓는 임산부 100명을 모아 비피더스 유산균을 먹이는 실험을 했는데, 아이가 생후 석 달이 되었을 때 보니, 유산균을 먹지 않은 엄마의 아이들이 두 배 가까이 아토피를 앓고 있었다고 한다. 이 실험 결과는 특정 유산균이 아토피 증상을 누그러뜨렸다는 뜻 외에도, 소화관이 건강할 때 면역력도 제자리를 찾는다는 뜻으로 해석할 수 있다.

알레르기성비염

일본은 1940년대에 0.8%였던 기관지 천식 발병률이 지금은 3%~7%에 이른다고 한다. 뿐만 아니라 전에 없던 꽃가루 알레르기는 8%~12%에 이르고 있다. 꽃가루는 예나 지금이나 똑같이 날리고 있는데도 말이다. 확실히 예전보다는 면역글로불린E가 더욱 설쳐대는 것이 분명하다.

만성 비염은 콧속 점막에 아토피가 생긴 것이다. 만성 비염에 대한 대책도 아토피 어린이에 대한 것과 비슷한데, 만성 비염은 아토피보다 오래가는 것이 보통이다. 만성 비염의 근본 원인은 꽃가루가 아니라 면역계의 불균형에 있다. 어렸을 적부터 온갖 감염을 겪으면서 자랐다면 면역글로불린E가 그렇게 지나치게 날뛰지는 않았을 테니 말이다.

면역계 질환은 한순간에 시작되기도 하지만 한 순간에 낫기도 한다. 원인 물질이 면역계를 자극해 놓고 사라진 후에도 면역 세포는 습성대로 움직이려 하기 때문이다. 이 현상은 히트 앤 런Hit and Run, 즉 치고 빠져 버리는 것으로 표현되기도 한다. 한순간에 낫는 것은, 어쩌다가 면역계의 구조를 바꿔 보았더니 숨 쉬기도 편하고 오히려 더 나아졌을 때, 면역계가 '아, 이것이 정상이구나!' 하면서 정신을 차리는 경우다.

만성 비염으로 두루마리 휴지를 늘 책상 앞에 놓고 공부를 하던 사람이 락토페린을 챙겨 먹기 시작했다. 딱 두 알 먹고 났는데, 몇 시간 만에 콧물이 멎었다. 락토페린의 약효가 떨어져 갈 때쯤 다시 콧물이 흘러내렸지만 락토페린을 먹자 금세 멈췄다. 락토페린을 꾸준히 먹은 지 얼마 안 돼 비염은 완전히 사라졌고 락토페린을 끊은 다음에도 비염은 다시 찾아오지 않았다.

만성 비염 환자가 알레르기 물질을 피하는 것을 근본적인 치료책으로 생각하면 안 된다. 우선 고통스러우니까 피하는 것일 뿐이다. 근본을 뜯어고치려면 역시 면역계를 정상으로 되돌려 놓아야 한다. 각자의 소질에 따라서 치료 약도 완전히 다를 것이다. 면역 조절 작용을 한다는 건강식품을 이것저것 사들여 시험하다 보면 운 좋게 특효약을 만날 수도 있는 일이다.

하느님은 행운을 '판다'

하느님은 불운을 내릴 때 덤으로 행복도 조금 얹어 준다. 중병을 앓는 불운에 양념처럼 행복이 조금 얹히는 것이야 수지가 안 맞는 일이니 가능하다면 피해 가는 것이 상책이겠만, 여하튼 하느님은 행운을 '판다'고 한다. 누구도 대가 없이 행운을 거머쥐는 법은 없다는 얘기다. 나는 아토피 질환을 대할 때마다 이 말이 생각난다. 아토피는 분명히 괴로운 질환이지만 대개는 절제를 실천하다 보면 우선해져 살 만해질 수도 있고, 더 나아가 절제를 함으로서 몸 전체가 건강해질 수 있는 행운을 누릴 수도 있다. 그러니까 아토피는 하느님한테 건강을 살 때 지불하는 대가인 셈이다.

아토피 어린이를 둔 부모는 현대 문명의 어두운 면을 일찍 깨닫는다. 사실 죽을병이 들어서야 깨닫는 사람도 있고 끝까지 모르고 가는 사람도 있다. 한데 괴롭고 거추장스럽기는 해도 목숨이 달린 병은 아니니 이로부터 세상 사는 이치를 터득할 수 있다는 건 행운이 아니고 무엇이겠는가?

유기 농산물이니 생활협동조합 운동이니 하는 것들의 동인動因이 된 것은 '아토피 어린이'였다고 해도 과언이 아니다. 아토피 어린이를 둔 부모의 심정은 오죽하겠는가마는, 이왕에 걸린 바에야 본전을 확실히 뽑아야 하지 않겠는가? 현명하게만 대처한다면 아토피나 만성 알레르기성비염을 발판으로 우리는 최고의 선물인 건강을 얻을 수도 있다. 이보다 더 큰 횡재가 또 어디에 있겠는가.

의료 시스템에서 벗어나는 것은 건강을 되찾는 일에도 도움이 될 뿐만 아니라, 더 근본적으로는 잃어버린 자유와 독립을 되찾아 인간으로서 품위를 지킬 수 있는 길이다. 이것은 제도권 의료와 대안 의료 가운데 무엇이 더 용한가 따지는 일이 아니다. 지금의 형편은 대안 의료 역시 개인의 자치와 자율과는 거리가 멀기 때문이다. 삶의 모습에 맞춰 얼굴 표정이 바뀌듯, 몸의 건강을 되찾는 일도 삶을 돌아보는 데서 시작해야 한다.

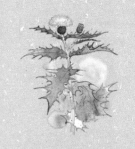

7 삶을 돌봐야 몸을 돌볼 수 있다

7_1 지식의 덫을 넘어

세상에는 알아서 득이 될 게 없는 것도 많다. 질병이나 먹을거리에 대한 지식도 도를 넘으면 삶을 옭아매는 사슬이 되기 십상이다. 그렇다고 아무것도 모른 채 살아가기에는 지금 세상이 너무 희한하게 돌아가고 있다.

질병과 먹을거리에 관한 지식은 때로 우리를 가두는 틀이 되기도 하지만 잘만 하면 더 큰 속박에서 우리를 해방시켜 주기도 한다. 그러한 지식을 우리는 '절제'라고 부를 수 있을 것이다.

요즘 세상은 온통 전문가로 가득 차 있다. 저마다 나름대로 사명감에 차서 적어도 이건 알아야 한다며 갖가지 계명을 설파하고 있다. 그런데 이들은 알아도 너무 많이 알다 보니 간단한 핵심을 놓치기 일쑤라 이런 지식 쪼가리만 열심히 좇다가는 지켜야 할 수칙만 잔뜩 늘어나 세상살이가 고달파진다.

아는 것이 병이 되는 것은 어설프게 알기 때문이다. 사물의 핵심을 파악하는 것은 쉬운 일이 아니지만, 일단 핵심을 꿰뚫고 나면 자잘한 지식 따위는 잊어도 된다. 그런 것은 핵심에 이르기 위한 방편에 불과하므로, 일단 핵심을 깨치고 나면 이것을 이고 지고 다닐 필요가 없다.

때로는 그 핵심조차 사는 데 걸림돌이 되는 수가 있다. 지식은 사물의 단면이지만, 사물 그 자체는 헤아릴 수 없이 많은 모습으로 이루어져 있다. 예컨대, 혈당이라는 면에서 보면 과일은 가까이해서는 안 되는 식품이지만, 기분 전환이 필요할 때나 어떤 영양소를 많이 먹어야 하는 사람에게는 유익한 식품이다. 어떤 음식을 먹을지 말지 이분법적으로 가르는 잣대로는 그 식품의 진정한 가치를 파악할 수 없다.

좋은 것이 항상 좋은 것이 아니듯 나쁜 것이 항상 나쁜 것은 아니다. 그것은 앞뒤 형편에 따라 또 여러 조건에 따라 달라지는 것이다. 핵심은 먹을거리 사이의 균형과 조화이다. 그러한 조화와 균형은 지식이나 본능 어느 한쪽만으로 이룰 수 있는 것이 아니다.

근대과학, 그 눈부신 성과와 종말

1670년대 미생물학자 안톤 판 레이우엔훅은 자신이 고안한 현미경으로 사람 눈으로는 안 보이는 작은 생명체가 있다는 것을 처음으로 관찰했다. 하지만 그때는 이것들의 정체를 알 수 없었다. 1880년대, 루이 파스퇴르는 미생물이 발효를 시킬 뿐 아니라 병을 일으키기도 한다는 것을 알아냈다. 여기서 더 나아가 면역반응을 알아내고 백신을 발견하기까지 했다. 또한 음식에 열을 가하면 세균이 죽는 것을 이용해 살균법을 고안했다. 덕분에 식품을 보존하고 위생 문제를 해결하는 일이 놀랍도록 쉬워졌다. 비슷한 시기에, 로버트 코흐는 결핵균과 콜레라균을 발견해 '세균설'의 확고한 터전을 닦았다. 1928년에 이르러, 알렉산더 플레밍은 푸른곰팡이에서 항생제 페니실린을 발견했다. 이로써 인류 의학의 역사는 완전히 새로운 장으로 접어들게 되었다.

우리는 요즘 전염병의 위협에 시달리지 않기 때문에 항생제를 대수롭지 않게들 여긴다. 하지만 알고 보면 직접이든 간접이든 항생제 신세를 지지 않는 병이 드물다. 이렇듯 요즘 가볍게 물리치는 질병들도 한때는 사람 목숨을 순식간에 앗아가는 병이었다. 지금은 누구나 동네 어느 약국에든 쌓여 있는 항생제로 몇 번이나 목숨을 연장시키며 살고 있는 것이다.

병을 진단하고, 치료하고, 수술할 때, 전에는 상상할 수도 없었던 장치와 기구가 쓰이고 있다. 간단하게는 엑스선 촬영이나 피검사에서부터, DNA 검사, 초음파, 자기공명 영상 장치MRI, 양전자 단층 촬영PET에 이르기까지 헤아릴 수 없이 많다. 식품 영양학도 영양소를 원소 단위까지 분석해 그 기능을 밝혀냈을 뿐 아니라, 비타민, 미네랄, 효소 등 생명의 비의를 하나씩 벗겨 내게 되었다.

이렇게 너무 많은 것을 밝혀낸 나머지, 어느 누구도 이 모든 것을 통합할 수 없는 지경, 즉 다시 한데 묶어서 본모습을 보여 줄 수 없는 데까지 이르렀다. 우리는 이미 사람이 손을 대서는 안 되는 영역에 너무 깊이 들어와 버렸다. 과학—기술—산업이 끈끈하게 엮인 뒤로 이 거대한 체제는 이제 누구도 변화시키거나 통제할 수 없는 무시무시한 괴물이 되어 우리를 가차없이 파멸로 이끌고 있다.

환원주의의 덫 모든 것을 더 작은 요소로 나누고, 더 간단한 원리로 파헤쳐야만 진실에 가까워질 수 있다는 믿음, 이 세상과 생명을 그렇게 단순한 것으로, 작은 부속들의 결합으로 설명하려 드는 것을 일컬어 환원주의還元主義라고 한다. 현대 과학자는 스스로 어찌 생각하든 대개 이런 사고방식에 푹 젖어 있다. 우주 전체를 실험실 하나에 밀어 넣는 짓도 서슴지 않는다. 다른 모든 법칙과 원칙은 궁극적으로 단순하고 보편적인 물리법칙들로 설명될 수 있으며, 이렇게 단순하고 보편적인 법칙들로 자연계가 돌아간다고 믿는다.

환원주의적인 사고방식은 인간이 생각하고 행동하는 데서도, 인문학의 사고 과정에서도 꼭 필요하다. 부분을 이해하고 각 부분은 서로 어떻게 연결되는지, 어떤 사물들이 공통점을 지니고 또 어떤 사물들은 그렇지 않은지, 그리고 어떤 법칙이나 원리 때문에 사물이 일관성을 이루며 살아가고 행동하는지 아는 것은 대단히 가치 있는 일이다.

문제는 이러한 방식으로만 세상을 설명하고 미래를 내다보고 인간 행동을 좌지우지하려 드는 데 있다. 과학자들은 잃어버린 물건이 항상 가로등이 비치는 곳 어딘가에 있다고 착각한다. 환원주의의 가장 천박한 형태는 f(x)라는 함수 상자 속에 x를 집어넣으면 산출물 y를 얻을 수 있다는 사고방식, 즉 원인과 결과가 일대일로 대응한다고 여기는 단순한 사고방식이다.

환원주의의 반대편에는 전체는 그 부분들의 합보다 더 크다고 보는는 전일주의全一主義가 있다. 상식이 있는 사람이라면 두 방법을 고루 써야 올바른 결론에 이를 수 있다는 것을 안다. 핵심은 사물을 바라보는 균형 감각이고 그 균형은 환원주의와 전일주의를 두루 아우르는 데서 온다.

하지만 '과학'은 아무리 균형을 유지하고 싶어도 결국 환원주의로 기울 수밖에 없다. 과학자가 아무리 통합의 중요성을 인식하고 있다 해도 사람은 자기가 알고 있는 것 안에서만 이리저리 끼워 맞춰 의미를 찾기 때문이다. 무엇보다 환원주의건 전일주의건, 이렇게 머리만 혹사시켜 사물을 바라보는 태도는 인간의 본성을 거스르는 것이다. 과학은 우리 삶을 투명하게 설명해 줄 수는 있지만, 우리 삶에 의미를 찾아 줄 수는 없다.

윌리엄 블레이크는 "한 송이 장미에서 붉음을, 백합에서 흰빛을, 다이아몬드에서 견고함을 각각 추상해 철학자들이 하는 것처럼 자연의 모든 것을 그렇게 교정해 보라. 그러면 우리는 창조 이전의 혼돈으로 되돌아갈 것이다."라고 말했고, 톨스토이는 "생명의 기원을 두고 왈가

왈부하는 이론은 모두 생명의 주요 문제를 우리 시야에서 감추어 버렸다. 그리해 다른 사람을 이끌어야 하는 과학자들이 길을 걸어가면서, 게다가 서둘러 걸어가면서도 자기가 도대체 어디로 가는가 하는 것을 잊어버리도록 서서히 몰아넣고 말았다."라고 했다.

김종철 선생은 과학의 한계에 대해서 다음과 같이 말했다. "아무리 정교한 과학이라 할지라도 과학의 언어로는 이 세계의 전체성에 접근할 수 없다. 과학적 지식은 최선의 경우에도 미미한 단편에 불과한 것이다. 그런 단편적인 지식과 기술에 의한 성과는 늘 부분적이고, 단기적일 수밖에 없고, 궁극적으로는 문명의 자기 파멸을 이끌 뿐이다. 따라서 인류가 살아남으려면, 가장 절실한 것은 세계를 지배하고 통제하려는 공격적인 자세가 아니라, 세계의 신비를 겸손하게 수용하는 심미적·관조적 자세이다."

자본에 짓눌린 과학 19세기는 과학과 혁명의 시대였다. 그즈음 과학자들은 교양인으로서 지적 호기심에 바탕을 두고 자연과 인간을 탐구했다. 이러한 활동은 돈을 벌거나 명예를 얻고자 하는 것과 거리가 멀었다. 그러나 19세기 중반을 넘어서면서 과학이 상품경제를 만나게 되자 신기한 것을 발명하는 것은 곧 돈벌이와 연결되었다. 20세기 들어 자본의 필요로 과학자 수가 급격히 늘어나면서 과학'만'을 전문으로 하는 집단이 생겨났다. 과학에서 인문주의 전통은 빠르게 사라져 갔다.

이러한 상황에서 '직업' 과학자는 살아남기 위해 기묘한 발상에 골몰할 수밖에 없었다. 마치 진열대에 놓인 상품이 다른 상품을 제치고 선택받기 위해서 요란을 떨어야 하듯이, 과학자도 남달라야만 살아남을 수 있다는 강박관념에 사로잡히게 되었다. 그래서 보편적인 것은 밀려나고 기이奇異한 것이 그 자리를 차지하게 되었다.

의료나 먹을거리를 연구하는 과학자도 예외가 아니어서, 오로지 돈

될 만한 것에만 정신을 팔고 있다. 품위와 인격을 지키며 일상생활에서 절제만으로 그만한 효과를 얻을 수 있을 때에도, 이들은 자기 상품 없이는 안 된다며 떠들어 댄다. 과학자가 장사꾼의 언어인 '부가가치 창출'을 이야기할 때 그런 과학은 그 자체로 불길한 것이다.

과학이 개인의 선한 의지와 열정으로 움직이던 때는 지났다. 이제 과학자는 거대한 조직의 구성원이자, 복잡한 기계장치를 다루는 사람에 불과한 존재가 되어 버렸다. 과학자는 돈이 없으면 아무것도 할 수 없고, 자본가는 이들을 멋대로 부릴 수 있게 되었다. 이제 과학자는 독립된 인격체가 아니라, 자본가의 하수인으로 전락해 버렸다.

본능이라는 잣대

본능은 우리가 생존해 나가는 데 필요한 가장 확실한 무기다. 소가 풀을 씹다가 토해 내는 것이나 우리가 배탈이 났을 때 먹은 것을 토하거나 설사를 하는 것은 의지로 되는 것이 아니다. 발효된 음식은 식욕을 돋우지만, 썩은 음식은 고개를 돌리게 한다.

그러니 왠지 모르게 싫다는 느낌이 들면, 그 느낌대로 행동하는 것이 옳다. 다른 사람한테는 아무리 좋은 음식이라고 해도, 자기 입맛이 마다하면 억지로 먹을 필요가 없다.

본능이 가장 잘 작동하는 분야는, 부족한 영양소를 찾아 움직이는 '식욕'이다. 가뭄 때 식물의 뿌리가 어떻게든 물이 있는 곳으로 악착같이 실뿌리를 뻗치듯이, 사람도 자신에게 무엇이 부족한지 알아채는 힘이 있다. 특히 단백질이나 지방 같은 대량 영양소는 당장 시험해 볼 수 있다. 며칠 동안 단백질만 죽어라 먹으면, 얼마 안 가 질린다. 거꾸로 단백질을 거의 안 먹고 며칠 지내고 나면, 유기농 음식인지 아닌지 따질 겨를도 없이 자기도 모르게 단백질 음식을 마구 먹게 된다.

그런데 어떤 음식이 자신에게 안 맞을 때 본능이 이것을 가려내는 것은 간단한 문제가 아니다. 무슨무슨 음식이 좋네 어쩌네 하는 어설픈 지식으로 본능을 내리누르는 경우도 많은 데다가, 산업사회의 먹을거리라는 것들이 어릴 때부터 본능을 비틀어 놓기 때문이기도 하다. 이런 먹을거리 가운데는 본능으로는 도저히 알아챌 수 없는 성질을 지닌 음식도 많다. 긴 시간 동안 폭넓게 연구해 밝혀낸 알레르기 음식 따위가 그런 것이다. 어쨌거나 본능이 제 역할을 다하게 하려면 어줍잖은 지식에 짓눌리지 말고 몸이 알아서 하도록 느슨하게 풀어주어야 한다.

나는 녹즙이나 채소범벅이 맛있다는 사람을 아직까지 본 적이 없다. 그런데 몸에 별로 좋지도 않은 탄수화물, 과일, 술은 입에 척척 달라붙는다. 어째서 몸에 안 좋은 것이 더 당길까? 소는 풋내만 나는 풀을 되새김질까지 해 가며 먹는다. 새는 물고기를 통째로 꿀꺽 집어삼킨다. 육식동물도 거의 이런 식으로 먹는다. 여기에는 맛을 느끼는 즐거움이 끼어들 틈이 없다. 오직 살기 위해 먹는 '본능'이 존재할 뿐이다. 하지만 사람은 다르다. 우리 혀의 미각 돌기는 수많은 맛을 구분한다. 아마도 불을 발견해 먹을 것을 익혀 먹기 시작한 뒤부터 이렇게 달라지지 않았을까?

우리가 일상적으로 느끼는 식욕에는 여러 가지 함정이 도사리고 있다. 술과 담배만 봐도 알 수 있다. 맛을 느낀다는 것은 삶을 풍요롭게 한다. 그런데 인간만이 누리는 이 특권이 도리어 삶을 구렁텅이로 밀어 넣기도 한다.

본능은 당장 혀에 닿는 맛에 쉽게 휘둘린다. 그래서 미각은 사람 잡는 덫이 된다. 완벽한 영양식이라고 할 수 있는 녹즙을 태연하게 마시는 사람이 없고, 달콤한 과일을 역겹다고 하는 사람 역시 없다. 양쪽 모두 본능이 실패한 경우다.

미각 본능은 즉각적인 반응이므로 오랜 시간, 다른 음식과 곁들여 먹었을 때 어떤 일이 벌어질지 계산하지 않는다. 혀는 당장 목숨을 위협하는 정도가 아니면 독성 물질을 알아챌 능력이 없다. 사실 그런 능력이 꼭 필요한 것도 아니다. 길게 볼 때 해롭다 해도 지금 몸이 원하는 음식이라면 맛있게 먹는 것이 당장 사는 데는 유리하기 때문이다. 문제는 우리가 이러한 미각의 한계를 너무나 쉽게 잊고 지낸다는 것이다. 당장 입에만 맞으면 앞으로 아무 문제가 없을 거라는 착각은 만성병을 부르는 원인이다.

아무도 신경 쓰지 않으니 과자 회사는 장기적인 영향 따위는 전혀 고려하지 않는다. 그저 입에 넣는 순간 맛있게 느껴지도록 만들고, 잘 팔릴 수 있게 자극적으로 선전을 한다. 비료와 농약으로 범벅을 한 값싼 원료에다 식품첨가물, 트랜스 지방산, 설탕에 절여서 만든 식품이라야 돈을 벌 수 있다. 이런 음식의 최대 피해자는 아이들이다. 옛날에 먹던 유기농 음식의 맛을 아는 어른들은 쓰레기 음식에 쉽게 빠져들지 않지만, 아직 음식의 깊은 맛을 모르는 아이들이 이런 쓰레기 음식의 맛에 길들면, 본능 자체가 타락하고 만다.

오늘날 세계는 위험한 물건으로 가득 차 있어 '본능이라는 어린이'가 마음 놓고 뛰놀 수 있는 놀이터가 아니다. 도정한 곡물을 주식으로 먹는 데다가 멋대로 쓰레기 식품을 만들어 낸다. 환경도 한몫한다. 자연 상태는 진즉 무너졌고, 우리 본능은 예상치 못한 격변에 발맞춰 대응할 수 없다. 우리가 손을 대는 것마다 본능이 알아챌 수 없는 위험 물질이 수두룩한데도, 식욕은 블랙홀처럼 아무거나 빨아들이려고 한다. 이제 '본능의 실패'는 일상적으로 일어난다. 우리는 결국 본능이 실패한 영역에서 하는 수 없이 과학 지식을 갖추지 않으면 안 된다.

미각 본능은 타고나기도 하지만 얼마쯤은 길들여지는 것이다. 우리가 지닌 욕망은 타고난 본능에서 나온 것이 아니라 우리 삶 구석구석을 통제하고 있는 산업자본과 숱한 전문가들의 보이지 않는 힘으로 조작된 것이다. 그래서 정결한 욕구를 되찾기 위해서는 우선 자연 상태가 어떠한 것이었는지 알고, 거기서부터 다시 식욕을 길들이는 훈련이 필요하다.

식욕은 한 사람 한 사람의 문화이다. 반복된 식습관은 그대로 본능적 욕구로 이어진다. 어떤 음식이 먹고 싶다는 생각이 드는 것은 본능이 원하는 것이라기보다, 식습관의 표출이다. 몸이 어떤 것을 원하기도 전에, 몸으로 하여금 그것을 원하도록 만든 것에 불과하다. 그러니 무턱대고 지금의 식욕에 기댈 것이 아니라, 건강하고 바른 식욕을 기르도록 일부러도 훈련해야 한다. 특히 아이들이 좋은 식습관을 갖도록 돕는 것은 부모의 첫째가는 의무다. 본능은 자칫 흔들리고 탁해지기 쉬우므로, 본능이 가자는 대로 무조건 따라가서는 안 된다.

이 모든 것을 염두에 두더라도 우리가 맨 먼저 의지해야 할 것은 건강한 본능이다. 몸이 말을 할 때까지 기다렸다가 그 말에 따라야 한다. 본능은 인류가 몇 백만 년 동안 자연 속에서 길러 온 것이다. 본능은 충동적이라 장기적인 영향은 제쳐 둔 채 순간의 감각에 속기도 하지만, 자연 상태에서는 아무래도 괜찮았다.

지성이 본능을 억제할 수 있게 되면서 사람은 인간이 되었다. 그러나 그 지성이라는 것도 드넓은 우주의 작은 부분을 설명하는 것에 불과하다는 것을 명심해야 한다. 현미경으로 자세히 들여다볼수록 한눈에 전체를 꿰뚫기는 어려워진다. 본능을 무시하고 지식에 기대 판단하는 것은 몹시 위험하다.

과학이 나쁜 음식으로 판명한 것은 본능이 원하더라도 따르지 말아야 한다. 농약에 오염된 식품, 비료로 키운 음식, 과자, 튀긴 음식, 청량음료 따위가 그러하다. 반대로 과학이 좋은 것으로 판명한 것이라도 본능이 거부하면 의심해야 한다. 아무리 좋은 것이라 해도 입에 물리면 먹지 말아야 한다.

지성과 본능 사이의 보완과 긴장 관계는, "과학이 안전하다고 판단한 것들 가운데서 본능으로 고른다."라고 정리할 수 있겠다. 태초에는 존재하는 모든 것이 본능의 선택을 받을 가치가 있었다. 하지만 지금처럼 산업사회가 만들어 낸 복잡하고 알 수 없는 환경에서 본능이 바른 길을 일러 주기란 어렵다. 본능은 통나무에 못이 박혀 있는 줄도 모르고 열심히 톱질을 하는 목수를 닮았다. 아무리 먹고 싶은 생각이 들어도 쓰레기 음식, 뒤틀린 음식은 아예 세상에 없는 것처럼 여겨야 한다.

절제가 주는 즐거움

쾌락을 좇는 것을 일러 동물적이라고들 하는데, 사실 동물은 필연적 욕구에 따라서 움직일 뿐 쾌락에 빠지지는 않는다. 사람의 식욕도 본디는 그러했지만, 풍요한 시대를 만나 탁해졌다. 배가 안 고픈데도 심심풀이로 먹는가 하면, 그저 맛을 즐기기 위해 이것저것 쑤셔 넣는다.

쾌감에도 희소성의 원칙이 적용된다. 적당히 모자랄 때 음식의 참맛을 알 수 있는 법이다. 쾌락주의자로 알려진 에피쿠로스는 "필요한 것이 가장 적은 사람일수록 가장 큰 만족감을 느낀다."고 말했다.

사람의 식사는 단순히 몸을 지탱하기 위한 수단이 아니라 삶의 일부라는 점에서 짐승과는 다르다. 따라서 식이요법이라는 것도 정도껏 해야 한다. "쌀밥이나 군고구마, 팥죽은 탄수화물 덩어리라서 과식하면 몸에 해롭다."는 말은 어디까지나 지나치게 먹지 말라는 것이지, 밥상에서 싹 치우라는 말이 아니다. 건강한 식생활이란 게 갈증날 때 시원한 맥주 한잔, 정겨운 사람과 술 한잔을 나누는 것까지 참아야 하는 것은 아니다. 그러니 우리가 건강한 식생활을 하기 위해 포기해야 하는 '먹는 즐거움'은 없다.

소박한 경험의 세계

영양에 관한 지식은 본질적인 한계가 있다. 현대 생리학은 영양소가 저마다 지닌 독특한 기능을 밝혀냈고, 어떤 음식에 영양 성분이 얼마나 들어 있는지까지 알아냈다. 이것이 진실인지 아닌지도 알 수 없지만, 일단 진실이라고 치더라도 심각한 문제가 있다.

알맞은 섭취량은 사람마다 다르고, 같은 사람이라도 건강 상태에 따라 늘 달라진다. 목숨을 잇기 위해 필요한 영양소의 양도 시공을 떠나 전 세계적인 표준치로 제시될 수 있는 것이 아니다. 수도승과 씨름 선수한테 필요한 영양을 같은 기준으로 계산할 수는 없는 것이다. 최적 섭취량과 영양 요구량은 '지금, 나에게' 고유한 것이다.

게다가 어떤 음식에 영양소가 얼마 들어 있다고 해도, 우리 몸이 흡수하는 양이 그만큼인 것은 절대 아니다. 요즘 아이들을 겨냥한 식품에는 갖가지 좋다는 영양소가 잔뜩 들어 있다. 하지만, 그걸 아이가 먹는다고 영양소도 덩달아 아이 몸에 퍼질 것이라는 생각은 크나큰 착각이다. 같은 영양소일 경우에도 어느 음식에 들어 있는가에 따라 흡수율이 다르다. 소화관 상태에 따라서도 달라진다. 따라서 음식에 들어 있는 영양소의 양을 계산해 밥상을 차리는 것은 자칫 영양실조로 이어질 수 있다.

여러 영양소들이 서로 어떻게 영향을 주고받는지에 대해서 현대 생리학은 지금껏 아예 연구조차 하지 않았다. 앞으로도 밝혀질 가능성이 거의 없거니와, 설령 밝혀진다 해도 사람은 기계가 아닌지라 실생활에 적용할 수 없다. 몇 가지 어설픈 지식에 기대어 밥상을 차리는 것은 우산을 쥐고 비행기에서 뛰어내리는 짓이나 다름없다.

먹는 것을 조절해 건강해지려다 보면 해탈한 사람이 아니고서야 스트레스만 받는다. 사람들은 그래서 이러한 스트레스를 극복하기 위해 쉽게 교조주의로 빠진다. 이런 식으로 하면 아주 수월하게 자신의 지식과 행동을 일치시킬 수 있다. 콩이 좋다, 식물성기름이 좋다, 등 푸른 생선이 좋다 하는 단편적 지식에 압도되어 그것을 단순 대입한 밥상을 차리는 것이다.

그러나 더 많이, 깊이 알수록 자연은 해석하고 조작할 수 있는 대상이 아니라는 것을 깨닫는다. 심지어 채소가 좋다는 보편적 진리에도 얼마쯤 위험이 숨어 있다. 우리가 알고 있는 것은 모르는 것을 인정할 때만 가치가 있다. 전통을 무시하고 새로운 지식을 좇아 날뛰는 것은 러시안룰렛 게임에 몸을 맡기는 것이나 다름없다. 의심이 날 때는 오랫동안 해 오던 대로, 어른들이 시키는 대로 하는 것이 좋다. 물론 전통이란 것은 오랜 세월에 걸쳐 검증이 되었다는 점에서 가치가 있는 것이지, 오랜 세월 자체에 가치가 있는 것은 아니라는 것을 잊지 말자.

건강과 영양에 관한 지식은 간단한 원리로 압축될 필요가 있다. 그래야 떴다가 금세 지고 마는 자잘한 지식 부스러기에 휘둘리지 않고 줏대 있게 살아갈 수 있다.

영양은 각 영양소 사이의 균형과 조화가 중요하고 이것은 우리의 본능이 도와주지 않으면 풀 수 없는 문제이다. 따라서 영양 지식은, 모든 음식 중에서 채소가 으뜸이고, 같은 음식이라면 유기농이 유기농 아닌 것보다는 낫다는 것 말고는 전부 다 상대화해서 이해해야 한다. 그럼에도 내가 이 책에서 영양에 관해 지나칠 만큼 낱낱이 파헤친 것은 상식으로 굳어진 기존 지식의 위험성을 알려, '소박한 인식'으로 바꾸기 위해서였다. 이미 알려진 것을 없던 것으로 하는 것은 이렇게 쉽지 않은 일이다.

영양의 전부라고 할 수 있는 채소범벅과 녹즙의 탁월성이, 파편에 집착하는 서구의 환원주의적 학문에 의해서 입증되고 있는 것은 아이러니가 아닐 수 없다. 이제 그러한 영양학도 생채소가 최고의 식품이라는 것을 우리에게 알려 주고는 서서히 그 종말을 고하고 있다.

7_2 자연의 섭리에 기댄 자율적인 삶

몸이 아픈 사람이 견디기 힘든 것은 죽음의 공포가 아니라, 저항할 힘도, 화를 낼 힘도, 남의 도움을 받을 힘도 사라진다는 것이다. 이웃과 어울리는 데도, 집착에서 벗어나는 데도 얼마쯤 체력이 필요한 법인데, 만성병 환자에게는 그것조차 남아 있지 않다.

고난을 겪다 보면 사람은 생각할 시간이 사라진다. 자율의 고삐를 더 바짝 당겨도 시원찮은 판에, 환자들은 초인超人이 나타나 구원해 주기만을 기다린다. '희망'은 언제나 너무 쉽게 솟아 거머리처럼 집요하고 줄기차게 우리에게 들러붙는다. 그런 희망은 결국 부질없는 것이 되고 만다. 지금은 부질없는 희망보다는 철저한 절망이 필요한 때다. 그러한 절망 끝에 '비움'이 찾아오는 것이다.

근대 의학은 환자들에게 값싼 희망을 던져 준다. 희망에 들뜬 환자는 갈수록 자율성을 잃고 무력한 '처치의 대상'으로 전락한다. 거대한 흐름에 휩쓸려 스스로 어디에 있는가 알지 못하고 정신 줄을 놓는 환자가 되기 십상이다. 돈과 시간을 잔뜩 허비하고 빈 주머니로 벼랑 앞에 서서야 '이 길이 아닌가?' 하고 뒤돌아본다.

현대사회라는 거대한 집합체가 수월하게 굴러가려면 알갱이가 고른 인간 원자가 필요하다. 우리는 판박이처럼 저도 모르게 고만고만하게 표준화된 나머지 이 거대한 흐름에서 벗어날 엄두를 내지 못한다. 벗어나는 순간에 죽어 버리거나 죽지 않더라도 궤도를 벗어난 기차처럼 비참해질까 봐 지레 겁을 집어먹기 때문이다.

물론 이 거대한 집합체 밖에서는 식의주食衣住가 불가능해지거나 사는 데 여러 가지 어려움을 겪을 수 있다. 하지만 적어도 '의료와 건강'에서만큼은 거대한 톱니바퀴에서 빠져나온다고 해도 그럴 일이 없다. 외려 더 많은 자율과 자유를 얻는 길이 있을 뿐이다.

스스로 돌보기

병리 현상을 다루는 전문가들이 활개를 친다는 것은 사회가 건강하지 못하다는 징표다. 사람들이 병약해지고 세상살이가 힘들수록 의사와 변호사가 더 많이 필요해진다. 반대로 의사와 변호사가 북적댈수록 개인과 사회의 건강한 삶은 파괴된다. 의사나 변호사는 환자나 의뢰인이 알아서 잘하기를 바라지 않는다. 몇몇 마음씨 착한 의사나 변호사도 있을 것이다. 하지만 이런 직업군에 들기 위해 숱한 사람들이 머리 싸매고 경쟁하는 사회라면, 의사는 누구나 아프기를 바라고, 변호사는 어디서든 싸움이 나기를 바란다.

'의료 제도의 근원적 독점'에서 벗어나는 것은 건강을 되찾는 일에 도움이 될 뿐 아니라, 더 근본적으로는 잃어버린 자유와 독립을 되찾아 인간으로서 품위를 지킬 수 있는 길이다. 이것은 제도권 의료와 대안 의료 가운데 어느 것이 더 효과가 있나 하는 좁고 단순한 문제가 아니다. 제도권 의료 시스템이 뾰족한 성과를 못 내는 질병에 걸린 환자들을 홀려 과장을 일삼는 대안 의료 역시 이반 일리치가 말한 개인의 자치와 자율과는 거리가 멀다.

가톨릭 신부이자 교육자, 사회철학자, 중세사가인 이반 일리치는 "의료 제도라는 괴물의 기를 꺾는 힘은, 멋모르고 날뛰는 전문가들의 식견과, 그들이 신비롭고 특별한 것인양 꾸며 놓은 어떤 것들이 아니라 오직 각 개인의 내면에서 나온다."고 말했다. 그는 의료 제도가 만들어 낸 병폐는 근본적으로 개인의 자율과 자치로 풀어야 한다고 힘주어 말한다. 자율과 자치의 정신을 망각한 현대인들은 너무나 쉽게 또 다른 파시즘에 순응하려 들기 때문이다.

요즘 우리는 자기 몸이 쓸 만한지 어떤지를 기계한테 확인받는다. 살아 있을 때는 물론이거니와, 태어나기 전이나 죽은 뒤에도 전문가와 기계의 관찰 대상이 되고 있다. 산업사회는 인간을 기계로 만들려는 노력을 언제 어디서든 멈추지 않고 있다.

품위 있고 건강한 삶을 살아가는 데는 스스로 몸을 돌보려는 의지와 약간의 채소만 있으면 된다. 자율에 기반을 둔 의료가 먼저이다. 상품으로 거래되는 제도권 의료는 자율 의료가 실패했을 때 그 다음에 찾아도 늦지 않는다.

평등한 세상, 존엄한 인간

우리는 좀 더 오래, 건강하게 살기 위해 유기농 음식만 가려 먹고, 깃털도 날리지 않도록 조용히 숨 쉬는 연습을 한다. 그런데 식의주조차 해결할 수 없는 사람에게 이런 건강법이 다 무슨 소용이 있겠는가. 스스로 몸을 돌보는 것도 결국 돈이 없으면 먼 나라 이야기가 아닌가 하는 불편함이 늘 따라다닌다.

"배고픈 것은 참아도 배 아픈 것은 못 참는다."는 말이 있다. 유사 이래 인간 불평등은 가장 큰 난제難題였다. 빈곤의 실체는 상대적 빈곤이다. 절대적 빈곤도 따지고 보면 상대적 빈곤이 심한 것에 지나지 않는다. 뒤주가 비어도 마음이 흔들리지 않았다는 이도 있지만 보통 사람들은 뒤주가 가득 차 있어도 뒤주가 비게 될 날을 앞당겨 걱정하느라 마음이 언제나 요동을 친다.

상대적 빈곤이 심해지면 자포자기에 이른다. 자포自暴는 스스로를 해치는 것이고, 자기自棄는 스스로를 돌보지 않는 것이다. 그 다음 단계는 타인을 해치고 타인을 돌보지 않는 것이다. 타인을 해치는 데까지 이른 것은 별나게 마음이 꼬여 있기 때문이 아니다. 범죄는 인간의 존엄성에 상처를 받은 한 인격체가 마지막으로 자신의 존재를 드러내는 수단으로 선택하는 것이다.

우리는 '절대 한계 아래의 사람들'을 무심한 눈으로 바라본다. 그런 것에 이미 익숙해진 지 오래됐다. 여기에서 자신의 양심을 책망할 필요는 없으나 한 가지 의무는 남아 있다. 그들이 인간다운 생활을 할 수 있도록 하는 정책을 지지하는 것이다. 사람 일이란 모르는 것이어서 그것이 나와 무관하다고 장담할 수도 없다. 분배의 정의를 지향하는 것은 자기희생을 필요로 하는 것도 아니고 양심의 자각을 촉구하는 것도 아니다. 그것은 다만 올바르고 현명한 정치적 견해를 지니는 것에 지나지 않는다.

평등은 기회의 평등이며 기회의 평등은 싸움의 규칙이 공정한 것으로 충분하다고 한다. 우리가 금과옥조처럼 말하는 평등이 그런 것이라면 동물들도 잘하고 있다. 인간 세상에서 기회의 평등은 사실 동물의 세계에서 통하는 기회의 평등에도 못 미친다. 동물의 세계에는 상속도 속임수도 없으며, 기회가 평등하게 주어진다는 면에서는 언제나 정정당당하고 명백하다.

평등이 말이나 소에게 사료를 풍족하게 공급하는 차원에 머무르고 말 때는 물질적 균등은 어느 정도 이루어질지 몰라도, 인간의 가치가 불평등하다는 의식은 그대로 남는다. 리처드 윌킨슨은 《평등해야 건강하다 : 불평등은 어떻게 사회를 병들게 하는가》에서 가치 없는 인간으로 평가절하당하는 상태가 얼마나 커다란 스트레스를 가져다주는지, 그리고 그것이 어떻게 인간의 생활과 사회를 좀먹는지를 보여 주고 있다.

우리는 다 같이 지구 위에 잠시 스쳐 지나가는 객客이다. 어디서 오고 어디로 갈 것도 없이 한 줌 흙으로 사라지는 것인지도 모른다. 도연명은 자신의 시 '음주飮酒'에서, "천금으로 육신을 가꾸어도 죽으면 그 보물 사라질 터"라고 읊었다. 이러한 사실을 한시도 잊지 말라고, 인생무상을 일깨우는 유행가 가사도 숱하다.

조금 더 가지고 있다고, 조금 더 많이 안다고 뻐기는 것은 하수下手들에게나 어울리는 일이다. 덜 가졌다고, 아는 것이 모자란다고 주눅 들 일도 아니다. 우리는 모두, 누군가의 따스한 눈길이 없으면 외로워 죽을 수밖에 없는 가련한 존재들이다. 돈만 있으면 지옥에서도 행세할 것 같은 세상이 됐지만, 정작 사람들이 돈으로 사기 원하는 것은 사람 대접, 즉 인간 존엄성이다. 인간의 존엄성은 자유와 평등의 나라를 기다릴 것 없이, 지금 여기에서 우애와 환대로서 서로를 대할 때 실현될 수 있는 것이다. 존엄성이란, 압도적인 무한 우주 앞에 서 있는 티끌 하나가 다른 티끌에게 보내는 연민의 정이 아닐까?

인간다운 삶을 되찾는 길

18세기 영국은 어떻게 하면 옷감을 더 싼값에 생산할 수 있을까 하는 연구에 몰두했다. 여기에서 시작된 산업혁명은 불과 2백 년 만에 사람 사는 모습을 완전히 바꾸어 놓았다. 산업혁명으로 널리 퍼진 기계들 덕분에 우리는 방아 찧기, 옷감 짜기 같은 고된 노동에서 벗어났지만 어느 틈에 기계는 야금야금 인간의 활동 영역을 파고들어와 급기야 거의 모든 분야에서 인간의 노동을 대신하기에 이르렀다. 기계문명이 자본주의 상품경제와 결합하게 되면서, 기계를 만드는 회사는 망하지 않으려고 좀 더 편하고 효율적인 기계를 자꾸 만들어 내기 시작했다. 거기에 '그것이 꼭 필요한가?' 하는 질문은 끼어들 틈이 없었다.

도시화, 산업화로 공동체가 파괴되면서, 전에는 서로 도우며 스스로 해결하던 일들이나 자급자족의 바탕이라고 여기던 농사마저도 상품화되었다. 이제는 상인商人이 아닌 사람이 없다. 또한, 서로 물어뜯으며 사는 '경쟁'이 당연한 세상이 되어 버려 너도나도 이기기 위해 온 힘을 쏟아붓는다. 그리고 이 경쟁에서 이긴 사람들이 '전문가'라는 이름으로 사회 지배층으로 올라선다. 불과 얼마 전까지 전문가로 통하던 이들도, 더 좁은 분야로 파고들지 않으면 더 이상 전문가로 행세할 수 없는 처지가 되었다. 바야흐로 극단적인 전문가가 지배하는 세상이 된 것이다.

기계화와 전문화는 우리 시대의 단면이다. 이 시대 사람들은 자기 분야 말고는 제대로 아는 것이 없는 전문가이거나, 그렇지 않으면 기계의 뒤치다꺼리나 하는 몸종 신세를 면하기 어렵다. 그래도 어떤 사람은 마냥 행복하다. 덜 행복한 사람은 경쟁에서 뒤쳐져서 그런 줄로 착각하고 내일의 행복을 위해 오늘은 죽어라고 자신을 갈고 닦는다.

의료 분야도 예외가 아니다. 의료 시장은 벌써 기계 손에 넘어갔다. 의사는 그저 기계의 지시등을 읽을 수 있는 사람일 뿐이다. 이대로 가다가는 병원에는 사람의 몸이 잘 작동하고 있는지 점검하는 감시 장치가 설치되고, 우리 몸의 작은 변화까지도 매 순간 낱낱이 기록될 것이다. 만약 몸이 조금이라도 시원찮다 싶으면 기계는 즉시 원인을 찾아내 어떤 약을 먹으라든가 어떤 음식을 얼만큼 먹으라고 지시할 것이다. 막연한 것이나 공상空想은 사회악으로 규정되고, 시詩도 사라지고 신神도 사라질 것이다. 각자의 이성이 거대한 컴퓨터 뇌가 판단한 것과 다른 판단을 내린다면, 이것 또한 뇌의 질병이라고 할지 모른다. 이제 더는 '내가 생각하기에는' 같은 말은 필요조차 없게 될 것이다.

그들은 그들이 앉아 있는 나뭇가지들을 계속해서 톱질했다
그리고 어떻게 하면 더 잘 톱질할 수 있는지를
서로서로에게 소리쳐 가르쳐 주었다.
그런 다음 그들은 요란한 소리를 내며 심연으로 떨어졌다
그 모습을 보고 있던 사람들은 고개를 흔들었다
그러고는 다시 톱질에 열중했다.

베르톨트 브레히트, '톱질하는 사람들'

호모사피엔스가 21세기에 이르러 이룩한 문명은 땅 위의 모든 인류를 싣고 어디론가 질주하고 있다. 휙휙 스쳐 가며 바뀌는 차창 밖 경치가 좋아서 어쩔 줄 모르는 사람들, 이대로는 안 된다 하면서 내리려고 하지만 내릴 수 없는 가엾은 사람들, 자신은 폭주하는 문명에서 내렸다고 착각하며 안도하는 사람들을 모두 싣고, 우리 문명은 파멸로 치닫고 있다.

우리는 이제 돌아갈 곳도 없이, 함께 누릴 수 없는 것을 먼저 차지하려고 혈안이 되어 있는 사람들 틈에 끼어 너도나도 목적지도 모른 채 '뭐 어디론가 데려다 주겠지.' 하면서 그냥 질주하고 있을 뿐이다. 유일한 목표는 살아남기 위해 남에게 뒤처지지 않아야 한다는 것뿐이다.

김종철 선생은 "환경 파괴보다 더 무서운 것은 경제성장으로 인한 인간성 파괴"라고 말했다. 선생은 또한 "앞서고자 하는 욕망, 배타적인 이익을 선점하고자 하는 욕망이 극단적으로 제도화되어 있는 형태가 오늘의 산업 문명이다. 조화와 공생의 관계에 대한 철저한 경멸이 내재되어 있는 산업 문화 그 자체를 비껴가면서 생태 위기를 말한다는 것은 처음부터 부질없는 노력에 지나지 않는다."고 단언한다.

인류가 마음만 먹으면 언제든지 우리와 우리 주변의 것들을 모두 절멸시킬 수 있는 힘을 지니게 된 것 자체가 불경不敬이고 악의 근원이다.

지금의 위기는 환경의 위기가 아니라 우리 자신의 위기이기 때문에, 단지 심성을 곱게 쓴다고 간단하게 풀 수 있는 것이 아니다. 이대로 가면 곧 인간도 사라지게 될 것이다. 사람도 살고, 벌레와 풀과 나무도 함께 사는 길은 우리가 가진 것을 내려놓음으로써만 가능하다.

　현대 기술 문명의 기저에는 정복적 인간의 교만심이 완강하게 버티고 있다고 할 수 있다. 그렇기 때문에 자연의 도를 따르는 순리의 생활을 우습게 여기면서, 모든 것을 자기 자신의 통제와 조종 속에 종속시키려고 하는 야만적인 폭력이 끝없이 창궐하고, 우리가 사는 세상이 자연적 환경이든 인문적 환경이든 나날이 지옥으로 변해 가고 있는 것이 아닌가? 우리와 우리의 자식들이 살아남고, 살아남을 뿐 아니라 진실로 사람다운 삶을 누릴 수 있기 위해서 우리가 할 수 있는 것은 협동적인 공동체를 만들고, 상부상조의 사회관계를 회복하고, 하늘과 땅의 이치에 따르는 농업 중심의 경제생활을 창조적으로 복구하는 것과 같은 생태학적으로 건강한 생활을 조직하는 일밖에 다른 선택이 없다. 그러나 그러한 사회생활의 창조적 재조직이 가능하려면, 자기 자신을 내세우지 않는 겸손을 실천할 수 있어야 하고, 그러한 겸손에서 기쁨을 느낄 수 있는 정신적 자질을 갖추지 않으면 안 될 것으로 보인다.

김종철, 〈녹색평론〉 창간호, 창간사 가운데

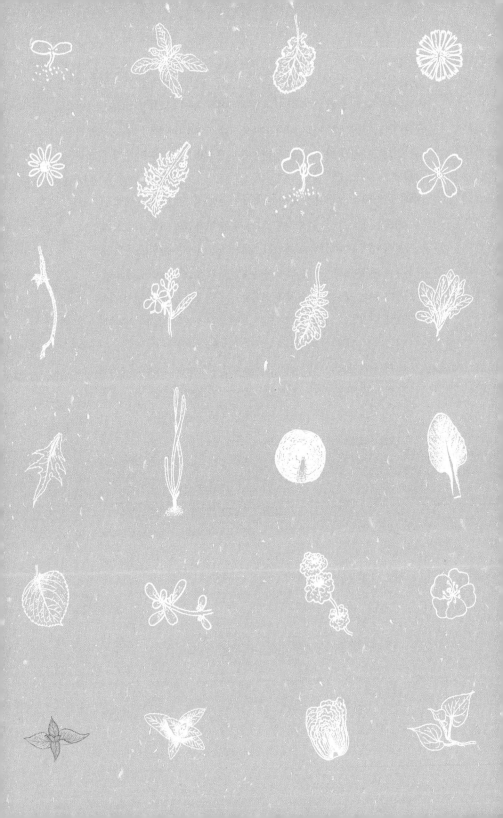

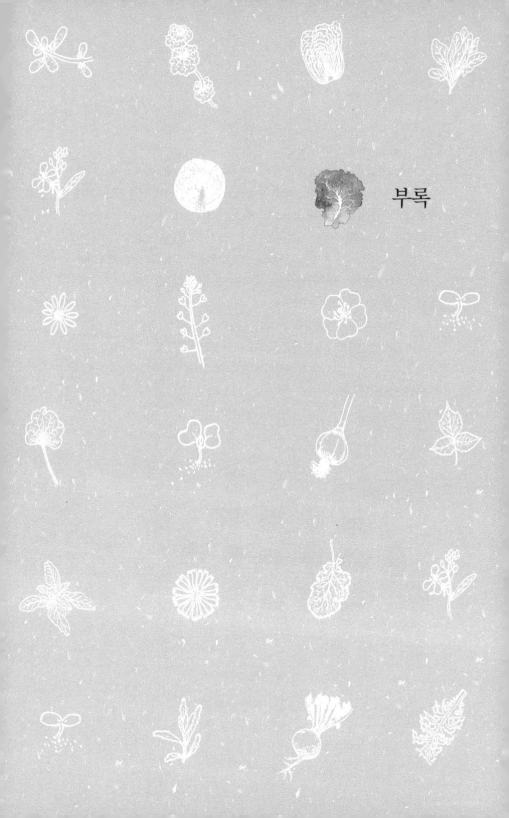

부록

1. 지방

3대 영양소인 탄수화물, 지방, 단백질은 식물의 광합성(탄소동화작용)으로 만들어진다. 탄수화물과 지방은 탄소, 수소, 산소로 이루어지고, 단백질은 여기에 질소가 더해진다. 이들 3대 영양소는 에너지원이 되는데, 그 에너지는 수소 원자에서 온다. 지방은 수소 원자 수가 상대적으로 많으므로, 질량 대비 열량이 가장 높다. 질소 성분을 가진 단백질은 생명현상을 주도하고, 지방은 세포막을 구성하는 성분이 된다. 따라서 단백질과 지방은 특별히 좋은 것으로 먹어야 한다. 탄수화물은 거의 에너지원으로만 쓰인다.

지방산은 한쪽에 메틸기가 있고, 반대편에 카르복시기가 있다. 그 사이에 탄소가 줄지어 얼개를 이루면서 탄소마다 수소가 달라붙어 있는 모습이다. 그래서 얼개를 이루는 탄소가 몇 개인지에 따라, 또 수소는 몇 개씩 붙어 있는지에 따라 지방의 종류를 나눈다.

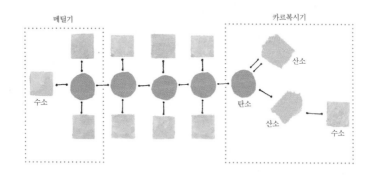

그림 _ 지방산의 기본 구조

탄소의 갯수에 따른 분류

지방산을 구성하는 탄소의 수를 보면 아세트산은 두 개, EPA는 스무 개, DHA는 스물두 개이다. 탄소의 수가 2개~4개는 짧은 사슬 지방산, 6개~12개는 중 사슬 지방산, 14개~24개는 긴 사슬 지방산으로 부른다. 탄소의 수가 적은 지방산일수록 쉽게 대사된다. 예를 들면 짧은 사슬 지방산인 아세트산(식초의 주성분)은 몸에서 곧바로 흡수되고 연소된다. 탄소 사슬이 길어질수록 안정되어 저장성은 좋아지지만, 몸속에서 소화, 흡수, 연소를 거치는 신진대사 작용은 힘들어진다.

우리 몸은 글루코스를 비교적 안정된 지방산(탄소 수 열여섯 개 이상)으로 바꾸어 저장하는데, 저장성이 좋다는 것과 분해되기 어렵다는 것은 동전의 양면이다. 생선 기름은 EPA나 DHA와 같은 긴 사슬 지방산으로 되어 있어서 소화가 잘되지 않는다. 중 사슬 지방산인 코코넛 오일과 긴 사슬 지방산인 참기름을 같은 양으로 먹어 보면 차이를 알 수 있다.

포화도에 따른 분류

얼개 중간에 있는 탄소에는 수소가 두 개 붙는다. 그런데 수소가 제대로 붙어 있지 않고 하나만 있는 경우가 있다. 앞의 것을 포화라 하고, 뒤의 것을 불포화라 한다. 이렇게 포화지방산과 불포화지방산을 나눈다. 불포화된 자리가 하나 있으면 1가(단일) 불포화지방산, 둘 이상이면 다가 불포화지방산이라고 한다.

자연 상태의 정상적인 지방산에서 수소는 항상 한쪽 방향에서만 빠져나간다. 이렇게 되면 공간에 불균형이 생기는데 이 때문에 탄소 얼개는 수소 쌍이 비어 있는 지점에서 비어 있는 쪽으로 120° 구부러진다. 이것은 수소가 없는 곳마다 반듯한 철사를 한 번씩 안쪽으로 120° 구부려 놓은 것과 같은 모양이다. 5가 불포화지방산(EPA)은 열린 육각형과 비슷한 모습이 될 것이다. 우리 몸은 이렇게 U자 고리 모양으로 생긴 지방산을 교차로 이어 가는 방법으로 세포막을 형성한다. 세포막의 투과성은 불포화지방산의 이러한 특이한 구조에서 나온다. 또한 고리 모양으로 되어 있는 불포화지방산은 분자들 사이의 결합력이 약하기 때문에 결정結晶을 만들기 힘들고 유동성이 커진다. 그래서 들기름이나 참기름

같은 다가 불포화지방산은 냉장고 속에서도 액체 상태이다.

수소 불포화도가 높을수록, 양쪽이 아무 것도 없이 허허롭게 붙어 있거나 한쪽 옆이 비어 있는 수소가 늘고, 이런 수소들은 열, 자외선, 활성산소에 의해 쉽게 뽑혀 나간다. 수소가 뽑혀 나간 순간에 그 자리를 산소가 꿰차고 들어 앉는다. 그래서 불포화도가 높을수록 쉽게 산패된다.

오메가3 지방산과 오메가6 지방산 불포화지방산은 어딘가 수소가 빠져 있는 구조이다. 자리가 어디인지가 무척 중요한데, 오메가3 지방산인 알파-리놀렌산은 메틸기부터 시작해서(이것을 오메가라고 부른다.) 세 번째와 네 번째, 여섯 번째와 일곱 번째, 아홉 번째와 열 번째 자리에 수소 쌍이 비어 있다. 맨 처음 비어있는 자리가 어디인가를 따져서 오메가3 지방산이라고 하는 것이다. 오메가6 지방산은 여섯 번째 자리부터 수소가 비어 있다.

우리 몸은 탄수화물로 포화지방산이나 단일 불포화지방산을 만들어 낼 수 있다. 그러나 오메가3 지방산이나 오메가6 지방산은 음식으로 먹어야만 얻을 수 있다. 그래서 이들 지방산은 꼭 챙겨 먹어야 하는 필수지방산이다.

포화도에 따른 분류		대표적인 음식	비고
포화지방산		식초, 돼지고기, 소고기, 코코넛 오일	
불포화지방산	단일 불포화지방산	올리브유	오메가9 지방산
	다가 불포화지방산	콩기름을 비롯한 대부분의 식물성기름	오메가6 지방산
		들깨, 아마씨, 생선 기름, 등 푸른 생선 (EPA, DHA)	오메가3 지방산

트랜스 지방산

자연 상태의 불포화지방산은 수소 원자가 한쪽 열에서만 빠져나간다. 이러한 원칙에서 벗어나, 수소가 하나는 위에서, 하나는 아래에서 빠져나가 어긋난

모양을 하고 있는 것이 바로 트랜스 지방산이다. 불포화지방산에 고온, 고압을 가하면 불포화된 부분의 반대편 수소가 불포화된 쪽으로 넘어가서 트랜스 지방산이 된다.

다가 불포화지방산인 콩기름으로 부침개를 부치면 상온에서는 기름이 번질번질해 바삭거리는 맛이 없다. 이래서는 맛있는 과자를 만들 수도 없고 오랫동안 보관할 수도 없기 때문에, 과자 공장은 값싼 콩기름에 수소 가스를 넣고 고온, 고압을 가해 빈 곳에 수소를 억지로 채워 넣어, 바삭거리는 맛을 내는 '수소 경화유'를 만들어 냈다.

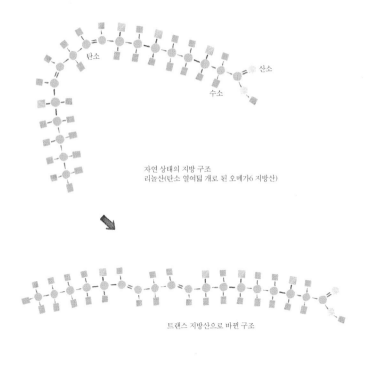

자연 상태의 지방 구조
리놀산(탄소 열여덟 개로 된 오메가6 지방산)

트랜스 지방산으로 바뀐 구조

그림 _ 트랜스 지방산

그런데 경화유를 만들기 위해 고온, 고압으로 가공하는 과정에서 경화硬化는 되지 않고 수소 원자의 위치만 바뀌어 트랜스 지방산이 되는 것이 있다. 원래다가 불포화지방산은 말굽처럼 굽어지지만, 수소 원자가 양쪽으로 번갈아 빠지면 지그재그 형태로 굽어진다. 이것은 크게 보면 막대기 모양이라고 할 수 있다. 트랜스 지방은 불포화지방산이면서도 겉모양은 포화지방산과 같은 막대기의 모습을 하고 있는 표리부동의 물질이다.

　세포막을 이루는 불포화지방산은 말굽처럼 굽어진 채로 엇갈려서 늘어선다. 세포막을 통과해서 세포 안과 밖을 드나드는 것들은 말굽끼리 얽혀 있는 구불구불한 세포막 사이의 길을 지나야 한다. 그런데 불포화지방산 사이에 트랜스 지방산이 하나씩 끼어들면, 이것은 적과 아군을 구분 못 하는 보초병과 같아서 세포막을 지키는 임무를 수행해 낼 수 없다. 트랜스 지방산이 하나씩 있으면, 저수지 둑에 틈이 생긴 것이나 마찬가지다. 이 틈새로 세포 안의 물질은 새 나가고 바깥의 각종 세균, 바이러스는 아무런 제지 없이 세포 안으로 들어간다.

2. 미네랄

식물이나 동물을 태우면 그 속에 들어 있던 태양에너지는 열로 바뀌고, 결정이 아닌 물질은 이산화탄소, 물, 질소로 바뀌어 공기 중으로 사라지고, 결정으로 된 물질은 재로 남는다. 이 재를 무기질, 미네랄 또는 회분灰分이라고 한다.

어느 영양소이든 고리가 하나 빠지면, 전체 유기체는 덜컹거리고 심하면 목숨을 유지할 수 없다. 이런 점에서 중요하지 않은 영양소는 한 가지도 없다고 할 수 있지만, 그중에서도 미네랄은 더욱 중요하다. 현대의 식생활에서 다른 영양소들은 조잡하긴 해도 채워지고는 있다. 비타민 결핍 가능성만 따지면, 요즘 과자에는 비타민B도 있고 비타민C도 들어 있어서 과자를 잘 먹는 사람이 어설픈 식사를 하는 사람보다 더 나을 수도 있다.

그런데 미네랄 결핍만큼은 이런 얄팍한 수로 해결되지 않는다. 미네랄은 그에 걸맞는 음식에 녹아든 것만이 우리 몸에서 제대로 흡수될 수 있다. 그래야 비로소 제 기능을 발휘하기 때문이다. 현대의 식생활에서는 미네랄이 절대적으로 부족하다. 깊은 맛을 내는 음식을 찾는 본능은 바로 미네랄을 얻기 위한 것인데, 음식의 깊은 맛이 뭔지도 모르고 사는 현대인은 미네랄이 심각하게 결핍되어 있다는 사실을 알아챌 다른 방법이 없다. 미네랄은 몸을 구성하고, 체액을 조절하고, 호르몬과 항산화제, 효소의 재료가 된다. 특히 효소는 특정한 미네랄이 없다면 아무 일도 할 수 없다. 미네랄이 모자라면 몸에 탈이 나는 것은 물론이거니와 정신적 능력이나 감정의 균형까지 무너진다.

미네랄의 종류와 기능

요즘 많은 병원에서 모발 분석을 이용해 환자의 건강을 가늠한다. 머리카락을 태울 때 나오는 광선을 분석하면 어떤 미네랄이 얼마나 들어 있는지 알 수 있다. 만성병에 시달리고 있거나 건강에 이상이 있는 사람은 한 번쯤 해 볼 만하다. 특히 몸에 쌓인 중금속은 곧바로 분석 결과에 드러난다.

하지만 모발이나 조직 내 미네랄의 양을 측정했다 하더라도 그 측정치가 무엇을 의미하는지 알아내는 것은 완전히 별개의 문제이다. 미네랄끼리도 복잡 미묘 한 그들만의 세계가 있다. 셀레늄과 요오드, 칼슘과 마그네슘, 아연과 구리는 서로 영향을 주고 받는다. 셀레늄이 좋다고 퍼 먹으면 요오드 균형이 무너지고, 아연이 넘치면 구리가 부족해지는 그런 식이다. 더구나 지금까지 알려진 것이 전부가 아니며 더 많은 것을 알게 되더라도, 알면 알수록 고려할 것이 늘어나 아무런 행동도 할 수 없게 될 것이다. 모발 분석을 통해 미네랄의 과부족을 찾아내고, 마치 기계의 부속품을 바꿔 끼우듯 특정 미네랄을 복용하는 방법으로 우리 몸의 미네랄 균형을 유지하려는 생각은 위험천만한 욕심이다.

미네랄 하나하나에 대해 설명을 하고, 어느 음식물에 무슨 미네랄이 많이 들어 있다고 주절주절 늘어놓는 것은 전문가들에게는 흥미로운 일이 될 것이다. 나도 한때는 내 몸이 무슨 생화학 기계나 되는 듯이 모발 분석을 하고 그 결과에 따라 부족한 것을 채우려고 한 적이 있는데, 다 부질없는 짓이었다. 미네랄과 비타민과 효소가 따로 있지 않다. 미네랄을 제대로 섭취하는 것이 곧 비타민과 효소를 제대로 섭취하는 일이 되도록 해야 한다.

궁극적으로 미네랄 과부족은 조상들이 먹었던 음식으로 돌아가는 것으로 해결해야 한다. 그런데 땅을 살리지 않으면 미네랄 문제는 영원히 풀 수 없다. 좋은 땅에서 생산된 좋은 음식을, 머리가 아닌 몸으로 선택할 때, 비로소 건강을 위한 식사, 치유를 위한 식사가 가능해진다.

그럼에도 아래에 따로 미네랄에 대한 설명을 구구절절 달아 놓는 것은 심각하게 모자라거나 반대로 너무 넘쳐서 건강을 해치는 것은 급한 대로라도 균형을 맞춰야 하기 때문이다.

마그네슘 마그네슘 결핍은 쉽게 알아챌 수 있다. 마그네슘이 모자라 생기는 특유의 증상은 근육 떨림, 경련(쥐가 나는 것) 같은 것이다. 근육, 특히 눈꺼풀이나 허벅지가 톡톡, 파르르 뛸 때는 마그네슘이 모자랄 가능성이 꽤 높다.

마그네슘 결핍이 더 심해지면 심장 부정맥이 온다. 마그네슘은 미토콘드리아가 정상적으로 움직이는 데 필수적이다. 우리 몸에 미토콘드리아가 가장 많이 집중되어 있는 곳은 심장근육이다. 마그네슘이 모자라면 미토콘드리아의 움직임이 무뎌지고, 따라서 심장근육의 기능에 문제가 생긴다.

마그네슘은 칼슘과 함께 뼈를 이루는 요소이고, 근육과 신경의 전기 자극을 전달하는 데에 중요한 역할을 한다. 또한 탄수화물과 아미노산 대사에 필요한 효소를 비롯해 몸속 350가지쯤 되는 효소가 마그네슘이 없으면 자기 일을 제대로 하지 못한다. 인슐린이 잘 나오도록 하고 인슐린이 하는 일을 거들 뿐 아니라, 녹내장 환자의 시력을 개선하고, 혈압을 낮춘다.

마그네슘의 기능 중에서 직접 체감할 수 있는 것은 이완 작용이다. 마그네슘은 혈관을 이완시켜 혈압을 떨어뜨린다. 마그밀(수산화마그네슘)이 단식을 할 때 장을 비우기 위한 설사제로 쓰이는 것은 마그네슘이 장 조직을 이완시키기 때문이다. 마그네슘이 불면증에도 효과가 있는 것을 보면, 이런 물리적인 이완 작용은 심리적인 이완 작용으로 이어지는 것 같다.

마그네슘이 부족하면 암, 만성피로 증후군, 간염 같은 온갖 만성병이 악화된다. 영양제를 딱 하나 선택하라고 한다면 마그네슘을 꼽겠다는 사람도 있다.

마그네슘은 통곡식, 견과류(아몬드, 캐슈너트), 짙푸른 채소에 많이 들어 있다. 마그네슘은 엽록소의 핵심을 이루는 미네랄이기 때문에 엽록소가 많은 식물에는 마그네슘도 많이 들어 있다.

마그네슘 함량을 보면 견과류에 많을 것 같지만, 수분 함량을 보정하면 마그네슘의 왕은 시금치 같은 채소다. 푸른 채소에 들어 있는 미네랄은 잘 흡수되지 않는다고 알려져 있는데, 녹즙이나 채소범벅으로 먹으면 흡수율이 우유보다 높다.

셀레늄 셀레늄은 산화를 막는 미량 미네랄이다. 중요한 항산화제이자 면역을 강화하는 글루타치온을 구성하고 통제하기 때문이다. 하루 권장량은 0.07mg이라지만, 치료를 위해서는 이보다 많이, 0.4mg 정도는 먹어야 한다.

셀레늄이 하는 일을 살펴보면 몸을 돌보는 일에 두루 쓰이지 않는 곳이 없다는 생각이 든다. 바이러스와 세균의 돌연변이를 막고, 항산화 기능과 면역 기능을 높이며, 중금속 독성을 낮춘다. 이로써 암을 예방할 뿐 아니라, 우울증이나 정신분열증도 막는다.

쉽게 구할 수 있는 셀레늄 공급원은 통밀(0.071mg)과 현미(0.023mg), 통보리 (0.037mg)처럼 도정하지 않은 곡식이다. 곡식의 싹을 틔운 것(밀 싹 0.047mg)도 좋다. 브로콜리나 마늘에 셀레늄이 많다고 그러는데, 실상 이것들에 들어 있는 셀레늄은 그리 많은 수준은 아니다. (브로콜리 0.0035mg, 마늘 0.014mg) 셀레늄을 확실하게 보충할 수 있는 방법은 식물에서 추출한 셀레늄 제제를 먹는 것이다. 다만 소디움 셀레나이트, 아미노산 킬레이트 셀레늄, 셀레노메티오닌 형태로 된 셀레늄이 든 것은 아예 내다 버리는 게 낫다.

황 황은 우리 몸 전체의 0.2%, 미네랄만 따진다면 10%를 차지한다. 하루 필요량은 체중 1kg 당 1mg이다. 치료용으로는 250mg~750mg까지 안전하다.

황은 피부, 머리카락, 콜라겐의 재료가 되고 면역을 북돋운다. 황의 주된 공급원은 황이 든 단백질이다. 그 밖에 마늘, 무, 양파, 파, 부추처럼 쏘는 맛을 내는 채소에 많이 들어 있다.

해독 작용을 하는 글루타치온, 타우린은 황 아미노산인 시스테인을 재료로 해서 만들어진다. 이 밖에도 황의 기능은 무궁무진하다. 글루코사민, 알파리포산, 조효소A, 콜라겐, 비타민B1에도 황이 들어 있다. 황이 부족하면, 피부는 탄력을 잃고, 손톱은 갈라지고, 머리카락은 부석부석해진다.

황을 공급하기 위한 건강식품에 해송의 송진에서 추출한 MSM^{Methyl Sulfonyl Methane}이 있다. MSM은 산소가 미토콘드리아로 쉽게 들어갈 수 있도록 해 준다. MSM의 하루 최대 복용량은 10g~30g 정도다. 유황 오리로 황을 보충하는 것보다는 MSM이 낫겠다.

크롬과 바나듐 크롬은 당뇨병과 밀접한 관계가 있다. 혈당을 조절하는 데에 빠져서는 안 된다. 크롬이 모자라면 혈당이 쉽게 올라간다. 당뇨병의 원인이라고까지는 못 해도, 당뇨병을 앞당기는 원인이라 할 수 있다. 내가 미네랄의 경이로운 세계를 알게 된 계기도 바로 이 크롬이었다. 단식을 밥 먹듯 하다가, 그만 영양실조에 빠진 적이 있는데, 그때는 음식만 입에 댔다 하면 배가 터질 지경이 돼서야 수저를 놓았다. 이 증상은 크롬 제제 몇 캡슐을 먹자 곧 사라졌다. 크롬이 가장 모자랐던 것이다.

당뇨병 환자가 크롬과 바나듐을 적당히 복용하면 4개월~6개월 안에 인슐린을 끊게 될 가능성이 아주 높아진다. 축산업계에서는 동물실험을 통해 1957년에 크롬과 바나듐만으로 당뇨병을 예방하고 치료할 수 있다는 것을 알아냈다. 크롬은 곡식의 겉껍질에 많이 들어 있다.

아연과 구리 아연은 미각세포의 기능을 관장한다. 나이가 들면서 점점 짜게 먹는 것은 단순히 나이 탓이라고만 할 수 없다.

아연은 굴, 생선, 닭, 오리, 소고기, 돼지고기, 달걀노른자, 해초류, 견과, 씨앗에 많이 들어 있다. 제철에 굴을 잔뜩 먹는 것이 아연을 제대로 섭취하는 길이다. 곡물과 식물성 음식의 아연은 흡수되기 어려우므로, 채식주의자는 의식적으로 더 많은 아연을 섭취하도록 해야 한다.

구리는 항산화 기능과 관계가 깊은데, 결핍을 일으키는 수준과 과잉이 되는 수준 사이, 즉 안전 범위가 아주 좁다. 그래서 구리가 모자랄까 하여 구리 보충제를 먹거나 구리가 특별히 많이 들어 있다는 패류를 일부러 섭취하는 것은 좋지 않다. 구리는 통곡식, 짙푸른 채소에 많이 들어 있다.

요오드 요오드의 첫 임무는 갑상선이 자기 일을 잘하도록 돕는 것이다. 요오드의 대부분이 갑상선에 몰려 있을 정도로 요오드와 갑상선은 뗄 수 없는 관계이다. 요오드가 충분하면 신진대사가 원활해지고, 점막을 튼튼하게 하는 면역글로불린A도 많아진다. 세균, 곰팡이, 기생충, 바이러스를 직접 죽이기도 한다. 상처에 살균용으로 바르는 옥도정기(요오드팅크)의 주성분이기도 하다.

다시마(마른 것) 100g에는 136.5mg의 요오드가 들어 있다. 한 조각이면 요오드 하루 필요량을 채운다. 요오드는 물에 잘 녹기 때문에 요오드를 먹으려고 다시마를 먹을 때는 다시마를 불린 물까지 마셔야 한다. 함초(마른 것)에도 요오드가 65.8mg이나 들어 있다. 김에는 3.8mg 정도 들어 있다.

오랫동안 감염증에 시달리고 있는 사람, 항상 체온이 낮거나 기력이 달리는 사람은 요오드 부족을 의심해 볼 필요가 있는 반면에, 바닷가 사람들은 자기도 모르는 사이에 요오드가 넘칠 수 있으므로 조심해야 한다. 갑상선종에 걸리기 쉬워지기 때문이다. 변비에 좋다고 다시마 환을 몇십 정씩 삼키는 것은 미친 짓이다. 다시마를 많이 먹을 때는 요오드를 줄이기 위해서 물에 충분히 불린 후 건져 내어 먹는다.

실리콘 모래의 대부분은 이산화규소이다. 흙도 마찬가지다. 그래서 농작물에도 규소가 많을 것 같지만 실제로는 적게 들어 있다. 눈앞에는 규소가 천지에 널려 있는데도 규소 결핍에 걸릴 가능성은 꽤 높다.

쇠뜨기가 결핵이나 암에 효과가 있다고 알려져 있는데, 이는 쇠뜨기에 든 실리콘이 결핵이나 암에 걸린 부분을 둘러싸서 막기 때문이다. 쇠뜨기는 규소 덩어리라고 할 수 있다.

실리콘 접착제에서 알 수 있듯 실리카는 우리 몸에서 연결 조직을 만든다. 실리카가 없으면 뼈도 칼슘 가루처럼 부석부석해질 것이다. 실리카는 관절의 연골을 유지하는 효소에 활기를 주고 연결 조직을 튼튼하게 한다. 실리카가 모자란 사료로 동물을 사육하면 관절이 볼품 없어지고 연골에 문제가 생긴다. 실리카는 콜라겐 합성도 촉진하고 동맥이 노화되지 않도록 하기도 한다.

실리카가 많은 음식은 귀리, 조, 통보리, 통밀, 고구마, 감자 따위다. 손톱과 머리카락이 윤기 없이 부석부석한 사람은 실리카를 일부러라도 섭취할 필요가 있다. 피부와 머리카락 미인은 비싼 화장품이나 샴푸가 아니라 실리카가 많이 든 건강한 음식에서 나온다.

채소와 통곡식을 충분히 먹어야 한다

셀레늄이 부족하여 생긴 증상은 셀레늄이 아니면 고칠 수 없다. 어떤 미네랄이 부족하여 생긴 질병에는 결핍된 바로 그 미네랄이 '마법의 탄환'이라고 할 수 있다. 마그네슘 부족으로 부정맥이 생겼으면 마그네슘을 채워야만 고칠 수 있다. 미네랄뿐만 아니라, 비타민, 효소, 필수아미노산, 필수지방산 같은 모든 영양소가 다 그렇다.

그렇다면 내 몸에 무엇이 결핍되었는지 어떻게 알 수 있을까? 아쉽지만 그것을 찾아내는 것은 참으로 어렵다. 어쩌다가 그것을 먹게 되면 기적이 일어날 테지만, 그 미네랄을 언제까지 먹을 것인가 하는 것이 또 고민이다. 칼슘이 모자라는 사람이 칼슘 제품을 먹고 몸이 좋아졌다고 하자. 생명의 은인에 대한 의리를 지키기 위해 이것을 곁에 두고 오래오래 복용하면 어떻게 될까? 시간이 흐르면, 칼슘과 길항 관계에 있는 마그네슘과 아연이 부족해지고 다시 균형이 깨질 것이다.

그런데도 여기서 각각의 미네랄에 관한 연구 성과를 장황하게 이야기한 것은 그 중요성을 일깨우려 함이다. 평소 끼니는 소홀히 하면서 '미네랄의 왕'이니 '기적의 식물'이니 하는 것들을 꿀꺽 삼키는 것으로 미네랄의 광대한 세계를 미봉하려 해서는 안 된다. 치료 효과가 큰 식품일수록 미네랄 구성은 한쪽으로 치우쳐 있을 가능성이 높다. 외부에서 특정 미네랄을 따로 투여하는 것은 치료를 위해서만 극히 예외적으로 해야 하고, 평상시에는 종합 미네랄 공급원인 채소와 통곡식을 충분히 먹어야 한다. 그보다 더 근원적으로는 흙의 건강까지 살펴야 한다.

3. 비타민

비타민은 발견된 순서에 따라 비타민A·B·C·D·E라는 이름이 붙었다. 이들 모두는 결핍증과 관련된 것이다. 비타민A는 야맹증, 비타민B는 각기병, 비타민C는 괴혈병, 비타민D는 구루병, 비타민E는 생식불능과 관련되어 있다. 비타민C의 다른 이름인 ascorbic(=a+scorbic)은 '괴혈병이 없는 상태'라는 뜻이다.

비타민은 특정 질병을 예방하고 치료하는 약이라는 단순한 차원에 있는 물질이 아니다. 비타민은 항산화제(비타민E, 비타민C, 베타카로틴), 촉매제 역할을 하는 보효소(비타민B 복합체), 조직 세포 성장과 분화를 조절(비타민A)하는 따위로 다양한 일을 한다.

비타민A

비타민A는 세포 사이의 신호를 전달하고, 조직의 성장과 분화를 조절한다. 점막의 건강도 관장한다. 비타민A가 부족하면 소화기관, 눈, 갑상선, 혈관처럼 점막으로 이루어진 모든 기관이 상한다. 비타민A는 특정 바이러스를 직접 물리치기도 한다.

비타민A가 결핍되면 야맹증이 온다. 그러나 야맹증에 걸릴 정도가 되었다면, 다른 곳은 이미 만신창이가 된 뒤다.

세포의 성장과 분화를 조절하는 비타민A의 기능은 암 치유와 관련하여 중요한 의미가 있다. 암은 일종의 분화되지 않은 세포가 끊임없이 증식하는 것이기 때문이다. 비타민A의 부작용을 감수하고서라도 넘치게 먹어야 하는 경우가 바로 암에 걸렸을 때이다. 간에 문제가 있는 만성병 환자도 생선의 간이나 비타민A 정제를 복용할 필요가 있다.

우리가 비타민A라고 할 때는 레티놀Retinol을 말한다. 그런데 동물의 몸에 있는 레티놀의 근원은 식물에 든 카로틴Carotene이다. 카로틴은 햇빛 에너지를 흡수하여 엽록소에 전해 주는데, 이때 자외선을 흡수하여 자외선이 엽록소를 파괴하지 않도록 한다. 자외선을 막아서 항산화작용을 하는 특성은 동물의 몸에 흡수되어도 마찬가지다. 카로틴은 그 자체로는 항산화작용을 하고, 간에서 레티놀(비타민A)로 바꿔어 비타민으로 일을 한다.

레티놀은 독성이 있어서 동물의 간을 잔뜩 먹으면 문제가 생길 수 있다. 가끔씩 먹는 동물의 간은 보약이지만, 일상적으로 많이 먹어서는 안 된다. 특히 북극곰의 간에 많이 들어 있는데, 에스키모들은 이것을 많이 먹으면 죽을 수도 있다는 것을 알고 있다고 한다. 일부러 동물의 간만 날마다 먹는 기이한 식습관을 가지고 있지 않은 한 비타민A 과잉증에 걸릴 염려는 거의 없다.

당근처럼 카로틴 색깔이 밖으로 드러난 것도 있고, 케일처럼 카로틴 색깔이 숨겨진 경우도 있다. 짙은 녹색 채소는 카로틴의 보물 창고다. 카로틴은 기름에만 녹는다. 따라서 카로틴을 잘 섭취하려면 당근을 기름에 볶아 먹어야 한다. 이보다 더 적절한 조언은, 끼니마다 지방(특히 코코넛 오일과 올리브유)의 비중을 높이라는 것이다. 지용성 영양소는 카로틴에 그치지 않기 때문이다.

비타민B 복합체

비타민B는 여러 가지 비타민의 총칭이다. 모두 물에 녹는다. 가장 먼저 발견된 것을 B1이라고 하고, 발견된 순서대로 B2, B3 하는 식으로 이름을 붙였다. 여기서는 중요한 것 몇 가지만 짚고 넘어가겠다.

티아민(비타민B1) 티아민^{Thiamine}은 맥주 효모, 통곡식에 많이 들어 있다. 채소에도 비타민B 복합체가 많이 들어 있다. 고사리와 민물 생선 날것에는 티아민 파괴 효소가 많다. 녹차나 커피도 지나치면 티아민의 작용을 방해한다. 티아민은 신경 비타민이라고 할 정도로 신경 건강에 중요하다. 티아민이 부족하면 신경쇠약증에 걸리기 쉽다. 티아민은 각기병 때문에 일찍 발견되었는데, 티아민이 모자라 신경에 염증이 생기면서 다리가 붓고 하반신이 마비된다. 각기脚氣라는 말은 '발이 타는 듯이 아픈 통증'이라는 뜻이다.

리보플래빈(비타민B2) 리보플래빈^{Riboflavin}은 비타민B6과 함께, 호모시스테인을 글루타치온이나 S—아데노실메티오닌으로 바꾸는 효소를 돕는다. 이 효소가 제대로 작동하지 않으면 호모시스테인이 너무 많아진다.

피리독신(비타민B6) 피리독신Pyridoxine은 단백질 소화, 대사에 꼭 필요한 비타민이다. 신장결석을 막기도 하는데, 하루 40mg을 복용하면 위험이 줄어들고, 250mg 정도를 먹으면 이미 있는 결석을 분해, 배설할 수도 있다고 한다. 또한 호모시스테인이 글루타치온으로 바뀌는 것을 도와서 글루타치온을 늘리고 호모시스테인을 줄이는 역할을 한다.

엽산(비타민B9) 엽산葉酸은 '21세기의 비타민'이라 할 만큼 주목받는 비타민이다. 세포가 생겨나고 자라는 데 필수적이어서 태아와 어린아이에게 특히 중요하다. 엽산이 부족하면 DNA 합성, 세포분열이 제대로 되지 않는다. 새로운 세포를 줄곧 만들어야 하는 골수 기능에도 문제가 생긴다. 그래서 엽산은 임신부에게 없어서는 안 될 영양소다. 또한 적혈구를 모자라지 않게 하는 데에도 엽산이 필수다. 빈혈 치료제에 엽산이 빠지지 않는 것도 이 때문이다. 엽산은 그 이름에서 알 수 있듯이 채소(특히 시금치)의 잎에 무진장 들어 있고, 클로렐라, 맥주 효모에도 많다.

코발라민(비타민B12) 코발라민Cobalamine은 미네랄이 들어 있는 비타민이다. 코발라민이라는 이름은 그 안에 들어 있는 코발트에서 유래한 것이다. 코발라민은 몸속에서 메틸기를 전달하는 일을 한다. 또한 악성빈혈을 치료하고, 신경세포가 잘 자라도록 한다. 엽산과 마찬가지로 임신부와 아이에게 중요한 영양소인 것이다. 동물의 간, 내장이나 정어리, 굴에 많다.

비타민C

비타민C는 사람과 몇몇 새나 물고기한테만 '비타민'이다. 대부분의 동물들은 스스로 글루코스로 비타민C를 만들 수 있기 때문이다. 이들의 비타민C 합성량은 성인 몸무게로 환산하면 하루에 대개 10g에 이른다고 한다. 비타민C에 대해서는 본문에서 충분히 다루었다.

비타민D

사람은 햇볕을 쬐면 비타민D를 합성할 수 있다. 그런데도 비타민D를 '비타민'이라고 하는 것은 특수한 상황에서 결핍될 우려가 있기 때문이다. 극지방에 가까워 햇빛이 부족한 캐나다는 겨울철 비타민D 섭취 권장량이 다른 나라보다 세 배쯤 높고, 북유럽에서는 비타민D를 따로 넣지 않은 밀가루, 우유는 아예 팔 수 없도록 법으로 정해 놓았다.

비타민D 결핍은 여러 가지 질병을 불러온다. 골다공증과 암이 대표적이고, 뇌졸중, 고혈압, 결핵, 계절성 우울증, 당뇨 따위를 촉진하거나 악화시킨다. 최근 연구를 보면 비타민D 부족은 모든 암 발생과 촉진에 관련되어 있다고 한다. 그러니 생선과 말린 버섯을 챙겨 먹고, 적당히 햇빛을 쬐어야 한다. 겨울철에는 더 신경을 써야 한다. 아이들을 강골強骨로 만드는 것은 엄마의 세심한 보살핌이 아니라 햇빛과 바람이다.

요즘 사람들은 햇빛을 보는 시간이 절대적으로 모자란다. 그래서인지 몰라도 비타민D 결핍 증세가 흔해져서 비타민D 제제를 조금만 먹어도 몸이 좋아지는 현상이 벌어진다. 그러나 보충제로는 충분한 효과를 거두기 힘들다고 하니, 부디 햇빛과 친하게 지낼 일이다. 본문의 햇빛 쬐기 장에 자세한 설명이 있다.

비타민E

비타민E는 크게 토코페롤Tocopherol과 토코트리에놀Tocotrienol 이 두 가지 형태가 있다. 흔히 비타민E는 토코페롤을 말하는 것이지만, 항산화작용 측면에서 보면 토코페롤보다는 토코트리에놀 쪽이 훨씬 강력한 효과가 있다.

세포막은 불포화지방산이 많이 들어 있어서 산화되기가 쉽다. 지용성 항산화제가 아니면 세포막이 산화되는 것을 막기 어려운데, 지용성 항산화제는 그다지 많지 않다. 토코트리에놀은 항산화작용이 탁월하고, DNA를 보호하는 효과가 있어서 심장병, 암, 뇌졸중을 예방한다. 암세포가 늘어나는 것을 방해하고, 암세포의 괴사를 유도하며, 혈관 신생 작용을 막는다.

토코트리에놀이 많은 것은 쌀겨와 밀 겨, 보리 겨, 귀리, 붉은 팜유 같은 것이다. 토코페롤은 밀 겨, 아몬드, 헤이즐넛에 많이 들어 있다. 순환기 계통의 병이나 암에 걸렸다면 토코트리에놀 보충제를 쓸 필요가 있다. 보통 때에는 통곡식을 주식으로 하고, 입맛에 맞다면 붉은 팜유를 곁들여도 좋을 것 같다.

비타민을 따로 챙겨 먹는 방법

비타민을 섭취하는 방법에는 음식, 천연 비타민제, 합성 비타민제가 있다. 아픈 데 없고 오래 사는 데 별 관심이 없는 사람은 비타민 제제를 따로 섭취할 필요는 없고 음식을 고루 잘 먹는 것으로 충분하다. 약간이라도 건강에 자신이 없는 사람은 천연 비타민제를 복용하는 것이 좋다. 몸이 많이 아픈 사람은 비타민을 보통 때보다 5배~10배는 더 섭취해야 신진대사가 정상이 된다. 이럴 때는 보통 음식으로는 비타민을 필요한 만큼 채울 수 없기 때문에, 기능성 식품이나 비타민제의 도움을 받아야 한다.

인류는 비타민의 화학적 구조를 알기 전부터 비타민이 많이 들어 있는 음식이 중요하다는 것을 알고 있었다. 대구의 간 기름Cod Liver Oil이나 민물 장어 같은 것은 비타민A와 D 결핍을 치료하는 약으로 쓰였다. 어느 전통에서나 각별하게 애착을 보이는 강장 식품이 있게 마련인데, 이런 식품에는 대체로 비타민이 엄청나게 들어 있다. 몽골 지역에서 자양 강장의 비약으로 통한다는 사극나무 열매는 비타민 나무라고 할 정도로 다양한 비타민을 품고 있다.

건강에 자신이 있는 사람이라도 비타민D는 신경을 써야 하고, 토코트리에놀은 두고 보기만 하기에는 아깝다고 할 수 있다. 몸이 부실한 사람은 비타민C를 반드시 챙겨야 하고, 골골거리는 사람은 비타민B의 도움도 받아야 한다.

천연 형태라고 해도 부작용은 여전히 경계해야 한다. 비타민A와 D는 지용성이므로 특히 그렇다. (임신부는 비타민A의 독성이 쉽게 나타난다.) 지용성 비타민은 몸에 쌓아 뒀다가 필요할 때 꺼내 쓸 수 있도록 되어 있으므로 매일같이 먹을 필요는 없다. 하지만 수용성인 비타민B, 비타민C는 체내에 축적되지 않아 부작용이 거의 없다. 그 대신, 매끼 먹어야 한다.

4. 효소

인체 내에서 일어나는 생화학반응은 복잡하지만, 효율적이고 질서 정연하고 역동적이다. 이 모든 반응은 효소라고 불리는 단백질 집합체를 촉매 삼아 일어난다. (흔히 효소라고 알고 있는 '채소 발효액'은 효소가 아니다.)

효소는 '열에 약한 단백질'로 구성되어 있다. 효소는 고온에서 일단 한 번 찌그러지면 온도가 낮아져도 원래 구조로 돌아가지 못한다. 찌그러진 열쇠가 자물쇠를 열어젖힐 수 없듯이 한 번 찌그러진 효소는 아무 일도 할 수 없다.

효소에 대한 연구가 시작된 것은 최근 일이지만, 효소는 오래전부터 쓰여 왔다. 엿기름, 물, 밥을 잘 풀어서 섞은 뒤 따뜻하게 해 주면 밥알이 소화되어 단맛을 내는 식혜로 변한다. 엿기름은 보리를 싹 틔운 것인데 여기에는 싹이 트면서 생성된 탄수화물분해 효소가 많이 있어서 이런 일이 가능하다.

효소의 종류

효소는 작용하는 영역에 따라 대사 효소와 소화효소로 나눌 수 있다. 대사 효소는 심장박동, 근육의 움직임, 감각기관의 작동, 호르몬, 신경전달물질을 조절하는 따위로 인체의 모든 대사에 관여한다. 몸이 건강하다면 이 모든 대사 효소들은 필요한 만큼 생산될 것이다. 대사 효소는 우리가 외부에서 직접 통제하거나 영향을 줄 수 있는 것이 아니다.

소화효소는 음식을 최소 단위까지 잘게 부수어 흡수하기 좋은 상태로 만든다. 탄수화물을 소화하는 아밀라아제Amylase, 단백질을 소화하는 프로테아제Protease, 지방을 소화하는 리파아제Lipase 등이 있다. 소화효소는 우리 의지로 얼마든지 도울 수 있는 분야이다.

음식에 있는 효소

가열하지 않은 신선한 식품에는 효소가 있다. 살아 있는 모든 것은 조직 내에 소화효소와 대사 효소가 존재한다. 식물의 경우, 몸체에는 주로 대사 효소가 들어 있고, 씨앗을 싹 틔우면 대사 효소와 소화효소가 폭발적으로 늘어난다. 동물은 우리 몸과 거의 비슷한 비율로 효소를 지니고 있다.

음식 속의 효소는 소화관 내에서 소화작용을 돕기도 하고, 일부는 흡수되어 대사 효소에 쓰이기도 한다. 따라서 대사 효소, 소화효소는 이해를 돕기 위한 것일 뿐 본질에 차이가 있는 것은 아니다.

효소는 대개 48℃에서 장시간 가열하거나 60℃~80℃ 사이에서 30분 정도 가열하면 파괴된다. 아밀라아제처럼 높은 온도를 좋아하는 것도 드물게 있다. 구석기 식이법에서 날고기를 가장 좋은 식품으로 치는 이유도 효소와 무관하지 않다. 날생선을 일상적으로 먹던 선원들이 익힌 생선을 먹으면 확실히 몸이 무거워져 중노동을 견뎌 내기 힘들다고 하는 것도 마찬가지이다. 동물학자들은 야생동물에게 사람의 식사, 즉 익힌 음식을 먹이면 위염, 십이지장염, 대장염, 간 질환, 빈혈, 갑상선 질환, 관절염과 순환기 질환이 생긴다는 것을 알고 있다.

요즘 생식 가루를 먹는 사람들이 많다. 아침 식사 대신 40g짜리 한 포를 물에 타 마시도록 되어 있는데 곡식, 채소, 해조류 등 몇십 가지가 섞인 것이라 영양분이 풍부하고, 날것이라 효소도 풍부할 것 같아 보이지만, 실제로는 그렇지 않다. 이런 것을 먹고 건강이 좋아졌다면 그것은 좋은 음식을 먹어서라기보다 조잡한 음식을 덜 먹어서 생긴 효과일 것이다.

이런 생식 가루에는 효소도 거의 안 들어 있다. 더구나 가루로 만들어 놓으면 현미의 겨, 콩, 들깨, 참깨에 든 불포화지방산이 산화된다. 사다가 먹는 생식 가루는 특별히 아픈 데 없고 돈은 많은데, 정신없이 바빠서 끼니 챙길 겨를 없는 사람에게 알맞은 식품이다.

건강식품인 소화효소

건강한 사람은 효소가 풍부한 음식을 날것으로 먹으면 된다. 환자는 싹 틔운 곡식이나 채소, 효소제를 먹는 적극적인 방법으로 모자란 효소를 채워야 한다.

효소제는 쉽게 말해서 '소화제'이다. 소화제를 먹으면 소화기관이 퇴화하여 망가지기 때문에, 복부 마사지나 운동으로 해결해야 한다는 사람도 있지만, 이것은 근거가 없는 말이다. 췌장이 소화효소를 만들어 내는 기능은 쓰면 쓸수록 발달하는 근육이나 뼈가 아니다. 쓰면 쓸수록 망가진다. 소화불량에 시달리는 환자가 소화제를 먹는다고 해서 소화기관에 나쁜 영향을 주지는 않는다.

프로테아제　효소 요법의 본체는 소화제를 복용하는 것인데, 가장 먼저라고 할 수 있는 것은 단백질 분해 효소를 공복에 먹는 것이다. 백혈구에는 아밀라아제와 단백질 분해 효소는 물론이고 췌장보다 훨씬 다양한 효소가 있다. 백혈구는 온몸을 돌면서 피 속에 든 이물질을 파괴하고 삼켜 버린다. 이러한 면역 기능을 수행하려면 많은 종류의 효소가 필요하다. 특히 바이러스는 단백질 분자이므로 백혈구가 바이러스를 잡아먹어 없애려면 단백질 분해 효소가 필수다. 암이 있는 동물에게 단백질 분해 효소를 주사하여 암이 작아지거나 없어지는 것을 확인한 연구도 있다.

브로멜라인, 파파인, 나토키나제Nattokinase는 모두 단백질 분해 효소로 파인애플, 파파야, 청국장에서 추출한 것이다. 망고, 키위, 새우젓, 율무, 배, 무화과에도 단백질 분해 효소가 많기는 하나 치료 목적으로 복용할 때는 소화제를 쓰는 것이 좋다. 효소가 건강에 중요하다는 것은 소화효소, 그중에서도 특히 단백질 분해 효소를 두고 하는 말이다.

아밀라아제　아밀라아제는 탄수화물을 분해하여 글루코스로 만드는 효소이다. 아밀라아제를 보충하기 위한 가장 좋은 방법은 '엿기름'을 물에 갠 뒤 체에 걸러 낸 걸쭉한 물을 마시는 것이다. 싹 틔운 현미, 무나 무청에도 아밀라아제가 많다. 씨앗에는 그 씨앗을 소화시킬 수 있는 잠재적인 효소가 들어 있다. 여기서 '잠재적'이라고 한 것은, 잠자고 있는 씨앗을 그냥 갈아 먹어서는 안 되고 적어도 물에 불리거나 싹을 틔워야만 비로소 효소가 살아 움직인다는 뜻이다. 그러므로 깊은 잠에 빠진 곡식을 누름틀에 밀어 넣어 갑자기 가루로 만든 생식 가루는 효소하고는 아무 관계가 없다.

보리나 쌀은 거의 탄수화물로 이루어져 있으므로 이것을 싹 틔우면 주로 탄수화물 소화효소인 아밀라아제가 만들어지고, 쌀에 든 단백질이나 지방을 소화할 수 있는 분해 효소도 생긴다.

탄수화물 소화효소는 극복할 수 없는 모순이 하나 있는데, 복합 탄수화물의 소화를 촉진하면 그만큼 글루코스로 분해되는 시간이 짧아져, 원래 복합 탄수화물이 가지고 있던 장점이 사라진다는 것이다. 당뇨병 환자가 채소 위주가 아닌 보통 식사를 하면서 탄수화물 소화제를 복용하면 당뇨가 악화된다. 생곡식도 채소 없이 먹으면 익힌 곡식만큼은 아니어도 혈당을 많이 올린다.

하얀 쌀밥을 소화시키기 위해 엿기름이나 아밀라아제를 복용하는 것은 옳지 않다. 다만, 엿기름에는 아밀라아제뿐만 아니라 비타민B 복합체도 엄청나게 들어 있고, 항산화 효소인 슈퍼옥사이드 디스뮤타제도 상당량이 들어 있으므로, 소화를 돕는 용도가 아니라 그 자체를 흡수할 목적으로 '빈속에' 먹는 것은 괜찮을 것이다.

리파아제　리파아제는 지방을 분해하는 효소이다. 중성지방 형태로 존재하는 지방은 일단 리파아제가 지방산 세 개와 글리세롤 한 개로 분해해 장벽腸壁으로 흡수된다. 그 후 다시 중성지방으로 재합성되어 림프관이나 문맥을 거쳐 온몸으로 간다. 리파아제를 복용하면 장내에서 지방의 소화를 도와 췌장의 부담을 덜어 준다. 몸속에 흡수된 것은 지방에서 에너지를 얻는 과정을 돕는다.

5. 핵산

사람의 몸을 구성하는 영양소는 단백질, 지방, 미네랄이다. 이것들이 우연히 모여서 사람이 될 확률은 마구잡이로 던져 놓은 한글 자모가 저절로 모여 소월의 시가 될 확률과 같다. 건물 한 채가 올라가기 위해서는 모래, 나무, 흙, 물만 있어서는 안 되고 설계도와 목수가 필요한 것처럼, 사람이 되는 데도 DNA라는 설계도와 RNA라는 목수가 필요하다. DNA는 세포핵 속에 있고 RNA는 DNA에서 전사되어 단백질을 합성하는 기능을 한다.

대체로 핵核을 건드리는 것은 상서롭지 못한 일이다. 사물에서는 원자핵이 그렇고 생물에서는 세포핵이 그렇다. 그런데 과학자들의 호기심과 정복욕이란 것은 만족할 줄도, 반성할 줄도 모르는 물건이라, 원자핵을 쪼개고 세포핵을 바꿔치기하고 유전자에 간섭을 한다.

핵산 음식으로 활기를 되찾을 수 있다는 것을 이해했다면, DNA와 RNA에서 얻을 것은 다 얻었다. 더 이상 파고드는 것은 아무짝에도 쓸데없는, 오히려 해롭기까지 한 일이다. 그럴 일은 없겠지만, DNA와 RNA로 세상을 개조하겠다고 설쳐 대는 무리들의 광기에 휩쓸리면 안 된다. 행여 DNA와 RNA를 알고 나서 생명이 기계처럼 느껴졌다면 이는 상상력이 부족한 탓이다. 내가 지금 여기에 존재하고 있다는 사실은 도저히 이해할 수 없는 신비의 극한인 것이다.

DNA와 RNA

세포의 DNA는 세포핵 속에 들어 있다. RNA는 DNA로부터 나와 세포질에서 단백질을 합성한다. DNA와 RNA를 합하여 핵산核酸이라고 한다.

DNA의 구조가 20세기 중반 알려진 뒤로 인간은 미친 듯이 생명체의 유전 암호를 해독하기 시작했다. 살아 있는 생명체의 유전 암호에 대한 간섭, 즉 유전자를 조작하는 일에 '유전자 재조합'이라는 그럴싸한 말을 갖다 붙였다. 또한 숱한 시도 끝에 생명체를 복제하는 데에도 성공했다. 인간 게놈 해독이 모두 이루어지면 새로운 유전자를 끼워 넣어 유전성 난치병은 물론이고 당뇨나 면역 질환까지 해결할 수 있다고 선전한다. 이것은 '너 나 할 것 없이 마음속 깊이 바라는 바이므로 꼭 성취해야 할 목표가 되었다.

우리는 상상할 수조차 없는 끔찍한 사태에 익숙해져 버렸다. DNA의 구조를 밝혀낸 에르빈 샤르가프는 이런 현실을 두고 이렇게 말한다.

> 아이들은 칵테일처럼 섞여서 제조될 것이다. 그러나 그들은 더 이상 인간이 아닐 것이다. 영혼은 복제할 수 없는 어떤 것이다. 우리는 오용과 남용의 시대에 살고 있다. 언어의 오용, 과학 연구의 오용과 남용, 희망의 남용……

제7의 영양소, 핵산

샤르가프가 아니었어도 누군가는 DNA의 구조를 밝혀냈을 것이고, 인간들은 지금처럼 DNA를 가지고 이런 식으로 장난을 치고 있을 것이다. 그런데 일찍이 DNA 이론을 건강법에 접목시킨 사람이 있었으니 그가 바로 미국의 의사 벤자민 프랭크다. 그는 DNA와 RNA가 많은 음식을 먹는 사람들이 더 활기차다는 것을 발견하고는 핵산 식사법을 주창했다.

간肝은 단백질, 글루코스, 인산과 같은 흔한 재료를 가지고 DNA와 RNA를 합성한다. 이것을 새로 시작하는 합성이라는 뜻으로 데노보De Novo 합성이라고 한다. 그 후 간세포 이외의 세포도 DNA를 합성할 수 있다는 것이 밝혀졌다. 우리가 섭취한 다른 동물의 DNA나 RNA는 일단 소화되어 그보다 약간 작은 단위로 분해된다. 그러면 간 이외의 세포도 이것을 이용하여 스스로 핵산을 합성하는 것이다. 이것을 재활용 합성이라는 뜻으로 샐비지Salvage 합성이라고 한다.

우리가 핵산을 많이 섭취하여 중간 원료를 공급해 주면, 여기저기서 핵산을 만들어 내게 되고 간은 한시름 놓게 된다. 나이가 들고 병약해지면 간에서 핵산이 원활하게 합성되지 않는데, 이때 음식 속에 들어 있는 핵산이 그 빈자리를 메울 수 있는 것이다.

고핵산 식품 — 맥주 효모

DNA와 RNA는 모든 생명체에 존재하는 것이므로 우리가 먹는 음식 어디에나 있다. 특히 등 푸른 생선과 콩류에 많이 들어 있다. 다만 통풍 환자나 콩팥이 좋지 않은 사람은 무턱대고 핵산을 많이 먹어서는 안 된다. 건강한 사람도 핵산을 많이 먹을 때는 핵산의 분해물이 잘 배설될 수 있도록 물을 많이 마셔야 한다. 핵산은 다른 영양소가 충분해야 제 기능을 할 수 있고, 그렇지 않으면 오히려 몸에 부담을 줄 수 있다. 따라서 핵산을 한꺼번에 많이 먹을 때는 녹즙을 곁들이는 것이 좋다.

핵산 식품 중에서 가장 좋은 것은 맥주 효모이다. 맥주 효모를 10g 정도 먹으면 핵산 700mg을 섭취할 수 있다. 음식으로 이만큼 섭취하려면 매일같이 정어리로는 200g, 고등어로는 300g을 먹어야 한다. 마른 멸치로는 대략 30g을 먹어야 한다.

맥주 효모에는 맥주를 만들 때 넣는 호프의 쓴맛이 남아 있다. 호프의 쓴맛도 약이 되겠지만, 입에는 거슬린다. 요즘에는 쓴맛이 없는 맥주 효모가 나온다. 맥주 효모는 큰 부담 없이 약으로 쓸 수 있을 정도로 값이 싸다.

핵산에 건강 증진 효능이 있다면 그동안 핵산 조미료를 엄청나게 먹어 온 사람들의 건강이 눈에 띄게 좋아졌다는 실증 사례가 있어야 하지 않은가 하는 의문이 생길 수 있다. 그런데 핵산 조미료에 들어 있는 핵산은 구성 성분이 어느 한쪽으로 치우쳐 있어서 핵산의 재활용 합성에 도움이 되기는커녕 도리어 몸에 짐만 지운다.

6. 정상 세포와 암세포의 차이

정상 세포의 에너지대사와 미토콘드리아

먹고살기 위해서는 노동을 하지 않을 수 없다. 이렇게 힘을 쓰는 것을 두고, 먹고살기 위한 방편쯤으로 여기는 사람이 많다. 그러나 정작 힘을 쓸 수 없는 지경이 되고 나면, 삶이란 것은 '힘을 쓰는 것'이라는 것을 뒤늦게 깨닫는다.

힘은 밥과 숨(산소)에서 나온다. 그런데 밥을 많이 먹고 숨을 자주 쉰다고 힘이 저절로 솟는 것은 아니다. 요즘은 밥을 적게 먹어서 힘을 못 쓰는 사람은 없으니, 밥심으로 산다는 옛말은 별 의미가 없게 되었다. 나는 몇 가지 중병을 앓고 난 후, 체력이 놀라울 정도로 바닥나고 말았다. 한때는 대문을 벗어나 50m 정도만 걸어 나가도 돌아갈 길이 멀어 보일 정도였다. 당시의 내 관심사는 도대체 무슨 연유로 이렇게 근육이 힘을 못 쓰는 것일까, 어떻게 하면 원기를 되찾을 수 있나 하는 것이었다. 해답은 미토콘드리아에 있었다. 미토콘드리아는 우리 몸을 이해하는 첫걸음이자 건강의 핵심 열쇠이다. 그리고 이것이 정상 세포와 암세포의 가장 큰 차이라고 할 수 있다.

수소 원자 ― 햇빛 에너지의 전달자 수소 원자는 지구 상에서 가장 단순한 물질로, 원자핵과 그 주위를 돌고 있는 전자 하나로 구성되어 있다. 전자가 원자핵 주위를 돌 때는 한 궤도로만 도는 것이 아니라 에너지가 많아지면 바깥 궤도를 돌고, 적어지면 그보다 안쪽 궤도로 돈다. 에너지를 받으면 핵에서 더 멀리 돌고, 에너지를 내놓으면 핵 가까이에서 도는 것이다. 햇빛 에너지를 받아 바깥 궤도를 돌던 수소 전자는 생명체에게 가서 에너지를 건네주고 안쪽 궤도를 돈다.

탄수화물과 단백질은 글루코스로 바뀐 후 세포질과 미토콘드리아에서 수소 원자의 전자에 들어 있는 에너지를 우리 몸에 내놓고, 지방은 지방산으로 바뀌어 미토콘드리아 속으로 들어가 전자에 있는 에너지를 내놓는다.

물은 식물에 흡수되면 산소와 수소로 분리되어 산소는 공기 중으로 날아가고 수소는 식물의 잎, 줄기, 뿌리에 저장된다. 사람은 식물을 먹고 그 속에 있는 수소에서 에너지를 얻는다. 에너지를 사람에게 내준 수소는, 사람이 들이마신 산소와 결합하여 물이 된다. 결국 살아 있는 모든 것은 물이 산소와 수소로 나뉘고, 다시 수소와 산소가 물이 되는 순환 속에서 숨을 이어가고 있는 셈이다.

아데노신 3인산 우리가 먹은 음식 중 대부분은 힘을 내는 데 쓰이고, 일부는 피와 살과 뼈가 된다. 음식이 힘을 내는 데 쓰이려면, 음식에 있는 에너지를 세포에 전해 주어야 하는데, 그 일을 하는 것이 아데노신 3인산Adenosine Triphosphate, 즉 ATP이다. 밥에서 얻은 에너지 덩어리를 세포 하나하나에 전달할 수 있을 만큼 쪼개어 전달하는 자잘한 에너지 수레라고 할 수 있는 것이다.

ATP는 근육이 움직이는 것부터, 면역 세포가 움직이고, 뇌가 생각을 하고, 췌장이 인슐린을 분비하고, 화를 내는 데까지 우리 몸의 모든 활동에 필요하다. 어린애들이 참을성이 없고 가만히 앉아 있지 못하는 것은 ATP가 넘치기 때문이다. 병에 걸리거나 몸이 늙으면 ATP의 뼈대가 되는 아데노신을 제대로 만들기 어려워진다. 그러면 밥을 많이 먹고 소화를 잘 시켜도, 에너지를 실어 나르는 수레가 없어서 기력이 모자라게 된다.

ATP는 아데노신과 인산기 세 개로 되어 있는데, 인산과 인산 사이에 에너지를 담는다. 인산이 세 개 붙어서 ATP가 되면 가득 충전이 된 상태이고, 에너지를 세포나 다른 곳에 전해 주면서 인산을 하나 떼어 내면 ADPAdenosine Diphosphate가 된다. 이렇게 ADP와 ATP를 오가면서 에너지를 저장하고 나른다.

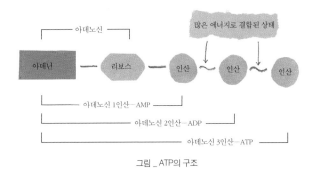

그림 _ ATP의 구조

미토콘드리아 우리 몸의 세포 하나하나에는 미토콘드리아가 있다. 여기에서 몸에 필요한 에너지 대부분을 만들어 낸다. 탄수화물이든, 지방이든, 혹은 단백질이든 영양소가 우리 몸에 들어와 에너지로 바뀔 때, 미토콘드리아의 역할이 절대적이라는 뜻이다.

미토콘드리아는 우리가 밥을 먹고 얻는 에너지를 ATP라는 수레 하나하나에 싣는 일을 한다. 우리가 태어나서 죽을 때까지 한순간도 쉬지 않고, 밥을 힘으로 바꾸는 일을 해내고 있는 것이다. 미토콘드리아가 없어지면, 우리는 길을 가다가도 그 자리에서 주저앉는다. 심장도 멈추고 호흡도 멈추고 생명도 멈춘다. 면역력은 면역 세포가 세균이나 노폐물을 먹고 소화하는 힘에 좌우된다. 면역 세포의 미토콘드리아가 부실하면 면역 세포도 마찬가지 꼴이 되고 만다.

그런데 미토콘드리아의 DNA는 복제 과정에서 체세포보다 쉽게 탈이 난다. 나이가 먹어 갈수록 기력이 쇠잔해지는 것도 미토콘드리아의 자기 복제가 시원 찮기 때문이다. 중병을 앓고 난 다음에도 마찬가지다. 니시하라 가츠나리는 생명의 열쇠는 미토콘드리아가 쥐고 있다고 주장한다.

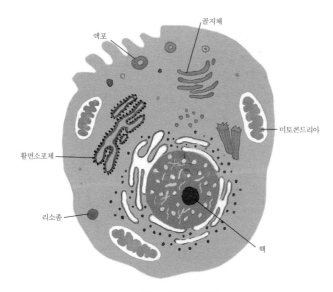

그림 _ 동물 세포의 구조

글루코스에서 ATP로 가는 길　보통 에너지로 쓰이는 영양소는 탄수화물과 지방이다. 먼저 탄수화물이 ATP로 바뀌는 과정을 순서대로 짚어 보자.

첫째, 해당解糖 과정이다. 탄수화물은 분해되어 글루코스가 된다. 글루코스는 세포질에서 발효하여 피루브산으로 바뀌면서 ATP를 두 개 내놓는다.

둘째, 피루브산은 미토콘드리아로 들어가면서 활성아세트산으로 바뀌어 TCA회로를 타고 돈다. 여기서 '회로'는 실제로 공간을 차지하는 것이 아니라, 어떤 물질이 같은 자리에서 계속 화학반응을 일으키며 여러 물질로 순환하는 과정을 일컫는다. TCA회로는 옥살아세트산이 활성아세트산과 결합하여 구연산으로 바뀌면서 시작된다. TCA회로가 곧 구연산회로이다. 이 과정에서 다시 ATP가 두 개 생성된다.

셋째, 전자전달계를 거친다. 해당 과정과 TCA회로를 거치면서 나온 전자와 수소가 미토콘드리아 안에서 ATP를 만들어 내는 과정이 전자전달계이다. 전자전달계는 미토콘드리아 안에 있는 여러 전자전달 효소의 도움을 받는다. 여기에서 ATP가 서른네 개나 만들어진다. 글루코스 하나가 ATP를 서른여덟 개 만들어 내는데, 대부분이 미토콘드리아의 전자전달계에서 나오는 것이다.

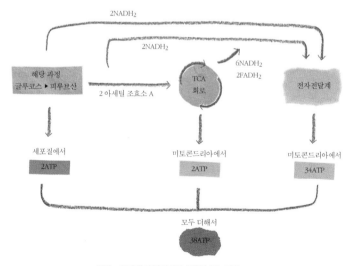

그림 _ 우리 몸이 음식에서 ATP를 얻는 과정

지방산에서 ATP로 가는 길 지방은 소화되면 지방산과 글리세롤이 된다. 글리세롤은 그 양이 적고 글루코스로 합성되어 에너지원으로 사용되므로, 지방산을 살펴보자. 지방산은 발효되지 않으므로 세포질 내에서는 전혀 분해되지 않고, 곧장 미토콘드리아로 들어간다. 이 점이 특히 암 환자에게 중요하다. 앞서 본 바와 같이, 암세포의 미토콘드리아는 지방산으로는 에너지를 만들지 못한다. 그래서 에너지원으로 지방을 늘리고 탄수화물을 줄이면 자연히 암세포가 쓸 수 있는 에너지가 줄어든다.

우리 몸은 평소에 에너지의 절반 이상을 지방산에서 얻는다. 특히, 심장근육이 쓰는 에너지는 모두 지방산에서 나온다. 지방을 전혀 먹지 않더라도, 우리 몸은 지방산의 최소량을 채우기 위해 글루코스에서 지방산을 만들어 낸다.

단백질에서 ATP로 가는 길 단백질은 에너지원이라기보다 우리 몸을 이루는 데에 쓰이는 영양소지만, 다른 에너지원이 부족하면 글루코스로 바뀌어 에너지원으로 쓰인다.

탄수화물과 지방은 탄소, 수소, 산소의 화합물이고, 단백질은 여기에 질소나 황이 덧붙어 있다. 단백질이 글루코스로 바뀔 때는 질소와 황을 암모니아나 다른 형태로 바꾸어서 배설해야 한다. 콩팥에서 한 번 더 일을 해야 하는 것이다. 이런 까닭에 단백질은 통상적인 에너지원으로 삼기에는 부적합하다.

암세포와 세균의 에너지대사

세균은 미토콘드리아와 크기가 비슷하니 미토콘드리아를 몸속에 지닐 수가 없고, 암세포의 미토콘드리아는 정상 세포와는 다른 방식으로 작동한다. 그래서 세균과 암세포는 글루코스가 발효될 때 나오는 에너지로만 살아간다.

에너지대사에서 미토콘드리아의 도움을 받을 수 없으면 글루코스를 이용하는 능력도 형편없이 떨어지고, 특히 지방으로는 아무런 에너지도 얻을 수 없다. 이것이 바로 암과 세균성 질환을 이겨 낼 때 중요한 실마리가 된다.

독일의 생화학자 오토 바르부르크는 암세포가 산소 없이 글루코스를 발효시킬 때에만 에너지를 얻는다는 것을 발견했다. 이 점이 건강한 세포와는 근본적으로 다르다는 것이다. 이것을 '바르부르크 가설'이라고 부른다. 바르부르크는 정상 세포가 산소가 모자랄 때 살아남으려고 암세포로 바뀐다고 생각했다.

정상 세포와 암세포의 이러한 차이는 너무 큰 것이라, 이보다 더 큰 차이를 상상할 수 없을 정도이다. 식물과 동물에게 에너지를 주는 산소는 암세포에서는 내쫓긴다. 대신, 원시 생명체의 에너지 생산 과정이랄 수 있는 글루코스 발효가 그 자리를 차지한다.

암세포는 글루코스를 분해하여 에너지를 얻으면서 젖산을 잔뜩 내놓는다. 젖산이 쌓이면 우리 몸의 pH가 낮아지고 온 몸이 처진다. 종양이 크고 왕성하게 자라날수록 증상은 심각해진다.

암세포는 글루코스 하나에서 ATP를 둘 뽑아내기 때문에, 산술적으로 볼 때 정상 세포한테 필요한 글루코스의 열아홉 배가 있어야 정상 세포만큼 힘을 쓸 수 있다. 따라서 혈당이 높을수록 암세포는 왕성하게 번식하고 혈당이 낮으면 정상 세포는 멀쩡한데 암세포는 굶주림에 허덕인다. 고혈당은 암의 원인은 아니지만, 암을 키우는 필수 원인이 된다.

바르부르크의 가설은 암을 치료할 때 결정적인 단서가 되는 것이지만 내내 홀대받았다. 그는 1970년 죽기까지 이 가설이 암세포의 부차적인 특징이 아니라 핵심적인 요소라고 주장하였으나, 최근에서야 겨우 그의 이론이 받아들여지고 있다.

7. 활성산소

활성산소는 '반응력이 강한 산소'라는 뜻이다. 정상 산소는 균형 잡힌 구조로 안정되어 있다. 그러나 이것이 조금 변형된 활성산소는 반응력이 강해지면서 여기저기 들쑤시고 다닌다. 멀쩡한 다른 분자한테 수소 원자를 빼앗아서 안정을 찾으려고 하는 것이다. 다행히 항산화제로부터 수소 원자를 받아 평온을 되찾으면 좋은데, 그렇지 못하면 우리 몸 곳곳이 산화되어 녹슬게 된다.

몸의 산화를 막으려면 활성산소가 생기는 것을 막거나 이미 생긴 활성산소를 무해한 형태로 바꾸거나, 간접적으로는 몸 자체를 튼튼하게 만드는 것이 있다. 이것을 통틀어 항산화작용이라고 한다. 본문에서 항산화제를 다루면서 자세한 것을 적어 두었으니, 여기서는 활성산소가 어떻게 생기는지, 대표적인 것은 무엇이 있는지를 살펴본다.

활성산소를 만드는 습성과 음식

과도하거나 과격한 운동 과도하거나 과격한 운동은 몸을 빨리 늙게 하고 퇴행성 질환을 앞당긴다. 여기서 과도하다는 것은 운동의 총량이 지나치다는 뜻이고, 과격하다는 것은 운동 강도가 지나친 것을 말한다. 운동량이 많아질수록 산소 소비량과 활성산소량은 늘어나는데, 운동 강도가 세질수록 더 가파르게 늘어난다. 활성산소를 가장 많이 만드는 운동 방식은 100m 달리기 하듯 전속력으로 달리다가 좀 쉬고, 또 달리고 하는 것이다.

가만 보면, 무량태수들이 오래 산다. 이런 사람은 잘 먹기도 하지만, 기본적으로는 덜 움직이기 때문에 더디 늙는다. 겨울에 태어난 꿀벌은 저장된 꿀을 먹으며 겨우내 빈둥거리는 것이 일이다. 겨울철 벌의 수명은 석 달이다. 다른 계절에 태어난 꿀벌이 한 달 사는 것에 견주면 세 배나 된다. 오래 살고자 하면 게을러야 할 것 같다.

철의 과잉 철과 구리의 혈중농도가 높을수록 심장병과 뇌졸중 발생 빈도가 높다는 연구 결과가 있다. 몸에 철 이온이 많으면 산화 스트레스가 심해진다. 빈혈이 아닌 사람이 철분 영양제를 먹으면 오히려 독이 되는 까닭이 이것이다. 빈혈기가 있는 여성은 더디 늙는다는 것으로 위로를 삼아도 될 것이다. 붉은 살코기가 건강에 안 좋은 것은 특히 철분 때문이다. 철분은 몸을 녹슬게 하여 쉬 늙게 하고, 병균이나 암세포의 번식을 촉진한다.

혼자서 속 끓이기 스트레스는 히드록실 라디칼을 발생시킨다. 공연히 혼자서 속을 끓여서 몸을 상하게 해 봤자, 아무도 알아주지 않는다. 자기 속을 끓이면서 베푸는 배려는 우선 상대방에 대한 예의가 아니다.

식물성기름에 튀긴 음식 코코넛 오일, 야자유, 올리브유 등 몇 가지를 빼면 나머지 식물성기름은 죄다 산패하기 쉬운 2가·3가 불포화지방산으로 되어 있다. 이러한 지방산은 필요한 양보다 넘치는 만큼 몸에 부담을 준다. 넘치는 식물성기름은 독약이라고 해도 된다. '거무튀튀해진 튀김 기름'은 사람이 몸에 좋지 않은 음식을 만들어 낼 수 있는 여러 극단 가운데 하나이다.

말린 생선, 오래된 곡식 가루 등 푸른 생선을 햇볕에 잘 말리면, 껍질에 집중되어 있는 지방은 자외선 때문에 산패한다. 신선한 고등어를 먹을 수 있는 곳에서는 '간고등어' 요리가 필요치 않다. 동해안에서 잡은 싱싱한 고등어를 내륙 깊숙이까지 가져가기 위해서는 부패를 막기 위해 소금에 절이는 수밖에 없었다. 멸치도 등푸른 생선이다. 멸치는 조금만 오래 되면 누렇게 변색되고 심하면 너덜너덜해진다.

선식은 현미, 찹쌀, 보리쌀, 검정콩, 검정깨, 들깨, 율무 따위 여러 가지 곡식을 가루로 낸 것이다. 불가에서 참선을 할 때, 식사를 간편하게 하기 위해 고안해 냈다는데, 미숫가루에 선식이라는 고상한 이름을 붙여 놓았다고 해서 갑자기 참선이 잘될 턱도 없지만, 이것들은 장기적으로 건강에 해롭다는 점에서 특히 경계해야 한다. 오래된 들깨 가루, 현미 가루, 통밀 가루, 보릿가루, 콩가루는

인정사정없이 내다 버려야한다

선식을 먹었더니 똥도 잘 나오고 아침에 개운하게 일어날 수 있고 살도 빠져 좋았다는 이야기를 가끔 듣는다. 이것은 선식의 영양소에서 비롯된 단기 효과이다. 확실히 선식은 튀김이나 라면보다는 좋은 음식인 것 같다.

활성산소는 왜 생겨나는가

전자전달계 슈퍼옥사이드는 전자전달계에서 산소가 수소이온을 받아들일 때 일상적으로 생긴다. 슈퍼옥사이드의 발생량은 운동량에 비례해서 늘어난다.

자외선 햇빛 중에서 에너지가 가장 강한 부분은 자외선이다. 피부에 자외선을 쪼이면, 피부에 있는 산소가 자외선의 에너지를 흡수하여 운동성이 강해진다. 이 과정에서 일중항 산소가 생긴다. 빨래 따위를 햇빛에 소독하는 것도 일중항 산소를 이용하는 것이다. 자외선에 노출된 세균은 일중항 산소Singlet Oxygen(활성산소의 일종)에 의해 산화되어 죽는다.

방사선 방사선은 물에 직접 작용해서 곧바로 히드록실 라디칼을 만들어 낸다. 방사선을 내는 물질이 우리 몸속에 들어오면 온몸을 휘젓고 다니면서 활성산소를 내뿜는 것이다.

재관류 피가 멈추었다가 다시 흐르는 것을 '재관류'라고 한다. 이때는 크산틴 옥시다제Xanthine Oxidase라는 것이 활개를 치는데, 이때 엄청난 활성산소가 생긴다. 이것은 한동안 멈춰 있던 엔진을 다시 가동시킬 때 시커먼 연기가 발생하는 것과 마찬가지다.

재관류는 스트레스, 과격한 운동, 자세 불량 때문에 생긴다. 피가 잠시 멈춘 순간에는 세포가 큰 충격을 받지 않지만, 다시 피가 돌기 시작하면 활성산소가 쏟아져 나오면서 맹렬하게 조직을 공격한다. 과격한 운동을 할 때는 반드시 정리운동을 해서, 소화기관에 갑자기 혈액이 몰리지 않도록 해야 한다.

스트레스를 받을 때도 마치 과격한 운동을 했을 때처럼 근육과 심장에 피가 몰리고 소화기관은 허혈 상태로 된다. 다시 정상 흐름으로 바뀔 때, 소화기관에 피가 몰리면서 조직이 상할 수 있다. 스트레스를 받으면 위통, 위염이 생기는 것도 재관류로 생긴 활성산소 때문이다.

같은 자세로 오래 있으면 반드시 어디 한 군데는 피가 잘 돌지 않는다. 자주 온몸을 펴 주고 자세를 바꾸어야 하는 이유가 여기에 있다.

화학물질(농약, 항암제, 질소화합물)　식물 전멸약이라고도 하는 '그라목손'은 악명 높은 제초제다. 이것은 방사선처럼, 멀쩡한 물 분자를 쪼개 히드록실 라디칼로 만든다. 여기에 닿은 식물은 모두 말라 죽는다. 산업 문명이 내뿜는 온갖 오염 물질, 특히 자동차와 굴뚝에서 내뿜는 배기가스에 들어 있는 질소산화물도 활성산소를 잔뜩 만들어 낸다.

대표적인 활성산소

슈퍼옥사이드 라디칼　산소 분자 하나는 미토콘드리아의 전자전달계에서 수소 원자 네 개와 결합하여 물 분자 두 개로 되어야 하는데, 슈퍼옥사이드는 산소 분자가 전자 한 개를 받는 데 그친 것이다. 이것은 산소와 수소가 만나는 과정에서 일어난 교통사고 같은 것으로, 산소를 이용해 움직이는 모든 생명체에서 늘 생겨난다. 슈퍼옥사이드는 면역 기능에 핵심적인 역할을 하기도 한다. 면역 세포가 침입자를 발견했을 때 슈퍼옥사이드를 잔뜩 뿌려서 죽이는 것이다.

슈퍼옥사이드는 늘 생기는 것이기 때문에, 아예 처음부터 없앨 것은 아니다. 하지만 활성산소의 뿌리라고도 할 수 있는 슈퍼옥사이드를 중화시키는, 슈퍼옥사이드 디스뮤타제^{SOD}와 카탈라아제는 모자람이 없도록 해야 한다.

일중항 산소　외부의 에너지 충격 때문에 산소 분자의 대칭이 어그러져 불안해진 활성산소이다. 특히 자외선 때문에 많이 생긴다.

식물은 햇빛을 쐬어야만 살아갈 수 있기 때문에 자외선을 피할 수 없다. 따라서 식물의 엽록소는 자외선 때문에 생기는 일중항 산소를 특별히 관리하는데, 대표적인 물질이 카로틴이다. 플라보노이드, 비타민E, 비타민C, 비타민B2 등도 일중항 산소를 막는다.

히드록실 라디칼 물 분자는 자외선이나 방사선 같은 강한 충격을 받으면 강제로 쪼개져서 수소 원자와 히드록실 라디칼Hydroxyl Radical로 된다. 히드록실 라디칼은 활성산소 가운데 특히 반응력이 강하다. 자연계 전체로도 불소에 이어 두 번째이다. 히드록실 라디칼을 막는 것에는 글루타치온, 글루타치온 퍼옥시다아제, 글루타치온 환원효소. 비타민E, 카로틴, 플라보노이드 등이 있다.

활성산소와 질병

활성산소는 우리 몸의 모든 부위를 공격한다. 활성산소와 자주 마주친 DNA는 마침내 반란을 일으켜 암세포를 만들어 내고, 망막은 변질되어 백내장을 일으킨다. 노화, 암, 관절염, 뇌졸중, 심장병, 치매 같은 성인병이라고 불리는 질병은 모두 활성산소와 관련이 있지만, 대표적으로 백내장과 뇌졸중 두 가지만 보기로 하자.

백내장은 숲에서 살던 인류가 벌판으로 나와 농경을 시작하면서 본격적으로 앓게 되었다. 최근, 아마존 숲이 파괴된 후 삶터를 잃고 허허벌판으로 내쫓긴 원주민들이 있다. 이들 거의 대부분이 실명했다. 자외선이 닿지 않는 안전한 숲 속에서 살다가 어느 날 갑자기 무방비 상태로 내쫓겼기 때문이다. 속살이 그대로 드러나 있는 망막으로 자외선이 직접 들어와 활성산소를 만들어 내면서 눈이 버틸 수 없었던 것이다.

활성산소가 가장 손쉽게 공격하는 것은 다가 불포화지방산이다. 우리 뇌는 60%가 지방산이고 그중 10%는 다가 불포화지방산이다. 몸에서 다가 불포화지방산의 비중이 가장 높은 기관이다. 다가 불포화지방산 중에서도 활성산소에 가장 약한 EPA와 DHA가 몰려 있다. 이 때문에 뇌 동맥은 다른 조직에 비해 특별히 강한 압력을 받지 않으면서도 심하게 손상된다. 히드록실 라디칼이 중점적으로 공격하기 때문이다.

자세한 차례

찾아보기

표와 그림 찾아보기

인명 찾아보기

참고 문헌

《100년 동안의 거짓말》, 랜덜 피츠 제럴드, 신현승 옮김, 시공사, 2007

《100살까지 병없이 사는 건강 3습관》, 니시하라 카츠나리, 전세일 옮김, 동도원, 2004

《간디 자서전》, 간디, 함석헌 옮김, 한길사 2006

《간암 간장병 이렇게 하면 산다》, 신동환, 한국방송출판, 2004

《건강 기능 식품 바로 알고 바로 먹자》, 박맹윤, 석학사, 2006

《건강으로 가는 길》, 김해용, 행림출판, 1986

《건강 이야기》, 강석복, 강길사, 1992

《고급 영양학》, 서정숙·서광희·이승교·최미숙, 지구문화사, 2009

《과자, 내 아이를 해치는 달콤한 유혹》, 안병수, 국일미디어, 2005

《과학자들이 털어놓는 기 이야기》, 이충웅·방건웅·이상명 외, 양문, 1998

《국선도 단전행공》, 국선도법연구회 편, 한국방송 한국방송사업단, 1999

《기능성 식품의 경이》, 이시쿠라 순지, 김성렬·안용근 옮김, 전파과학사, 1990

《기적의 야채 스프》, 최현 엮음, 다문, 2007

《나의 체질 개선기》, 김태수, 홍익재, 1994

《내 몸을 치유하는 숲》, 우에하라 니요오, 박범진 옮김, 넥서스, 2007

《노화 촉진의 주범 활성산소》, 건강100세 자료실 엮음, 예예원, 1998

《놀라운 생즙의 효능!》, 고재섭, 허브월드, 2003

《농토의 황폐》, 에릭 P. 엑홀름, 심상철·오성기 옮김, 전파과학사, 1980

《뇌 X-파일》, 진 카퍼, 이순주 옮김, 북플러스, 2008

《동의수세보원》, 이제마, 이민수 옮김, 을유문화사 1996

《따뜻하면 살고 차가워지면 죽는다》, 김종수, 중앙생활사, 2003

《루이스가 들려주는 산, 염기 이야기》, 전화영, 자음과 모음, 2005

《만성 난치병 돈 안 써야 고칠 수 있다》, 신영호, 새로운 사람들, 2004

《면역력을 높이는 생활》, 니시하라 가츠나리, 윤혜림 옮김, 전나무 숲, 2008

《면역력을 높이는 장 건강법》, 마쓰다 야스히데, 이혁재 옮김, 조선일보사, 2003

《면역 혁명》, 아보 도오루, 이정환 옮김, 부광, 2003

《몸에 좋은 야채 스프 건강법》, 다테이시 가즈, 강승현 옮김, 중앙생활사, 2007

《몸은 알고 있다》, 뤼디커 달케 & 토르발트 데트레프센, 염정용 옮김, 2006

《몸을 살리는 의학 몸을 죽이는 의학》, 윤승일, 북라인, 2005

《물은 답을 알고 있다》, 에모토 마사루, 홍성민 옮김, 더난출판사, 2008

《미안하다 한의학 보약이 있다구요! 그게 뭔데요!!》, 남복동, 아이올리브, 2007

《밀 싹 자연이 준 최고의 약》, 스티브 메요로위츠, 류경오 옮김, 허브월드, 2005

《박희선 박사의 생활참선》, 박희선, 정신세계사, 2003

《반신욕 20분》, 곽길호, 황금물고기, 2004

《병 안 걸리고 사는 법》, 신야 히로미, 이근아 옮김, 이아소, 2005

《병으로부터의 자유》, 김정문, 한뜻, 1997

《불치병은 없다》, 노먼 커즌스, 성승모 옮김, 정신문화사, 1995

《비타민C와 감기 Vitamin C Common Cold》, Linus Pauling, Berkley, 1955

《비타민 쇼크》, 에르크 치틀라우, 도현정 옮김, 21세기 북스, 2002

《비타민 혁명》, 좌용진, 웅진윙스, 2006

《사랑은 없다》, 아르투르 쇼펜하우어, 이동진 옮김, 해누리, 2004

《상생의 철학》, 문현병 외 3인 엮음, 동녘, 2001

《생명의 물 우리 몸을 살린다》, 김현원, 고려원북스, 2005

《생채식 정확히 알고 실행하기》, 고다 미쓰오, 김기준 옮김, 형설, 2004

《수소의 가능성》, 오이카와 타네아키·나이토오 마레오, 양은모 옮김, 한국식용수소연구소, 2009

《水의 혁명 전해 환원수》, 시라하타 사네타카·카와무라 무네노리, 안영철 옮김, 어문각, 2003

《스트레스와 면역》, 호시 게키코, 민병일 옮김, 전파과학사, 2000

《스포츠는 이토록 몸에 나쁘다》, 카토쿠니히코, 건강 100세자료실 옮김, 예예원, 2006

《식물의 신비 생활》, 피터 톰킨스·크리스토퍼 버드, 황금용·황정인 옮김, 정신세계사 1992

《식물의 정신세계》, 피터 톰킨스, 황금용 옮김, 정신세계사, 1993

《신약》, 김일훈, 나무, 1986

《아카혼》 → 《집에서 아픈 사람을 돌볼 때 쓸 수 있는 방법》

《암 식사요법》, 막스 거슨, 김태수 옮김, 지식산업사, 1996

《암 치료법의 최전선》, 건강 100세자료실, 예예원, 1996

《암과 전자파》, 오기노 코오야, 김원식 옮김, 내일을 여는 책, 1996

《암을 이기는 영양요법》, 패트릭 퀼린, 박창은·한재복 옮김, 중앙생활사, 2001

《야채 과실즙》, 노먼 워커, 이길상 옮김, 세종출판공사, 1987

《오래 사는 법 The Art of Living Long》, Luigi Cornaro, University of California Libraries, 1903

《오메가 다이어트》, 아트미스 P. 시모폴로스, 홍기훈 옮김, 따님, 2003

《완전한 건강》, 디팍 초프라, 강유현 옮김, 도서출판 화동, 1994

《우리들의 하느님》, 권정생, 녹색평론사, 1996

《우리 몸 미생물 이야기》, 이재열, 우물이 있는 집, 2004

《우리 몸은 거짓말을 하지 않는다》, 이승원, 김영사, 2006

《우리 몸은 채식을 원한다》, 이광조, 현암사, 2006

《위험하다! 불소를 이용한 충치 예방》, 타카하시 코우세이, 일본불소연구회 편저, 녹색평론사, 1999

《육식 건강을 망치고 세상을 망친다》, 존 로빈스, 이무열 옮김, 아름드리미디어, 1999

《육식의 종말》, 제레미 리프킨, 신현승 옮김, 시공사, 1993

《음양 감식 조절법》, 이상문, 평단문화사, 1994

《의사에게 잘 치료받지 못하는 숨겨진 병 저혈당·인슐린 과다증》, 한나, 중앙생활사, 2005

《의산문답》, 홍대용, 이숙경·김영호 옮김, 꿈이 있는 세상, 2006

《의학 과학인가 문화인가》, 린 페이어, 이미애 옮김, 몸과 마음, 2004

《의학 생화학》, Gerhard Meisenberg & William H. Simmons, 구자현 옮김, 정문각, 2001

《자연 치유》, 앤드류 와일, 김옥분 옮김, 정신세계사, 1996

《자연식 생식 자연요법》, 최하, 자연윤리사, 1993

《잡식동물의 딜레마》, 마이클 폴란, 조윤정 옮김, 다른세상, 2007

《전염병과 인류의 역사》, 윌리엄 H. 맥닐, 허정 옮김, 한울, 2008

《전자파와 인체》, 김호군, 영풍문고, 1996

《젊어지는 식사법》, B. S. 프랭크, 조기호 옮김, 동천사, 1985

《正義의 길로 비틀거리며 가다》, 리 호이나키, 김종철 옮김, 녹색평론사, 2007

《좋은 습관은 건강을 만든다》, 설영상, 태웅출판사, 1995

《죽은 의사는 거짓말을 하지 않는다》, 월렉, 박우철 옮김, 꿈과 의지, 2005

《중국의 健身術》, 생활의학연구회 편역, 일월서각, 1986

《중국의 학술 사상》, 광사원, 이태형 옮김, 학고방, 2007

《지방을 먹고 살을 뺀다 Eat Fat, Lose Fat》, Mary Enig and Sally Fallon, Plume, 2006

《집에서 아픈 사람을 돌볼 때 쓸 수 있는 방법 家庭における実際的看護の秘訣》, 築田多吉, 研数広文館, 増補新訂版, 1983

《초감각적 세계 인식》, 루돌프 슈타이너, 양억관·타카하시 이와오 옮김, 물병자리, 2004

《탄수화물 중독증》, 잭 캘링, 버트 벅슨, 멜리사 D. 스미스, 인창식 옮김, 북라인, 2006

《평등해야 건강하다 : 불평등은 어떻게 사회를 병들게 하는가》, 리처드 윌킨슨, 김홍수영 옮김, 후마니타스, 2008

《한국 자연 의학 개론》, 김태수·윤승천, 건강신문사 2000

《한방약은 위험하다》, 다카하시 코세이, 권오주 옮김, 보건신문사, 2006

《한방약은 효과 없다》, 다카하시 코세이, 권오주 옮김, 보건신문사, 2006

《항산화제》, 김영곤, 여문각, 2004

《현대 의학의 역사》, 제임스 르 파누, 조윤정 옮김, 아침이슬, 2005

《현대병과 명사 치료》, 디팩 초프라, 유열경 옮김, 동아출판사 1992

《호모시스테인 해법 The H factor Solution》, James Braly & Patrick Holford, Basic Health, 2003

《호흡 수련과 기의 세계》, 정신세계사, 전광일, 1997

《화학 혁명과 폴링》, 톰 헤이거, 고문주 옮김, 바다출판사, 2003

《환경호르몬 위기》, 츠네카게 준이치, 노지연 옮김, 한국생산성본부, 2000

《활성산소를 물리쳐 100세에 도전한다》, 곤도 가즈오, 김선영 옮김, 우듬지, 2004

《Alive and Well》, Philip E. Binzel, American Media, 2005

《An Autobiography: The Story of My Experiments with Truth》, Mahatma Gandhi and M.K. Gandhi, South Asia Books, 1994

《Ascorbate : the science of Vitamin C》, Steve Hickey & Hilary Roberts, Lulu, 2004

《Coconut Diet》, Cherie Calbom, Warner books, 2005

《Don't Drink Your Milk》, Frank A. Oski, Teach Service Inc., 1996

《Eat Fat, Lose Fat》, Mary Enig and Sally Fallon, Plume, 2006

《Eat your Cholesterol!》, William Campbell Douglass II, Rhino publishing, 2004

《Enzyme Nutrition》, Edward Howell, Avery Publishing Group Inc., 1985

《Fluoride The Aging Factor》, John Yiamouyiannis, Health Action Press, 1993

《Food Enzyme Health & Longevity》, Edward Howell, Lotus Press, 1994

《Glutathione The Ultimate Antioxidant》, Alan H. Pressman, St. Martin's Paperbacks, 1997

《Going against the grain》, Melissa Diane Smith, Contemporary Books 2002

《Green for Life》, Victoria Boutenko, Raw Family Publishing, 2005

《Healing Miracle of Coconut Oil》, Bruce Fife, Healthwise, 2001

《Health Secret of the Stone Age》, philip J. Goscienski, Better Life, 2005

《Heart Frauds》, Charles T. MeGee, Healthwise, 2001

《Immune Restoration Handbook》, Mark Konlee, Keep hope alive, 2004

《Know Your Fats》, Mary G. Enig, Bethesda Press, 2006

《Linus Pauling》, Ted Goertzel & Ben Goertzel, Basic Books, 1995

《Miracle Sugars》, Rita Elkiss, Woodland Publishing, 2003

《Neanderthin》, Ray Audette, Troy Gilchrist, St. Martin's Paperbacks, 2000

《Saturated fat may save your life》, Bruce Fife, Piccadilly Books, 1999

《Secret of the Soil》, Peter Tomkins & Christopher Bird, Earthpulse Pree Inc., 2002

《Silica — The Amazing Gel》, klaus Kaufmann, Alive Books, 1995

《Soil Grass Cancer》, Andre Voisin, Acres U.S.A., 1959

《Spontaneous Healing》, Andrew Weil, Knopf, 1995

《Sugars that heal》, Emil I. Mondoa & Mindy Kitei, Ballantine Books, 2002

《The Alpha Lipoic Acid Nature's Ultimate Antioxidant》, Alla Sosis & Beth Ley Jacobs, Kensington Books, 1998

《The Carnitine Miracle》, Robert Crayhon, Evens, 1998

《The Cholesterol Myths》, Uffe Rnunskov, New Trend Publishing, 2002

《The Crazy Makers》, Carol Simonacchi, Tarcher Penguin, 2000

《The detox Book》, Bruce Fife, Piccadilly Books, LTD., 2001

《The Homocysteine Revolution》, Kilmer S. McCully, Keats, 1999

《The Modern Nutritional Diseases》, Alice Ottoboni & Fred Ottoboni, Vincente Books Inc., 2002

《The Myth of Cholesterol》, Paul Dugliss & Sandra Fernandez, MCD Century Publications, 2005

《The Omega—3 Miracle》, Garry Gordon · Herb Joiner-Bey, Freedom Press, 2004

《The Soil and Health》, Albert Howard, Devin-Adair, 1956

《The Untold Story of milk》, Ron Schimid, New Trend Publishing, 2003

《The Whole Soy story》, Kaayla T. Daniel, New Trend publishing, 2005

《The Wonder of Probiotics》, John R. Taylor & Deborah Mitchell, St. Martin's Griffin, 2007